国家卫生和计划生育委员会"十二五"规划教材

全国高等医药教材建设研究会"十二五"规划教材
全国高等学校教材

供卫生管理及相关专业用

卫生监督学
Health Supervision
第2版

U0285005

主　编　樊立华

副主编　陈　刚　娄峰阁　周　令

编　者　(以姓氏笔画为序)

马　辉(首都医科大学)　　　　　　张蓓蕾(上海市卫生局卫生监督所)

毛丽梅(南方医科大学)　　　　　　陈　刚(复旦大学)

方小衡(广东药学院)　　　　　　　周　令(大连医科大学)

曲乃强(哈尔滨医科大学)　　　　　赵淑华(吉林大学)

孙　涛(哈尔滨医科大学)　　　　　娄峰阁(齐齐哈尔医学院)

苏　维(四川大学)　　　　　　　　贾红英(华中科技大学同济医学院)

李　莉(哈尔滨医科大学)　　　　　栾耀君(黑龙江省卫生监督所)

沈孝兵(东南大学)　　　　　　　　曹文妹(复旦大学)

张冬梅(安徽医科大学)　　　　　　樊立华(哈尔滨医科大学)

学术秘书　孙　涛(哈尔滨医科大学)

人民卫生出版社

图书在版编目（CIP）数据

卫生监督学 / 樊立华主编. —2 版. —北京：人民卫生出版社，2013

ISBN 978-7-117-17481-7

Ⅰ. ①卫…　Ⅱ. ①樊…　Ⅲ. ①医药卫生管理 – 医学院校 – 教材　Ⅳ. ①R19

中国版本图书馆 CIP 数据核字（2013）第 190627 号

| 人卫社官网 | www.pmph.com | 出版物查询，在线购书 |
| 人卫医学网 | www.ipmph.com | 医学考试辅导，医学数据库服务，医学教育资源，大众健康资讯 |

卫生监督学
第 2 版

主　　编：樊立华
出版发行：人民卫生出版社（中继线 010-59780011）
地　　址：北京市朝阳区潘家园南里 19 号
邮　　编：100021
E - mail：pmph @ pmph.com
购书热线：010-59787592　010-59787584　010-65264830
印　　刷：北京铭成印刷有限公司
经　　销：新华书店
开　　本：787 × 1092　1/16　印张：33　插页：9
字　　数：700 千字
版　　次：2005 年 2 月第 1 版　　2013 年 9 月第 2 版
　　　　　2021 年 4 月第 2 版第 10 次印刷（总第 13 次印刷）
标准书号：ISBN 978-7-117-17481-7/R·17482
定价（含光盘）：62.00 元

全国高等学校卫生管理专业
第二轮规划教材修订说明

我国卫生管理专业创办于1985年,第一本卫生管理专业教材出版于1987年,时至今日已有26年的时间。随着我国卫生事业的快速发展,卫生管理专业人才队伍逐步壮大,卫生管理专业教材从无到有,从少到多。为适应我国卫生管理专业的发展和教学需要,人民卫生出版社于2005年2月出版了第1轮全国高等学校卫生管理专业规划教材,其中单独编写教材10种,与其他专业共用教材5种,共计15种。这套教材出版八年来,为我国卫生管理人才的培养,以及医疗卫生管理事业科学化、规范化管理做出了重要的贡献。

当前,随着我国医疗卫生体制改革的不断深入,国家对卫生管理专业人才的需求量增加,卫生管理专业有了日新月异的发展,知识更新越来越快速,专业设置越来越细化,使得第1轮的教材已不能适应目前国内卫生管理专业发展和人才培养的需要。2012年在原卫生部领导的支持和关心下,全国高等医药教材建设研究会、人民卫生出版社开始组织第二轮规划教材的编写工作。全国高等医药教材建设研究会在2011年9月成立了"第二届全国高等学校卫生管理专业教材评审委员会",经过会上及会后的反复论证最终确定本次修订工作出版31种教材,并计划作为2013年秋季教材和2014年春季教材在全国出版发行。此次教材的修订工作是在贯彻党的十八大关于"深化教育领域综合改革"精神的背景下,在落实教育部、原卫生部联合下发的《关于实施临床医学教育综合改革的若干意见》的前提下,根据《国家医药卫生中长期人才发展规划(2011—2020年)》的任务要求,并结合国家卫生和计划生育委员会的总体要求,坚持"三基、五性、三特定"的原则,组织全国各大院校卫生管理专业的专家一起编写。

第二轮教材的修订工作从2012年7月开始,其修订和编写特点如下:

1. 教材编写修订工作是在教育部、国家卫生和计划生育委员会的领导和支持下,由全国高等医药教材建设研究会规划,卫生管理专业教材评审委员会审定,院士专家把关,全国各医学院校知名专家教授编写,人民卫生出版社高质量出版。

2. 教材编写修订工作是根据教育部培养目标、卫生管理部门行业要求、社会用人需求，在全国进行科学调研的基础上，借鉴国内外医学人才培养模式和教材建设经验，充分研究论证本专业人才素质要求、学科体系构成、课程体系设计和教材体系规划后，科学进行的。

3. 在全国广泛、深入调研基础上，总结和汲取了第一轮教材的编写经验和成果，尤其是对一些不足之处进行了大量的修改和完善，并在充分体现科学性、权威性的基础上，更考虑其全国范围的代表性和适用性。

4. 教材编写修订工作着力进行课程体系的优化改革和教材体系的建设创新——科学整合课程、淡化学科意识、实现整体优化、注重系统科学、保证点面结合。继续坚持"三基、五性、三特定"和"多级论证"的教材编写原则，以确保教材质量。

5. 教材内部各环节合理设置，含有丰富的内容和活跃的版式设计。包含章前案例、知识拓展、知识链接、本章小结、关键术语、习题、教学建议等，从多方面、多角度给予知识的讲授，促进知识的理解，深化内容的记忆。

6. 为适应教学资源的多样化，实现教材系列化、立体化建设，每种教材都配有配套光盘，方便老师教学和学生自主学习。

本轮卫生管理专业规划教材共计31种，全部为核心课程，单独编写教材，不再与其他专业共用。其中"管理基础课程部分"7种，"专业课程部分"20种，"选择性课程部分"4种。

本套教材所有31种书均为国家卫生和计划生育委员会"十二五"规划教材，计划于2013年秋季和2014年春季全部出版发行。

说明：2013年2月本套教材基本完稿，2013年3月"中华人民共和国卫生部"（简称"卫生部"）更名为"中华人民共和国国家卫生和计划生育委员会"（简称"国家卫生和计生委"）。本套教材的编委会已经考虑到此类问题，并把教材中相关名称作了修改，但是许多法规和文件还在沿用以前的名称，为了保持学术的严谨性，此类地方出现的名称不做修改。由于时间紧张，如有修改不到位的地方还请广大师生批评指正！

全国高等学校卫生管理专业
第二轮规划教材目录

书　名	版　次	主　编
1. 管理学基础	第2版	冯占春　吕　军
2. 经济学原理		刘国恩　李　玲
3. 组织行为学	第2版	刘　毅
4. 公共事业管理概论		殷　俊
5. 公共关系学		王　悦
6. 人际沟通及礼仪		隋树杰
7. 公文写作与处理	第2版	邱心镜
8. 管理流行病学		毛宗福　姜　潮
9. 卫生管理统计及软件应用		贺　佳
10. 卫生管理运筹学	第2版	秦　侠
11. 卫生管理科研方法		王　健
12. 社会医学		卢祖洵　姜润生
13. 卫生事业管理学		张　亮　胡　志
14. 卫生服务营销管理	第2版	梁万年
15. 卫生经济学		孟庆跃
16. 卫生法学		黎东生
17. 医疗保障学	第2版	姚　岚　熊先军
18. 卫生政策学	第2版	郝　模
19. 药品管理学		张新平　刘兰茹
20. 卫生监督学	第2版	樊立华
21. 医院管理学	第2版	张鹭鹭　王　羽
22. 卫生保健伦理学		佟子林
23. 卫生财务管理		程　薇
24. 卫生人力资源管理		毛静馥
25. 卫生信息管理学	第2版	胡西厚
26. 卫生项目管理		王亚东
27. 卫生技术评估		陈　洁　于德志
28. 卫生应急管理		吴群红　杨维中
29. 国际卫生保健		马　进
30. 健康管理学		郭　清
31. 公共卫生概论		姜庆五

全国高等学校卫生管理专业
第二届教材评审委员会名单

顾　问
王陇德　文历阳　陈贤义

主任委员
张　亮

副主任委员
郝　模　孟庆跃　胡　志　杜　贤

委　员
（以姓氏笔画为序）

马　进　王　羽　王　悦　毛宗福　孔军辉
申俊龙　任　苒　杨　晋　李士雪　吴群红
邱鸿钟　张新平　张鹭鹭　高建民　郭　岩
郭　清　梁万年　景　琳　曾　诚

秘　书
王　静　戴薇薇

主编简介

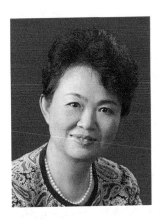

樊立华

女，硕士，教授，博士生导师，1954年12月生于黑龙江省望奎县，现任哈尔滨医科大学医学教育研究所所长，卫生管理教研室主任。

主要社会兼职：教育部高等学校医药学科（专业）教学指导委员会（人文素质和社会科学课程）委员；中国卫生法学会常务理事；中国卫生法学会教育专业委员会副主任委员；全国卫生管理教育学会副会长；中华医学会全科医学分会委员；中华预防医学会卫生事业管理学会初级卫生保健分会常务理事；中华医学科技奖第二届评审委员会委员。

学术成就：自1978年至今从事卫生法学、卫生监督学、卫生管理学教学工作35年。主编教育部国家级规划教材4部，主编卫生部规划教材6部。获国家级优秀教学成果二等奖1项，获省优秀教学成果奖8项。发表教学研究论文30余篇。主持和参加国家自然科学基金4项；国家博士点基金2项；卫生部课题5项；省级课题4项；国际合作项目课题2项。获黑龙江省政府科技进步二等奖1项；获黑龙江省社会科学优秀科研成果奖4项；获厅局级科技进步奖3项。公开发表学术论文70余篇，撰写研究专著1部。

获得荣誉：卫生部有突出贡献中青年专家；黑龙江省首届杰出法学工作者；黑龙江省第二届高等学校教学名师；黑龙江省优秀中青年专家；黑龙江省优秀研究生导师；国家级精品课程《卫生法学》课程负责人，国家级精品资源共享课程《卫生法学》课程负责人；黑龙江省教学管理质量奖先进个人；享受省政府特殊津贴。

副主编简介

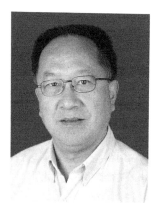

陈　刚

男,博士,教授,博士生导师,1962 年 2 月生于安徽省定远县,主要研究领域是卫生法学与卫生监督、卫生政策、弱势群体卫生保健服务策略等。

从事教学工作 29 年,现任复旦大学公共卫生学院卫生法学与卫生监督教研室副主任。中国卫生法学会会员、中国卫生法学会教育专业委员会理事,卫生部国家基本公共卫生服务项目专家组成员,卫生部医药卫生体制改革专家咨询组专家,卫生部卫生监督体系建设与发展专家组专家,中国卫生监督协会专家咨询委员会专家。兼任《卫生监督理论与实践》杂志常务副主编,《医学与哲学》《西北医学教育》和《中华医学教育探讨》杂志编委。曾赴美国南加州大学医学院进修。

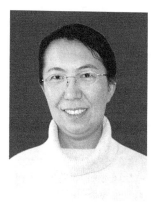

娄峰阁

女,硕士生导师,1964 年 4 月出生于黑龙江省齐齐哈尔市。现任齐齐哈尔医学院公共卫生学院副院长、党总支委员、学科后备带头人、教研室主任、精品课程负责人。兼任中华预防医学会伤害预防与控制分会妇女和老年人伤害研究学组常委、《医学研究杂志》审稿专家、黑龙江省健康管理学会委员、齐齐哈尔市健康教育协会会长、齐齐哈尔市营养学会理事。

从事教学工作 15 年。近五年主持国家、省、市级课题 8 项,发表学术论文 20 余篇,参编卫生部规划教材 2 部,主编专业著作 4 部,获得实用新型专利 1 项。获得省自然科学技术学术成果二等奖 1 项,三等奖 1 项;省级教学成果二等奖 1 项、三等奖 1 项;市级科技进步三等奖 1 项。

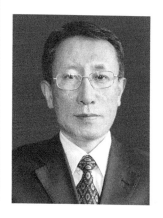

周　令

男,教授,硕士研究生导师,1964 年 7 月生于辽宁省本溪市。现任大连医科大学公共卫生学院卫生管理与卫生经济支部书记,兼任辽宁省健康教育协会常务理事,辽宁省社会保障研究会理事,大连市社区卫生服务研究会常务副会长。

从事教学工作 26 年,主要从事卫生管理学、卫生监督学、卫生法学、药事管理学等学科的教学与研究。主编、副主编、参编教材 21 部。自 2001 年至今已承担科研课题 40 余项,其中本人主持 10 项,荣获辽宁省政府哲学社会科学奖二等奖 1 项、大连市政府社会科学进步奖一、二等奖各 1 项、大连市政府科学技术奖励三等奖 1 项。撰写与教学、科研有关论文 40 余篇。

前　言

　　随着我国卫生法律制度建设的不断加强和完善，卫生监督工作有了迅速的发展，特别是国家《关于卫生监督体制改革的意见》出台后，建立了专门的卫生行政执法机构，经过十多年的改革探索与实践，我国的卫生监督体制改革已经取得实质性进展，基本明确了卫生监督机构的格局以及在整个社会中的地位和作用，为社会的稳定与和谐发展保驾护航。

　　"卫生监督学"是适应法制建设与卫生监督工作的需要，应运而生的一门边缘性交叉学科。《卫生监督学》(第2版)是在全国高等医药教材建设研究会的指导下，由哈尔滨医科大学等12所院校教师和两所卫生监督部门监督员共同编写完成的。该教材在内容的选择上既强调基本理论、基本知识、基本技能，又将本领域内的最新研究成果纳入其中。全书共23章，包含了3个部分的内容。第一至七章、第十章、第十一章主要阐述了卫生监督的概念、作用、卫生监督行为效力，卫生监督的历史沿革，卫生监督法律关系，卫生监督主体，卫生监督的依据，卫生监督手段，卫生监督程序，卫生行政法律救济，卫生监督稽查及法律责任。这些都是卫生监督的基本理论，通过对这些理论的全面阐释以寻求对建立我国卫生监督制度的全面认识。第八至九章从方法学角度阐述了卫生监督调查取证，卫生行政执法文书制作。第十二至二十三章以卫生领域的现行卫生法律、法规及其调整内容为对象，分别阐述了医疗机构监督，卫生技术人员监督管理，传染病防治监督，职业卫生监督，放射卫生监督，食品安全监督，药品监督管理，生活饮用水及涉水产品卫生监督，健康相关产品卫生监督，学校卫生监督，公共场所卫生监督，国境卫生检疫。同时，全书在各个专业监督章中编入了典型卫生监督案例，供案例教学和文书制作使用，通过这些案例，有助于学生对卫生监督理论的进一步理解，以便更好地理论联系实际；每章中还编入了知识拓展、知识链接和专业英文词汇，供教师与学生参考。

　　该书可供高等院校卫生管理、卫生监督、预防医学专业作为教材使用，还可作为卫生监督人员的培训教材和参考书。由于该书目前是第 2 版，还不够成熟，加之编写时间紧张，编者水平有限，谬误在所难免，倘蒙同仁和读者们不吝斧正，至为感谢。

编　者

2013 年 5 月

目　录

第三章 卫生监督法律关系

第四章 卫生监督主体

第五章　卫生监督依据

第六章　卫生监督手段

第七章 卫生监督程序

第八章　卫生监督调查取证

第九章　卫生监督文书

第十章 卫生监督法律救济

第十一章　卫生监督稽查及法律责任

第十二章　医疗机构监督

第十三章 卫生技术人员监督管理

第十四章 传染病防治监督

第十五章 职业卫生监督

第十六章 放射卫生监督

第十七章 食品安全监督

第十八章　药品监督管理

第二十一章　学校与托幼机构卫生监督

第二十二章　公共场所卫生监督

第二十三章　国境卫生检疫

绪　论

一、卫生监督学的产生及其研究对象

卫生监督学（science of health supervision）是研究卫生监督制度和卫生监督实践，揭示卫生监督工作的一般规律的综合性边缘学科。卫生监督学的理论基础是预防医学、卫生法学、监督学、社会学等学科。

人类依靠自然界而生存和繁衍，为了生存又能动地改造自然界，使自然界按照人们的目的发生积极变化，作出宝贵的贡献，并推动社会的进步。与此同时，人类的行动尤其是盲目行动又给大自然带来破坏和污染，人类因而受到大自然的惩罚。另一方面，不法分子为了获得自身利益而违反法律规定，导致一系列不安全的卫生问题产生，给人类健康带来危害。例如，人们在生产、劳动、工作、学习、生活、娱乐中不遵循卫生规律，破坏和污染环境的行为，就会遭到传染病的流行、食源性疾患的发生、职业病的涌现等。因此，政府为了维护社会的利益和人群健康，就要充分运用各种手段与致病因素及违法行为作斗争。随着社会的进步和发展，各种保护人体健康的技术和措施应运而生。但是要使这些技术和措施能够落实，就需要明确人与自然、人与人之间的权利、义务关系，并使这种权利和义务得以实现，于是便产生了卫生监督。卫生监督从诞生之日起就显示出了强大的生命力，发展至今已成为一项国家法律制度。

凡是一门学科，都必须有其特定的研究对象和不同于其他学科的性质。卫生监督学作为自然科学和社会科学相互作用、相互渗透的产物，正是选择了公共卫生领域的各种制度、工作实践及其运行规律等特有的矛盾运动作为自己的研究对象。如果把卫生监督作为一个活动客体来考察，卫生监督学研究的对象就是公共卫生管理活动的整个运行过程和机制。

卫生监督学的脱颖而出是不以人的意志为转移的。它顺应社会进步的需要，合乎科学发展的一般规律。因此，其研究对象的选定，是有其可靠的理论依据和实践依据的。

第一，现代社会离不开卫生监督。卫生监督制度和卫生监督实践虽然在各国的称谓有所不同，然而却是当今世界各国最普遍存在的现象之一。从社会经济到文化生活几乎无处不在、无时不有，卫生监督覆盖了社会的各个领域。可以说现代社会犹如一部庞大的机器，如果在其运转中离开了方方面面必要的监督和制约，就必然发生故障或偏差。因此，作为整个社会运行协调机制之一的卫生监督不能发挥应有作用的话，社会经济和社会生活在卫生方面就必然发生紊乱和无序现象，从而使人们的健康无从保障。所以要想保障现代社会正常稳定的发展，就必须强化包括卫生监督在内的各种监督制度。特别是在市场经济体制的运作中，各种必要的监督就显得尤为重要且须臾不可离了。

第二，卫生监督制度是国家基本管理制度之一。正是由于现代社会离不开卫生监督，国家才把卫生监督制度作为国家的基本法律制度，并设立了各种专门的与本国国情相适应的卫生监督机构行使监督权。如食品与药品管理总局，专门负责食品、药品等的监督管理。从而在机制和制度上谋求国家在保护人类健康中的作用。

第三，卫生监督制度是经济基础的反映。卫生监督是上层建筑的组成部分，它由经济基础所决定，并通过它对社会经济和社会活动的控制，又作用于经济基础。辩证地说，当卫生监督制度适合于社会经济发展水平时，就会促进社会生产力的发展和社会进步。所以说，卫生监督制度的确立必须适合于国情，适合于经济发展水平，既不能超前也不能滞后。关于这一点，已被各国不同的卫生监督实践所证明。

二、卫生监督学研究的内容

卫生监督学是一门新兴学科，对卫生监督学完整、统一的学科体系研究正处于起步阶段，尚有大量的工作要做。由于卫生监督制度和卫生监督实践内容纷繁复杂，几乎涉及社会经济和社会生活的各个方面，因此，卫生监督学研究的范围和领域也就相当广泛。本教材研究内容如下：

（1）总论部分包括：卫生监督概论，卫生监督的历史与发展，卫生监督法律关系，卫生监督主体，卫生监督手段，卫生监督依据、卫生监督程序，卫生监督稽查与法律责任，卫生监督调查取证，卫生行政执法文书的制作，卫生监督法律救济。

（2）具体的卫生监督内容包括：医疗机构监督，卫生技术人员的管理与监督，传染病防治监督，血液及血液制品监督，国境卫生检疫，职业卫生监督，放射卫生监督，食品安全监督，药品监督管理，健康相关产品卫生监督，学校与托幼机构卫生监督，公共场所卫生监督，生活饮用水及涉水产品卫生监督。

三、卫生监督学与其他相关学科的关系

卫生监督学是一门容量很大，且理论性和实践性极强的综合性应用学科。一方面，卫生监督学与其他相关学科存在着大量的交叉融合关系，构成了一门新兴的边缘学科体系；另一方面，要卓有成效地进行这门学科的研究和运用，又必须吸收和借助多种学科的研究成果。比较而言，卫生监督学与监督学、预防医学、卫生法学、社会学的关系更为密切。

（一）卫生监督学与监督学的关系

监督学研究的对象是整个社会运行过程，是一门综合运用社会科学、自然科学、技术科学的原理和方法，联系生产力和生产关系、经济基础与上层建筑、研究对社会运行过程、机制进行总体监督和具体制衡。监督学从国家机构、国家制度的整体出发，作为国家政治体制的一部分来综合考察其在国家体系中的地位、职能和作用。

卫生监督学则是监督学体系中的一个分支，其任务是把卫生执法机关、卫生

笔记

监督制度作为一个整体进行全面而系统的研究。这样，便使卫生执法机关和作为国家监督制度主要组成部分的卫生监督制度同时成为了监督学和卫生监督学研究的内容。这是两门学科相互联系、相互贯通之处，也是卫生监督学作为监督学的一个分支学科的重要依据。但由于卫生监督学研究的内容具有极强的专门性、专业性的特点，又使卫生监督学拥有自身的规律和特点，而不能被监督学所代替，并最终使其从监督学中独立出来成为客观之必然。可以说，监督学的精髓哺育了卫生监督学，反过来，卫生监督学的诞生又丰富了监督学的研究内容，完善了监督学的体系。

（二）卫生监督学与预防医学的关系

预防医学（preventive medicine）是一门综合性科学，它以人群为主要研究对象，用预防为主的思想，针对人群中疾病的消长规律，采用基础医学、临床医学、环境卫生科学和社会医学等理论和方法来探索自然和社会环境因素对人群健康和疾病作用的规律；提出改善不良的环境因素的卫生要求和保健措施，以达到预防控制疾病、增进健康、延长寿命和提高生命质量。而卫生监督学则是研究如何综合运用法律手段使卫生要求和卫生措施得以实现，达到保护人群健康为目的的一门应用性边缘学科。所以说，卫生监督学和预防医学都是以研究如何保护人群健康为最终目的，只不过二者在运用的方式、方法上有所不同。卫生监督学运用的是法律手段，预防医学采用的是技术和行政手段。随着我国法律与民主建设的不断完善，社会经济的迅速发展，特别是进入市场经济的今天，显然仅运用行政和技术手段来达到保护人群健康的需要是远远不够的。所以，运用法律来达到保护人群健康的手段便应运而生，从这一意义上来说，卫生监督又是以预防医学为基点脱颖而出的，并且在卫生监督实践上有赖于运用预防医学的科学技术来达到监督目的。因此，卫生监督学的专门性和专业性的特征是由预防医学的基本概念、知识和技能所决定。所以，预防医学和卫生监督学二者是相互联系、相互作用的。卫生监督学的创立，又是预防医学发展、丰富的必然结晶。

（三）卫生监督学与卫生法学的关系

卫生监督学与卫生法学的关系，主要体现在两个方面：一是从研究内容来分析，卫生监督学研究的范围包括了卫生法，而卫生法又是卫生监督学研究的核心内容，所以二者是相互渗透交叉、紧密联系的。所不同的是，卫生监督学研究的范围不仅限于卫生法，而且还包括卫生监督主体、手段、程序、责任等内容，而卫生法学则仅从卫生法的概念、渊源、产生和发展及其调整的对象、方法、卫生法律关系等方面来研究卫生法律问题。显然，其范围是围绕卫生法律而展开的。与之相比较，卫生监督学研究的范围则比较广博。另一方面，卫生法具有法律的一般属性，所调整的对象是围绕人体健康而产生的各种社会关系，它不仅要受经济、政治、文化的影响和制约，而且要受自然规律和科学技术发展水平的影响和制约。而卫生监督在某种意义上说，就是把卫生法适用到社会经济和社会生活中的卫生活动中去，以引起某种法律关系变化或消灭的卫生行政执法行为。然而，在社会实践中只有实施卫生行政执法行为，卫生法的立法意图才能最终得以实现。反过来说，卫生监督活动又必须依据卫生法的具体规定，才具有法律效

笔记

3

力。所以，二者互为条件、互为因果。

（四）卫生监督学与社会学的关系

保护人民健康，反映整个社会意志，是全社会为之奋斗的总体目标。所以卫生监督作为一种社会现象，是一个复杂的社会系统工程。对于这样的一个社会系统工程的研究，自然离不开社会学的知识和技能。这是因为，社会学是一门研究社会行为、社会关系、社会结构、社会组织和社会生活方式及其发展规律的一门学科。社会存在决定社会意识，中国特定的社会结构、社会关系和社会生活方式。在一定条件下，对于社会不讲物质文明和精神文明的行为以及各种腐败现象和不正之风的滋生与发展，都有着直接和间接的影响，也就是说，许多不文明、不道德的行为，乃至各种违纪违法活动的存在，有社会基础和条件。因此，在研究卫生监督学时，借助于社会学知识来分析各种卫生违法行为的社会成因及其社会规律，是十分必要的。在卫生监督中对卫生违法行为的认定，若忽视了社会因素既不客观也不符合我国的国情。所以掌握社会学知识，这对于为实施卫生监督，增强卫生监督的社会效果，铲除产生不正之风的腐败根源，减少卫生违法行为的发生均有其积极意义和作用。

除上述四门学科与卫生监督学密切相关外，行政学、卫生政策学、管理学、心理学、行政法学、证据学、系统工程学以及其他有关的自然科学，对于卫生监督学的研究也都具有重要的价值和意义。

四、学习和研究卫生监督学的意义

实现卫生监督是国家公共卫生职能的体现、是国家意志的反映，代表的是国家的权力，并依靠国家强制力来保障实施的。卫生监督是卫生执法机关最主要、最经常的活动，是卫生执法机关单方面意思表示，无须相对人的同意即可成立的卫生行政活动，它与社会的生产、人民的健康有着直接密切的联系，是引起卫生争议的基本事实。因此，学习和研究卫生监督学，了解卫生监督的概念、性质、分类、法律关系等，掌握卫生监督的依据、程序、手段、内容以及适用卫生法律规范的卫生监督行为的相关基本知识，来指导卫生监督机关和卫生监督人员的实际监督执法工作，并且减少或避免卫生行政复议和诉讼，做到依法行政都有着极为重要的作用和实际意义。

（樊立华　哈尔滨医科大学公共卫生学院）

笔记

卫生监督概述

通过本章的学习,你应该能够:

掌握 卫生监督的概念、卫生监督的作用,卫生监督应遵循的原则,卫生监督行为的有效成立。

熟悉 卫生监督行为种类,卫生监督行为的法律效力,卫生监督行为的撤销、废止、变更和消灭。

了解 卫生监督的功能和特征,卫生监督行为要件。

章前案例

2012 年 4 月 15 日,央视《每周质量报告》本期节目《胶囊里的秘密》,对"非法厂商用皮革下脚料造药用胶囊"曝光。某省一些企业,用生石灰处理皮革废料,熬制成工业明胶,卖给某市一些企业制成药用胶囊,最终流入药品企业,进入患者腹中。由于皮革在工业加工时,要使用含铬的鞣制剂,因此这样制成的胶囊,往往重金属铬超标。经检测,修正药业等 9 家药厂 13 个批次药品,所用胶囊重金属铬含量超标。2012 年 4 月 21 日,原卫生部发出《关于配合召回和暂停使用部分药品生产企业胶囊剂药品的通知》,要求各级各类医疗机构要积极配合药监部门召回铬超标药用胶囊事件相关药品生产企业生产的检验不合格批次药品;各级各类医疗机构立即暂停购入和使用铬超标药用胶囊事件相关药品生产企业生产的所有胶囊剂药品,待检验合格后方可购入和使用。

第一节 卫生监督概念、功能及作用

一、卫生监督的概念和性质

(一)卫生监督的概念

卫生监督(health supervision)是政府有关行政部门依据卫生法律、法规的规定对个人、法人和组织从事与卫生有关的事项许可,对执行卫生法律规范的情况进行监督检查,并对其行为做出处理的行政执法活动。卫生监督的目的是行使国家卫生职能,实现国家对社会卫生事务的行政管理,保护人民的健康,维护国家卫生法制的统一和尊严。

（二）卫生监督的性质

卫生监督属于国家监督，是国家行政监督的一部分，同时也是国家卫生行政管理的重要环节。从卫生监督的定义我们可以看出，卫生监督的主体必须是由法律授权的行政部门，监督对象是管理相对人——个人、法人和组织。这就表明卫生监督是政府行为，是行政职能。所以，卫生监督的行政性是其根本属性。这里的所谓行政性是说卫生监督是政府的行政行为，是政府公共职能的体现。其含义是：第一，任何政治统治的实现必须以完成一定的公共职能为前提。没有管理、协调、监督等公共职能的实施，政治统治本身就无法实现。第二，国家的本质必须通过一定的公共职能活动得以体现。国家直接通过管理、协调等公共职能来维护公众的利益，并保证社会的长治久安。可以说，只要国家存在一天，公共职能便存在一天，只要国家不断发展，公共职能就会日趋膨胀。而卫生监督就是一种既独立存在，又与其他国家职能密切相关的公共职能，具体地说，就是公共管理职能。

在我国，随着法制建设和社会经济的发展，卫生监督作为一种行政执法行为业已成为一种制度。它是通过实施卫生法律、法规，管理和规范社会行为，最大限度地减少危害，控制环境，进而达到增进健康的目的。目前，这一制度已由国家以立法的形式加以确立。如《中华人民共和国职业病防治法》第九条规定："国家实行职业卫生监督制度"。

我们强调卫生监督的行政性的同时，又必须承认它的技术性，这也许是卫生监督区别于其他许多行政工作的显著特点。卫生监督的许多实际工作，如判定是否合法，是以检测检验数据作为判定标准的，没有这些数据很难判断是否符合卫生标准，甚至不能依法监督。因此，技术手段是卫生监督必不可少的，也就是说，卫生监督有赖于许多卫生技术手段才得以有效实施。所以，卫生监督的行政性与技术性是统一的。

二、卫生监督的功能和特征

（一）卫生监督的功能

卫生监督的功能就是卫生监督所具有或应发挥出的效能。主要包括以下几个方面：

1. 规范功能　即有规范人们行为导向的作用，它通过对守法者的认可和对违法者的惩罚，在人们的行为坐标上亮起了指示灯，指出了什么样的行为是合法的，或者是法定必须执行的；什么样的行为是违法的，必须禁止的。基于卫生法律规范有授权性规范与义务性规范之分，卫生监督的规范作用可分为确定性规范和选择性规范。所谓确定性规范，是卫生监督主体通过强制相对人的具体行为而体现出来的命令性和禁止性要求。选择性规范则是通过卫生监督保障法律授予人们的选择权。通过对具体卫生违法案件的处理，来影响周围人们行为的选择。

2. 制约功能　是指卫生监督主体的监督行为对相对人有关权利的限制和在

笔记

具体行为上的牵制。例如,生产经营活动的各环节、各阶段从卫生的角度进行检查、牵制或限制,以随时随地纠正每项具体活动的偏差,从而实现社会生活的各方面协调地运作。这种制约作用便是政府公共职能的体现。

3. 预防功能 是预防为主卫生工作方针的具体化,是强制和规范社会卫生事务或行为的一种制度,起到防患于未然的作用。如对公共场所新建工程项目进行卫生审查,从规划、选址、设计、施工及竣工验收等几个环节依次审查把关,发现不符合卫生标准和要求时,及时提出改进意见,采取积极有效的措施,使其符合卫生标准和要求,把有害健康因素消除在工程项目建成投入使用之前。公共场所正常运营后,还对其进行经常性的检查,强制性规范其经营行为,并及时发现和制止危害公众健康的各类隐患的发生。所以,卫生监督不是消极被动的监督,不是孤立单纯地针对一个或某些阶段的监督,而是积极主动地参与或渗透于监督对象的整个运作过程,提前发现和排除可能发生危害健康的各种问题和潜在因素。

4. 促进功能 卫生监督的目的不仅是发现问题,查处卫生违法行为,而且还要通过对问题或违法行为的分析,发现和找出工作中的薄弱环节和产生问题的根源,总结经验教训,提出有针对性的弥补措施和解决办法,不断改善和调整涉及卫生活动各方面、各环节、各要素之间不和谐的矛盾现象,以促使社会整个运行过程协调一致,和谐同步的发展。同时,还要对卫生监督过程中发现的问题和工作中的薄弱环节,进行深入分析研究和梳理,从而形成强大的信息源,为卫生监督的决策者和执行者提供改进工作的科学依据,进而在管理制度和立法上最终完善保护人类健康的运行机制。总之,卫生监督在很大程度上能促进社会系统的各方面、各环节、各领域特别是涉及卫生活动的各方面不断完善,从而有效地保护人民的健康和生产力水平不断提高。

综上所述,在卫生监督的功能体系中,制约功能显示了卫生监督的目标,规范功能反映了卫生监督的效果,预防功能突出了卫生监督的重心,促进功能明确了卫生监督的结果。这些功能,它们各自既有特定的含义和作用,相互间又有联系,密切配合,形成了卫生监督的整体功能,共同发挥作用。所以,卫生监督的各种功能是一个相辅相成缺一不可的辩证体系和不可分割的整体。

(二)卫生监督的特征

卫生监督的性质、内容、任务及形式,都是由社会生产力的发展水平和现存的生产关系所决定的。基于这样的认识,我们就可以得出卫生监督有如下的特征:

1. 健康权与合法权益保护性 保障国家、团体和个人在特定的社会经济活动中,有关卫生方面的合法权益不受侵害;防止各种有毒有害的因素对人体健康的影响和危害,以保证人们在良好环境状态下进行生活、学习、工作和劳动,是我国卫生立法的根本目的。而卫生监督就是使这一目的得以实现的执行过程。目前,卫生监督已成为现代社会组织和社会生活中的重要组成部分,在保障公民享有健康权的实现中,以及保障公民和组织合法权益的获得等方面起着不可替代的作用。其中保护"公民健康权"是卫生监督特有的作用,这也是卫生监督

笔记

区别于其他行政执法部门的主要标志。一旦公民或组织的上述权益遭到非法侵犯，或者公民或组织非法侵犯他人或组织享有的权益时，卫生监督主体即以强制手段予以保护。所以，保护性是卫生监督的显著特征。

2. 法定性与授权性　卫生监督，从它的法律意义讲，实际上是卫生监督主体为了管理社会卫生事务，保障人民的身体健康，正确行使卫生管理方面的职权。这种行为是依照国家法律和法规规定行使的，如《中华人民共和国传染病防治法》第五条规定"县级以上人民政府制定传染病防治规划并组织实施，建立健全传染病防治的疾病预防控制、医疗救治和监督管理体系"。监督主体资格的取得是一个复杂的法定过程，必须符合以下特定条件：①其成立由法定机关批准；②已由组织法或者组织规则确定了职责权限；③有法定编制并按编制配备了人员；④有独立的行政经费；⑤有办公地点和必要的办公条件；⑥通过一定的方式宣告成立。

3. 行政性与技术性　卫生监督是对预防医学理论和技术等自然科学知识与卫生政策法规等社会人文科学知识的综合运用。与一般的行政执法相比，具有很严格的专业技术性。这是因为公共卫生法律、法规保护的是人群健康这一特定的对象，因此需要运用自然科学措施与现代科学技术手段，这就必然要将大量的技术规范囊括其中。其在专业知识上表现为自然科学技术与社会科学知识的综合；在手段上表现为预防医学技术与行政法制手段的综合；在方式上表现为业务管理、专业指导、行政执法等措施的综合；在依据上表现为有关卫生法律、法规，卫生标准和卫生技术规范的综合，这些均体现了卫生监督的行政性与技术性。

4. 广泛性与综合性　由于影响人体健康的因素是多方面的，因此，调整人体健康问题的法律规范纷繁复杂，且互相渗透，有社会的、有自然的，它几乎涉及社会生活的一切领域。这就决定了卫生监督行为的广泛性和综合性。它不仅涉及生态环境的维护和改善，而且涉及资源的开发和利用；不仅涉及公民健康权和其他权利的关系，而且涉及因卫生问题而产生的复杂的经济与人际关系。此外，由于现代预防医学、临床医学、生物医学、生态学、工程学、建筑学、水文地质学、环境学、经济学、教育学和社会学等科学技术发展的高度综合，也决定了卫生监督的综合性。

5. 强制性与教育性　监督具有强制性是法律的属性之一。如《中华人民共和国食品安全法》第二十八条规定了11类禁止生产经营的食品，在食品卫生监督检查中，一旦发现即可采取相应的控制和处罚措施，起到"罚一人而百人惧的作用"。但这不是目的，只是一种方式或手段，单纯靠处罚并不能保障法律、法规、规章贯彻实施，关键是人们对法的理解与支持，只有知法，才能守法。行政处罚作为法律制裁的一种形式，也具有教育的功能。如《中华人民共和国行政处罚法》第五条规定"实施行政处罚，纠正违法行为应当坚持处罚与教育相结合，教育公民、法人或者其他组织自觉守法"。

三、卫生监督的作用和意义

（一）卫生监督的作用

1. 保障和提高公众的健康水平　卫生监督是使卫生法律、法规的立法目标

笔记

得以实现的基本保证。在公众的居住、旅行、工作、学习、劳动、生活、娱乐及饮食、医药等各方面发挥保护者的作用。只有卫生监督工作与其他卫生工作相结合，与国家其他行政管理工作相结合，使公众生活在安定、安全和卫生的社会中，才能使人们健康水平得以提高，实现卫生立法意图。

2. 实施国家职能打击违法活动 随着我国加入WTO，市场经济体制逐步完善，政府职能逐步转变，以往那种单纯依靠行政手段进行管理的方式，已过渡到以法律手段、行政和经济手段并存的管理方式。目前，卫生监督作为法律手段之一，已成为政府法制工作中不可缺少的组成部分。这是因为各级卫生监督机关贯彻执行卫生法律、法规的过程本身，就是一种国家意志的体现，是国家职能的行使，且以国家强制力作为保证。因此，可以对违反卫生法律、法规的行为，给予必要的制裁。

在新形势下，卫生监督工作显得尤为重要，卫生监督职能的有效实施是各项卫生措施和各种疾病管理制度得以全面贯彻落实的切实保障，特别是对于打击违反卫生法律、法规活动，制止危害人民健康行为的发生有着不可估量的作用。

3. 保护国家、团体、个人有关卫生方面合法权益 随着经济建设的飞速发展，职业卫生问题已日益突出，工业三废、粉尘、噪声、毒物等有毒物质不断增加，使生产环境恶化，直接威胁着从业人员的身体健康。通过卫生监督可以控制和改善生产环境的卫生状况，防止各种有害因素对从业人员的危害，从而达到保护劳动力，促进社会生产的发展和间接地为社会创造物质财富之目的。

4. 促进卫生法律制度的完善 首先，卫生监督能把法律固定下来的卫生监督主体的各种管理关系加以确认落实，从而促进整个卫生管理系统合理有序、有规律的良好运行，真正做到从"人治"走向"法治"；其次，卫生监督有促进和完善卫生立法的作用。通过卫生监督实践，可以发现已制定的卫生法律、法规某些不够完善的地方或难以操作之处。所以，实施卫生监督的同时，还能为卫生立法反馈有价值的信息，以利于卫生法律、法规的修改和完善，促进卫生立法质量的提高。另外，对促进卫生监督队伍的建设有着重要的作用和意义，通过卫生监督实践可以真实地反馈出人员素质方面存在的某些不足，并找出人员配备上的差距，从而在队伍建设上有针对性的补充、加强和提高，进而真正形成精简、效能、统一和高效的卫生监督体系（system of health supervision）。

5. 增强人们法制意识 卫生监督活动的开展，无疑能够促进精神文明建设与发展，提高各级公务人员和人民群众的法制观念，增加依法办事的自觉性，促进公民更好地知法、守法，认真地履行卫生法律、法规所规定的义务，自觉地与违法行为作斗争。特别是通过卫生监督，可以使公民直观地懂得卫生法律、法规提倡什么，禁止什么，鼓励什么，反对什么，从卫生法律规范中明确判断是非的标准，以指导自己的行为。进而增强卫生法制观念和提高卫生知识水平，使讲究卫生、保护健康成为公民的自觉行动。

（二）卫生监督的意义

我国是社会主义国家，人民是国家的主人，卫生监督既体现了党和国家对

笔记

9

人民健康的高度重视和关怀，又保障了人民卫生安全的正当权益和要求。同时卫生监督也是维护法律的尊严，保证法律贯彻实施的一项制度，是促进和保障社会经济发展的重要手段。无论是现实还是将来，其意义无疑都是十分深远的。

第二节 卫生监督行为

一、卫生监督行为的概念

卫生监督行为是指卫生监督主体在其法定职权范围内实施卫生监督活动、管理社会卫生事务、行使卫生监督职权的过程中，做出的具有法律意义或法律效力的行为。根据卫生监督的性质和特点，卫生监督行为实质上是一种行政行为，该行为应具备以下要件。

1. 必须是行使行政权的行为　运用行政权是以享有行政权能为前提的。因此，只有享有行政权能并实际上运用行政权所做出的行为才是行政行为；而没有运用行政权所做出的行为，即使实施者是享有行政权的组织或个人，也不是行政行为。行政权的实际运用可以称为行政行为成立的权力要件。

2. 具有法律效果的存在　行政行为是一种法律行为，必须具有法律效果或法律意义。所谓法律效果，是指行政主体通过行政管理意志所设定、变更或消灭的某种权利义务关系及所期待取得的法律保护。如果一个行为没有针对相对人，或者没有设定、变更或消灭相对人的某种权利义务，或者尚未形成或完成对相对人的某种权利义务的设定、变更或消灭，则该行为不具有法律意义，因此不是法律行为。法律效果的存在可以称为行政行为成立的法律要件或内容要件。

3. 具有表示行为的存在　行政行为是行政主体的一种意志，是表现于外部的、客观化了的意志，即意思表示。行政主体只有将自己的意志通过语言、文字、符号或行动等行为形式表示出来，并告知行政相对人后，才能成为一种行政行为。否则，就应视为行政行为不存在或不成立。表示行为的存在可以称为行政行为成立的形式要件。

二、卫生监督行为的种类

（一）按卫生监督的过程分类

1. 预防性卫生监督（preventive health supervision）　是指卫生监督主体依据卫生法律、法规对新建、改建、扩建的建设项目所开展的卫生审查和竣工验收。开展预防性卫生监督旨在使工业企业和食品、化妆品、公共场所、学校、医院以及放射性工作场所达到卫生要求，从"源头"上消除可能对公共卫生秩序、从业人员和人民群众健康损害或伤害的潜在隐患或风险。它是卫生监督主体实施卫生行政许可的前提条件，即对预防性卫生监督不符合要求的申请者不能给予卫生行政许可。

2. 经常性卫生监督（regular health supervision） 是指卫生监督主体定期或不定期地对管辖范围内的企事业单位、个人或有关社会组织遵守卫生法律规范的情况进行的日常性监督活动。经常性卫生监督属于事中监督，可以是定期的，也可以是不定期的。

监督的重点是了解卫生许可证、健康证、卫生知识培训证的持有情况，环境卫生、产品质量、污染状况以及有无发生危害生产经营人员及消费者健康的隐患等，以便及时发现问题、查明情况、找出原因，进而采取措施并及时予以纠正。对于查出的严重违法行为，卫生监督主体则代表国家进行行政处罚，对其中触犯刑律的，则提请司法部门依法追究刑事责任。

（二）按卫生监督的行为方式分类

1. 羁束卫生监督行为与自由裁量卫生监督行为 卫生监督行为以受卫生法律、法规和规章拘束的程度为标准，可分为羁束行为和自由裁量行为。

羁束卫生监督行为（restricted action of health supervision），指凡是卫生法律、法规和规章对行为的内容、形式、程序、范围、手段等作了较详细、具体和明确规定，卫生监督主体严格依法而实施的卫生监督行为。羁束卫生监督行为对卫生监督主体是一种严格的约束，卫生监督主体实施羁束性卫生监督行为时，必须严格依法办事，不能或很少能以自己的评价、权衡、裁量参与其间，不能带有随意性，否则就是违法行为。严格的羁束性卫生监督行为有利于规范卫生监督主体的执法行为，但在某种情况下也可能束缚卫生监督主体的手脚，影响行政效率。

自由裁量卫生监督行为（freely considered action of health supervision），是指卫生监督主体有一定自由度的卫生监督行为。法律规范在规定行为的内容、形式、程序、范围和手段等方面留有一定的选择余地或幅度，或者只作原则规定，给卫生监督主体留了一定的自由选择权和决定权，可以由卫生监督主体根据对法律规范的理解和对相对人的行为状况的了解给予综合考虑，在职权范围内采取卫生监督行为。即这类行为是卫生监督主体可以斟酌、选择、掺杂自己的意志于其间的行为。

羁束与自由裁量的卫生监督行为两者的划分并不是绝对的。羁束是相对于"自由"而言的，羁束行为一般也存在一定的自由裁量的成分，公共卫生法规不可能对卫生监督在所有情况下所做出的行为都作详细、具体、明确的规定。从目前适用的公共卫生法律规范的总体情况看，卫生监督主体所实施的行政处罚，绝大部分都有自由裁量的余地或幅度。所以，在卫生监督活动中卫生监督主体和卫生监督人员一定要注意，不能滥用自由裁量权，自由裁量也必须合法、适当。因此，卫生监督主体在实施自由裁量行为时，不准违反授权法的目的，更不能超越卫生法律、法规和规章规定的自由裁量范围。否则，依法行政就会变成专制行政、违法行政。在卫生监督中，划分羁束行为和自由裁量行为的意义在于，首先是便于对不同的卫生监督行为提出不同的要求；其次是便于在卫生行政诉讼中，对不同的卫生监督行为，进行不同程度的司法审查和不同的判决。

笔记

知识拓展

法院在处理卫生行政诉讼中,对于羁束行为一般只确定行为是否违法的问题,若确定其违法,违反了法律规定的作为义务或不作为义务,即可以撤销卫生行政行为;而对于自由裁量行为一般只确定行为是否适当的问题,法院在卫生行政诉讼中只审查其是否违反授权法的目的,是否滥用自由裁量权和是否越权等。而对其行为的方式、实施程序或限度的确定等,除非显失公正,否则法院一般不予审查和变更。

2. 依职权卫生监督行为与依申请卫生监督行为 依据法律所赋予的权利和监督程序的要求,将卫生监督行为分为依职权行为与依申请行为。

依职权卫生监督行为(health supervision in accordance with authority)是指卫生监督主体依据公共卫生法律、法规赋予的职权,无须相对人申请而由卫生监督主体主动做出的行为。因其是不待请求而主动为之的行为,故又称为主动监督行为。例如,卫生检疫机关对我国口岸实施的卫生检疫行为、卫生监督检查、对违法行为的行政处罚等。采取依职权卫生监督行为应注意的是:首先,卫生法规定无须相对人的申请的行为,卫生监督主体须主动做出,否则即为失职;其次,必须依职权做出,即卫生监督主体必须有做出监督行为的职权,并且这种职权必须在其权限范围内正确实施,超越职权及其权限实施卫生监督行为,都是法律所禁止的,同样要依法追究责任。

依申请卫生监督行为(health supervision in accordance with application)是指卫生监督主体在被动情况下做出的行为,只有在相对人申请的条件下,才能依法采取的卫生监督行为。如审批、发放卫生许可证的行为;对生产特殊化妆品进行审核,并发给批准文号的行为。申请是相对人根据卫生法规的规定,为获得某种权利的单方意志体现,它是卫生监督主体被动的监督行为的先决条件。针对该类行为卫生监督主体则负有作为的义务。相对人的申请,卫生监督主体必须给予一定的答复,无论是拒绝或者是批准,不得无故拖延或拒不答复。

3. 要式卫生监督行为与非要式卫生监督行为 我们依据卫生监督是否必须具备一定的法定形式为标准,还可以将卫生监督行为分为要式行为和非要式行为。

要式卫生监督行为(essential action of health supervision)是指卫生监督主体必须依据法定方式实施,同时必须具备一定的法定形式才能产生法律效力和后果的卫生监督行为。例如卫生行政许可行为、卫生行政处罚行为,必须以法定的方式表现出来,否则就不具有效力。

非要式卫生监督行为(unessential action of health supervision)是指卫生监督主体行使职权时,卫生法律、法规未规定具体方式或形式,允许卫生监督主体依据情况自行选择适当方式或形式进行的卫生监督行为。这类行为无论是采用口头形式、书面形式,还是电话、电报等各种其认为适当的形式,都可以生效。例如,食品行业从业人员健康检查通知,既可以为口头、电话形式,也可以为书函

笔记

形式,它们皆能达到告知被检者的目的。

划分要式行为和非要式行为,便于卫生法律、法规对于不同的卫生监督行为做出不同的要求,从而达到既保障卫生监督行为的严肃性,又能保证卫生监督行为效率的目的。对于大多数卫生监督行为,由于它们直接涉及相对人的权益,卫生法规就必须规定明确的形式,以防止事后发生争议,一旦事后发生争议,也便于查明责任归属和解决争议。这也是贯彻依法行政原则的具体体现,即卫生监督主体的监督活动要执法有据,无法律根据不得为之。而少数卫生监督行为,不直接涉及相对人权益或特别需要赋予卫生监督主体自由裁量权,卫生法律、法规将行为方式或形式的选择权留给卫生监督主体,以有利于提高卫生监督行为的效率。一般非要式行为仅限于特定的场合和条件。法院在处理卫生行政诉讼中,对于要式行为主要审查其形式的合法性,而对于非要式行为只审查其形式是否有越权和滥用自由裁量权的现象。

三、卫生监督行为的效力

(一)卫生监督行为的有效成立

卫生监督行为的成立必须具备一定的要件。这里的成立要件是指卫生法律、法规要求卫生监督主体实施监督行为时所必须遵守的条件。只有遵守或符合这些条件,卫生监督行为才能有效成立,并具有法律效力。否则,该行为就不具有法律效力,为无效行为或可撤销的行为。

卫生监督行为有效成立的一般要件,包含以下几个方面:

1. 行为的主体合法 卫生监督行为的成立,首先要求实施行为的主体合法。只有具备卫生监督主体资格的行政部门才能进行卫生监督活动。相反,不具有卫生监督主体资格的部门就不能行使卫生监督职权,其做出的行为也没有法律效力。卫生监督的主体资格都是由卫生法律、法规规定的。如,安全生产监督管理局进行职业卫生监督的主体资格是依据《职业病防治法》而获得。只有卫生法律、法规设定的卫生监督主体,其卫生监督行为才是有效的。

2. 行为不超越权限 卫生法律、法规确定了卫生监督主体的职责权限,所以,卫生监督主体只能在卫生法律、法规规定的职权范围内代表国家行使其权力,所实施的卫生监督行为必须在法定职权范围之内,而不得超越权限。一般判断权限范围的标准有地域、事项、级别以及授权的法律、法规等。

3. 行为内容合法 这里所讲的行为内容合法是指卫生监督行为的内容要合乎卫生法律、法规的规定。例如,卫生行政部门对学校卫生方面的违法行为所给予的处罚是依据《学校卫生工作条例》实施的,其处罚的客体、范围、程度都必须符合条例的规定,不得与法规规定相抵触。如该条例规定对供学生使用的文具、娱乐器具、保健用品,不符合国家有关卫生标准且情节严重的,可处以非法所得的二倍以下的罚款。若卫生行政部门对直接责任单位处以非法所得三倍的罚款,就是明显的不合法行为。合法还包括卫生监督的内容要适当、明确,符合社会公认的基本原则,不损害公民、法人或其他组织的合法权益以及社会公共利益。只有符合卫生法规规定,合乎公共利益的卫生监督行为才能合法成立。

笔记

4. 行为符合法定形式　对于卫生法律、法规要求有特定形式的要式行为，卫生监督主体在具体实施中必须遵照法定形式实施其行为才能有效成立。如申请化妆品生产许可，要按照行政许可法规定制作和颁发"化妆品生产企业卫生许可证"，一经颁发便是同意了申请许可的事项。对于各种卫生法律、法规所明确规定形式要求的，卫生监督主体必须严格遵守。至于那些卫生法规未作特别形式要求的非要式行为，卫生监督主体则可以任选一般卫生法律、法规允许的各种形式，但仍不得违背卫生法律、法规的限制性要求。

5. 行为符合法定程序　程序是保证卫生监督行为正当、合法的必要条件，卫生监督行为必须按照法定程序进行，才能合法成立。此处的程序是指卫生监督行为实施时所要经过的过程和步骤。任何一项卫生监督行为，都有一定的程序约束，不受程序约束的卫生监督行为，在原则上是不存在的，也是违法的。卫生监督严格按照程序进行，对保护相对人的合法权益不受侵犯，保障卫生监督行为的科学性和正确性，维护卫生监督主体的整体形象均有重要的实际意义。

（二）卫生监督行为的法律效力

行为的效力是由行为的性质所决定的。卫生监督行为是卫生监督主体代表政府依法实施的具体行政行为，所以，该行为是具有法律效力的行为。一般依据卫生监督行为的内容，可以发生三种效力，即：确定力、拘束力和执行力。

1. 确定力（determination）　是指卫生监督行为依法有效成立后，即产生不可变更力，非依法定事实和程序不得随意变更或撤销。其含义是：①卫生监督主体没有法定理由和依据法定程序，不得随意改变行为的内容，也不得就同一事项重新做出行为；②卫生监督管理相对人既不得自行否认也不得随意改变卫生监督行为的内容，同时没有法定理由或依据法定程序也不能请求改变卫生监督行为；③其他国家机关、社会组织也不能否认或拒绝卫生监督行为所确定的事实和法律关系。卫生监督行为的确定力是卫生法制稳定的基本因素之一，它对于保障相对人对卫生监督行为的信任无疑是非常重要的，假如已实施的卫生监督行为可以被任何一个国家机关或卫生监督主体本身所任意变更和撤销，那么，相对人的权利和义务就会随时处于一种不稳定的状态之中，致使相对人无所适从，失去安全感，从而给相对人乃至社会的利益造成不必要的损失。换一个角度说，确定力也是维护卫生监督主体的权威性和法律的严肃性的重要保障。

2. 拘束力（restriction）　是指卫生监督行为依法有效成立，行为的内容对有关组织和人员具有约束和限制的效力，必须遵守、服从。有效的卫生监督行为，对卫生监督主体及相对人具有相同的约束力。其含义是：①卫生监督行为对卫生监督主体有约束力，无论是做出卫生监督行为的卫生监督主体，还是其上级机关或下级机关，以及其他有关机关，在该行为未被合法撤销或变更之前都要受其拘束；②卫生监督行为对行政管理相对人有约束力，卫生监督行为是针对管理相对人做出的，首先要约束相对人。对依法生效卫生监督行为，相对人必须遵守、服从和执行，按照卫生监督行为内容履行卫生监督行为设定的义务，不得

笔记

做出与该行为相抵触的行为,否则将承担法律后果。卫生监督行为作为代表国家的一种执法行为,如果没有约束效力,那么,卫生监督行为的存在也就没有什么价值了。

3. 执行力(execution) 是指卫生监督行为依法生效后,卫生监督主体有权依法采取必要手段和措施,使卫生监督行为的内容得以完全实现。卫生监督的目的是维护公共卫生秩序、保护公民健康和公众利益的重要措施,卫生监督行为相对方都必须严格遵守和执行。如不遵守和执行,卫生监督主体可依法采取一定手段强制执行。通常,执行力只能在有关机关依法确定为无效后,才停止执行。在申诉或诉讼期间,原则上卫生监督行为不停止执行,除非法律、法规另有规定。

总之,确定力、拘束力与执行力是卫生监督行为效力的三种表现形式,三者是相互联系、互为条件的,缺少其中任何一项,就谈不上卫生监督行为的效力。

(三)卫生监督行为的撤销、废止、变更和消灭

1. 卫生监督行为的撤销(cancellation of health supervision) 是指卫生监督行为在适用过程中,发现不符合生效要件的情况,由有权机关依法予以撤销,使该行为向前向后均失去效力。撤销的卫生监督行为其法律后果是使该行为在整个被适用过程中自始至终无效,相对人因该行为获得的利益应当上缴或返还,承担的义务应当被解除且应得到补偿;监督主体因违法而侵害了相对人切身利益的,不仅该行为向后失去效力,而且行为主体应对已造成的损害承担责任。卫生监督行为的撤销以有溯及力为原则,因卫生监督行为违反法律规定就根本不应存在。

2. 卫生监督行为的废止(abrogation of health supervision) 是指卫生监督行为在成立时是合法的,后来由于情况发生变化,使其不宜继续存在,使它消失了效力,这便是卫生监督行为的废止。被废止的卫生监督行为自废止之日起不再有效,而废止前的行为后果则依然有效。它只是效力的终止。导致卫生监督行为废止的原因,是多方面的,既有因客观形势发生变化的一面,也有源于法规及政策发生变化而引起卫生监督行为废止的情况,一般是否废止卫生监督行为应由做出行为的原卫生监督主体或其上级机关来决定。

应注意区别的是,废止与撤销两者性质是完全不同的,卫生监督行为的撤销是因其违法或不当而引起撤销,废止则是因情况的变化而造成过失,本身无违法或不当现象。因此,我们在卫生监督实践中,对这两个概念一定要严格区分。

3. 卫生监督行为的变更(alternation of health supervision) 是指对已经发生效力的卫生监督行为,发现其不当或因情况变迁,使原行为变得部分不适用,从卫生监督行为的变更而对部分行为加以改变或使部分行为失去效力,并做出新的规定,就是卫生监督行为的变更。而所谓情况变迁是指卫生监督主体做出的监督行为一般都允许相对人有一定的履行期限,在此期限内,具体适用情况和条件有可能发生很多变化。如政策形势变化、相对人的条件变化、相应的法规的废止等,都可能导致一部分卫生监督行为不再适用。在此情况下,对已做出的卫生监督行为就应及时变更。

4. 卫生监督行为的消灭（elimination of health supervision） 是指卫生监督行为的效力完全停止、不复存在。多半是因撤销或废止而使卫生监督行为消灭。除上述原因外，还有其他情况可以导致卫生监督行为的消灭，如：①卫生监督行为的对象已不复存在，如责令停业改进的食品加工企业的破产或倒闭；②期限届满；③课以相对人的义务已充分履行完毕。

第三节 卫生监督原则

在卫生监督活动中不仅要遵循"有法可依，有法必依，执法必严，违法必究"的基本要求，还应注意遵循以下原则。

一、合法性原则

合法性原则是法治国家、法治政府的基本要求。

行政合法原则

在我国，合法性原则主要包括下述要求：首先，依法行政的"法"，包括宪法、法律、法规、规章。依法行政首先要求依宪法、法律、行政法规和规章，只有符合宪法、法律的规定时，才能作为行政行为的依据；其次，依法行政要求政府依法的明文规定行政。但是，依法行政不仅仅要求政府依法的明文规定行政，还要求政府依据法的原理、原则行政；再次，依法行政要求政府依据法律规定行政，而依法律规定行政又首先要求依行政管理法的规定行政；最后，依法行政要求政府对行政相对人依法实施管理。

卫生监督合法性原则依据行政法学主要包括以下几个方面的内容：

1. 卫生监督主体的设立必须合法 卫生监督主体是能以自己的名义拥有和行使卫生监督职权，并能以自己名义为行使卫生监督职权的行为产生的后果承担法律责任的机关或组织。卫生监督主体是卫生监督职权的拥有者和行使者，合法性原则要贯彻实施，首先就必须保证卫生监督主体的合法性。监督主体不合法，其任何"监督行为"都不会具有法律效力。

2. 卫生监督职权的拥有应当合法 一切监督行为都以监督职权为基础，无职权便无监督。而监督职权的拥有必须有法律依据，监督主体若无任何法律依据就能拥有监督职权，就与现代行政法的民主法制精神相背离。

3. 卫生监督职权的行使应当合法 其基本含义是监督主体必须在法定权限范围内行使行为，一切超越法定权限的行为无效，不具有公定力、确定力、拘束力和执行力，即越权无效。

4. 违法行使监督职权应当承担法律责任 任何监督主体或依法以监督主体的名义行使监督职权的组织和个人，违法行使监督职权，做出监督行为，侵犯了公民、法人和其他组织的合法权益,都应当承担相应的法律责任。这是保证监督合法性原则全面贯彻执行必不可少的一个组成部分。

二、合理性原则

卫生监督合理性原则,是指卫生监督主体的设立、拥有监督职权、行使监督职权、追究违法行为和实施行政救济等必须正当、客观、适度。具体体现在以下几个方面:

1. 公平、公正原则　公正原则的基本精神是要求卫生监督主体办事公道、不徇私情,平等对待不同身份、民族、性别和不同宗教信仰的管理相对人。监督公平是民主国家的要求。民主国家意味着国家是全体人民的,因此,全体人民在自己的国家内应享有同等的权利和机会,监督主体应平等地对待任何相对人,不能厚此薄彼。因此,卫生监督公平原则的基本要求是平等对待相对人、不歧视。

2. 比例原则　基本含义是卫生监督主体实施监督行为应当兼顾监督目标的实现和保护相对人的权益,如果为实现监督目标可能对相对人权益造成某种不利影响时,应当使这种不利影响限制在尽可能小的范围和限度内,保持二者处于适度的比例。

三、正当法律程序原则

正当法律程序原则的基本含义是卫生监督主体做出影响管理相对人权益的监督行为,必须遵守正当法律程序,包括事先告知相对人,向相对人说明行为的根据、理由,听取相对人的陈述、申辩,事后为相对人提供相应的救济途径等。

1. 行政公开　其价值在于增加程序参加人参与程序活动的目的性和针对性,使监督活动的整个过程中出现的错误容易被发现和及时纠正。在监督行为的决定以及执行阶段,除公开会损及公共利益情况外,卫生监督主体有义务将所有与监督行为有关的情况公开,以接受来自公众的监督,行政公开的核心是咨询公开、信息公开。

2. 说明理由　卫生监督主体做出任何行政行为,特别是做出对管理相对人不利的监督行为,除非有法定保密的要求,都必须说明理由。对于抽象监督行为,如卫生行政法规和规章,应当通过政府公报或者其他公开出版的刊物说明理由。

3. 听取陈述和申辩　卫生监督主体做出任何监督行为,特别是做出对管理相对人不利的监督行为,必须听取管理相对人的陈述和申辩。卫生监督主体做出严重影响管理相对人合法权益的监督行为,还应依管理相对人的申请或依法主动举行听证,通过管理相对人与卫生监督人员当庭质证、辩论,审查卫生监督主体据以做出监督行为的事实、证据的真实性、相关性与合法性。

4. 回避　卫生监督主体及其工作人员处理涉及与自己有利害关系的事务或裁决与自己有利害关系的争议时,应主动回避或应当事人的申请回避。回避原则通过管理相对人对卫生监督主体中立性态度的挑剔,与卫生监督人员的自我回避,来维护监督权行使的权威性和客观公正性。

笔记

四、信赖保护原则

信赖保护原则的基本内涵是卫生监督主体对自己做出的行为或承诺应守信用,不得随意变更,不得反复无常。信赖保护原则的要求主要有四:其一,监督行为一经做出,非经法定事由和法定程序,不得随意撤销、废止或改变,即行政行为具有确定力和公定力。其二,卫生监督主体对管理相对人做出授益监督行为后,事后即使发现有违法情形,只要这种违法情形不是因相对人过错,卫生监督主体不得撤销或改变,除非不撤销或改变此种违法监督行为会严重损害国家、社会公共利益。其三,监督行为做出后,如事后据以做出该监督行为的法律、法规、规章修改或废止,或据以做出该监督行为的客观情况发生重大变化,为了公共利益的需要,卫生监督主体可以撤销、废止或改变已经做出的监督行为。但是卫生监督主体在做出撤销、废止或改变已经做出的监督行为的决定之前,应当进行利益衡量。只有通过利益衡量,认定撤销、废止或改变已经做出的监督行为所获得的利益确实大于管理相对人将因此损失的利益时,才能撤销、废止或改变相应监督行为。其四,卫生监督主体撤销或改其违法做出的监督行为,如这种违法情形不是因管理相对人过错造成,要对管理相对人因此受到的损失予以赔偿或补偿。

案例 1-1

一起违反卫生监督原则处罚案

2011 年 6 月 2 日,某市卫生监督所在对市区餐饮业进行监督检查时,在某酒店抽查 30 名食品从业人员,其中 20 名无健康证明。该酒店规模较大,共有约 30 张餐台,雇用员工约 40 余名。检查后,做了现场检查笔录,交责任人签字确认。《现场检查笔录》中"被检查人"项填有法人代表等内容。根据检查发现的违法事实,监督员认为该单位违反了《中华人民共和国食品卫生法》第二十六条第一款,食品生产经营人员每年必须进行健康检查;新参加工作和临时参加工作的食品工作经营人员必须进行健康检查,取得健康证明后方可参加工作。

监督员依据《中华人民共和国食品卫生法》第四十七条,违反本法规定,食品生产经营人员未取得健康证明而从事食品生产经营的或者对患有疾病不得接触入口食品的生产经营人员,不按规定调离的,做出行政处罚决定:①责令改正;②处以 5000 元罚款。

本 章 小 结

卫生监督是政府卫生行政部门依据卫生法律、法规的授权,对公民、法人和其他组织贯彻执行卫生法律、法规的情况进行督促检查,对违反卫生法规、危害人体健康的行为追究法律责任的一种卫生行政执法行为。本章主要介绍了卫生监督的概念、性质、作用,卫生监督的功能和特征,卫生监督行为种类,卫生监督行为的效力,卫生监督的原则。

笔记

关键术语

卫生监督　health supervision

预防性卫生监督　preventive health supervision

经常性卫生监督　regular health supervision

羁束卫生监督行为　restricted action of health supervision

自由裁量卫生监督行为　freely considered action of health supervision

依职权卫生监督行为 health supervision in accordance with authority

依申请卫生监督行为 health supervision in accordance with application

要式卫生监督行为　essential action of health supervision

非要式卫生监督行为　unessential action of health supervision

确定力　determination

拘束力　restriction

执行力　execution

卫生监督行为的撤销　cancellation of health supervision

卫生监督行为的废止　abrogation of health supervision

卫生监督行为的变更　alternation of health supervision

卫生监督行为的消灭　elimination of health supervision

卫生监督体系　system of health supervision

讨论题

1. 根据案例 1-2，分析卫生监督所违反了卫生监督的哪些原则？
2. 你认为该案件应该由哪个部门处理？处理的依据是什么？

思考题

1. 卫生监督的性质是什么？
2. 卫生监督有哪些功能？
3. 卫生监督的作用有哪几方面？
4. 卫生监督的效力有哪些？

（樊立华　哈尔滨医科大学公共卫生学院）

笔记

第二章

卫生监督历史与发展

学习目标

通过本章的学习,你应该能够:

熟悉 我国卫生监督体系建设与发展历程,卫生监督体制改革动因、改革成效与问题。

了解 我国香港、澳门和台湾地区,美国、英国和日本卫生监督管理概貌。

第一节 中国卫生监督历史与发展

中国是世界古代文明发源地之一,也是最早用法律手段管理医药卫生的国家之一。在我国浩繁的史籍中,蕴含着相当丰富的医药卫生法史料,自夏王朝以来在各朝的各种法律书籍中,都有我国历代医药卫生管理和医学制度的记录。封建法律的形式有律、令、制、诏等形式;其中皇帝的诏令具有最高法律效力,也是医药卫生法的重要渊源。作为卫生监督重要内容的疾病预防与卫生保健等,在古代和近代多种古籍资料中时有记载。

一、中国古代卫生监督

《周礼》(公元前3世纪):"司掌行火之政令,四时变国火,以救时疾"。在周代有专人指挥,不同季节点燃不同之木以避四季不同之时瘟疫流行。在管理方面,要求"凡民之有疾病者,分而治之,死终则各书其所以,而人于医师"可见此是最早的疾病分科治疗,死亡登记报告制度。秦代秦律规定"疠迁所实行隔离","疠者有罪""定杀"。病者,即麻风病患者,要求迁往政府指定的地方实行隔离,发现有罪者,可处死刑。为了控制传染病的传播流行,采取了严厉的法律措施和隔离政策。可见古代对传染病隔离、设院集中治疗以及传染病人际传播已有较深刻的认识和一定的规定。

我国古代对饮水、食品卫生的要求很严格。"井"字,《说文解字》释为"法也";《风俗通》:"井者,法也,节也,言法制居人。令节其饮食,无穷竭也"。古代井边设有持刀武士守卫等是我国最早的有关保护水源的公共卫生执法。《易经》:"井收勿幕有孚无吉",告诫人们汲水后盖好井盖,否则就要予以处罚。《唐律疏议卷》对腐败变质的肉不准出售并且要求焚毁,违者杖九十,明知有毒出售致人疾者徒一年;故意致人死亡处以绞刑。

对个人卫生《礼记内则》规定的官府制度确定"三日休沐"。《汉律》"吏五日得一休沐,言休息以洗沐也"等制度,经过历代王朝不断继承和发展,形成了一

笔记

套较为完善的公共卫生法规，并在实践中不断充实，对推动医学的进步具有一定的意义。

二、中国近代卫生监督

（一）太平天国农民政权的卫生监督

1853年建立太平天国农民革命政权，在医药卫生方面太平天国也是建立了较健全的卫生组织与规定。《太平天规》《刑律诸条禁》规定城市每天打扫街道，农村要洒扫街渠。《行营规矩》规定"凡营盘之内俱要洁净打扫，不得任意运化作践有污马路以及在无羞耻处润泉"。要求部队要讲究卫生，禁止随地大小便等重视公共卫生的规定。

（二）中华民国时期的卫生监督

1911年武昌起义清朝覆灭，次年1月1日中华民国建立。中华民国中央政府成立后，公布了一系列医药卫生法规，如《传染病预防条例》，在《民法》《刑法》中也有相应的规定。《民法》指明，人身体之健康受到侵犯，被害人因此而丧失或减少劳动能力或增加生活之需要时，加害人员负赔偿责任。《刑法》在公共危险罪中规定了"妨害公共饮水罪"，违背预防传染病法令罪及散布传染病菌罪等维护生命健康条款。

1927年，国民政府在内政部设置卫生司，掌管全国卫生行政，1928年改为卫生部，下设总务、医政、保健、防疫及统计五司，分管各项卫生事宜。1928年之前，各省市均无卫生专管机关，依当时省政府卫生组织法规定，卫生行政属民政厅掌管。1928年12月，国民政府公布的《卫生行政系统大纲》规定省设卫生处，市、县设卫生局，对辖区内的卫生事务进行监管。地方卫生行政部门的设置情况以省、市、县各有不同：①省级，各省级卫生处设置与否、规模大小、编制等则根据各地需要及财政状况而定。②市级，按照国民政府组织法规定，卫生局不在必设之列，故各市卫生行政机关有设卫生局者，有设卫生事务所者，有设卫生院者，亦有在市政府内设置卫生科者。③县级，1929年颁布的县组织法规定，县卫生工作属公安局职掌，必要时得承准设局，专理卫生事项，但当时无一县设立卫生局；1934年卫生署通过《县卫生行政方案》，规定县设卫生院、区设卫生所、较大农村设卫生分所，每村设卫生员，使卫生行政成为一个系统。1937年卫生部颁布《县级卫生行政实施办法纲要》，规定县卫生院掌理全县卫生行政及技术工作，如传染病管理、环境卫生、学校卫生、医药管理、生命统计及一般卫生行政等。

（三）革命根据地的卫生监督

早在建党初期，中国共产党就十分重视卫生事业和广大劳动人民的健康，1922年中国共产党第二次代表大会通过的纲领中明确规定了保护劳动者健康及福利的要求。1922年中国共产党第二次代表大会纲领，明确提出了要保护劳动者的健康和福利要求。1931年1月党的六届四中全会通过了卫生防疫决议案，公布了《暂行防疫条例》。1931年，中央苏区工农政府成立，内务部下成立卫生管理局，局下设医务和保健两科，省、市、县、区的苏维埃政府也都设卫生科(股),并在居民中成立卫生委员会和卫生小组,从而保证了地方卫生工作的开展。1932年中央军委总后卫生部第三次会议颁布了《卫生法规》,制定了一系列的卫生工作方针、政策,建立了规章制度,同年中央军委发布《暂行传染病预防条例》规定鼠疫、霍乱、痢疾、疟疾等为传染病及疫情报告、消毒隔离制度。1933年,苏维埃临时中央政府颁布了《卫生运动纲领》《卫生防疫条例》,要求苏维埃注意卫生防疫,研究疾病防治,检查工厂安全卫生和饮水卫生。

抗日战争时期,党和各抗日根据地政权,仍重视疾病控制相关卫生法制建设。1939年《陕甘宁边区第一届参议会对陕甘宁边区政府工作报告决议》号召"发展卫生保健事业,增进人民健康"。同年边区政府制定了《陕甘宁边区卫生委员会组织条例》和《陕甘宁边区政府民政厅卫生处组织条例》。1940年党中央在边区召开防疫会议,又开展防疫运动周,使污水、垃圾处理、个人卫生、食品、商店卫生有条例可循。1946年成立的延安军委总卫生部,明确"预防第一"的卫生工作方针,并制订了《传染病预防管理规则》等,加强传染病的防治管理工作。

解放战争时期,各解放区政府把加强卫生工作,贯彻预防为主、防止疫病蔓延作为施政纲领的重要内容。1946年6月晋察冀边区高等法院《关于特种案犯运用刑法的指示》,把散布传染病等伤害他人之身体健康,或者故意以重病传染他人致伤人身体或致人死亡,作为特种罪打击。这些法规的颁布与执行既对改善卫生状况,保障军民健康,支援革命战争,推翻国民党反动统治发挥了重要作用,也为我国社会主义时期的公共卫生立法及其实施提供了丰富的经验。

三、新中国的卫生监督

1949年中华人民共和国的成立,标志着我国的卫生立法与卫生监督工作进入一个新的历史时期。卫生监督不仅从法规上进一步完善,在组织、管理体制上也逐步从无到有、从有到全,向具有中国特色的卫生监督体系过渡。从我国卫生法制、卫生监督建设与经济体制改革的历程来看大致可分三个阶段即:开创阶段、恢复与发展阶段、法制化管理阶段。

(一)开创阶段(1949—1976年)

1. 初创阶段(1949—1956年) 为有效实施疾病预防控制的指导、管理和监管工作,新中国成立伊始,党和政府就十分重视卫生法制与卫生监管工作。1949年9月中国人民政治协商会议通过的《共同纲领》规定:提倡国民体育,推广医药卫生事业,并保护母亲、婴儿和儿童的健康。1949年10月27日,周恩来总理指示,组织中央防疫委员会。1949年11月,成立中央人民政府卫生部,颁布了《中央人民政府卫生部工作方针与任务草案》,把防止各种传染病流行,杜绝地方病、社会病、职业病的蔓延作为当时的首要任务。

1950年2月,中央人民政府政务院发布了《关于严禁鸦片烟毒的通知》。1950年8月召开第一届全国卫生会议,对组建中央防疫总队、恢复和新建各地海陆空检疫机构及寄生虫病防治专业机构,建立和实行传染病报告制度作了规定。1950年11月经政务院批准,原卫生部颁布了《管理麻醉药品暂行条例》,对麻醉药品的处方、使用等实行监督管理。同年 12 月原卫生部颁布了《交通检疫暂行办法》,依据该办法对各口岸及国内交通实行卫生监督,对防止传染病的传播、流行起到了很大作用。为加强传染病的控制工作,还发布了《种痘暂行办法》。

为保证国家有关疾病控制与管理的通知、办法和条例的有效实施。1953 年政务院第 167 次政务会议决定在全国成立各级卫生防疫站,把卫生监督作为主要任务之一。1954 年 8 月,政务院批准了《第一届全国工业卫生会议决议》,对加强工业卫生逐步开展卫生监督提出了具体要求。第三届全国卫生行政会议明确提出"应逐步建立国家卫生监督制度",把卫生监督从部门监督提到国家监督的高度。在此期间,原卫生部成立了卫生监督室,各省、自治区、直辖市卫生厅相继建立了卫生监督机构,原卫生部颁发了《卫生防疫站暂行办法》,明确规定了卫生防疫站的任务是预防性、经常性卫生监督和传染病管理。1955 年 7 月,经国务院批准,发布了《传染病管理办法》,对传染病暂定为两类 18 种,并对传染病疫情报告及防治处理措施作了具体规定,成为建国后卫生防疫工作的第一个法定性文件。1956 年原国家建委、原卫生部联合颁布了《工业企业设计暂行卫生标准》《饮用水水质标准》,更充实了卫生监督的内容。

自 1953 年国家开始建立卫生防疫站以来,逐步形成了省、市、县自上而下的卫生防疫组织机构体系。在各级卫生行政部门领导下开展预防性、经常性卫生监督和传染病管理工作,标志着我国卫生监督工作进入起步阶段。

2. 建设阶段(1957—1965 年) 1957 年 12 月,第一届全国人大常务委员会第 88 次会议通过了《中华人民共和国国境卫生检疫条例》,这是我国第一次以国家最高权力机构颁布的卫生法律,以法律形式对卫生监督制度及机构予以确认。在传染病监督管理方面,1955 年原卫生部颁布了《传染病管理办法》;在食品卫生监督管理方面,原卫生部 1953 年颁布了《清凉饮料食物管理办法》,国务院 1964 年转发了原卫生部《食品卫生管理试行条例》,并于 1979 年修改为《中华人民共和国食品管理条例》,由国务院正式颁布。同时原卫生部还组织制定了多类食品、食品添加剂卫生标准和管理办法,在全国试行。在放射卫生监督管理方面,1957 年原卫生部将放射病列入职业病管理,1958 年颁布了《放射性工作卫生防护暂行条例》,1960 年国务院批准颁发《放射性工作防护卫生防护暂行规定》。在这一阶段国务院发布或批准发布了 31 部卫生法规。这些法规的颁行,使我国公共卫生事业逐步从行政管理、技术管理向法制管理的轨道转移。在此期间,各级卫生防疫机构建立相应专业科室,开展相应的监督监测和技术服务及指导工作。到 1964 年,卫生防病监督机构在全国 22 个省、自治区、直辖市及所属地、市、县(旗)建立起 2499 个卫生防疫站,铁路系统、较大的厂矿企业也相继建立了卫生防疫站,公共卫生监督执法工作进一步加强。

3. 停滞阶段(1966—1976 年) 1966—1976 年我国的卫生立法基本上处于停滞状态,原本就不够健全且位阶不高的卫生法律法规受到了无政府主义的极大冲击,很多的卫生防疫机构被取消,专业人员队伍被拆散,卫生法制建设和卫生监督执法工作基本上处于停滞状态。

笔记

新中国成立到"文化大革命"结束这一阶段我国卫生监督的特点是：①由于卫生法制建设还不够完善，执法依据以卫生部门规章为主、卫生行政法规为补充；规范内容主要限于业务技术规范和道德行为规范。②卫生防疫机构实施卫生监督执法，也大多限于行政业务管理、技术服务和技术指导，使卫生监督不能发挥其应有的作用。

（二）恢复、发展阶段（1976—1990 年）

1976 年粉碎"四人帮"，"文化大革命"结束以后，特别是 1978 年党的十一届三中全会确立了全面改革开放的总方针，为促进经济建设的发展，我国社会主义民主法制建设得到了空前的发展。我国的卫生法制建设和卫生监督工作也得到了迅速发展。自 1982 年《中华人民共和国食品卫生法（试行）》颁布以来，到 1990 年全国人大常委会陆续颁行了《中华人民共和国药品管理法》、《中华人民共和国国境卫生检疫法》、《中华人民共和国传染病防治法》等卫生法律。国务院还颁行了一批行政法规，如 1987 年颁行了《公共场所卫生管理条例》、《医疗事故处理办法》、《麻醉药品管理办法》、《尘肺病防治条例》、《艾滋病监测管理的若干规定》等；1988 年颁行了《女职工劳动保护规定》、《医疗用毒性药品管理办法》、《精神药品管理办法》等；1989 年颁行了《放射性药品管理办法》、《中华人民共和国药品管理法实施办法》、《中华人民共和国国境卫生检疫法实施细则》、《放射性同位素与射线装置放射防护条例》、《化妆品卫生监督条例》等；1990 年颁行了《学校卫生工作条例》等。此外，原卫生部还制定了大量的卫生规章。各省、自治区、直辖市也根据各地情况，制定颁布了大量的地方性卫生法规和规章。上述法律法规既是我国卫生法律体系中重要的组成部分，也是卫生监督的重要依据。尤其是 1982 年颁发的《中华人民共和国食品卫生法（试行）》是我国公共卫生执法发展史上的一个重要转折，标志着我国公共卫生管理从传统的卫生行政管理开始转向法制管理，开创了我国卫生监督的新时期。

在这一阶段，随着卫生法制建设的发展，公共卫生法律法规的不断完善，卫生监督机构从中央到地方逐步建立，国家卫生监督制度的建立，我国已经形成了一支专职的卫生监督队伍，基本上形成了劳动卫生、食品卫生、环境卫生、学校卫生、放射卫生、药品及传染病的监督监测网络，开展了大量的卫生监督执法活动。一是把住预防性卫生监督关，对新建、改建、扩建的工矿企业、食品生产经营企业、公共场所、放射性工作场所等工程的选址、设计进行卫生审查和竣工验收，对生产经营部门和企业核发卫生许可证。二是通过巡回检查、定期监测和不定期抽检等多种方式开展大量的经常性卫生监督。1989 年原卫生部成立了卫生监督司，由卫生防疫司、卫生监督司、地方病防治办公室承担全国卫生监督工作的宏观领导。

1990 年 5 月，我国召开了新中国成立以后首次全国卫生监督工作会议，总结了新中国成立以来特别是十一届三中全会以来，我国卫生监督工作的发展状况、存在的问题等，提出了深化改革、强化国家监督，开创我国卫生监督工作新局面的任务。会议提出了"中国卫生监督立法体系"的规划设想和卫生监督职能

笔记

的"中国卫生监督体系"方案,将我国卫生监督工作向综合管理、系统管理、科学化管理、法制化管理推进了一大步。

(三)法制管理阶段(1991年至今)

1990年以来,随着我国改革开放和社会主义市场经济体制的逐步确立,为卫生事业和卫生监督工作的发展带来了新的机遇与挑战。卫生监督工作既要在改善公共卫生状况、提高社会卫生水平和人民生活质量方面发挥作用,也要为公众获取安全、有效、规范、可及医疗服务保驾护航,还要在调整卫生保健服务经营行为与保护消费者权益,规范市场经济秩序,优化投资环境,促进经济发展方面发挥积极作用。自1990年全国卫生监督工作会议以后,我国卫生监督工作进入一个法制管理的新阶段。

1. 卫生监督法律体系初步形成 为规范行政执法活动,全国人大常务委员会自1996年颁布《中华人民共和国行政处罚法》以来,陆续颁行了《中华人民共和国行政监察法》、《中华人民共和国行政复议法》、《中华人民共和国行政诉讼法》、《中华人民共和国国家赔偿法》、《中华人民共和国行政许可法》和《中华人民共和国行政强制法》等法律,这些法律对规范卫生监督行为、依法行政、加强行政执法监督、提高行政效能具有重要意义。

卫生立法从20世纪80年代的公共卫生立法为主,到90年代强调医疗服务,新世纪以来则进一步转向综合平衡立法。经过30年的发展,一个以法律为躯干,以行政法规为主要形式,以规章为重要补充的涵盖公共卫生、医疗服务和药事管理的卫生法律体系初步形成。公共卫生法律体系主要包括:《中华人民共和国传染病防治法》、《中华人民共和国国境卫生检疫法》、《中华人民共和国职业病防治法》、《中华人民共和国食品安全法》、《中华人民共和国国境口岸卫生监督办法》、《中华人民共和国国境卫生检疫法实施细则》、《中华人民共和国传染病防治法实施办法》、《国内交通卫生检疫条例》、《病原微生物实验室生物安全管理条例》、《疫苗流通和预防接种管理条例》、《艾滋病防治条例》、《血吸虫病防治条例》、《尘肺病防治条例》、《女职工劳动保护规定》、《使用有毒物品作业场所劳动保护条例》、《放射性同位素与射线装置安全和防护条例》、《化妆品卫生监督条例》、《公共场所卫生管理条例》、《学校卫生工作条例》、《突发公共卫生事件应急条例》等。医疗服务法律体系主要包括:《中华人民共和国执业医师法》、《中华人民共和国献血法》、《中华人民共和国母婴保健法》、《中华人民共和国人口与计划生育法》、《医疗机构管理条例》、《乡村医生从业管理条例》、《护士管理条例》、《流动人口计划生育工作管理办法》、《中华人民共和国计划生育技术服务管理条例》、《中华人民共和国母婴保健法实施办法》、《人体器官移植条例》、《医疗事故处理条例》、《医疗废物管理条例》等。药事管理法律体系主要包括:《中华人民共和国药品管理法》、《医疗用毒性药品管理办法》、《放射性药品管理办法》、《血液制品管理条例》、《中华人民共和国药品管理法实施条例》、《麻醉药品和精神药品管理条例》、《医疗器械监督管理条例》等。

2. 卫生监督体系建设成就显著、卫生监督质量不断提高 为强化卫生监督法制管理,1996年,上海率先进行了卫生监督改革试验,将原先的集业务指导、

笔记

管理、监督于一身的卫生防疫站,分为专司卫生监督职能的卫生监督所和专司疾病预防和控制职能的疾病预防控制中心。从2000年开始,经过近十年的建设与发展,一个从中央到省、市、县四级,并且逐渐覆盖农村地区的卫生监督组织机构体系基本形成,国家公共卫生和医疗服务监督职能的履行有了组织上的保障。为了提高卫生监督员的素质,国家和地方举办了不同层次的卫生监督员执法和专业培训班。与此同时,有计划地改善卫生监督机构的条件和装备,统一了卫生监督执法文书等,推动了卫生监督工作的全面开展,提高了卫生监督的水平和质量,对促进社会发展和经济建设起到了重要的作用。

> **公共卫生体制改革**
>
> 　　新中国成立以来,我国建立了以卫生防疫站为主体的公共卫生体系。随着人口老龄化和疾病谱转变,慢性非传染性疾病成为影响人民健康的主要健康问题,卫生防疫站的功能亟待转变。同时,随着卫生监管任务日益加重,卫生防疫站作为公共卫生专业机构已不适应这一要求。
>
> 　　为此,上海提出对公共卫生体制进行改革:一是要成立卫生监督所,与卫生防疫站实现职能分离,建立以卫生行政部门为执法主体、卫生监督所为执法机构、专业公共卫生机构为技术支撑的卫生监督体系。二是要在卫生防疫站的基础上,整合其他专业公共卫生机构,成立综合性的疾病预防控制中心,向传染病和慢性非传染性疾病防治并重转变,同时加强对环境、生活方式等危险因素的干预控制。
>
> 　　1996年和1998年,上海成立了我国第一个卫生监督所和第一个疾病预防控制中心(CDC)。1998年,原卫生部在全国推广上海公共卫生体制改革模式。

第二节　中国卫生监督体制改革

一、改革的动因

　　新中国成立以来,我国卫生监督工作一直参照前苏联模式,卫生监督由卫生防疫机构实施,按专业监管,如食品卫生监督、公共场所卫生监督、学校卫生监督等。卫生监督进入法制化管理后,虽然卫生行政部门是卫生监督的执法主体,但是受上述体制的影响,卫生监督工作仍由其所属的卫生防疫站、职业病防治院(所)等单位承担。然而,随着社会经济的发展,特别是随着我国社会主义市场经济的建立与依法治国方针的确立,这种体制下的弊端逐渐暴露出来:卫生监督与有偿技术服务活动不分,不利于公正执法;卫生监督执法主体与卫生监督队伍分离,卫生监督队伍分散,不符合依法行政的要求。这些弊端不仅影响卫生监督事业的发展,也不能适应社会经济日益发展的需求。

笔记

二、改革的启动

1996 年，原卫生部下发《关于进一步完善公共卫生监督执法体制的通知》，力求科学划分行政管理行为和业务技术行为，解决执法主体与执法队伍相分离的状况，依法开展卫生监督监测工作，从而揭开了卫生监督体制改革的序幕。1997 年，党的十五大确立依法治国建设社会主义法治国家的基本方略。对建立法治政府、推进依法行政提出了更高的要求。我国的卫生法制建设进程进一步加快，为卫生监督事业改革发展提供良好的宏观环境。

1996 年 12 月，全国卫生工作会议召开，会议讨论通过了《中共中央、国务院关于卫生改革与发展的决定》（以下简称《决定》）。《决定》明确指出："到 2000 年初步建立起具有中国特色的包括卫生服务、医疗保障、卫生执法监督的卫生体系。""各级政府要强化卫生行政执法职能，改革和完善卫生执法监督体制，调整并充实执法监督力量，不断提高卫生执法监督队伍素质，保证公正执法。努力改善执法监督条件和技术手段，提高技术仲裁能力。坚决打击和惩处各种违法行为。"《决定》是对我国卫生改革具有重要指导意义的纲领性文件，指出卫生监督体制改革是医疗卫生事业改革的重要内容，明确了我国卫生监督体制改革的总体方向，从而全面推动包括卫生监督体制改革在内的卫生体制改革。1998 年，在原卫生监督司基础上，原卫生部成立卫生法制与监督司，负责卫生立法以及公共卫生监督管理工作。1999 年全国卫生工作会议上，原卫生部明确提出了卫生监督体制改革作为卫生工作三项重点之一，开启了卫生监督体制改革序幕。

为贯彻落实《决定》精神，2000 年 1 月，经国务院同意，并经中央编办、财政部、国务院法制办同意，原卫生部下发《关于卫生监督体制改革的意见》（以下简称《意见》），《意见》提出要适应社会主义市场经济体制建立和法制建设的要求，"按照依法执政、政事分开和综合管理的原则，调整卫生资源配置，理顺和完善现行卫生监督体制，建立结构合理、运转协调、行为规范、程序明晰、执法有力、办事高效的卫生监督新体制"。《意见》明确指出，"卫生监督所是同级卫生行政部门在其辖区内，依照国家法律、法规行使卫生监督职责的执行机构"。随着《意见》的下发，卫生监督体制改革正式全面推开。

2000 年 2 月，原卫生部等八部委出台了《关于城镇医药卫生体制改革的指导意见》指出"实行卫生工作全行业管理"，"卫生行政部门要转变职能，政事分开，打破医疗机构的行政隶属关系和所有制界限，积极实施区域卫生规划，用法律、行政、经济等手段加强宏观管理，并逐步实行卫生工作全行业管理。完善有关规章制度，健全医疗服务技术规范。合理划分卫生监督和卫生技术服务的职责，理顺和完善卫生监督体制，依法行使卫生行政监督职责。禁止各种非法行医。有关部门要建立和完善医疗机构、从业人员、医疗技术应用、大型医疗设备等医疗服务要素的准入制度。"

2001 年，原卫生部发布《关于卫生监督体制改革实施的若干意见》，对卫生监督执行机构设置、主要工作职责、卫生监督队伍、监督执法经费、监督执行机构的内部制度建设和卫生监督检验机构的管理等问题进行了比较详细的阐述，

笔记

卫生监督工作进入到一个崭新的发展时期。同时,原卫生部还出台了《疾病预防控制体制改革的指导意见》,重新划分了疾病预防控制机构与卫生监督机构的职责和任务,"两项体制改革"在全国各地全面展开。卫生体制在原有基础上加快了改革步伐,由此,卫生监督职能得到了强化。2002年原卫生部卫生监督中心正式成立。

在卫生监督体制改革逐步铺开的过程中,有关财政补助、人事编制等方面相应的配套政策也陆续出台。2000年7月,财政部、国家计委与原卫生部下发《关于卫生事业补助政策的意见》(财社〔2000〕17号),其中明确了政府对各类卫生事业的财政补助范围和补助方式,卫生监督机构与卫生行政部门财政补助范围和方式相同。

三、改革与完善

2003年,在总结"非典"防治经验基础上,党中央对加强公共卫生体系建设提出了总体要求。在"全国防治非典工作会议"上,温家宝总理指出:"公共卫生建设的目标是,争取用三年左右的时间,建立健全突发公共卫生事件应急机制、疾病预防控制体系和卫生执法监督体系。"卫生监督事业的改革与发展面临难得的历史性发展机遇。2004年,为进一步加强卫生监管职能,原卫生部成立卫生执法监督司,专门负责公共卫生和医疗服务监督工作。

为贯彻落实党中央要求,加强卫生监督体系建设,2005年1月,时任国务院副总理兼卫生部部长吴仪以部长令的形式发布了《关于卫生监督体系建设的若干规定》(卫生部39号令),明确了卫生监督工作的地位和作用,遵循属地化原则,明确划分了各级卫生监督机构的职责和任务,强调综合执法,加强行业监管,规范卫生监督机构设置和监督队伍管理,强调落实卫生监督工作保障措施等。这对新时期继续深化卫生监督体制改革,加强卫生监督体系建设,全面推进依法行政,加强卫生行政部门的执政能力,均具有重要的指导意义。原卫生部相继出台了一系列文件,以指导卫生监督体制改革和体系建设,如《卫生监督机构建设指导意见》、《卫生监督信息系统建设指导意见》、《2005—2010年全国卫生监督员教育培训规划》、《卫生行政执法责任制若干规定》以及《卫生监督稽查工作规范》等。

经国务院同意、中央编办批复,2006年初,原卫生部在原卫生执法监督司的基础上组建成立卫生部卫生监督局,增加了人员编制,从组织机构上进一步加强其卫生监管职能,特别是加强了医疗服务监督工作。

为进一步贯彻落实卫生部39号令,指导全国的卫生监督体系建设,2006年6月原卫生部发布《关于卫生监督体系建设的实施意见》(卫监督发〔2006〕223号),在明确指导思想和工作思路的前提下,要求逐步规范卫生监督机构设置和人员编制,加强人员管理,落实卫生监督经费,同时加强技术支持能力建设以及农村卫生监督网络建设,提供多种保障措施,确保卫生监督体系建设良性发展。

2008年,根据新的"三定"方案规定,原卫生部负责食品安全综合协调、标准制定、风险评估及大案要案查处等职责,卫生监督局更名为食品安全综合协调与卫生监督局。面对食品安全的严峻形势,原卫生部2010年下发了《关于切实落

笔记

实监管职责进一步加强食品安全与卫生监督工作的意见》，明确切实落实监管职责进一步加强食品安全与卫生监督工作的 4 项意见：①进一步提高思想认识，增强依法全面履职的意识；②进一步理顺工作机制，全面履行食品安全与卫生监督职责；③进一步深化体制改革，深入推进卫生监督综合执法；④进一步完善机构建设和管理，大力加强卫生监督能力建设。

针对农村地区卫生监督工作薄弱，食品安全、职业卫生、饮用水卫生、学校卫生、非法行医和非法采供血等方面卫生监督问题严重等，2011 年原卫生部把卫生监督协管服务工作纳入国家基本公共卫生服务项目。在基层医疗卫生机构开展卫生监督协管服务，充分利用三级公共卫生网络和基层医疗卫生机构的前哨作用，解决基层卫生监督相对薄弱的问题，从而进一步建成横向到边、纵向到底，覆盖城乡的卫生监督网络体系，及时发现违反卫生法律法规的行为，保障广大群众公共卫生安全。

2012 年，发展改革委投入卫生监督体系建设项目资金 45 亿多元，用于 2450 所县级卫生监督机构房屋建设，同年财政部投入 21 亿多元用于中西部地区县级卫生监督机构执法装备配备，加强县级卫生监督机构能力建设。

四、改革的成就与存在的问题

（一）改革的成就

经过十多年的改革探索与实践，在上述一系列政策文件和会议精神的指导下，我国的卫生监督体制改革已取得实质性进展，基本明确了卫生监督在整个卫生体系中的地位和作用，基本实现了卫生综合执法及执法重心下移，为社会的稳定与和谐发展保驾护航。

1. 卫生监督组织机构体系初步建成 自 20 世纪 90 年代开始，全国各地逐步组建独立的卫生监督机构。截至 2013 年 1 月，全国 31 个省、自治区、直辖市以及新疆生产建设兵团都已建立省级卫生监督机构，344 个市（地）和 2788 个县（区）组建卫生监督机构。

通过开展卫生监督体制改革，各级卫生行政部门不断转变职能，推进依法行政，努力从根本上解决传统体制下形成的卫生监督与有偿技术服务不分，执法力量分散、多头执法等问题。部分省市卫生监督机构实现了从事业单位向行政执法机构的转变，监督人员参照公务员管理，据统计在建立的 3164 个卫生监督机构中，按公务员管理的行政执法机构 117 个（占 3.7%）、参照（依照、比照）公务员管理的事业单位 1431 个（占 45.2%）、全额拨款事业单位 1506 个、差额拨款事业单位 83 个（占 2.6%）、其他 27 个（占 0.9%）。许多地方的县级卫生监督机构探索在乡镇（街道）设立派出机构的模式，不断加强基层卫生监督机构、队伍的建设。一个从中央到省、市、县四级，并且逐渐覆盖农村地区的卫生监督组织机构体系基本形成，国家公共卫生和医疗服务监督职能的履行有了组织上的保障。

2. 卫生监督队伍初具规模 随着卫生监督体系建设的不断推进，我国已初步建立起一支卫生监督执法队伍。截至 2013 年 1 月，全国卫生监督机构共有卫生监督员 73 111 名，省级卫生监督机构中卫生监督员平均配置 80 名、市级

笔记

38 名、县级 21 名。卫生监督员中研究生学历卫生监督员占 2.2%,大学本科学历卫生监督员占 37.7%,大专学历卫生监督员占 39.1%,中专学历卫生监督员占 14.8%,高中及以下学历的卫生监督员占 6.2%。

3. 政府对卫生监督的投入不断加强　随着我国社会经济的发展,政府对公共卫生的筹资水平逐年提高,各级财政对卫生监督工作的投入不断增加,卫生监督机构的工作条件得到了一定程度的改善。为了促进和支持卫生监督体系建设,中央财政自 2003 年以来通过转移支付方式实施中西部地区卫生监督机构能力建设项目,逐步加大对中西部地区卫生监督机构执法装备和人员培训的支持力度,项目涉及执法车辆、取证工具、快速检测设备、信息化建设、专项执法工作和人员培训等多方面。截至 2006 年,总投入近 12 亿人民币,其中 90% 以上的资金用于支持市、县两级卫生监督机构的建设。2012 年,原国家发展与改革委员会投入卫生监督体系建设项目资金 45 亿多元,用于 2450 所县级卫生监督机构房屋建设,同年财政部投入 21 亿多元用于中西部地区县级卫生监督机构执法装备配备,加强县级卫生监督机构能力建设。

4. 卫生执法能力不断提高　通过不断深化卫生监督体制改革,加强卫生监督体系建设,推进了政府卫生行政部门职能转变,推进了依法行政,提高了卫生监督执法能力,促进了卫生法律法规的有效实施。截至 2012 年 12 月 31 日,全国有效被监督单位 231.3 万家,当年建设项目卫生审查 3.5 万项,卫生行政许可 48.1 万件,经常性卫生监督 314.8 万户次,监督覆盖率 62.5%,监督监测产品类样品 66.7 万件,监测合格率 96.1%,监督监测非产品(用品)类样品 147.3 万项,监测合格率 97.7%,案件查处 5.1 万件,罚款总金额 8241.1 万元。

（二）存在的问题

从整体上看,目前我国卫生监督体系建设与经济社会发展及人民群众需求还存在一定差距,尤其在基层地区,饮用水污染事件、食品安全事故等影响人民群众健康的事件时有发生,非法行医在一些地方也有回潮的迹象,卫生执法监管形势较为严峻。当前卫生监督存在的主要问题有:

1. 卫生监督员数量不足　到 2012 年底,我国各级卫生监督机构已配置了卫生监督员 73 111 名,但全国配置水平只达到 0.54 名 / 万人口,这与原卫生部《关于进一步落实监管职责,进一步加强食品安全与卫生监督工作的意见》规定的辖区每万常住人口配置 1～1.5 名卫生监督员的标准尚存很大差距,全国 32 个省区中只有山西、内蒙古和青海达标。

2. 基本设备、装备配置不足,执法监督服务能力薄弱　各级卫生监督机构特别是县级卫生监督机构的监督执法车辆、取证工具和现场快速检测设备等基本设备、装备落后,配置严重不足,饮用水、公共场所快速检测、现场取证等工作无法及时开展,极大制约了卫生监督执法工作的效率和水平的提高,难以保障卫生监督监督机构的全面履职。

3. 业务用房短缺,卫生监督执法工作受到严重制约　据原卫生部卫生监督中心报告,2012 年底全国卫生监督机构中,23.3% 的卫生监督机构人均业务用房房屋面积达到原卫生部《卫生监督机构建设指导意见》规定的 40 平方米 / 监督员

笔记

标准,省级、市(区)、县达标的比例分别为 56.3%、30.5% 和 22.0%。业务用房的不足造成功能分区缺失和混乱,对案件受理、证据保存、行政许可受理等业务开展带来不便,严重制约了监督执法工作的开展。

第三节 中国港、澳、台地区卫生监督简介

一、香港特别行政区卫生监督

香港食物及卫生局是政府负责卫生事务的行政机关,其主要职责是制定关于卫生及食物的政策,同时争取公众和立法会对政策的支持。食物及卫生局下还设有卫生署、食物环境卫生署、渔农自然护理署和政府化验等行政机构,以及按照非政府部门公营机构设立的医院管理局。

渔农自然护理署负责进出口动植物检疫,防止动植物传染病传入香港;负责进出口食品检疫,确保香港食物的安全。

食物环境卫生署由食物及公共卫生部、环境卫生部和食物行政及发展部组成,专责确保香港的食物安全,并为香港市民提供清洁、卫生的居住环境。其主要的工作范畴包括:小贩管理、洁净服务、食物安全管制、环境卫生的公众教育、坟场及火葬场服务以及跨部门合作。

政府化验所负责为其他政府部门在法医、公众卫生及安全、环境保护和消费者权益等各方面提供全面的分析、调查和咨询服务。

卫生署是公众卫生事务监管机构,负责管理公共及港口卫生和基层医疗;负责促进健康、预防疾病、妇幼及长者保健等。

医院管理局是 1990 年根据《医院管理局条例》成立的。作为法定非政府部门的公营机构,通过其管辖的医疗护理设施网络,负责管理香港所有的公立医院,向香港市民提供极低费用的医院服务、专科门诊服务和外展医护服务。

二、澳门特别行政区卫生监督

澳门卫生局是专司澳门特别行政区的医疗及食物安全以及执行政府的医疗卫生政策的政府部门,是具有行政、财政及财产自治权的公共机构,并受澳门特别行政区政府社会文化司监督。卫生局使命是"协调卫生领域内公共及私人机构之活动,并透过专科及初级卫生护理服务、执行预防疾病及卫生推广等工作,保障市民健康。"其主要职能是保障市民健康,预防疾病、提供医疗护理及康复服务、培训卫生专业人员、辅助并监督私人医疗机构,以及提供法医服务。

三、台湾地区卫生监督

台湾地区"行政院卫生署"简称"卫生署",成立于 1971 年 3 月 17 日,是台湾地区卫生、医疗等攸关全民健康事务的最高主管机关,隶属于"行政院"之下。"卫生署"下设医事处、药政处、食品卫生处、护理及健康照护处等。附属机关

笔记

有：国民健康局、管制药品管理局、药物食品检验局、疾病管制局、中央健康保险局、中医药委员会、全民健康保险监理委员会、全民健康争议审议委员会和全民健康医疗费用协议委员会等。行政院组织调整后，"行政院卫生署"将合并"内政部社会司"与"内政部儿童局"升格为"卫生福利部"（2013 年 1 月 1 日启用）。未来该部除主管卫生医疗外，也是社会福利事务的中央主管机关，并监督各县市政府卫生局和社会局（处）。

台湾地区的食品安全监管机构主要设在"行政院农业委员会"、"行政院卫生署"和"经济部标准检验局"。"行政院农业委员会"负责食品和农产品原材料的生产环节，"行政院卫生署"负责食品的市场流通环节，"经济部标准检验局"负责食品的进出境管制环节。"行政院农业委员会"，简称"农委会"，成立于 1984 年 7 月 20 日，前身为"行政院农业发展委员会"、"中国农村复兴联合委员会"，主管全台湾地区的农、林、渔、牧及粮食行政事务，对于各级政府执行农业相关事务，有指示、监督之责。"农委会"内设 14 个内部单位，并设 23 个直属机关，直属机关之所属机关有 37 个，总计 60 个机关。"经济部标准检验局"为成立于 1937 年 1 月的"经济部"（前身为实业部）的下属单位，"经济部"为掌管台湾地区工商业发展及国际贸易等产业事务之最高机关。1999 年 1 月台湾地区"经济部"将标准及检验业务一元化，把"中央标准局"和"商品检验局"合并为"标准检验局"。该局是台湾地区最高的商品检验机构，负责进出境商品的边境管理、标准、检验与计量。主要任务为制定、修订台湾地区标准；配合经建计划、工业政策执行全方位的商品检验，以提高产品的国际竞争力、保障消费者的权益；推行国际标准质量保证体系及环境管理系统，以提升台湾地区质量保证及环境管理水平；办理台湾地区计量标准的校准与检（试）验服务。凡经台湾地区"经济部"公告为应施检验之品目，必须经"标检局"检验合格后，方可输出、输入或在台湾地区市场上销售。

第四节 国外卫生监督简介

一、美国的卫生监督

（一）美国卫生监督概况

美国是一个高度分权的国家，现有卫生体制中没有统一的卫生监督机构，各部门自成体系在自己的专业范围内开展监督工作。卫生部门仅负责部分卫生执法任务，整个卫生执法工作涉及多个相关部门诸如食品和药品管理局、职业安全与卫生管理局、环境保护局、农业部、联邦贸易委员会等相关部门中，各部门分别承担不同的职责。

1. 卫生局 美国各州均设有州公共卫生局，作为州政府的职能机构州公共卫生局享有在本州行使监督权不受约束的自由，它与国家级卫生主管机关之间是一种协作关系。州公共卫生局的基本职责包括人口统计、疾病报告和流行病控制、环境卫生管理（包括水质、食品、药品、餐馆的管理、放射物控制和有毒物质测试等）、公共卫生实验室服务、妇幼卫生（包括学校卫生）以及卫生教育六大方面。美国县一级政府单位大多按行政区设立相应的卫生行政机关。

2. 食品和药品管理局 食品和药品管理局(Food and Drug Administration, FDA)是负责美国食品与药品质量监督和卫生管理的一个权威性执法机构,1953年成为美国卫生与人类服务部领导下的一个直属机构。FDA实行监督员制度,形成了一支有技术支撑的专业化队伍,由专门的监督员在职责范围内开展工作。FDA会定期或不定期地通过及时向社会公众发布新闻公告、会议或听证的形式与企业和公众进行沟通,鼓励他们积极参与政策制定,其主要任务是制定法规、审批颁发执照、实行监督保证食品及药品的安全,具体包括以下几个方面的职责:①起草制定各项法规,审批新药、食品添加剂和某些医用装置,颁发营业执照;②通过监督保证食品安全和符合卫生要求,药品、生物制剂、医用仪器设备安全、有效,化妆品安全,射线装置的安全;③对有关生产部门进行监测,分析样品;④对有关商品的虚假宣传及内容不确切的标签或说明书进行干预;⑤对不符合规定的行为进行处理,处理的形式包括书面警告、责令停产停业或停售、收回(销毁)或没收,直至向法院提起诉讼追究刑事责任。除了处罚,FDA更注重日常监管,主要通过督促企业自律确保食品安全,保证公众消费安全。

3. 职业安全与卫生管理局 是职业卫生方面的监督机构,依据美国国会1970年通过的《职业安全与卫生法》成立,隶属于劳工部。该局在全国设立10个地区性办事处和4个研究中心,有工作人员2000多名,其职责主要是制定和颁布有关职业危害的法令和标准,对企业实施卫生监督检查和评价,监督各州职业安全局与卫生的计划及其执行情况,此外,它还建立了全国性车间监测网络,为企业提供义务咨询和工作环境的监测。美国各州也设有职业卫生管理机构,卫生部门负责职业健康与安全的科学技术、卫生标准的研究和高层次职业卫生技术人员的培训。

4. 环境保护局 成立于1970年,属总统办公室直接领导,是代表政府进行执法的机构,全国设立10个分部。环境保护局的主要任务是保护人的健康和环境,控制、减少和消除包括大气、水、噪声、农药、辐射和固体废弃物等造成的环境污染,制订环境卫生标准并实施监督。该局设有专门法官负责处理有关环境卫生的案件,并在全国设有固定的监测站负责进行污染物的长期监督工作。

5. 农业部 负责对肉、禽和肉、禽制品标签以及新鲜水果、蔬菜的监督管理。

6. 联邦贸易委员会 负责食品、非处方药、药品、兽药、化妆品等的广告管理,FDA负责对这些产品的标签进行管理。

(二)美国多部门监管存在的问题

美国卫生实行多部门监管,这种方式可能会导致不同部门间在政策制定和监管协调上出现矛盾,容易滋生官僚作风,重复工作可能会导致效率低下。例如肉制品监测归卫生部管,而肉制品检验则通常由农业部承担,两部门间如果不能紧密联系则很可能会导致监管中存在真空地带。食品安全监管体系通常可以分为国家级、州级、地方级,食品安全监管职能的落实很大程度上依赖于不同级别部门的工作能力和效率,因而各地居民很难得到安全保障相同的食品,也很难形成统一的方法对不同级别、不同部门的工作质量进行标准化判断。总体而言,多

笔记

部门监管模式存在以下不足：①缺乏国家层面的统一协调，常出现由于职责不清导致效率低下的情况；②各地资源分布不均，执行力不一致；③公共卫生目标与经济发展目标冲突，在政策制定时缺少科学化支持的能力。

二、英国的卫生监督

（一）英国卫生监督概况

英国是一个传统的法治国家，卫生监督体系独立于卫生系统之外，自成体系独立开展工作。早在1875年英国就颁布了《公共卫生法》，1982年卫生服务制度改组后，根据公共卫生服务及监督不同的内容，分别由中央、地方政府机构以及一些私营单位等来承担卫生监督的职能。

1. 卫生及社会服务部　是英国政府负责卫生的主要部门。在职业健康监管上，1974年根据英国《工作场所卫生及安全法》中有关规定，英国成立了全国卫生与安全委员会，由劳工部的劳工医疗咨询服务组织领导，代表政府对工作场所及工作过程中出现的卫生及安全问题进行监督。全国卫生与安全委员会下设执行委员会，设立各类专职监督员，对工作场所及工作过程中出现的各种卫生及安全问题，代表国家进行执法，具体包括工厂、矿山、采石场监督员，以及屠宰场、强碱工业、清洁空气、农业、铁路、放射化学、核装置、核爆炸等各类专职监督员。同时，委员会吸收有职业卫生经验和资历的医师参加，保障工人及与工作过程有关人员的卫生安全。

2. 环境卫生医学官员　环境卫生工作由地方政府任命的环境卫生医学官员负责。环境卫生医学官员主要起咨询监督的作用，其工作职责范围包括住房监测、清洁空气、噪声、食品卫生、工作场所卫生安全、传染病防治、港口卫生等方面。在人员编制上每10万人口配备11.6个监督员，监督员均经过环境卫生、化学、工程或农业大学专门训练，需有五年以上实际工作经验，并经注册登记，或通过公务员委员会公开招聘。环境卫生服务部门在区（20万人口左右）一级设有专门机构，工作中常与国家研究机构或一些民间团体联合行动。

3. 环境、食品及农村事务署　在食品安全管理上，英国食品安全管理职能分别归环境、食品及农村事务署管理，这些部门的主要职责是制定相关卫生标准。各郡、区也设立相应机构，采取垂直管理的模式。继1984年《食品法》之后，英国于1990年颁布了《食品安全法》，该法吸收了《欧洲食品安全法》的有关条文，主要调整食品的质量和标准。禁止生产和销售不符合食品安全要求的食品，该法的内容几乎涵盖了食品安全的各个领域，管理范围包括从农场、养殖到商店、餐馆整个食物环节链，甚至牲畜食物源、兽医药物、杀虫剂等也在其规定的管理范围内。自发现第一例疯牛病起，英国政府更加重视对食品生产和销售的管理监督，并进一步强化了监管措施，其中，最重要、最有效的举措是从2000年6月开始，英国农业联合会和全英4000多家超级市场进行密切合作，建立了严密的食品安全"一条龙监督控制机制"。英国公民在市场上购买任何食品，如蔬菜、水果、肉类、奶制品等，若发现问题进行投诉后，监督管理人员可以迅速通过电脑记录找到该食品的来源。这个覆盖全英的食品安全监督控制系统，为保障

笔记

食品安全发挥了很大作用。

（二）英国卫生监管的特点

英国政府将卫生监督作为自身职责，实行垂直管理的模式，人员、经费能够得到充分的保证，卫生监督管理体制、职责设置和具体运作上都十分重视法律依据，各项卫生法律、法规和政策、标准能够得到贯彻实施，为保障国民健康、推动社会经济发展、提高政府声誉等起到了积极作用。

三、日本的卫生监督

（一）日本卫生监督概况

日本卫生监督由中央与地方两级政府共同进行管理，地方政府按照地域管辖范围划分各自职责。中央与地方在监督职能方面明确分工、协调合作，形成统一的体系。中央一级的卫生监督工作由厚生省、劳动省（2001年后厚生省和劳动省合并为厚生劳动省）、文部省和环境厅等多个部门共同承担。

1. 厚生省　厚生省承担大部分卫生监督职能，主要负责食品卫生、公共场所卫生、生活化学品卫生、饮用水卫生、废弃物处理、口岸检疫、畜牧兽医卫生、化妆品卫生以及医药和医疗器械安全性的监督检查。厚生省生活卫生局负责食品卫生，依据《食品卫生法》的一般卫生要求，对于没有制定食品标准的食品和腐败变质、有毒有害物质污染或是含有致病菌等的食品，给予停止销售、销毁、罚款甚至追究刑事责任的处罚。厚生省医药安全局负责化妆品的卫生管理，由地方政府卫生局负责相应的执法任务，包括对生产经营场所的监督、对无证企业管制、监管进口化妆品和广告宣传。职业安全卫生监管工作一直由劳动省负责，但自2001年日本厚生省、劳动省合并为厚生劳动省后，统一由厚生劳动省全面负责职业卫生安全工作。

2. 劳动基准局　劳动基准局根据《劳动基准法》、《劳动安全卫生法》、《尘肺法》等开展劳动卫生监督工作，由国家劳动省直接领导，都道府县劳动基准局下设劳动基准监督署。

3. 文部省体育局　文部省体育局设有学校保健科、学校营养科、体育科和运动竞技科等，负责学校保健行政工作。环境厅设大气防护局、规划调整局、环境保护局、自然保护局、水质保护局等，负责防治大气、水质、土壤污染等。

（二）日本食品卫生监督

日本是世界上食品安全保障体系最完善、监管措施最严格的国家之一。日本的食品安全监督管理由中央和地方两级政府共同承担，中央政府主要负责有关法律规章的制定、进口食品的检疫检验管理、国际性事务以及国际合作等；地方政府主要负责国内食品卫生及进口食品在网内流通过程的监管。在日本，农产品和以农产品为原料的食品类商品的安全管理涉及原料的生产、加工和卫生检疫检验以及产品的商标标示方式等多方面，因此在管理体制上也涉及农业、卫生和商业等多部门。多年来，日本食品安全管理上主要由农林水产省和厚生劳动省负责实施具体的管理工作，农林水产省负责农产品生产环节的安全监管，厚生劳动省负责食品卫生监管。

笔记

食品卫生监督指导由县厅下设的健康福利部、农林水产部两个部门及其下辖的相关单位负责具体实施。健康福利部（相当于省级卫生厅局）的相应工作主要由药事卫生科承担，负责监督指导计划以及全县的政策制定与发布；向居民提供有关食品卫生的信息；以及与县厅其他部门、其他地方政府以及厚生劳动省（相当于国家卫生部）的联系。农林水产部由数个部门及相关单位参与此项工作，如其下属的消费流通科负责对农药的适量使用进行监督指导、对食品的正确标识进行监督指导、提供关于家畜水产物的安全安心情报；下属的农畜科负责制定农作物病虫害防治的计划，裁定关于动物用的药物、饲料的安全性以及在家畜生产阶段的卫生管理等检查实施计划，向居民提供关于家畜卫生、动物用的药品以及饲料的安全使用的等情报；下属的水产科则负责向养殖业者传授卫生管理知识，向养殖业者提供卫生管理情报。

依据《食品卫生法》，根据各行业过去食品中毒发生的频率、食品制造、销售、流通的广域性等状况，实行分类监督管理，根据需要监督的程度分为 A、B、C、D 四类。其中 A 类企业每年被监督行业监督 6 次，这类企业主要包括大型乳制品业（HACCP 认证企业除外）、大型批发市场等；B 类企业每年被监督行业监督 3 次，这类企业主要是指大量烹调食物或者大范围流通、食物中毒发生频率高的行业以及过去 3 年中违法事件多发的行业，例如大型旅馆、大型海鲜市场、肉类加工厂、食用鸡加工厂、大型食堂等；C 类企业每年被监督行业监督 1 次，这类企业主要是指食物中毒发生率为中度、有必要接受监督指导的行业，例如料理店、豆腐制造业、肉类销售业等；D 类企业被监督行业根据需要在更新营业许可时实行（每 3 至 5 年 1 次），这类企业主要是指食物中毒发生率为低度、A 至 C 类以外的行业，例如罐头食品制造业、酒类制造业、自动售货机等行业。

本 章 小 结

本章对卫生监督的历史沿革与发展进行了阐述，重点介绍了二十世纪八十年代以来我国卫生监督发展的历程和我国的卫生监督体制改革、建设与发展成效与问题，还简要介绍了我国香港、澳门和台湾地区的卫生监管概貌，同时也对美国、英国和日本的卫生监管进行了介绍。

关键术语

食品和药品管理局　Food and Drug Administration，FDA

思考题

1. 我国卫生监督发展特点是什么？

2. 我国的卫生监督体制改革的动因、改革成效与存在的问题有哪些？

（陈　刚　复旦大学公共卫生学院）

第三章

卫生监督法律关系

学习目标

通过本章的学习,你应该能够:

掌握 卫生监督法律关系的概念;卫生监督法律关系的构成要素。

熟悉 卫生监督法律关系的特征;卫生监督法律关系主体概念;卫生监督法律关系的产生、变更与消灭的条件及变化过程。

了解 不同法律事实而产生的各类卫生监督法律关系的调整和处理;卫生法律事实。

章前案例

2005 年 6 月 30 日某市卫生监督所卫生监督员对某区医院进行执法检查时,发现该医院的皮肤、泌尿科医生、副主任医师陈某的医师执业证书注册的执业地点为某区妇幼保健站,执业类别为:预防保健专业。放射科医生、副主任医师李某医师执业证书注册的执业地点为某市中心医院,执业类别为:医学影像和放射治疗专业。卫生监督员进一步查实,陈某、李某都持有该医院加盖公章的聘书。陈某的聘期为 2004 年 9 月 1 日至 2005 年 8 月 3 日,李某的聘期为 2005 年 1 月 1 日至 2008 年 12 月 31 日。陈某还提供了某市中心医院颁发的进修结业证书,标明陈某于 2002 年 3 月 1 日至 2003 年 7 月 1 日在皮肤科进修,成绩及格,予以结业。卫生监督员作了现场检查笔录、询问笔录、并对有关证件进行了复印,由该医院医务科长签字"此复印件与原件一致",并加盖了该医院的公章。

经向市卫生局汇报、合议后认定:该区医院违反了《医疗机构管理条例》第二十八条规定,依据《医疗机构管理条例》第四十八条,《医疗机构管理条例实施细则》第八十一条规定,下达了卫生行政处罚事先告知书。在卫生行政处罚事先告知书所规定的时效内,该区医院未进行陈述和申辩。8 月 2 日,市卫生局下达了卫生行政处罚决定书,做出责令改正,罚款 3000 元的行政处罚。

第一节 卫生监督法律关系概念和特征

卫生监督法律关系是一个十分重要的法律问题,也是卫生监督学的一个重要的理论问题,随着我国依法行政与卫生监督内容和作用的不断扩大,错综复杂

笔记

的卫生监督法律关系已广泛地渗透到社会生活中的各个方面。正确理解和掌握卫生监督法律关系,对于做好卫生监督,实现卫生法的要求,履行卫生监督职能和学习卫生监督管理知识有着十分重要的意义。

一、卫生监督法律关系的概念

(一)法律关系

法律关系(legal relationship)是在法律规范调整社会关系的过程中所形成的主体之间的权利和义务关系。法律关系是合乎法律规范的社会关系。法律关系是一个基本的法律概念,它是法律付诸实施的基础和平台,其他的法律概念(如法律事实、法律责任和法律制裁)等,大多都直接或间接地同此概念相关联。作为一种特殊的社会关系,法律关系与一般的社会关系相比较,具有以下几个特征:

1. 法律关系是国家强制力作为保障手段的社会关系 在法律关系中,一个人可以做什么、不得做什么和必须做什么都是国家意志的体现,反映国家对社会秩序的一种维持态度,而通过社会舆论和道德等约束来实现的社会关系具有不稳定性和非强制性。当法律关系受到破坏时,就意味着国家意志所授予的权利受到侵犯,意味着国家意志所设定的义务被拒绝履行。权利受侵害一方有权请求国家机关运用国家强制力,责令侵害方履行义务或承担未履行义务所应承担的法律责任,即对违法者予以相应的制裁。因此,一种社会关系如果被纳入法律调整的范围之内,就意味着国家对它实行了强制性的保护。这种国家的强制力主要体现在对法律责任的规定上。

2. 法律关系以法律规范的存在为前提 法律关系是法律规范实现的特殊形式。法律关系是由法派生出来的现象,如果没有相应的法律规范的存在,就不可能产生法律关系。有些社会关系领域,比如友谊关系、社团的内部关系等,一般不由法律调整,不存在相应的法律规定,所以也就不存在法律关系。还有些社会关系领域,虽然应该得到法律调整,但由于种种原因还没有形成法律规范,法律调整缺乏法律根据,因此也不能产生法律关系。法律规范与法律关系都包含着主体的权利与义务,但他们在法律规范和法律关系中的表现形态不同。法律规范中的权利与义务属于可能性的领域,而法律关系中的权利与义务属于现实性的领域。

3. 法律关系表现为人们依照现行的法律规定形成的一定的权利与义务关系 法律关系与其他社会关系的重要区别,就在于它是法定的权利、义务关系,是一种明确的、固定的权利和义务关系。这种权利和义务可以是由法律明确规定的,也可以是由法律授权当事人在法律的范围内自行约定的。

(二)卫生法律关系

卫生法律关系(health legal relationship)是国家机关、企事业单位、社会团体和个人在卫生活动过程中,依据卫生法律规范所形成的权利与义务关系。

卫生法律关系是法律关系的一种,同时又是有别于其他法律关系的一种特

笔记

殊法律关系。因此,它不仅具有法律关系的一般特征,还具有自身独有的特征。

1. 卫生法律关系是由卫生法所调整的社会关系　卫生法律关系的形成,必须以相应的卫生法律规范的存在为前提。国家制定的卫生法律规范,规定了国家卫生行政机关、企事业单位、社会团体和公民之间一定的权利和义务关系,从而使他们之间的关系具有法律性质。我国卫生法律规范的存在是我国卫生法律关系产生的前提,卫生法律关系是由卫生法所调整的社会关系。

2. 卫生法律关系是卫生法律规范实现的特殊形式　卫生法律规范在实际中的运用和实现表现为卫生法律关系。法律规范在逻辑上表现为假定、处理、法律后果三部分,是在假定某一事实存在的情况下,设定人们有某种权利和义务,并不表示人们的现实行为。而卫生法律关系则是在卫生法律规范所假定的事实已经存在的情况下,实际产生的权利和义务关系。

3. 卫生法律关系是一种纵横交错的权利义务关系　在卫生法律关系中,不仅有纵向卫生法律关系,而且还有横向卫生法律关系。纵向卫生法律关系,是指双方当事人法律地位的不平等的,具体是指国家机关在实施卫生管理中,与企事业单位、社会组织和公民之间发生的组织、计划、指挥、调节和监督等隶属关系。这种关系可分为社会管理关系和内部管理关系。横向卫生法律关系是指双方当事人法律地位的平等的,具体是指医药卫生服务提供者同国家机关、企事业单位、社会组织和公民之间,在医药卫生服务过程中所发生的法律地位的平等的权利义务关系。在这种服务关系中,双方当事人的地位是完全平等的,每一方当事人既享有一定的权利,又承担一定的义务,而且双方当事人所享有的权利和承担的义务又是对等的。纵向关系和横向关系相互交错、相互结合,形成一个统一的有机整体,使卫生法律关系具有纵横交错的综合性的特征。

4. 卫生法律关系的主体具有特殊性　卫生法是一个专业性很强的法律领域,这就决定了卫生法律关系主体的特殊性。在纵向的卫生法律关系中,必定有一方主体是卫生管理机构,如卫生行政机关、药品监督机关等;在横向的卫生法律关系中,必定有一方当事人是医药卫生服务机构或个人。卫生法律关系要求主体一方具有专业性和特殊性,但并非有卫生管理机构和卫生服务机构参与的法律关系都是卫生法律关系。这些机构内部及其相互之间,以及他们与其他的国家机关、企事业单位、社会组织和公民个人之间,也可能发生民事法律关系,只有以卫生管理和卫生服务为内容,为我国现行的卫生法律规范调整所形成的法律关系才是卫生法律关系。

(三)卫生监督法律关系

卫生监督法律关系(legal relationship of health supervision)是指由卫生法律、规范所调整的,卫生监督主体在卫生监督过程中与管理相对人之间形成的权利与义务关系。

二、卫生监督法律关系的特征

卫生监督法律关系既是一种社会关系,又是卫生法律关系的一种特殊形式,

笔记

既有社会关系和卫生法律关系的普遍特征,同时还具有自身的特点。

(一)调整为主,保护为辅的法律关系

按照法律关系产生的依据、执行的职能和实现规范的内容不同,可以分为调整性法律关系和保护性法律关系。调整性法律关系是基于人们的合法行为而产生的、执行法的调整职能的法律关系,它所实现的是法律规范(规则)的行为规则(指示)的内容。调整性法律关系不需要适用法律制裁,法律主体之间即能够依法行使权利、履行义务,如各种依法建立的民事法律关系、行政合同关系等等。保护性法律关系是由于违法行为而产生的、旨在恢复被破坏的权利和秩序的法律关系,它执行着法的保护职能,所实现的是法律规范(规则)的保护规则(否定性法律后果)的内容,是法的实现的非正常形式。

卫生监督法律关系可以归类为以调整性为主,保护性为辅的法律关系。规范卫生监督的各项法律文件中大多数都以前文规范法律主体之间权利、义务,其后辅以制裁性规范为表现形式。在卫生监督活动中,卫生监督的主要任务是维护被监督主体在从事卫生活动中的权利,为其合法经营行为保驾护航,维护公众的健康。需要制裁的违法行为毕竟是少数,因此,卫生监督法律主要表现为调整性的法律关系。

(二)纵向(隶属)的法律关系

按照法律主体在法律关系中的地位不同,可以分为纵向(隶属)的法律关系和横向(平权)的法律关系。纵向的法律关系是指在不平等的法律主体之间所建立的权力服从关系(旧法学称"特别权力关系")。其特点为:①法律主体处于不平等的地位。如行政管理关系中的上级机关与下级机关,在法律地位上有管理与被管理、命令与服从、监督与被监督诸方面的差别。②法律主体之间的权利与义务具有强制性,既不能随意转让,也不能任意放弃。与此不同,横向法律关系是指平权法律主体之间的权利义务关系。其特点在于法律主体的地位是平等的,权利和义务的内容具有一定程度的任意性,如民事财产关系,民事诉讼之原、被告关系等。

卫生监督法律关系应当属于纵向的法律关系,其性质是在不平等的法律主体之间所建立的权力服从关系。卫生监督法律中均是以监督机构对监督相对人的规范性管理为内容,体现的是管理与被管理之间、监督与被监督之间的法律关系。

(三)监督主体法定性

卫生监督法律关系主体的双方,必有一方是卫生监督行政机关和法律、法规授权组织。国家各级监督机构是国家卫生行政权力的代表和实施者,其依据法律赋予的权力所实施的卫生监督,是国家意志及国家权力的反映。任何其他国家机关、企事业单位、社会团体或公民个人都不可能拥有这种权力。因此,卫生监督法律关系的一方必须是国家监督机构。而其他卫生法律关系,如卫生服务法律关系,既可以在法人与公民之间,也可以在法人与法人之间、公民与公民之间发生。

第二节 卫生监督法律关系构成要素

卫生监督法律关系构成要素,是指一个具体卫生监督法律关系所必须具备的条件因素。它包括三个方面,即卫生监督法律关系的主体、卫生监督法律关系的客体和卫生监督法律关系的内容。简称卫生监督法律关系"三要素"。在每一个具体的卫生监督法律关系中,不管缺少其中的哪一个要素,卫生监督法律关系都无法产生和存在。

一、卫生监督法律关系的主体

卫生监督法律关系主体(subject of legal relationship of health supervision),是指卫生监督法律关系的参加者,即参加到卫生监督法律关系中去,在卫生监督法律关系中享有权利和承担义务的个人或组织。它是法律关系的要素之一。从理论上讲,凡是能够参与某种法律关系的法人和自然人都是法律关系主体。

卫生监督法律关系主体是卫生监督法律关系产生的先决条件,没有它,法律关系中的权利义务就无承担者,权利义务就得不到落实,法律关系也就无法确立。对于每一个具体的卫生监督法律关系主体来说,首先它必须参加到该卫生监督法律关系中去,此外,它还必须在该法律关系中享有权利并承担义务。只有具备了这两个条件,才能称其为卫生监督法律关系的主体。在我国,能够成为卫生监督法律关系主体的人或组织包括国家卫生监督机关、法律法规授权的组织、企事业单位、社会组织和公民个人、外国人、无国籍人等。这些主体概括起来,可以分为卫生监督主体和卫生监督管理相对人双方。

(一)卫生监督主体

卫生监督主体是指享有国家的卫生监督权,能以自己的名义从事卫生监督活动,并独立承担由此产生的法律责任的组织。我国卫生监督主体主要包括卫生监督行政机构和法律、法规授权组织。

(二)卫生监督管理相对人

卫生监督管理相对人是指在卫生监督法律关系中与卫生监督主体相对应的另一方当事人,即卫生监督主体的监督行为影响其权益的个人或组织。作为卫生监督管理相对人,它既可以是国家机关、企事业单位或社会团体等组织,也可以是个人。作为卫生监督管理相对人具有以下特征。

1. 卫生监督管理相对人在卫生监督法律关系中具有相对性 即任何个人或组织只有在卫生监督法律关系中,才具有卫生监督管理相对人的地位,如果不是处于卫生监督法律关系中,而是处于其他法律关系中,就不具有卫生监督管理相对人的地位。

2. 卫生监督管理相对人在卫生监督法律关系中,也是卫生监督法律关系主体 如同卫生监督主体在卫生监督法律关系中,既享有权利,又承担义务。

3. 卫生监督管理相对人在法律救济中具有主动性 卫生监督管理相对人认为自己的合法权益受到卫生监督主体的侵害时,可以按照法律规定向行政复议机关提出复议申请,或向法院提起行政诉讼。

4. 卫生监督管理相对人具有广泛性和法定性 任何个人或组织在一定条件下都可以成为卫生监督管理相对人。

二、卫生监督法律关系的客体

卫生监督法律关系的客体(object of legal relationship of health supervision)是指卫生监督法律关系主体的权利、义务所指向的对象,它既是法律关系产生和存在的前提,又是法律关系主体之间发生权利和义务联系的中介。卫生监督法律关系的客体是卫生监督法律关系的基本要素,如果没有卫生监督法律关系主体的权利义务所指向的对象,也就无法律关系可言。

卫生监督法律关系的客体具有合法性的特征。卫生监督法律关系的客体包括哪些种类,是基于一国的法律的规定,不同国家卫生监督法律关系客体的种类是不同的。我国卫生监督的目的是保障公共卫生安全和人体健康。我国卫生法律、法规调整的范围涉及与人体健康相关的各个领域,因此,我国卫生监督法律关系的客体具有广泛性和多层次性。公民的生命健康、医疗预防保健服务行为、药品和医疗器械、食品和保健品等均可成为某一卫生监督法律关系的客体,此外还包括物、行为和精神产品。根据我国卫生法律、法规的规定,我国卫生监督法律关系的客体主要包括公民的生命健康权、卫生行为以及与公民生命健康相关的物。

(一)身体、生命与健康

身体是由各个生理器官组成的生理整体(有机体),它是人的物质形态,也是人的精神利益的体现。生命是公民一切权利的载体,是公民作为权利主体存在的物质基础。健康是公民享受权利的重要条件,也是身体和生命存在的基础。对公民身体、生命和健康的保护,体现在法律关系上便成为了一种权利,即身体、生命和健康权。我国法律明确规定,"保护公民的人身权利"、"国家保护公民健康"。世界卫生组织《阿拉木图宣言》第一条指出,"健康是一项基本人权"。在现代社会,随着现代科技和医学的发展,使得输血、植皮、器官移植、精子提取等现象大量出现,直接或间接地影响到公众的身体、生命与健康,带来了一系列法律问题。

我国的卫生法律规范明确地规定了公民的身体、生命和健康是卫生监督法律关系的重要保护客体。每一个具体的卫生监督法律关系中当事人的权利、义务最终都可追溯到保护公民的身体、生命和健康。卫生法律、法规所规定的权利与义务是以身体、生命和健康为对象的。作为实现卫生法意志的手段,卫生监督其最根本的目的就是运用法律的强制力,最大限度地保护公民的身体、生命和健康。公民的身体、生命与健康是卫生监督法律关系的最高层次的客体。

(二)物

法律意义上的物是指法律关系主体支配的、在生产上和生活上所需要的客观实体。作为法律关系客体的物与物理意义上的物既有联系,又有所不同,它不仅具有物理属性,而且还具有法律属性。既是权利、义务所指对象,更是权利、义务实际作用对象,是权利、义务客观外化之事物。物理意义上的物要成为法律关系客体,须具备以下条件:①应得到法律认可;②应为人类所认识和控制;

③能够给人们带来某种物质利益,具有经济价值;④须具有独立性,一般不能脱离主物。

卫生监督法律关系中的物是指卫生监督法律关系主体支配的、在保护公众健康活动中所需要的客观实体,即与公众生命健康有关的一切物质。作为卫生监督法律关系客体,既可以是一般物品,也可以是金钱;既可以是生产资料,也可以是生活资料;既可以是动产也可以是不动产。例如,医院、出入境的交通工具、生物制品、化妆品、食品、罚款、监督用车和调查取证设备等,这些物质被人们利用的过程中,有可能影响到公众的健康利益,便成为卫生监督法律关系客体。成为卫生监督法律关系客体的物质,不同的卫生法律、法规有各自的规定。如《中华人民共和国食品安全法》规定:"用于食品的包装材料、容器、洗涤剂、消毒剂和用于食品生产经营的工具、设备(以下称食品相关产品)以及食品生产经营者使用食品添加剂、食品相关产品"等,都是与食品安全有关的物质。

（三）行为

法的最直接目的是要调整人们的行为,而纳入法调整范围的行为皆赋予了"法律"的内涵,也就是所谓的法律行为。因此,我们说法的作用对象也就是法律关系的客体是法律行为。主体的权利和义务所指向的对象就是法律行为。

行为,包括作为和不作为。作为是主动、积极的行为,既有合法也有违法的作为。如,按照卫生法律的要求行事是合法的作为,反之,做了卫生法律禁止的事情则是违法作为。不作为是消极、不做的行为,也存在合法与违法之分。不做卫生法律禁止的事情是合法的不作为,不按卫生法律的要求行事,则是违法的。主体的每一种行为都将产生两种不同的结果,即能够满足权利人利益要求的结果和不能满足权利人利益要求的结果。行为是卫生监督法律关系中最普遍的客体。绝大多数卫生监督法律关系,其权利义务所指向的目标都是行为。例如,在因卫生行政许可引起的卫生监督法律关系中,客体是卫生行政部门禁止未经许可的公民从事某一职业和经营;在因卫生行政禁止引起的卫生监督法律关系中,任何单位或个人进口或带入被艾滋病病毒感染或可能造成艾滋病传播的血液和血液制品、毒株、生物组织、动物及其他物品的行为,便是被明令禁止的行为之一;在因请求授权、免除、批准等引起的卫生监督法律关系中,客体是相对人请求卫生行政部门所作的相应行为:授权行为、免除行为、批准行为等。

三、卫生监督法律关系的内容

任何法律关系都是在法律关系主体间形成的权利与义务关系。因此,权利和义务构成了法律关系的内容。离开了特定的权利和义务,任何法律关系都不可能存在。它是法律关系的又一必备要素。

卫生监督法律关系的内容（substance of legal relationship of health supervision）,是指卫生监督法律关系的主体依法所享有的权利和承担的义务。它是抽象卫生监督法律关系的具体化,也是卫生监督法律关系中最基本的要素。卫生监督法律关系是一种纵向的行政管理关系的实质决定了卫生监督法律关系

笔记

主体的权利与义务的内容是法定的。

卫生监督法律关系的内容包括卫生监督法律关系的主体依法所享有的权利和承担的义务。权利和义务是将卫生监督法律关系的主体双方联系在一起的纽带,两者相互依存、密不可分,它们从不同的角度表现同一个卫生监督法律关系的具体内容。

(一)权利

权利是指法律赋予人实现其利益的一种力量。卫生监督法律关系中强调的权利主要是指法律权利,它是一个和法律义务相对应的概念,是指法律关系主体依法享有的某种权能或利益,可以表现为权利人有权作出或不作出符合卫生监督法律规定的某种行为,以实现己方的意志;也可以表现为权利人有权要求对方依法作出某种行为,以满足己方的意志。权利主体有权在自己的卫生监督权利遭受侵害或义务主体不履行义务时,请求国家给予法律上的支持和保障。

由于具体卫生监督法律关系主体不同,法律关系产生所依据的法律不同,卫生监督法律关系的主体所享有的权利和承担的义务的内容也各不相同。卫生监督法律关系的主体依法所享有的权利主要包括两个方面。

1. 卫生监督主体的权利 在卫生监督法律关系中,卫生监督主体的权利主要有:拥有对作为相对方的公民、企事业单位和其他社会组织施以行政的、业务的管理或指导权,即公务权;拥有对卫生监督管理相对人的命令权、决定权,以及对违反卫生法律、法规的行为依法做出处罚的制裁权等。卫生监督法律关系是一种行政管理法律关系,行政主体的权利不同于一般法律关系主体的权利,也不同于卫生监督法律关系相对人一方的权利。卫生监督主体及其工作人员在卫生监督法律关系中的权利表现为法定的职权,具有权利与义务的复合性,既是权利也是义务,不能放弃。

2. 卫生监督管理相对人的权利 在卫生监督法律关系中,卫生监督管理相对人有权对卫生监督主体的监督管理工作进行监督,对于卫生监督机构对其所作的处理决定有知情权、陈述申辩权;对处理决定不服的,有权提起行政复议与行政诉讼;对于卫生监督主体的违法失职行为,卫生监督管理相对人有检举、控告的权利;卫生监督管理相对人的合法权利遭受卫生监督主体违法侵害时,有获得赔偿的权利;对于卫生监督主体明显、重大的违法失职行为有抵制的权利。

(二)义务

义务是指卫生监督法律关系主体依法承担的必须履行的责任。它包含三层含义:①义务主体应当依据卫生法的规定,为一定行为或者抑制一定行为,以便实现权利主体的某种意志或利益;②义务主体负有的义务是在卫生法规定的范围内为一定行为或者不为一定行为,对于权利主体超出法定范围的要求,义务主体不承担义务;③义务是法定的,受到国家强制力的约束,如果义务主体不履行或者不适当履行,就要承担相应的法律责任。

在不同的卫生法律关系中,主体双方义务的内容也是不同的。但一般来说,卫生监督主体的义务主要是依法行使国家法律赋予的卫生监督管理的职责,接受被管理者的监督,为相对人提供咨询服务等。卫生监督管理相对人的义务主要是遵守一切有关卫生法律、法规，接受卫生监督主体的管理与监督，对自身的卫生违法行为承担法律责任等。

随着我国依法治国方略的确立，依法行政的不断完善与加强，卫生监督法律关系的内容必将得到发展，卫生监督管理相对人在卫生监督中的权利和义务必将得到拓展，从而使宪法和国家基本法律赋予公民的权利得以实现。卫生监督主体的义务必将更加具体、明确，以保证卫生监督主体严格依法监督，使卫生监督的职能更好的实现，使宪法赋予公民的生命健康权利得到全面和更好的保障。

第三节　卫生监督法律关系变动

一、卫生监督法律关系变动的原因

卫生监督法律关系同其他法律关系一样，不是自然而然地形成的，也不是一成不变地永恒存在，而是在一定条件下处在不断产生、变更和消灭的运动过程。卫生监督法律关系的产生、变更和消灭，需要具备一定的条件。其中最主要的条件有两项：一是法律规范；二是法律事实。凡是卫生法律、法规规定的，能够引起卫生法律关系产生、变更和消灭的客观现象，都是法律事实。

卫生法律规范所规定的权利、义务针对的主体是广义而不特定的，不可能直接在特定的主体之间引起具体的权利和义务关系。这些卫生法律规范上所规定的主体权利与义务，仅仅是一种客观权利，它只是给主体享有权利和承担义务提供一种可能性。要使客观权利变成主体实际享有的主观权利，就必须有能够引起卫生监督法律关系产生、变更和消灭的法律事实的存在。例如，《中华人民共和国食品安全法》禁止在食品生产过程中滥用食品添加剂，某食品生产企业被举报仍在滥用食品添加剂，该食品生产企业滥用添加剂的行为就是具体的违法事实，卫生监督机构依法对其进行查处。该过程就产生了卫生监督机构与食品生产企业之间的卫生监督法律关系。在查处中卫生监督机构发现该违法行为的后果特别严重，有构成犯罪的嫌疑，将案件移交公安机关，依法追究刑事责任，就产生了卫生监督法律关系的变更。该案件处罚终结之日就是该卫生监督法律关系消灭之时。由此可见，卫生监督法律关系产生、变更和消灭的直接原因是法律事实的存在。

依照是否以人们的意志为转移作标准，可以将法律事实大体上分为两类，即法律事件和法律行为。

1. 法律事件　是指不依当事人的意志为转移而发生的事实。例如，企业的违法行为系天灾人祸等不可抗力引起，或卫生监督进行的过程中被处罚主体自然死亡，就属于法律事件。

2. 法律行为　是指能够产生一定法律后果的人们自觉的、有意识的活动，即依当事人的意志为转移的法律事实。这是卫生监督法律关系产生的基本事实。如，卫生监督员依法进行的现场验收、检查、没收、罚款、封存等行为；医疗机构违反《医疗机构管理条例》规定，使用非卫生技术人员从事医疗卫生技术工作等，就属于法律行为。

笔记

二、卫生监督法律关系变动的结果

在卫生发展的过程中,不断有新的卫生监督法律关系产生,同时也有卫生监督法律关系变更或消灭。

(一)卫生监督法律关系产生

卫生监督法律关系产生是卫生监督法律关系主体,依法取得了某项权利或承担某项义务,也就是主体间形成了一定的权利与义务关系。当一方主体行使权利或履行义务时,便将产生一个具体的法律事实,卫生监督法律关系随之产生。例如,《中华人民共和国食品安全法》的颁布实施,便产生了食品安全监督主体与从事食品生产、流通等活动的企业之间的权利与义务关系。卫生监督主体依法开展审批、查验卫生许可的行为,就是具体法律事实。通过这一事实,卫生监督主体就与其产生了具体的卫生监督法律关系。一般来讲,具体的卫生监督法律关系的产生,除许可等依申请行为外,大多是由卫生监督主体单方面采取监督行为而形成的。

(二)卫生监督法律关系的变更

卫生监督法律关系变更是由于情况的变化,使当事人之间原来存在的某种卫生监督法律关系发生了变化。卫生监督法律关系的变更主要发生在三种情况下,即主体的变更、内容的变更和客体的变更。

1. 主体的变更 主体变更主要包括:①主体在数量上的变化:如由于法律授权的改变,管辖区域的划分等原因,使原来的卫生监督主体丧失了监督权力,卫生监督法律关系主体的合并、分立,企、事业单位的合并或分立等;②主体在接替上的变化:如卫生监督主体方面行政机关被撤销,且行政区划调整而变更隶属关系,行政职权的"下放"或"上收"等,卫生监督相对人方面,如,餐饮经营者将经营权转让给他人,由他人依法变更后继续经营等,二者都将使原有的卫生监督法律关系发生变更。

2. 内容的变更 卫生法律、法规的颁布和修订后,新的法律规范使主体原有的权利与义务发生了变更,产生了新的权利和义务,依新的权利、义务变更旧的法律关系。包括两个方面:①卫生监督主体的职责和权限的变化;②卫生监督相对人法律义务的增加或减少。

3. 客体的变更 原客体消灭后,能以另一种客体代替原客体,则原权利义务仍可实现而并未消灭,卫生监督法律关系只是有了一定的变更,如医疗机构更新了医疗设备使得卫生监督法律关系仍然存在,只是监督的客体发生了变化。

三、卫生监督法律关系的消灭

卫生监督法律关系的消灭是指卫生监督主体间权利和义务关系的消灭。可分为一方或双方当事人的消灭和权利义务内容的消灭。

1. 一方或双方当事人的消灭 主要包括:①卫生监督主体:行政机关的撤销、代理资格的取消、国家公务员职务的免除等;②卫生管理相对人:当事人死亡、丧失意识力或其他原因(如丧失国籍、剥夺政治权利)等。

笔记

2. 客体消灭　原客体消灭后,其他物不能取代原客体,则权利义务无法实现而只能归于消灭。

3. 内容消灭　卫生监督法律关系由于没有存在的必要,或者权利义务没有实现条件而消灭,即原卫生监督法律关系中的权利义务已实现或为新的内容所代替。如所适用的法律、法规被废除、权利义务已行使或履行完毕以及行政相对人放弃自己的权利等,或者,卫生监督法律关系义务的履行或禁令的解除、标的物的毁损、时效的丧失等。权利义务不存在则监督法律关系归于消灭。

本 章 小 结

　　卫生监督法律关系错综复杂,理解和掌握卫生监督法律关系的相关内容,是开展卫生监督的首要条件,对于履行卫生监督执法职责,做好卫生监督工作,实现卫生法的要求,保护公众健康有着十分重要的意义。本章主要介绍了卫生监督法律关系的概念,卫生监督法律关系的特征,卫生监督法律关系的构成要素,卫生监督法律关系的产生、变更和消灭的过程及条件。

　　卫生监督法律关系是一个十分重要的法律问题,也是卫生监督学的一个重要的理论问题,随着我国依法行政与卫生监督内容和作用的不断扩大,错综复杂的卫生监督法律关系已广泛地渗透到社会生活中的各个方面。正确理解和掌握卫生监督法律关系,是实践中正确进行卫生监督执法的首要条件,对于实现卫生法的要求、履行卫生监督执法职能和学习卫生监督学知识有着重要意义。

关键术语

卫生监督法律关系　legal relationship of health supervision

法律关系　legal relationship

卫生监督法律关系的主体　subject of legal relationship of health supervision

卫生监督法律关系的客体　object of legal relationship of health supervision

卫生监督法律关系的内容　substance of legal relationship of health supervision

讨论题

本章章前案例中的卫生监督法律关系主体、内容和客体分别是什么?

思考题

1. 什么是卫生监督法律关系?它具有哪些特点?
2. 卫生监督法律关系的三要素是什么?请举例说明。
3. 如何理解卫生监督法律关系的产生、变更和消灭?

(孙　涛　哈尔滨医科大学公共卫生学院)

笔记

第四章

卫生监督主体

学习目标

通过本章的学习，你应该能够：

掌握 卫生监督主体的概念与卫生监督主体的判断标准。

熟悉 卫生监督机关的种类与职责。

了解 法律法规授权组织与受委托组织，卫生监督员，卫生监督协管。

第一节　概　　述

卫生监督主体（health supervision subject）是国家行使卫生监督管理职能实现卫生立法目的的组织基础。卫生法律规范能否在实际生活中得到有效的实施，卫生法律关系能否得到有效的调整、保障人体健康和公共卫生与安全的立法目的能否达到，主要取决于卫生监督主体的有效的卫生监督管理活动。对卫生监督主体资格的正确确认，有助于确定卫生监督行为的效力，有助于界定卫生行政诉讼当事人。因此，弄清这一问题，不仅具有理论意义，同时还具有深刻的实践意义。

一、卫生监督主体的概念

卫生监督主体是指享有国家卫生监督权力，能以自己的名义从事卫生监督活动，并对行为后果独立承担法律责任的组织。这些组织包括各类卫生监督机关以及法律、法规授权组织。卫生监督主体是行使国家卫生监督职能的组织，卫生法律规范能否得到切实的实施，相应的社会关系能否得到有效的调整，保障人体健康和卫生目的能否达到，主要取决于卫生监督主体的有效活动。

一般说来，卫生监督主体的概念可以从以下三方面来理解，即卫生监督主体的判断标准有三个。

1. 卫生监督主体是享有国家行政权的组织　能否享有国家行政权，是决定某组织能否成为行政主体的决定性条件。根据主权在民或者人民主权的原理，一切行政权都来源于国家的统治权，最终归属于人民。人民通过国家来实现其统治意志，行使行政权的主体一般只能由国家自己充当。由于，国家是一个抽象的政治实体，为实现行政权，国家设立国家行政机关，通过宪法和法律赋予其国家行政权。享有国家行政权的国家行政机关就具备了成为行政主体的决定性条件，享有国家卫生监督管理权的卫生行政机关当然也就具备成为卫生监督主体的决定性条件。卫生行政机关是重要的卫生监督主体，但卫生行政机关不等同于卫生监督主体。除卫生行政机关可以成为卫生监督主体以外，一定的社会组

笔记

织通过法定授权也可以成为卫生监督主体,即法律、法规授权的组织。法定的授权主要有两种形式:一是直接通过卫生法律、法规将卫生监督管理职权的一部分直接授权于卫生行政部门以外的组织;二是在卫生法律、法规中规定有权机关可以将其享有的卫生监督管理职权的一部分按照法定程序和要求授予其他组织。接受授权的组织便具备了成为卫生监督主体的决定条件。总之,卫生监督主体只能是国家行政机关和接受授权的组织。因为,只有国家卫生行政机关和接受授权的组织才能享有国家行政权力。

2. 卫生监督主体是能够以自己的名义行使卫生监督职权的组织 "以自己的名义行使卫生监督职权"是指在卫生法律规定的范围内依照自己的判断做出决定、发布命令,并以自己的职责保障这些决定和命令的实施,独立采取行政行为等。能够以自己的名义行使卫生监督职权,是判断行政机关及其他组织能否成为卫生监督主体的主要标准。

判断某组织是否是卫生监督主体,既要看其是否享有国家卫生监督职权,也要看其是否能够以自己的名义做出行使卫生监督职权的行政行为。

卫生行政机关代表国家行使卫生监督职权,该机关便具有卫生监督主体的资格,在卫生行政法律关系中成为一方当事人。法律、法规授权的组织通过法定授权取得特定的卫生监督管理职权,尽管通常情况下该组织处于卫生行政系统之外,但是基于卫生法律、法规的授权依然能够以自己的名义行使卫生监督管理职权,故具有卫生行政主体资格,在卫生行政法律关系中成为区别于卫生行政管理相对人的一方当事人。换言之,只有那些符合法定条件、履行必要的法定程序而成立的享有国家卫生监督管理职权的卫生行政机关和接受卫生法律、法规授权的组织才享有对外的名义权。

3. 卫生监督主体是能独立承担法律责任的组织 能否独立承担法律责任,是判断行政机关及其他组织能否成为卫生监督主体的一个关键的条件。某些组织仅仅行使国家卫生监督职权,实施卫生监督管理活动,但并不承担因卫生监督职权的行使而产生的法律责任,这类组织不是卫生监督主体,只不过是卫生监督管理活动的实施主体。实施主体和卫生监督主体有时是可以分离的。

要想成为卫生监督主体,必须同时满足三个条件,即必须是享有卫生监督职权,并以自己的名义去实施卫生监督管理活动,同时还必须能够独立参加行政复议或者行政诉讼并独立承担因实施卫生监督管理活动而产生的法律责任。如果一个组织进行卫生监督管理活动,只能以他人的名义进行,自己不能承担由此产生的法律后果,如受委托组织,在卫生行政法律关系中就不能成为卫生监督主体。

二、卫生监督主体的基本要求

按照我国行政法的基本原则与一般法理和卫生法律、法规的规定,成为卫生监督主体必须具备以下基本条件:

1. 依法设立 卫生监督主体必须依据组织法或组织规则设立,并且具有外部卫生监督管理职能,能够代表国家与特定公民、法人和其他组织发生卫生行政

笔记

监督上的法律关系。

2. 职权法定　卫生监督主体必须得到卫生法律、法规的明确授权，代表国家行使某一类别卫生监督管理职权。任何机关、组织和个人没有得到卫生法律、法规的明确授权，就不具有卫生监督职权，也不具备卫生监督主体资格。

3. 权责一致　卫生法律、法规的授权必须与其外部管理职能、管理权限、管理范围一致，包括权限上的一致性和管理范围与管理对象的一致性。如县级卫生行政机关就不能授予省级卫生行政机关的相应权限；其他管理职能的行政机关也不能授予卫生行政执法的职权。

4. 相应能力　为履行卫生监督管理职权，卫生监督主体应具备了解和掌握与所行使卫生监督管理职能有关的卫生法律、法规和有关技术知识的工作人员、基本设备和条件。

三、卫生监督主体的法律地位

卫生监督主体的法律地位是通过卫生监督权力的来源，卫生监督权力行使的单一性、独立性，卫生监督主体与相对人的关系以及卫生监督行为的效力等方面表现出来的。具体地讲，卫生监督主体的法律地位体现为以下几个方面：

1. 法定的监督权力　我国现行的卫生监督主要是通过国家卫生法律直接赋予各级政府的卫生行政部门以监督权来实现的，而其他行政部门、组织成为卫生监督主体，行使卫生监督权，也只能源于法律、法规的授权或合法委托。如《中华人民共和国传染病防治法》将传染病监督权力赋予各级卫生行政机关。卫生监督权的确立，即卫生监督主体卫生监督权的来源，是由卫生法律、法规加以规范的，卫生法律、法规将卫生监督权授予什么机关，这种机关便具有卫生监督主体的地位，同时也就有了卫生监督的权力。卫生监督权和卫生监督主体是由卫生法律、法规明确规定的，卫生监督主体一经确立便有不可代替的法律地位。

2. 固定的法律地位　卫生监督主体法定的监督权力决定了卫生监督主体地位的不可改变性。卫生监督主体地位的确立、变更都是通过法律法规设定的，非经法定的修改或废除程序，既定的卫生监督主体地位不可改变。各级政府机关或单位无权取消或者取代特定卫生监督主体的资格，也无权将卫生监督主体的资格随意"转授"给其他机关和单位。

3. 有限的监督权力　卫生监督主体法定的监督权力也决定了卫生监督主体权力的有限性。权力的无限性必然导致腐败，卫生监督主体的权力仅限于该法律或行政法规所设定的权限范围，卫生监督主体只能在法定范围内依照法定的权限和程序行使卫生监督管理权，超过法定界线的行为即为无效。而且，卫生监督主体做出的具体行政行为必须依法接受监督和制约，促其依法行政，减少和避免违法行政和非法行政的发生。

4. 垄断的执法资格　无论哪一部卫生法律法规，它对同一监督事项的监督主体的确定均是单一的，即只授予一种机关或单位以监督权，绝不授予两种或者两种以上的机关或单位以监督主体的资格，这是由行政管理的一般原则所决定的。一个国家不能有两个政府,一个政府不能有两个部门从事同一管理工作,否则就会导致混乱。假如某部卫生法律或法规将同一监督事项同时授权于超过一个卫生监督主体,则会因为利益驱动等导致"有利的争着做,无利的都不做"的情况,从而在卫生监督中出现"缺位"、"越位"和"不到位"等现象。同一部卫生法律法规中可能出现两个以上的监督主体,如《中华人民共和国职业病防治法》中将职业卫生监管的权利授予了安全生产监督管理部门、卫生行政部门、劳动保障行政部门等三个监督主体。这是由于对同一客体的管理分解为几个不同方面,而由几个不同的主管部门负责,但就其某个方面而言,如职业病体检机构对卫生要求的遵守的监督,只授予卫生行政机关一个部门,不会出现两个或两个以上部门同时对一个对象的同一行为进行监督管理。

卫生监督权授予卫生监督主体的唯一性,也决定了卫生监督权行使的垄断性。卫生监督权的行使只属于法定的卫生监督主体,其他的任何单位和个人无权行使。卫生监督权行使的垄断性并不排除一定形式的委托代理,卫生监督主体可以依法委托其他组织行使特定的卫生监督权,并对委托的监督权的行使予以监督。一旦发现委托组织超越委托权限行使卫生监督权,或违法行使监督权,卫生监督主体即可撤回委托,这正是卫生监督权垄断性的表现。

5. 独立的执法活动　卫生监督主体依法独立行使卫生监督权,任何单位和个人无权干涉。卫生监督主体独立行使卫生监督管理权,一方面,使卫生监督主体能独立完成卫生法律、法规赋予的义务,采取清晰明了的权利、义务一身担的方式,摈弃了两个或两个以上的部门"齐抓共管"、"共同负责"或"一家牵头,其他协助"等混沌不清的监督管理方式;另一方面,也划清了上下级之间的责权关系,行政区域的卫生监督主体全权负责本辖区内的卫生监督任务,上级卫生监督主体不得与之重复管辖,同时该行政区域内的政府首脑机关和上级领导尽管对卫生监督主体有直接的领导权,对卫生监督主体工作人员及其法定代表人有任免权,但不得违法干预其卫生监督工作,也不能代替其履行卫生监督职能。此外,任何其他国家机关、社会团体、组织和个人,未经法定程序无权干预、改变和撤销卫生监督行为。

6. 明确的法律关系　在卫生监督法律关系中,卫生监督主体与卫生监督管理相对人之间是"管与被管"的关系,法律地位是不平等的。卫生监督主体依法对卫生监督管理相对人进行卫生监督,卫生监督主体有组织管理权、监督处罚权等。卫生监督主体依法主动行使卫生监督管理权,做出行政行为,不需要征得相对人的同意。卫生监督管理相对人必须承担法律设定的义务,并接受卫生监督主体的监督检查。

7. 监督行为的有效性　卫生监督权是一种国家的行政管理权,卫生监督主体的卫生监督行为是一种行政行为。卫生监督主体的监督行为一经做出,即具有法律上的效力,除了重大、明显的违法监督行为外,任何社会组织和个人对卫生监督行为必须予以尊重,主体双方更要受其约束和限制,并保证其内容的实现。卫生监督管理相对人对卫生监督主体的行为不服的,只能依法提起行政复议或行政诉讼。

笔记

第二节　卫生监督主体组成

根据我国卫生法律、法规的规定,我国卫生监督主体由两大类组成,即卫生监督行政机关和法律、法规授权组织。

一、卫生监督机关

卫生监督行政机关(health administrative organization)是指依据国家法律的规定而设置的行使国家卫生监督管理职能的国家机关,包括各级人民政府的卫生行政部门、食品与药品监督管理机关及其他一些卫生监督机关等。根据目前我国现行的 11 部卫生法律,以及 39 部卫生行政法规的规定,享有卫生监督管理职能的国家机关(即卫生监督机关)主要有卫生行政机关、食品药品监督管理机关、工商行政机关、人口和计划生育管理机关、质量监督检验检疫机关、安全生产监督管理机关、中医药管理机关等(我国现行主要的卫生法律、法规设定的卫生监督机关情况见图 4-1 和图 4-2)。

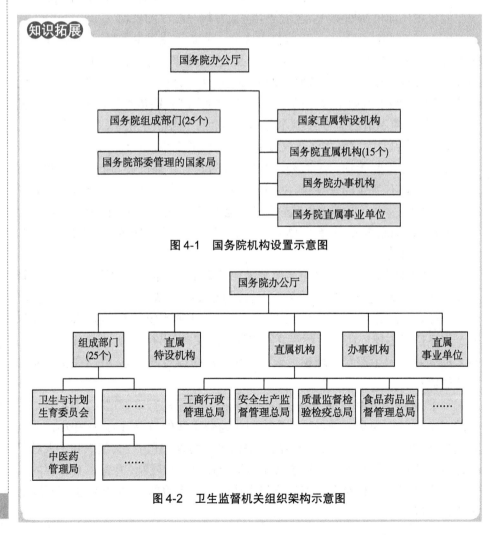

图 4-1　国务院机构设置示意图

图 4-2　卫生监督机关组织架构示意图

52

1. 卫生行政机关 卫生行政机关作为各级人民政府的组成部分,是代表国家行使卫生行政权,管理社会公共事务的机关。我国各级卫生行政机关包括国家卫生和计划生育委员会,省、自治区、直辖市卫生厅(局),地(市)卫生局,县(县级市、区、旗)卫生局,统称为各级卫生行政机关。其中国家卫生和计划生育委员会隶属于国务院,为国务院的组成部门,其他各级卫生行政机关隶属于地方政府。

根据我国卫生法律的规定,各级卫生行政机关的职责不尽相同,但主要职责包括以下方面:①推进医药卫生体制改革,拟订卫生改革与发展战略目标、规划和方针政策,在法定职责范围内制定相关规范性文件、政策、标准和技术规范等;制定中医药工作发展规划及政策,组织起草或拟订中医药、中西医结合地方性法规草案、地方性规范和技术标准,指导和协调中医、中西医结合机构的设置和资源配置,并组织实施和监督管理;统筹规划与协调区域卫生资源,编制本地区卫生事业的发展规划、区域卫生规划、年度工作计划,并负责组织实施。②承担食品安全综合协调、组织查处食品安全事故责任。③组织实施国家基本药物制度,依法管理医疗机构内部临床药事工作。④制订初级卫生保健、社区卫生、农村卫生发展规划及政策,规划并组织实施社区卫生服务体系建设,制定社区卫生服务机构和农村卫生机构设置标准、服务规范和运行管理的规范。负责新型农村合作医疗的规划制定、组织实施和综合管理。⑤负责疾病预防控制工作,制定传染病和慢性非传染性疾病的防治规划,制定免疫规划及政策措施,依法监测传染病,建立预警机制,防止和控制疫情的暴发和蔓延,组织开展全民健康教育与促进。制定妇幼卫生政策和规划,负责妇幼保健综合管理和监督,促进妇幼卫生事业发展。⑥负责卫生应急工作,制定卫生应急预案和政策措施,负责突发公共卫生事件预防控制与应急处置,发布突发公共卫生事件应急处置信息。⑦指导规范卫生行政执法工作,按照职责分工负责职业卫生、放射卫生、环境卫生和学校卫生的监督管理,负责公共场所和饮用水的卫生安全监督管理,负责传染病防治监督。⑧负责医疗机构(含中医院、民族医院等)医疗服务的全行业监督管理,制定医疗机构医疗服务、技术、医疗质量和采供血机构管理的政策、规范、标准,组织制定医疗卫生职业道德规范,建立医疗机构医疗服务评价和监督体系。⑨组织制定医药卫生科技发展规划,组织实施医药卫生科研攻关项目,参与制定医学教育发展规划,组织开展继续医学教育和毕业后医学教育工作;指导卫生人才队伍建设工作,组织拟订国家卫生人才发展规划,会同有关部门制订卫生专业技术人员资格标准并组织实施;指导开展卫生系统信息公开,负责推进卫生信息化和卫生统计工作的管理,组织开展医学卫生领域的国际交流与合作。⑩负责有关行政复议受理和行政诉讼应诉工作。

根据职能调整各级卫生行政部门还负责对人口和计划生育工作进行领导、指导、监督,依法执行国家的计划生育政策、法规并对违反人口和计划生育政策、法规的行为进行处理和制裁。主要职责有:①拟订人口发展规划,研究人口发展战略,研究提出人口与经济、社会、资源、环境协调可持续发展的政策建议。

笔记

②对人口和计划生育规划执行情况进行监督和评估,稳定低生育水平。③制订人口和计划生育工作的法律法规和政策规定,负责协调推动有关部门、群众团体履行人口和计划生育工作相关职责。④提出促进人口有序流动、合理分布的政策建议,制定流动人口计划生育服务管理规划,负责推动地方建立流动人口计划生育信息共享和公共服务工作机制。⑤监测人口和计划生育发展动态,提出发布人口和计划生育安全预警预报建议。⑥组织实施计划生育科学研究的总体规划,依法管理人口和计划生育技术服务工作,依法公布有关计划生育科学研究、技术服务重要信息,负责计划生育统计、信息分析工作,研究和依法规范计划生育药具管理制度。⑦制定人口和计划生育宣传教育工作规划,组织开展人口和计划生育宣传教育工作。⑧推动实施计划生育的生殖健康促进计划,提高人口素质,协同有关部门降低出生缺陷人口数量。⑨组织实施人口和计划生育系统人才教育培训规划,指导人口和计划生育公共服务网络体系建设,指导计划生育协会的业务工作。

2. 食品药品监督管理机关 是我国专门开展食品药品监督管理的机关。根据《中华人民共和国药品管理法》《中华人民共和国食品安全法》等法律的规定,各级食品药品监督管理机关的主要职责有:①制定药品、医疗器械、化妆品和消费环节食品安全监督管理的政策、规划。②负责食品生产、经营、消费环节的安全监督管理,制定生产、经营和消费环节食品安全管理规范并监督实施,开展生产、经营和消费环节食品安全状况调查和监测工作。③负责化妆品卫生许可、卫生监督管理和有关化妆品的审批工作。④负责药品、医疗器械行政监督和技术监督,负责制定药品和医疗器械研制、生产、流通、使用方面的质量管理规范并监督实施。⑤负责药品、医疗器械注册和监督管理,组织开展药品不良反应和医疗器械不良事件监测,负责药品、医疗器械再评价和淘汰,组织实施处方药和非处方药分类管理制度。⑥制定中药、民族药监督管理规范并组织实施,拟订中药、民族药质量标准,组织制定中药材生产质量管理规范、中药饮片炮制规范并监督实施,组织实施中药品种保护制度。⑦监督管理药品、医疗器械质量安全,监督管理放射性药品、麻醉药品、毒性药品及精神药品,发布药品、医疗器械质量安全信息。⑧组织查处消费环节食品安全和药品、医疗器械、化妆品等的研制、生产、流通、使用方面的违法行为。⑨指导地方食品药品有关方面的监督管理、应急、稽查和信息化建设工作。⑩拟订并完善执业药师资格准入制度,指导监督执业药师注册工作等。

第十二届全国人民代表大会第一次会议审议批准了《国务院机构改革和职能转变方案》(国发〔2013〕14号),依据该方案国务院设立了直属机构食品药品监督管理总局(正部级),其职能新增加了原《中华人民共和国食品安全法》赋予质量监督和检验检疫机关与工商行政管理机关相关食品安全监管的职责。

3. 中医药管理机关 国家中医药管理局及地方各级人民政府中医药管理机关是各级政府管理中医药行业的国家机关,其中国家中医药管理局隶属于国家卫生和计划生育委员会,地方各级中医药管理机关或独立设置,或隶属于地方各级卫生行政机关。

各级中医药管理机关根据我国卫生法律规定,主要职责有:①制定中医药和民族医药事业发展的规划、政策和相关标准,起草有关法律法规和部门规章。②承担中医医疗、预防、保健、康复及临床用药等的监督管理责任。③负责监督和协调医疗、研究机构的中西医结合工作,拟订有关管理规范和技术标准。④负责指导民族医药的理论、医术、药物的发掘、整理、总结和提高工作,拟订民族医医疗机构管理规范和技术标准并监督执行。⑤组织开展中药资源普查,促进中药资源的保护、开发和合理利用。⑥组织拟订中医药人才发展规划,会同有关部门拟订中医药专业技术人员资格标准并组织实施。⑦拟订和组织实施中医药科学研究、技术开发规划,指导中医药科研条件和能力建设,管理国家重点中医药科研项目,促进中医药科技成果的转化、应用和推广。⑧保护濒临消亡的中医诊疗技术和中药生产加工技术,提出保护中医非物质文化遗产的建议,推动中医药防病、治病知识普及等。

4. **质量监督和检验检疫机关** 国家质量监督检验检疫总局(简称国家质检总局)是主管全国质量、计量、出入境商品检验、出入境卫生检疫、出入境动植物检疫、进出口食品安全和认证认可、标准化等工作,并行使行政执法职能的直属机构。该机构几经变迁,其前身为国家计量局,后历经国家标准计量局、国家标准总局、国家计量总局、国家技术监督局等,职能也不断调整。目前的国家质检总局是在 2001 年 4 月,为适应加入世界贸易组织的需要,由原国家出入境检验检疫局和原国家质量技术监督局合并组建的,是国务院的直属机构,其所属出入境检验检疫局的性质和职责不变。国家质检总局内设质量管理司、计量司、通关业务司、卫生检疫监管司、动植物检疫监管司、检验监管司、进出口食品安全局、食品生产监管司等 19 个司。

(1)各级出入境检验检疫机构的职责:出入境检验检疫是国家各级质检机构的重要职责,为履行出入境检验检疫职能,国家质检总局在全国 31 省(自治区、直辖市)共设有 35 个直属出入境检验检疫局,海陆空口岸和货物集散地设有近 300 个分支局和 200 多个办事处,共有检验检疫人员 3 万余人。质检总局对出入境检验检疫机构实施垂直管理。

国家各级出入境检验检疫局根据《国境卫生检疫法》及其《实施条例》,负责在我国口岸对入出境人员、交通工具、集装箱、货物、行李、邮包、尸体骸骨、特殊物品等实施卫生检疫查验、传染病监测、卫生监督和卫生处理,促进国家对外开放政策的实施,防止传染病的传入和传出,保证出入境人员的健康卫生。

(2)各级质量技术监督机构的职责:为履行质量技术监督职责,国家质检总局在全国共设有 31 个省(自治区、直辖市)质量技术监督局,并下设 2800 多个行政管理部门,共有质量技术监督人员 18 万余人。质检总局对省(自治区、直辖市)质量技术监督机构实行业务领导。根据《中华人民共和国食品安全法》的规定,国家各级质量技术监督机构组织实施国内食品生产许可、强制

笔记

检验等食品质量安全准入制度,负责国组织实施国内食品生产加工环节质量安全卫生监督管理,负责调查处理国内食品生产加工环节的食品安全重大事故。

5. 国家安全生产监督管理机关 国家安全生产监督管理总局的前身为成立于1999年的国家煤矿安全监察局,是国家经贸委管理的负责煤矿安全监察的行政执法机构,承担现由国家经贸委负责的煤矿安全监察职能。2001年2月,经国务院批准组建国家安全生产监督管理局,与国家煤矿安全监察局一个机构两块牌子。2003年,国家安全生产总局从经贸委独立出来成为国务院直属的国家局;2005年,我国成立了正部级的国务院直属机构—国家安全生产监督管理总局(国家安监总局),而国家煤炭安全监察局成为由国家安监总局实行部门管理的国家局。安监局在中央一级称国家安全生产监督管理总局(国家安监总局),省级设有安全生产监督管理局,地级和县级也设有安全生产监督管理局(有的地区设办事机构)。

2011年12月31日,第十一届全国人民代表大会常务委员会第二十四次会议通过了全国人民代表大会常务委员会关于修改《中华人民共和国职业病防治法》的决定,根据该决定,对职业病防治的职责进行了调整。职能调整后,原卫生部负责起草职业卫生法律法规草案,拟订职业卫生标准,规范职业病的预防、保健、检查和救治,负责职业卫生技术服务机构资质认定和职业卫生评价及化学品毒性鉴定工作。国家安全生产监督管理总局、国家煤矿安全监察局负责作业场所职业卫生的监督检查工作,负责职业卫生安全许可证的颁发管理,组织查处职业危害事故和有关违法违规行为。原卫生部、国家安全生产监督管理总局、国家煤矿安全监察局按照职责分工,建立完善协调机制,加强配合,共同做好相关工作。

国家及各级安全生产监督管理局在职业病防治方面的主要职责有:①依法监督检查工矿商贸作业场所职业卫生情况;②按照职责分工,拟订作业场所职业卫生有关执法规章和标准;③组织查处职业危害事故和违法违规行为;④承担职业卫生安全许可证的颁发管理工作;⑤组织指导并监督检查有关职业安全培训工作;⑥组织指导职业危害申报工作;⑦参与职业危害事故应急救援工作等。

6. 国家工商行政管理机关 国家工商行政管理总局是国务院直属职能机构,负责组织、指导、协调全国工商行政管理工作,省、自治区、直辖市工商行政管理局是同级人民政府的职能机构,负责组织、指导、协调本行政辖区内的工商行政管理工作,对同级人民政府负责并报告工作,其业务工作接受国家工商行政管理局监督与指导;市(地、州)、县(县级市、区、旗)工商行政管理局,是同级人民政府的职能机构,负责本行政辖区内的工商行政管理工作,对同级人民政府和上一级工商行政管理局负责并报告工作,业务工作接受上级工商行政管理局指导。

我国现行主要卫生法律、法规设定的卫生监督机关设置情况见表4-1。

表4-1 我国现行主要卫生法律、法规设定的卫生监督机关设置情况

法律法规名称	制定机关	通过/修订时间	实施时间	法律法规规定的卫生监督机关	目前行使监督职能的机关
国境卫生检疫法	全国人大常委会	1986-12-02	1987-05-01	国境卫生检疫机关	质量监督和检验检疫机关
母婴保健法	全国人大常委会	1994-10-27	1995-06-01	卫生行政	卫生行政
献血法	全国人大常委会	1997-12-29	1998-10-01	卫生行政	卫生行政
执业医师法	全国人大常委会	1998-06-26	1999-05-01	卫生行政	卫生行政
药品管理法	全国人大常委会	2001-02-28修订	2001-12-01	药品监督管理	食品药品监督管理
职业病防治法	全国人大常委会	2011-12-31修订	2011-12-31	安全生产监督管理、卫生行政、劳动保障	安全生产监督管理、卫生行政、劳动保障
人口与计划生育法	全国人大常委会	2001-12-29	2002-09-01	人口和计划生育	卫生行政
传染病防治法	全国人大常委会	2004-08-28修订	2004-12-01	卫生行政	卫生行政
食品安全法	全国人大常委会	2009-02-28	2009-06-01	质量监督和检验检疫、卫生行政、食品药品监督、工商行政	质量监督和检验检疫、卫生行政、食品药品监督、工商行政
精神卫生法	全国人大常委会	2012-10-26	2013-05-01	卫生行政	卫生行政
医疗机构管理条例	国务院	1994-2-26	1994-09-01	卫生行政	卫生行政
医疗事故管理条例	国务院	2002-02-20	2002-09-01	卫生行政	卫生行政
公共场所卫生管理条例	国务院	1987-04-01	1987-04-01	卫生防疫站	卫生行政
学校卫生工作条例	国务院	1990-04-25	1990-06-04	卫生行政、教育行政	卫生行政、教育行政
尘肺病防治条例	国务院	1987-12-03	1987-12-03	卫生行政、劳动部门	卫生行政、劳动部门
护士条例	国务院	2008-01-23	2008-05-12	卫生行政	卫生行政
中医药条例	国务院	2003-04-02	2003-10-01	中医药管理部门	中医药管理部门

笔记

续表

法律法规名称	制定机关	通过/修订时间	实施时间	法律法规规定的卫生监督机关	目前行使监督职能的机关
放射性同位素与射线装置安全和防护条例	国务院	2005-08-31	2005-12-01	公安、卫生、环境保护	公安、卫生、环境保护
医疗器械监督管理条例	国务院	1999-12-28	2000-04-01	药品监督管理	食品药品监督管理
化妆品卫生监督条例	国务院	1989-11-13	1990-01-01	卫生行政	食品药品监督管理

二、法律、法规授权组织

（一）法律、法规授权组织的概念、特点

法律、法规授权组织（organization authorized by laws and regulations）是指依法律、法规授权而能够以自己的名义行使特定行政职能的行政机关以外的社会组织。一般来说，卫生监督职能是国家行政管理职能的一种，属于国家行政管理的一部分，国家卫生立法一般将相应的卫生监督职权授予国家行政机关。在我国的卫生立法中，因考虑到各种因素，有的卫生法律、法规也将特定的卫生监督权授权于国家卫生监督机关以外的社会组织。法律、法规授权的组织在授权范围内以自己的名义从事卫生监督管理活动，是卫生监督主体。法律、法规授权组织不同于卫生监督机关，也不同于受委托组织，概括下来就有以下三个特点：

1. 法律、法规授权组织是非国家机关的组织　法律、法规授权组织不同于行政机关，不具有国家机关的地位。它们只有在行使卫生法律、法规所授卫生监督职能时，才享有国家特定的卫生监督管理权和承担相应的行政法律责任，在非行使法律、法规授权时，它们只是一般的社会组织。

2. 法律、法规授权组织行使的是特定的卫生监督管理职能而非一般的卫生管理职能　所谓"特定的卫生监督管理职能"，即限于相应的卫生法律、法规明确规定的某项具体的卫生监督职能或某种具体事项，其范围通常是很狭窄的、有限度的。国家（卫生）行政机关则行使国家的一般（卫生）行政职能，不限于某种具体领域或某种具体事项。

3. 法律、法规授权组织的职权为具体的卫生法律、法规所授，而非行政组织法所授　具体的卫生法律、法规对相应组织的授权一般是特定的，而且是有期限的，通常限于办理某一具体的卫生监督管理的行政事务，该卫生行政管理事务的完成，相应授权即告结束。行政组织法对行政机关的授权则具有相对稳定性，只要该行政机关存在，它就一直行使所授职权。

笔记

（二）法律、法规授权组织的条件、范围

目前，法律没有明确规定法律、法规授权组织应当具备的条件，但根据行政法的基本原则和一般法理，法律、法规授权组织应当具备以下条件：①被授权组织应于所授权行使的卫生监督管理职能无利害关系；②被授权组织应具备了解和掌握与所行使卫生监督管理职能有关的卫生法律、法规和有关技术知识的工作人员；③被授权组织应具备所授卫生监督管理职能所需要的基本设备和条件；④对于某些特别行政职能，被授权组织还应当具备某些特别的条件，如保密、安全、技术、经验以及工作人员的特殊素质要求等。

至于被授权组织的范围，在实践中是相当广泛的，而且不是固定不变的。根据我国现行卫生法律、法规的授权情况，大致有以下两类。

1. 社会组织、团体　社会组织、团体是各种各样的，如工会、共青团、妇联、医学会、医师协会、残疾人联合会等。社会组织、团体虽然不是行政机关，不属于行政系统，但是卫生法律、法规可能授予它们行使某些卫生管理的职能，如医师协会、医学会等，它们往往依照卫生法律、法规的授权管理本行业广泛的行政事务。如《医疗事故处理条例》将医疗事故的鉴定权授予医学会。在国外，医师协会不仅行使确认医师资格、颁发证照的职权，而且可对组织成员的执业违法行为实施处罚、制裁等。

2. 企事业单位　企事业单位主要是行政管理相对人，但在特定情况下，卫生法律、法规也可以授权其行使一定的卫生行政管理职能，使其成为卫生监督主体。1987年国务院制定的《公共场所卫生管理条例》将公共场所卫生监督管理权授予了各级卫生防疫站。卫生防疫站是从事疾病预防控制的事业单位，而非国家机关，卫生防疫站在依法行使公共场所的卫生监督管理权时，属于法律、法规的授权组织。

此外，鉴于我国的国情，一些部门、企业（铁路、民航等交通部门）在卫生法律、法规的授权下设立卫生机构，依法从事本系统的卫生监督工作，这些卫生机构基于卫生法律、法规的授权，拥有特定的卫生监督管理权，成为卫生监督主体，也是构成我国卫生监督体系的组成部分之一。

（三）法律、法规授权组织的法律地位

法律、法规授权组织的法律地位体现在3个方面：①被授权组织在行使法律、法规所授卫生监督权时，享有与卫生监督机关相同的卫生监督主体地位；②被授权组织以自己的名义行使卫生法律、法规所授职权，并由其本身就行使职权的行为对外承担法律责任；③被授权组织在执行其本身的职能（非行政职能）时，不享有行政权，不具有卫生监督主体的地位。

三、卫生监督主体的相互关系

卫生监督主体在行使卫生监督职权的过程中，相互之间会产生一定的关系。卫生监督主体之间的关系，一般可以分为两种类型。

（一）纵向关系

纵向关系是指以行政隶属关系为基础的卫生监督主体之间的关系，这类关

笔记

系又可分为领导关系和指导关系。领导关系是一种命令与服从关系,作为领导机关对被领导的机关享有命令权、指挥权和监督权。同级人民政府与其职能部门之间的关系为领导关系,如人民政府与同级卫生行政机关之间的关系。作为卫生监督机关,卫生行政机关是同级人民政府的职能部门,受同级人民政府的领导。这种领导关系只是对被领导机关的命令、指挥和监督,但并不能取代后者直接实施具体卫生行政行为。

指导关系则是指双方存在的一种业务指导和监督关系,一方对另一方没有直接命令指导权。一般来说,上下级卫生监督机关是行政指导关系,如省级卫生监督机关与地(市)级卫生监督机关、地(市)级卫生监督机关与县级卫生监督机关之间的关系。作为指导的上级卫生监督机关对被指导的下级卫生监督机关有指导权,但没有命令权、指挥权。上级卫生监督机关对下级卫生监督机关及其所属机构的各项工作有责任进行政策和业务上的指导、监督、检查和帮助。同样,这种指导关系也存在于政府卫生行政部门与其他部门的卫生行政机关之间。当然,也有少数上下级卫生监督机关之间是领导关系,如国家质检总局对出入境检验检疫机构实施垂直管理。

(二)横向关系

这是指无隶属关系的卫生监督机关之间的关系,它包括同级卫生监督主体之间和不同级且不同管理事项的卫生监督主体之间的关系。横向的卫生监督主体之间具有互相配合与协助的关系,而不存在领导或指导的关系。因为卫生监督的目的都是为了保护人体健康和维护社会卫生安全,因此需要互相配合和支持,当一方在执行公务中需要另一方的协助时,另一方没有拒绝的权利。

(三)监督主体之间的权属争议及其处理

监督主体之间的权属争议是指监督主体之间因履行卫生监督管理的职能而发生的各种行政争议。权属争议的实质在于卫生监督管理权限的争议。争议的基本类型有两种,一种是积极的权限争议,即都认为自己对某种事务有管辖权,从而发生职权冲突;另一种是消极的权属争议,即都认为自己对某种事务没有管辖权,从而出现管辖上的"真空"。

我国卫生法律、法规对不同的卫生监督主体的职权做了不同的分工和限制。一是纵向限制:按级别划分管辖权限,明确由行政隶属关系的上下级卫生监督主体之间的职责分工和关系,上下级卫生监督主体之间不能越权。二是横向限制:按卫生监督的对象和地域管辖范围划分同级卫生监督主体之间的职责权限,如按照公共场所、药品、食品、人口与计划生育等不同的监督对象确定不同的卫生监督主体;按地域管辖范围划分为不同地区的同级卫生监督主体之间的分工。尽管如此,由于我国卫生立法不尽完善,对卫生监督职能的划分存在疏漏、重复、模糊,使卫生监督主体上下级、同级之间的职能分工不明确,还由于经济利益及其他因素的影响,卫生监督主体上下级之间、同级之间不可避免地会产生权属之争。

卫生监督主体之间的权属争议,由行政机关自己解决,不由司法机关裁决。

笔记

我国处理内部行政争议的方式主要有两种：①纵向关系中的争议。争议双方都应该向各自所属的政府报告，由双方政府处理。双方政府意见分歧时，被领导机关有权越级向上级行政机关报告，但在上级做出处理前，必须服从领导机关的决定。②横向关系中的争议。争议双方各自向自己的领导机关报告，最终由共同上级领导机关裁决。

第三节　卫生监督主体相关组织和个人

在卫生法律关系中，会出现一些人或组织，他们并非卫生监督法律关系相对人，亦非卫生监督主体。但卫生监督主体的监督行为需要通过他们去完成或协助完成，他们与卫生监督主体之间存在不可分离的或密切的联系，这种组织和个人主要是受委托组织、相关卫生监督人员如卫生监督员、食品药品监督员、安全生产监察员、工商行政执法人员等。

一、受委托组织

（一）概念

受委托组织（organization bailed by administrative organ）是指接受卫生监督主体的委托而行使委托机关委托的特定卫生监督职能的组织。

卫生监督职权一般由卫生行政机关或法律、法规授权组织行使，但在某些情况下，行使卫生监督职权的卫生监督行政机关可以依法将其卫生监督职权的一部分或全部委托给有关组织，由该受委托组织在委托权限内以委托行政机关的名义实施行政活动，从而使受委托组织作为一种"不能以自己的名义行使卫生监督职权的主体"而出现。受委托组织与卫生监督主体相比较，具有以下特点。

1. 受委托组织是从事非国家职能性质活动的组织　受委托组织不是卫生监督机关或其他国家机关，他们的基本职能不是行使国家的卫生监督职权或其他国家职权，而是从事其他非国家职能性质的活动，如生产活动、经营活动、教学活动、科研活动等。但卫生监督行政机关基于实现卫生监督管理职能的需要，在缺乏相应的人力、物力的情况下，通常将特定的卫生监督管理权委托给一定的社会组织行使。在卫生监督实践中，医疗机构、卫生事业单位、医学社会团体等组织，是卫生监督活动中最常见的受委托组织。

2. 受委托组织仅能根据委托行使一定的卫生监督职权，而不能行使一般的卫生监督权　"一定的卫生监督职权"是指卫生监督机关委托其行使的是某种特定的卫生监督权，并且依据法律该职权是允许委托其他组织行使的。有些卫生监督职权，根据法律是不允许委托非行政机关的组织行使的，如对卫生行政相对人的行政强制措施权等。

3. 受委托组织行使受委托事项的卫生监督职权时，对外不承担法律责任的组织　受委托组织行使一定的卫生监督职权是基于卫生监督机关的委托，而非基于卫生法律、法规的授权。因此，其行使职权是以委托监督机关的名义，而不是以被委托组织自己的名义进行，其行为对外的法律责任也不是由其自身承担，而是由委托的卫生监督行政机关来承担。

（二）委托的有效条件

一个社会组织能否代表卫生监督主体具体实施卫生监督管理活动，同时取决于两个条件，一是卫生监督主体委托的合法性、有效性；二是受委托组织自身应具备同受委托事项相应的条件。否则，受委托组织代行卫生监督主体的职权，对于委托行政机关和受委托组织以及行政相对人都应是无效的。

1. 卫生监督机关委托的有效条件　卫生监督机关委托其他组织行使卫生监督职权的，应当符合下列条件或规则：①必须依法委托。委托必须依照法律、法规的规定进行，当法律、法规没有规定卫生监督机关可以委托时，卫生监督机关不得自行决定委托。这是因为卫生监督职权是一种行政职权，具有不可自由处分性，卫生监督机关不能自由处分其卫生监督权，否则就是无法律、法规依据的委托，而应当归于无效。②委托事项必须属于委托卫生监督机关职权范围内的事项。卫生监督机关不得委托超过自身权限范围的事项，受委托组织也必须在委托的权限范围内以委托行政机关的名义实施行政活动。③委托确有必要。即卫生监督机关须根据卫生监督管理的需求做出委托，如卫生监督机关因人员不足、地理因素、物资条件等因素的限制而不宜直接行使卫生监督权的，才有必要予以委托。④委托的事项范围必须明确并受到限制。如行政处罚权的委托一般应限于形式简单、强度较弱的处罚，处罚方式应当为小额罚款（如50元以下的罚款）和警告处罚；有关人身、资格及数额较大的财产处罚则不宜委托。⑤委托应当以书面形式进行。除紧急情形可以口头形式委托外，一般情况下委托都要以书面形式进行，并要根据其管辖范围以书面形式向社会公开。

2. 受委托组织应具备的条件　受委托组织的条件与要求通常应由具体的法律、法规所规定。我国除《行政处罚法》外，其他卫生法律、法规还没有明确规定受委托组织应当具备的条件和要求。但一般来说，受委托组织要较好地完成委托的卫生监督的职能，必须具备以下条件和要求：①受委托组织必须是依法成立的，有独立的组织机构、章程和固定的办公场所的正式的企事业单位、群众组织或社会团体。对于受委托实施行政处罚的组织，根据《行政处罚法》的规定，必须是依法成立从事公共事务管理的事业组织。②受委托组织中应当有熟悉有关卫生法律、法规和业务的正式人员，有相应能力和素质行使所委托的卫生监督权。③受委托组织应是一种公益性的组织而不能以营利为目的或具有私益性质的企业。如实施卫生行政处罚的受委托组织必须是"依法成立的管理公共事务的事业组织"。④所委托的卫生监督的事项需要具备一定的技术条件才能完成的，该受委托组织应具有相应的技术检查或者技术鉴定等条件。⑤受委托组织不得再委托。受委托组织不得再委托其他组织或个人实施行政活动。如《行政处罚法》第18条规定，受委托组织不得再委托其他任何组织或者个人实施行政处罚。

（三）受委托组织的权利与义务

1. 受委托组织的主要权利　受委托组织在行使受委托的卫生监督事项时，

笔记

享有以下权利：①取得履行卫生监督管理职责所应有的权利、管理手段和工作条件；②依法行使被委托的职权和办理被委托的事项；③取得履行卫生监督管理所需要的经费和报酬；④请求有关行政机关协助排除其在履行职责中所遇到的障碍；⑤向委托行政机关提出变更委托范围和改进卫生监督管理的建议。

2. 受委托组织的主要义务　受委托组织在行使受委托的卫生监督事项时，应当履行以下义务：①在委托行政机关委托范围内以委托机关的名义行使卫生监督权，不超越委托权限；②依法办事，不徇私舞弊、以权谋私；③接受委托行政机关的监督、指导，向委托行政机关请示、汇报和报告工作；④认真履行被委托的职责，热情为相对人服务，听取相对人的意见，接受相对人的监督。

（四）受委托组织与法律、法规授权组织的区别

受委托组织与法律、法规授权组织，虽然都是行使一定被转让的卫生监督职权，但他们具有许多明显的区别（表4-2）。

表4-2　受委托组织与法律、法规授权组织的区别

	受委托组织	法律、法规授权组织
职权来源	委托行为	直接授权
转移方式	委托代理关系	单方授权关系
行为后果归属	以委托机关的名义行使职权	以自己的名义行使职权并承担责任
法律地位	不具有独立法人资格	具有独立法律人格

受委托组织的产生及其卫生监督职权行使只能来源于卫生监督机关的委托行为；而被授权组织的产生及其卫生监督职权来源于卫生立法上的卫生法律、法规的直接授权。

受委托组织与委托卫生行政机关之间的是一种委托代理关系，卫生行政机关的委托一般需要征得受委托组织的同意，受委托组织并没有当然服从委托行政机关的义务（除非发生在有上下级隶属关系的上下级之间）；而被授权组织与授权者（特别是行政授权）之间则是一种单方的授权关系，被授权组织对授权机关的依法授权不得拒绝，授权也不需要被授权组织的同意为前提。

受委托组织在行使卫生监督职权时必须以委托卫生监督机关名义进行，其行为的后果归属于卫生监督机关；而被授权组织是以自己的名义独立地行使行政职权，并以自己的名义独立承担法律后果。

受委托组织对处于被管理者地位的公民、法人或其他组织而言，在卫生监督活动中不具有独立的法律人格。根据现行法律的规定，一旦发生复议或诉讼，只能由委托机关充当复议中的被申请人的行政诉讼的被告；被授权组织具有行政法上独立的法律人格，一旦发生行政复议和行政诉讼，可以以自己的名义充当复议被申请人和行政诉讼被告。

二、卫生监督人员

（一）卫生监督人员概述

我国现行卫生法律法规将卫生监督职权赋予或授予卫生行政机关、食品药

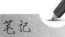
笔记

品监督管理机关、工商行政机关、质量监督检验检疫机关、安全生产监督管理机关、中医药管理机关。上述机关中卫生行政机关设立了专门的卫生监督员、食品药品监督管理机关设立了专门的食品药品监督员、安全生产监督管理机关设立了安全生产监察员，其他机关也设专门的行政执法人员来履行法律赋予或授予的各自职权。由于卫生行政机关与食品药品监督管理机关是专司卫生监督管理职能的机关，因此卫生监督员、食品药品监督员的招聘、使用、培训和管理等更能反映卫生监督特点。

（二）卫生监督员

1. 卫生监督员的概念 卫生监督员（health supervisor）是指通过资格考试，经依法聘任，在法定职责范围内履行卫生监督职能的卫生执法人员。卫生监督员具有 4 个特点：①卫生监督员是卫生监督机关的组成人员，是具体承担卫生监督工作任务的公民。卫生监督员与卫生监督机关是内容与形式的关系。卫生监督机关依赖于卫生监督员的存在而存在，卫生监督机关的职能通过卫生监督员的行为去实现，卫生监督员是卫生监督职能的具体承担者和履行者；卫生监督员也离不开卫生监督机关，离开了卫生监督机关，卫生监督员则成为一般公民，不再具有卫生监督员的身份。②卫生监督员是卫生监督机关中依法从事卫生监督执法任务的人员。卫生监督机关中并非所有的成员都是卫生监督员，只有在卫生监督机关依法从事卫生监督执法任务的人员才是卫生监督员。卫生监督机关中不是依法从事卫生监督执法任务的人员，如工勤人员等就不是卫生监督员。③卫生监督员必须通过资格考试，经依法聘任。实行卫生监督员资格考试制度，通过资格考试的，国家有关部门经过特别程序选拔和任命的人员才能成为卫生监督员。④卫生监督员的卫生监督行为是卫生监督主体的行政行为。卫生监督员只能以卫生监督机关或所在的组织名义从事卫生监督管理活动，而不能以个人的名义进行活动，行为所产生的后果由所在机关或组织承担。

卫生监督员是卫生监督职能的具体承担者和履行者，应当加强管理。原卫生部颁布的《卫生监督员管理办法》对卫生监督员的规范与管理起到了一定的作用。随着行政管理法制化的推进、卫生监督体制改革的深入，对卫生监督员的知识、技能、态度等提出了更高的要求。为提高卫生监督员依法行政的水平和能力，需要建立严格的卫生监督员考试制度、聘任制度、培训和考核制度、奖惩制度。

2. 卫生监督员的聘任与解聘

（1）卫生监督员的聘任：卫生监督员由县级以上人民政府卫生行政部门从通过卫生监督员资格考试的人员中择优聘任。由于卫生监督工作的技术性、法律性很强，卫生监督员应该有较严格的就职或从业条件。为了较好地完成国家委托的卫生监督执法的任务，聘任的卫生监督员应当具备以下几方面的条件：①卫生监督员必须年满 18 周岁，身体健康的中华人民共和国公民。②卫生监督员必须具有相关的专业知识。卫生监督学是一门科学技术性很强的学科，融医学、药学、卫生学、管理学、社会学、法学等自然科学、社会科学于一体。同时，卫生监督活动是一项严格的行政执法活动。因此，卫生监督员不仅需要掌握医学、药学、卫生学等学科知识，运用公共卫生、流行病学和卫生工程学等专业基本理论、技术和方法,认真做好卫生评价和管理工作,还必须具备法学、管理学和社会学知识,熟练掌握和运用我国的卫生法律、法规,做到知法、用法、宣传法,有法必依,执法必严,违法必究。③卫生监督员必须具备较高的政治素质。卫生监督员要加强政治思想教育,以邓小平理论为指导,从"三个代表"思想的高度,认识作为保护人体健康、保护社会公共卫生安全卫士的神圣职责,树立爱岗敬业、无私奉献的精神。④卫生监督员必须具备较高的职业道德素质。要加强职业道德教育,用"依法治国"的思想为指导,改进工作作风,既要严格执法,又要热情服务。

县级以上人民政府卫生行政部门聘任卫生监督员后,应报上一级人民政府卫生行政部门备案。国务院卫生行政部门为完成特定卫生监督任务可从全国聘任国家特派的卫生监督员。卫生行政部门应当对新聘任的卫生监督员进行上岗前培训,聘任机关应当组织新聘任的卫生监督员宣誓。

有以下情况之一者不得聘任为卫生监督员:①非在职人员;②专职实验室的检验人员;③因健康原因不能胜任卫生监督任务的人员;④省级人民政府卫生行政部门认为不宜担任卫生监督工作的人员。

(2)卫生监督员的解聘:卫生监督员有下列情形之一的,应予解聘:①离退休或调离卫生监督岗位的;②因为健康等原因不能坚持正常工作的;③年度考核不合格的;④受记大过以上行政处分的;⑤受治安管理行政处罚的;⑥受刑事处分的;⑦省级以上人民政府卫生行政部门认为不宜继续担任卫生监督员的其他情形。卫生监督员解聘由聘任机关办理解聘手续,收回其卫生监督员证件、证章、帽徽及其他卫生监督标志,并报上一级卫生行政部门备案。

3. 卫生监督员的职责与工作规范

(1)卫生监督员的职责:卫生监督员必须熟练掌握和运用与本职工作有关的各项法律、法规、规章、标准、技术规范和工作程序,根据卫生行政部门或相应卫生监督机构交付份额任务,履行以下卫生监督职责:①依法进行预防性和经常性卫生监督管理;②进行现场调查和监督记录,依法取证和索取有关资料;③进行现场采样,提出检测项目;④对违反卫生法律、法规的单位和个人依法进行处理;⑤宣传卫生法规和业务知识,指导、协助有关部门对有关人员进行卫生和药品知识培训;⑥完成卫生行政部门交付的其他任务。

(2)卫生监督员工作规范:为公正、公平执法,有效履行法律赋予的卫生监督职责,卫生监督员必须遵守以下工作规范:①遵纪守法,廉洁奉公,作风正派,实事求是;②忠于职守,有法必依,执法必严,违法必究;③风纪严谨,证件齐全,着装整齐,文明执法,恪守职业道德;④遵守监督执法程序、标准、规范和制度;⑤取证及时、完善,方法科学、手段合法;⑥执法文书书写规范,手续完备;⑦履行相关法律、法规规定的保密义务;⑧不与监督管理相对人建立经济关系,不担任监督管理相对人顾问或在监督管理相对人单位兼职;⑨遇有与监督管理相对人有直接利害关系或其他有碍公正执法情况时,应当回避。

4. 卫生监督员的培训、考核与奖惩

(1)卫生监督员的培训、考核:卫生监督员在聘任期间应当按照培训规划参

笔记

加培训,及时更新卫生监督执法知识与技能,不断提高卫生监督人员的综合素质,包括政治素质和业务素质。在聘任期间,还应当定期对卫生监督员进行考核,考核内容包括执法能力、工作成效和职业道德等。

(2)卫生监督员的奖惩:卫生行政部门应当对卫生监督工作中做出杰出成绩的卫生监督员进行表彰和奖励。卫生监督员有下列表现之一的,应当予以表彰和奖励:①忠于职守,积极工作,成绩显著的;②在卫生监督工作中秉公执法,作风正派,办事公道,起模范作用的;③对卫生监督工作提出改革建议被采纳,效果显著的;④处理案件有功,使国家和人民群众利益免受或者减少损失的;⑤在抢险、救灾、重大事件处理中作出重大贡献的;⑥有其他功绩的。

卫生监督员有贪污受贿、徇私枉法、隐瞒证据或伪造证据、滥用职权、玩忽职守、利用职权为自己和他人牟取私利等违法行为的,应当追究行政责任,给予行政处分;构成犯罪的,依法追究刑事责任。

卫生监督协管

为贯彻《国务院办公厅关于印发医药卫生体制五项重点改革 2011 年度主要工作安排的通知》(国办发〔2011〕8 号)的精神,进一步落实卫生部、财政部《关于作好 2011 年基本各个卫生服务项目工作的通知》(卫妇社发〔2011〕37 号)的要求,努力实现基本公共卫生服务均等化,推动基层卫生监督工作,有效维护广大人民群众的健康权益。2011 年起原卫生部开始在全国范围内开展卫生监督协管工作。

卫生监督协管:卫生监督协管指协助基层卫生监督机构开展巡查、信息收集、信息报告、协调违法行为调查,接受基层卫生监督机构的指导和管理。

卫生监督协管服务:卫生监督协管服务是政府免费提供的公共卫生产品,主要任务是由各城乡基层医疗卫生机构协助基层卫生监督机构开展食品安全、职业卫生、饮用水卫生、学校卫生、非法行医和非法采供血等方面的巡查、信息收集、信息报告并协助调查。目标是在基层医疗卫生机构开展卫生监督协管服务,充分利用三级公共卫生网络和基层医疗卫生机构的前哨作用,解决基层卫生监督相对薄弱的问题,从而进一步建成横向到边、纵向到底,覆盖城乡的卫生监督网络体系,及时发现违反卫生法律法规的行为,保障广大群众公共卫生安全。同时,通过对广大居民的宣传、教育,不断提高城乡基层群众健康知识和卫生法律政策的知晓率,提升人民群众食品安全风险和疾病防控意识,切实为广大群众提供卫生健康保障。

服务内容:①食品安全信息报告,发现或怀疑有食物中毒、食源性疾病、食品污染等对人体健康造成危害或可能造成危害的线索和事件,及时报告卫生监督机构并协助调查。②职业卫生咨询指导,在医疗服务过程中,发现从事接触或可能接触职业危害因素的服务对象,并对其开展针对性的职业病防治咨询、指导,对发现的可疑职业病患者向职业病诊断机构报告。③饮用水

笔记

卫生安全巡查,协助卫生监督机构对农村集中式供水、城市二次供水和学校供水进行巡查,协助开展饮用水水质抽检服务,发现异常情况及时报告;协助有关专业机构对供水单位从业人员开展业务培训。④学校卫生服务,协助卫生监督机构定期对学校传染病防控开展巡访,发现问题隐患及时报告;指导学校设立卫生宣传栏,协助开展学生健康教育。协助有关专业机构对校医(保健教师)开展业务培训。⑤非法行医和非法采供血信息报告,定期对辖区内非法行医、非法采供血开展巡访,发现相关信息及时向卫生监督机构报告。

卫生监督协管工作进展:截至 2012 年 11 月 30 日全国 32 个省级单位中全部开展了卫生监督协管工作,3055 个县(市)级单位中 2506 的单位(占82.03%)开展了卫生监督协管,全国共聘任了 156 722 名卫生监督协管员,其中专职卫生监督协管员 19 353 名。

本 章 小 结

卫生监督主体是享有国家卫生监督权力,能以自己的名义从事卫生监督活动,并对行为后果独立承担法律责任的组织。本章阐述了卫生监督主体的概念、特征,各类卫生监督机关和法律法规授权组织,并对卫生监督主体相关组织和个人进行了介绍。

关键术语

卫生监督主体　health supervision subject

卫生监督机关　health supervision organ

法律、法规授权组织　organization authorized by laws and regulations

受委托组织　organization bailed by administrative organ

卫生监督员　health supervisor

思考题

1. 什么是卫生监督主体?

2. 我国的卫生监督主体有哪些?其法律地位如何?

3. 我国的卫生监督人员有哪些?

(陈　刚　复旦大学公共卫生学院)

笔记

第五章

卫生监督依据

学习目标

通过本章的学习,你应该能够:

掌握 卫生监督法律依据的概念及形式、卫生监督法律依据的效力等级及一般原则。

熟悉 卫生监督证据的概念和种类。

了解 卫生标准的概念、特征及作用。

章前案例

2005年8月1日,某市卫生执法监督所接群众举报后,指派两名执法人员到位于该市市中区大西街的某药业永久连锁店进行监督检查,当场制作了现场检查笔录:①该药店不能出示《医疗机构执业许可证》;②在该药店为病员作穿刺的粟某不能出示"医师资格证书"和"医师执业证书";③该药店内有一病人正在输液;④该药店使用后的注射器、输液管等与生活垃圾盛于同一塑料桶内。根据群众举报和现场检查的情况,8月2日立案调查。执法人员分别对该药店从业人员粟某及与案件有关人员作了询问笔录及相关证件的收集。

卫生监督依据(basis of health supervision)是指卫生监督行为借以成立的根据。卫生监督在某种意义上讲,就是卫生监督主体把卫生法律规范适用于社会生活的卫生及相关领域,依法处理具体卫生行政事务的行政执法行为。作为一种行政执法行为,卫生监督必须以事实为依据、以法律为准绳。具体讲卫生监督必须依法进行,以国家的卫生法律法规作为依据。由于卫生监督的科学技术性特点,卫生监督主体在卫生监督中必须遵循卫生技术规范。此外,卫生监督还必须有事实依据,即卫生监督行为的作出必须有充分的证据,在事实清楚、证据确凿的基础上作出。

第一节 卫生监督的法律依据

一、卫生监督法律依据的概念

卫生监督的法律依据(legislative authority of health supervision)是指卫生监

督主体的卫生监督行为成立的法律根据。依法行政是行政行为应遵循的基本原则,卫生监督主体在卫生监督过程中,应当遵循我国颁布的所有的法律规范。《宪法》第 5 条规定:要维护社会主义法制的统一和尊严。一切国家机关和武装力量、各政党和各社会团体、各企业事业组织都必须遵守宪法和法律。一切违反宪法和法律的行为,必须予以追究。可见依法治国成为治国的基本方略,卫生监督必须依法进行。卫生监督主体所依据的法律主要是我国的卫生法。卫生法是指由国家制定或认可,并由国家强制力保证实施的,在保护人体健康活动中具有普遍约束力的社会规范的总和。卫生法是国家法律体系中的一个重要组成部分,是依法治国中不可缺少的一环。

二、卫生监督法律依据的形式

我国卫生监督法律依据有具体表现形式。不同表现形式的卫生监督法律依据,由不同的国家机关制定,在我国卫生法律体系中的地位不同,具有不同法律效力。我国卫生监督法律依据的形式主要有以下几种:

(一)宪法中有关卫生的规定

宪法(constitution)是我国的根本大法,它是由我国最高国家权力机关全国人民代表大会依照法定程序制定、颁布的,它规定了我国国家和社会生活中最基本、最重要的问题。在我国法律体系中,宪法具有最高的法律效力,是其他一切法律法规制定的依据。宪法明确了公民的健康权益,为医疗卫生事业发展指明了方向,不仅是我国卫生法的立法依据,同样也是我国卫生监督的法律依据。

我国现行宪法中有关卫生方面的法律规定主要有:第 21 条规定,国家发展医疗卫生事业,发展现代医药和我国传统医药,鼓励和支持农村集体经济组织、国家企事业组织和街道组织举办各种医疗卫生设施,开展群众性的卫生活动,保护人民健康。第 45 条规定,中华人民共和国公民在年老、疾病或者丧失劳动能力的情况下,有从国家和社会获得物质帮助的权利。国家发展公民享受这些权利所需要的社会保险、社会救济和医疗卫生事业。第 25 条规定,国家推行计划生育,使人口的增长同经济和社会发展计划相适应。第 49 条规定,夫妇双方有实行计划生育的义务。这些不仅是我国卫生立法的依据,也是我国卫生监督的法律依据。

(二)卫生法律

卫生法律(health law)是指由全国人民代表大会及其常务委员会依法制定的调整我国卫生法律关系的专门法律。它又可分为两种,由全国人民代表大会制定的卫生基本法律和由全国人民代表大会常务委员会制定的卫生法律。《立法法》第 7 条规定,全国人民代表大会和全国人民代表大会常务委员会行使国家立法权。全国人民代表大会制定和修改基本法律。全国人民代表大会常务委员会制定和修改除应当由全国人民代表大会制定的法律以外的其他法律;在全国人民代表大会闭会期间,对全国人民代表大会制定的法律进行部分补充和修改,但是不得同该法律的基本原则相抵触。

笔记

卫生基本法律是由全国人民代表大会制定的内容涉及我国卫生方面最基本问题的专门法律规范,其地位仅次于宪法。它是国家为保护人体健康而对全国卫生工作制定的综合性、系统性的规范性法律文件。其内容主要包括以下几个方面:①我国卫生工作的指导思想、基本原则和基本任务;②各级人民政府卫生行政部门和卫生监督机构的设置、职权、活动原则、法律责任;③对各类医疗保健、公共卫生、药品医疗器械等生产、经营、服务单位及其工作人员的管理制度和管理原则。

迄今为止,我国尚未制定卫生基本法,但随着我国卫生事业的发展,特别是依法治国方略写进宪法,为适应依法行政、依法监督的迫切要求,制定我国卫生基本法律已势在必行。全国人大有关部门已经将制定卫生基本法律列入议事日程,卫生和计划生育委员会正在积极组织卫生基本法律制定的调研工作。

卫生法律是由全国人民代表大会常务委员会制定的有关卫生方面的规范性法律文件。其制定不仅要以宪法为依据,而且内容不能违背卫生基本法的规定。卫生法律的法律效力低于卫生基本法。党的十一届三中全会以后,全国人大常委会加强了卫生方面的法律制定工作,到目前为止,我国卫生法律已有11部,即《传染病防治法》、《职业病防治法》、《国境卫生检疫法》、《食品安全法》、《药品管理法》、《执业医师法》、《母婴保健法》、《献血法》、《人口与计划生育法》、《红十字会法》以及《精神卫生法》。此外,无论是我国其他基本法律,如《刑法》、《民法通则》,还是基本法律以外的其他法律如《侵权责任法》等中有关卫生方面的条款,都是我国卫生监督的依据。

(三)卫生行政法规和卫生行政规章

1. 卫生行政法规(health administrative codes)　是指以宪法和卫生法律为依据,由国务院制定颁布的有关卫生方面的规范性法律文件。《立法法》第56条规定:国务院根据宪法和法律,制定行政法规。国务院是我国的最高行政机关,为了在全国范围内贯彻党的卫生工作方针和政策,执行我国的卫生法律,完成国家的卫生工作任务和卫生管理职能,国务院有权依照宪法和法律的规定,发布或批准发布专门的卫生行政法规,其法律效力低于卫生基本法和卫生法律。至今,国务院已颁布了近40部卫生行政法规,如《医疗机构管理条例》、《公共场所卫生管理条例》、《突发公共卫生事件应急条例》、《精神药品管理办法》、《护士条例》、《乡村医生从业管理条例》、《人体器官移植条例》等。卫生行政法规其法律效力低于法律。

2. 卫生行政规章(health regulation)　是由国务院卫生行政部门、承担医药卫生管理职能的其他部门如国家食品药品监督管理总局等机关在其权限内制定发布的有关卫生方面的规范性法律文件。它是卫生法律和法规的补充。《立法法》第71条规定国务院各部、委员会、中国人民银行、审计署和具有行政管理职能的直属机构,可以根据法律和国务院的行政法规、决定、命令,在本部门的权限范围内,制定规章。部门规章规定的事项应当属于执行法律或者国务院的行政法规、决定、命令的事项。《立法法》第72条规定涉及两个以上国务院部门职权范围的事项,应当提请国务院制定行政法规或者由国务院有关部门联合制定规章。

据此部门规章从制定的程序和发布的形式看有两种类型：第一种是卫生和计划生育委员会（原卫生部）制定发布的；第二种是由卫生计生委与其他部门联合制定发布的。卫生和计划生育委员会、食品药品监督管理总局等卫生监督主体是国务院的行政部门，按照宪法的规定，卫生和计划生育委员会等部委有权根据法律和国务院的卫生行政法规、行政决定和命令，在本部的权限内制定卫生行政规章。卫生行政规章的法律地位和法律效力低于宪法、卫生法律和卫生行政法规。到目前为止，仅原卫生部就已发布了 200 多个部门规章，如《中华人民共和国药品管理法实施办法》、《卫生行政执法处罚文书规范》等。此外，原卫生部还发布了大量的部门规范性文件，内容覆盖了卫生管理的各个领域，卫生法律体系初步建成。卫生行政法规和卫生行政规章是我国卫生监督执法中数量最多的依据。

（四）地方性卫生法规和地方性卫生规章

1. 地方性卫生法规（place health regulation）　是指省、自治区、直辖市以及省会所在地的市或经国务院批准的较大的市人大及其常委会根据国家授权或为贯彻执行国家法律，结合当地实际情况，依法制定和批准的有关医疗卫生方面的规范性文件。地方性卫生法规可在本行政区域内发生法律效力。为了保证卫生法律的实施，或者是在我国制定全国统一的卫生法律时机尚不成熟的领域，各地方权力机关已经制定了大量的地方性卫生法规，如《上海市艾滋病防治办法》、《黑龙江省发展中医条例》、《江苏省职业病防治条例》、《深圳经济特区人体器官捐赠移植条例》等。地方性卫生法规在推进本地方卫生事业的发展、为全国性卫生立法积累经验等方面具有重要的意义。

2. 地方性卫生规章　指省级或省会所在地的市或经国务院批准的较大的市人民政府，依法在其职权范围内制定、发布的本行政区域内卫生管理方面的规范性法律文件。地方性卫生规章仅在本地方有效，其法律效力低于宪法、卫生法律、卫生行政法规和地方性卫生法规，且不得同卫生和计划生育委员会制定的卫生规章相抵触。地方性卫生法规和地方性卫生规章是各地方卫生监督主体进行卫生监督执法的依据。

（五）国际卫生条约

国际卫生条约（international health treaty）是指我国与外国缔结或我国加入并生效的有关卫生方面的国际法规范性文件。国际卫生条约是国际卫生法的重要表现形式之一。根据我国宪法和法律的规定，国务院有权同外国缔结卫生条约和卫生协定，全国人大常委会有权决定同外国缔结卫生条约和卫生协定。卫生国际条约和协定虽然不属于我国国内法的范畴，但其一旦生效，除我国声明保留的条款外，也与我国国内法一样对我国国家机关和公民具有约束力。为了加强国际间的往来与合作，保护人体健康，我国参加、签订了一系列的国际卫生条约，如 1985 年 6 月第六届全国人大常委会决定，我国加入经修正的联合国《1961年麻醉品单一公约》和《1971 年精神药品公约》，1979 年我国正式加入了《国际卫生条约》，这些国际卫生条约都是我国卫生监督的依据。

笔记

国际卫生法

国际卫生法（international health law），就是用以调整国家之间、类似国家的政治实体之间以及国际组织之间，在保护人体健康活动中所产生的权利义务关系，并且有法律拘束力的原则、规则和制度的总称。国际卫生法的渊源主要是各类国际卫生条约、协定和有关国际卫生法的宣言与决议。早在1851年，在巴黎举行的第一次国际卫生会议上，产生了第一个区域性的《国际卫生公约》，其目的是为了协调国际贸易及减轻战争带来的疾病而达成的国际检疫协议。第二次世界大战后，特别是1948年世界卫生组织成立后，为实现其"使全世界人民获得可能的最高水平的健康"，提出了一系列的国际公约、协定，使国际卫生法得到了迅速发展。目前，国际卫生法的内容已涉及公共卫生与疾病控制、临床医疗、职业卫生、人口和生殖健康、特殊人群健康保护、精神卫生、卫生资源、药物管理、食品卫生、传统医学等许多方面。我国已成为WHO和WTO的正式成员，必须遵守有关国际卫生法的规定，同时要根据国际卫生法的原则，维护我国人民的合法权益。

三、卫生监督法律依据的效力等级

任何一个国家都必须妥当安排各类法律之间的效力等级关系，明确各类法律的位阶，同时还必须设置一定的机制以解决法律之间的效力冲突，卫生法的效力等级也如此，卫生监督中应把握效力等级的规则。

（一）卫生法的效力层次的一般规则

卫生法的效力层次的一般规则是指不同等级的主体制定的卫生法有不同的法的效力，等级高的主体制定的卫生法，效力自然高于等级低的主体制定的卫生法。根据我国宪法和立法法的有关规定，宪法是具有最高法律效力的根本大法，宪法中有关卫生的规定，在我国卫生法律体系中位于卫生法的效力层次的最高层，即宪法至上原则。其他的依次是卫生法律、卫生行政法规、地方性卫生法规、政府规章等，都不能与宪法相抵触，它们由不同级别的制定主体制定，因而具有不同的效力，形成一个法的效力等级体系。

在卫生法律体系中，法的效力层次要贯彻以下两个规则：①在整个卫生法的效力层次体系中，有关卫生的宪法规定是具有最高效力的，所有的其他卫生法的渊源的效力都要服从宪法、遵守宪法；②除宪法中有关卫生的规定的效力统摄所有卫生法的效力之外，法律效力的等级首先取决于其制定机关在国家机关体系中的地位，由不同机关制定的法律规范，效力等级也不同。除特别授权外，一般来说，制定机关的法律地位越高，法律规范的效力等级越高。上一级法的效力均高于下一级任何一种卫生法的效力。比如，卫生法律的效力高于卫生行政法规、地方性卫生法规、部门规章和政府规章的效力；卫生行政法规的效力则高于地方性卫生法规、部门规章和政府规章的效力；地方权力机关、地方政府制定的地方

笔记

性卫生法规、规章仅在所管辖行政区域内具有法律约束力；对于卫生自治条例、单行条例，我国法律没有规定它们不能与卫生行政法规以及卫生法律相抵触，但是，一般来讲它们也应以不违背卫生法律、法规为原则。当下级卫生法同上级卫生法相抵触时，就不能适用下级卫生法。这就是卫生法的效力层次的一般规则。

（二）卫生法的效力层次的特殊规则

卫生法的效力层次除要贯彻它的一般规则外，由于卫生法的复杂性，卫生法的效力层次存在着一些特殊规则。这些特殊规则有以下几点：

1. 特别法效力优于一般法　是针对当同一主体在某一卫生领域既有一般性立法，又有不同于一般立法的特殊立法时，适用的一个卫生法的效力层次的特殊规则，对于不同主体制定的法仍应坚持法的效力层次的一般规则。特别法一般针对特别人、特别事或特别地域而专门制定的，它的内容是一般法所没有涉及或一般法虽有涉及但较原则、笼统、抽象等，要对同一主体制定的法实行"特别法优于普通法"。在针对有关人、事、地区时，要适用特别的卫生法，而不适用一般的卫生法。

2. 新法优于旧法　是针对同一制定机关按照相同程序先后就同一领域的问题制定了两个卫生规范，有同等级别效力时所适用的规则。包括两种情况：一种是当新卫生法颁布后，旧卫生法被废止，失去效力，要适用新法；另一种是新的卫生法虽颁布，但旧的卫生法并未被废止，仍继续有效力，如果两部卫生法所涉及的内容有相同或相似性时，应适用新的卫生法。新卫生法的制定和颁布，都是由于旧的卫生法不能适应新的发展变化了的情况时，才制定和颁布新法。因此，新法在内容上肯定同旧法有极大差异，并且更加适应新的形势要求。这种情况下，就应适用新法。但这一规则仍不能适用于不同主体制定的不同等级的法的效力。

3. 法律文本优于法律解释　这一规则是针对卫生法律文本与法律解释之间的效力而言。我国一般认定，在效力等级同等情况下，法律解释与被解释的卫生法律具有同等的法的效力，这在法律解释符合卫生法律文本的情况下，是成立的。但是在法律解释实践中，常常出现法律解释与被解释的法律文本之间存在抵触，或者法律解释超越了解释权限、变成了新的"造法"活动时，应维护法律文本的效力。解释是否超越权限和解释是否同法律文本相抵触，都得结合具体解释实例，由有权部门（一般是制定主体）进行分析和裁定。

中华人民共和国立法法（节选）

第八十三条　同一机关制定的法律、行政法规、地方性法规、自治条例和单行条例、规章，特别规定与一般规定不一致的，适用特别规定；新的规定与旧的规定不一致的，适用新的规定。

第八十四条　法律、行政法规、地方性法规、自治条例和单行条例、规章不溯及既往，但为了更好地保护公民、法人和其他组织的权利和利益而作的特别规定除外。

笔记

第八十五条 法律之间对同一事项的新的一般规定与旧的特别规定不一致，不能确定如何适用时，由全国人民代表大会常务委员会裁决。

行政法规之间对同一事项的新的一般规定与旧的特别规定不一致，不能确定如何适用时，由国务院裁决。

第八十六条 地方性法规、规章之间不一致时，由有关机关依照下列规定的权限作出裁决：

（一）同一机关制定的新的一般规定与旧的特别规定不一致时，由制定机关裁决。

（二）地方性法规与部门规章之间对同一事项的规定不一致，不能确定如何适用时，由国务院提出意见，国务院认为应当适用地方性法规的，应当决定在该地方适用地方性法规的规定；认为应当适用部门规章的，应当提请全国人民代表大会常务委员会裁决。

（三）部门规章之间、部门规章与地方政府规章之间对同一事项的规定不一致时，由国务院裁决。

根据授权制定的法规与法律规定不一致、不能确定如何适用时，由全国人民代表大会常务委员会裁决。

第二节　卫生监督的技术依据

一、相关概念

1. 卫生监督技术依据（technical authority of health supervision） 是指卫生监督主体在实施卫生监督中遵照执行的技术法规。我国加入世贸组织以后，开始逐渐接受技术法规的概念。

2. 技术法规（technical regulation） 依据 WTO/TBT 协定附件 1 中界定，技术法规指规定强制执行的产品特性或其相关工艺和生产方法（包括适用的管理规定）的文件，以及规定适用于产品、工艺或生产方法的专门术语、符号、包装、标志或标签要求的文件。这些文件可以是国家法律、法规、规章，也可以是其他的规范性文件，以及经政府授权由非政府组织制定的技术规范、指南、准则等。通常包括国内技术法规和国外技术法规两种类别。我国技术法规的最主要表现形式：一是法律体系中与产品有关的法律、法规和规章；二是与产品有关的强制性标准、规程和规范。

3. 标准（standard） 根据《标准化基本术语》的定义，标准是指"对重复性事物和概念所做的统一规定。它以科学、技术和实践经验的综合成果为基础，经有关方面协商一致，由主管机关批准，以特定的形式发布，作为共同遵守的准则和依据"。

笔记

4. 技术规范（technical specification） 是规定产品、过程或服务应满足的技术要求的文件。适宜时，技术规范宜指明可以判定其要求是否得到满足的程序；技术规范可以是标准、标准的一个部分或与标准无关的文件。

5. 规程（code of practice） 是为设备、构件或产品的设计、制造、安装、维修或使用而推荐惯例和程序的文件。规程可以是标准、标准的一个部分或与标准无关的文件。

从以上概念可以看出，技术规范和规程可以是标准、或是标准的一部分，因此标准在技术依据中占重要地位，卫生标准在卫生技术法规中也不例外。

二、卫生标准的概念和特征

（一）概念

根据原卫生部 2006 年颁布的《卫生标准管理办法》，卫生标准（health standard）是指为实施国家卫生法律法规和有关卫生政策，保护人体健康，在预防医学和临床医学研究与实践的基础上，对涉及人体健康和医疗卫生服务事项制定的各类技术规定。

卫生标准是标准的重要组成部分，是国家标准化工作的重要内容。卫生标准既是医药卫生科学的重要内容，又是国家重要的技术法规，是卫生监督主体进行卫生监督的法定依据。

我国卫生标准经历了从无到有、从易到难的发展过程。目前已建立起卫生标准体系，发布了一系列卫生标准，这些卫生标准的颁布与实施，增强了我国卫生执法和监督的力度。

（二）特征

1. 卫生标准的科学性 每项卫生标准都是充分利用每个专业领域的现有科学技术资料，根据日常卫生监督、疾病防治等现场、临床、实验室等实际情况，进行高度浓缩、概括，并结合我国社会、经济、文化等国情及客观规律而形成的。所以，卫生标准在理论依据、调查实验和技术方法等方面都表现出很强的科学性。科学性并非意味着卫生标准的一成不变，随着社会、经济的发展，随着医学科学的发展和医学模式的转变，卫生标准也会呈现动态的变化，以便更加有利于人体健康的保护。

2. 卫生标准的法定性 卫生标准是国家的一项重要的技术法规。它是由《标准化法》和相应的卫生法律法规规定的。如国务院《标准化法实施条例》规定，药品、食品卫生标准，产品及产品生产、储运和使用中的安全、卫生标准，劳动安全、卫生标准，工程建设质量安全、卫生标准等均属强制性标准。

3. 卫生标准的应用性 卫生标准是保护人体健康，保障人身安全，建立和保存人类生存和生态环境的技术依据和基础；是提高食品、保健品、化妆品、消毒药械、医用材料装置以及药品和生物制品等各类医药卫生产品质量的重要技术保证；是减少不合格产品，保证医疗服务质量，保护人类健康，提高生存质量的重要措施之一，是卫生监督执法的重要依据。在实践中应用先进的卫生标准，建立科学的现代化生产、管理制度，必将促进社会、经济的发展，产生不可估量

笔记

的效益。

4. 卫生标准的规范性　卫生标准规范的对象十分广泛,包括技术指标规范、技术行为规范、技术程序规范、技术质量规范和技术方法规范。规范是组织活动的手段和方法。卫生标准之所以具有规范性,是因为卫生标准具有技术法规的性质和它的约束力。卫生标准作为技术法规,多年来一直是衡量从事与卫生相关活动中遵守卫生法律法规的法定技术依据,作为法定的技术目标而存在。

三、卫生标准的分类

卫生标准可以按照不同的标准、从不同的角度进行分类。通过分类,可以明确地看到不同的卫生标准在我国卫生监督中的地位和依据作用是不同的。卫生标准主要分类有以下三种:

(一)国家标准、行业标准、地方标准、企业标准

按发布机构的主管范围和标准发生作用的有效范围划分,卫生标准分为国家标准(代号 GB)、行业标准(卫生行业代号 WS)、地方标准(代号 DB)、企业标准(代号 Q)。《卫生标准管理办法》规定,原则上对需要在全国范围内统一的卫生技术要求,应制定国家卫生标准;对需要在全国卫生行业范围内统一的技术要求,应制定行业卫生标准;对局部地区适用的卫生技术要求,应制定地方卫生标准。

《标准化法实施条例》规定,需要在全国范围内统一的保障人体健康和人身、财产安全的技术要求,应当制定国家标准(含标准样品的制作);药品、食品卫生的国家标准,由国务院卫生主管部门组织草拟、审批;其编号、发布办法由国务院标准化行政主管部门会同国务院卫生行政主管部门制定。

《标准化法实施条例》规定,对没有国家标准而又需要在全国某个行业范围内统一的技术要求,可以制定行业标准(含标准样品的制作)。制定行业标准的项目由国务院有关行政主管部门确定。行业标准在相应的国家标准实施后,自行废止。

《标准化法实施条例》规定,对没有国家标准和行业标准而又需要在省、自治区、直辖市范围内统一的工业产品的安全、卫生要求,可以制定地方标准。制定地方标准的项目,由省、自治区、直辖市人民政府标准化行政主管部门确定。地方标准在相应的国家标准或行业标准实施后,自行废止。

《标准化法》规定,企业生产的产品没有国家标准、行业标准和地方标准的,应当制定相应的企业标准,作为组织生产的依据。企业标准由企业组织制定,并按省、自治区、直辖市人民政府的规定备案。对已有国家标准、行业标准或者地方标准的,国家鼓励企业制定严于国家标准、行业标准或者地方标准要求的企业标准,在企业内部适用。

(二)强制性标准和推荐性标准

按约束力划分,卫生标准可分别为强制性标准和推荐性标准。《标准化法》规定,保障人体健康,人身财产安全的标准和法律、行政法规规定强制执行的标准是强制性标准,其他标准是推荐性标准。由于卫生标准都涉及人体的卫生与

健康,一般来说都是强制性标准。例如食品安全国家标准就属于强制性国家标准。卫生标准一经国家行政机关或其职能部门加以确定并予以颁布,成为卫生监督的法定依据,具有法律效力,各有关部门、企(事)业单位和个人都必须严格遵照执行。不符合强制性标准的产品,禁止生产、销售和进口。任何单位和个人都不得擅自更改或降低标准,更无权拒绝执行标准。违反卫生标准所造成的危害,要负法律责任。

(三)技术标准、管理标准和工作标准

按性质划分,卫生标准可分别为技术标准、管理标准和工作标准。

1. 技术标准　按照对象特性分为基础标准、方法标准、专业标准和综合卫生标准4类。

2. 管理标准　包括技术行为要求及技术规范。它包括组织机构、各类人员、财务、仪器设备及技术评价、控制、管理的标准。管理标准是近几年发展较快的学科。它的出现为执法监督、防病治病、保障人体健康,提高工作质量水平,培养跨世纪人才,加强科学管理起到了重要保证作用。

3. 工作标准　是指工作程序标准。按岗位承担的职责和任务,规定任务数量、质量、工作程序和方法及评估方法,使管理量化,便于监督、考核和信息反馈。不同性质的卫生标准应用于卫生监督的不同对象与环节。

四、卫生标准的内容

根据《卫生标准管理办法》第4条的规定,卫生标准涉及的事项包括:①食品、化妆品、生活饮用水以及涉及饮用水卫生安全的产品、消毒产品、卫生防护用品,其他各种与健康相关或含有毒有害因素产品的卫生及相关技术要求,上述产品生产、包装、贮存、运输、销售和使用过程中的卫生技术要求;②职业活动、职业病防治的卫生技术要求;③生活环境、工作场所、学校和公共场所的卫生技术要求;④卫生与健康评价的技术规程与方法;⑤卫生信息技术要求;⑥与疾病预防控制有关的卫生技术要求;⑦与医疗卫生服务质量和安全以及医疗机构管理有关的卫生技术要求;⑧与血液的采集、制备、临床应用过程及与血液安全有关的卫生技术要求;⑨与保证卫生技术要求相配套的检测检验方法和评价方法;⑩其他与保护国民健康相关的卫生技术要求。

五、卫生标准在卫生监督中的作用

卫生标准是国家一项重要的技术法规,是进行卫生监督的重要依据,通过卫生标准可以准确及时地发现是否存在卫生问题,能公平、公正地判定监督相对人的行为,主要表现在以下方面:

1. 卫生标准是卫生监督监测检验的技术规范　监测检验是卫生监督常用的重要手段。要使监测结果具有法律有效性,必须使监测检验方法规范化,这就需要制定统一的监测规范,即检验方法标准。所以,卫生标准是卫生监督监测检验的技术规范。

2. 卫生标准是卫生监督评价的技术依据　卫生监督是对监督相对人执行卫

笔记

生法律规范的状况作出判断和卫生评价。而对监督相对人进行卫生评价的主要技术依据是卫生标准。

3. 卫生标准是实施卫生监督执法的技术依据 卫生监督主体适用法律做出决定的过程分为如下几个阶段，首先是事实的调查和认定，认定有无发生或存在的事实；其次是对法律构成要件内容的解释和认定，看法律构成要件如何规定；第三步是判定所认定事实是否与法律构成要件要素相当；第四步是法律效果的核定，决定赋予怎样的法律效果。卫生监督主体的事实认定，是发动行政决定过程链条的首要环节。而卫生标准具有将法律规范予以解释并加以具体化的功能，可以成为卫生监督主体判断事实认定构成要件的基准，卫生监督主体在依据卫生技术标准进行事实认定之后，做出相应的许可、处罚等决定。根据《行政许可法》第 12 条、第 55 条的规定，行政机关"应当按照技术标准、技术规范依法进行检验、检测、检疫"，"根据检验、检测、检疫的结果做出行政许可决定"。在此，技术标准、技术规范就成为了卫生监督主体判断事实认定构成要件的基准。卫生监督主体通过对技术标准的正确适用，来认定案件事实的存在与否以及程度的轻重，这构成了正确适用法律法规做出行政决定的基础。

4. 卫生标准是行政诉讼的举证依据 《行政诉讼法》第 32 条规定："被告对作出的具体行政行为负有举证责任，应当提供作出该具体行政行为的证据和所依据的规范性文件。"根据这一规定，卫生监督行为一旦被诉，作为被告的卫生监督主体在行政诉讼中负有举证责任，有义务提供作出该具体行政行为的事实根据和所依据的法律、法规。所依据的事实证据就包括监督检验、检测的结果，所依据的规范性文件就包括相应的卫生标准。如果缺乏监督检验、检测的结果和所依据的卫生标准，出现举证不能，会导致败诉，使卫生监督行为被撤销。因此，卫生标准是行政诉讼的举证依据。

5. 卫生标准对卫生监督管理相对人具有约束规范作用 卫生标准主要是针对所调整的对象和事项规定了技术目标的项目及目标值。以药品标准为例，它一般对控制项目的选定、方法选择、检查及纯度和限度范围等加以规定，企业应遵守药品标准规定的这些指标。根据我国法律法规的规定，行政机关可以通过给予处罚、拒绝许可等方式，来确保标准的实施。例如对于卫生监督相对人生产不符合保障人体健康、人身、财产安全的国家标准的产品的，责令停止生产，没收违法生产的产品和违法所得，并处违法所得一倍以上五倍以下的罚款；对于生产经营不符合药品标准的企业，可以吊销其《药品生产企业许可证》、《药品经营企业许可证》，保障标准的实现。

第三节　卫生监督的事实依据

卫生监督主体在监督处理作出决定时，不仅要有法律依据、技术标准的依据，而且，还必须以事实为基础，收集到确实、充分的证据，查明相对人违法事实。可见，卫生监督主体作出监督行为必须有证据，作为事实依据。

一、卫生监督证据的概念

证据（evidence）是指用于证明案件事实的一切材料和事实。卫生监督的证据是指用以证明卫生违法案件真实情况的一切材料和事实。

为了对卫生监督的证据作深层次理解，必须透过卫生监督证据的表面形式，分析研究作为卫生监督证据属性的本质特征。卫生监督证据的特征包括客观性、关联性、合法性。

二、证据的种类

卫生监督证据的种类是根据证据存在的外部形式、特点和来源的不同，用法律规定对卫生监督证据所作的分类。我国法律没有专门规定卫生监督的证据有哪些种类，但是，根据我国《行政诉讼法》第31条的规定，行政诉讼的证据有七种，即：①物证；②书证；③视听资料；④证人证言；⑤当事人的陈述；⑥鉴定结论；⑦勘验笔录、现场笔录。卫生监督行为属于行政行为，因而，卫生监督的证据种类也应该包括以上七种。

（一）物证

物证（physical evidence）是指用其外形及其他固有的外部特征和物质属性来证明卫生违法案件事实真相的物品。所谓外部特征是指作为物证的客观实在物的形状及存在情况。在一定条件下，物的外部可以反映出案件的某一具体实情。所谓物质属性是指反映物的特性、质量的化学性质和物理性质。在一定的条件下，仅凭物的外部特征和存在状态，这不能证明案件事实，在一定条件下，物证是同时以其外部特征和物质属性来证明案件事实的。比如药害事件，不仅是以其外在的药品形状证明案件事实，而且以其被鉴定的假药、劣药等物质属性证明案件事实。

伴随案件的过程形成的物证客观真实性很强，不像人证那样受主观因素的影响较多，容易发生变化或书证那样被伪造。即使有人对它作了歪曲反映，只要物证还存在，就不难被发现，歪曲就会被揭穿，被纠正。

物证不可代替。不同的案件会形成不同的物证，此案物证不能用来证明彼案事实。即使是同一类型极为相似的物证也不能相互代替。但这并不是说证明一切案件都必须用原物。物证可以被拍成照片，成为勘验、检查笔录的组成部分，还可以用特定的方式提取和保全，但拍摄、固定的必须是与案件事实相联系的原物。如果不是这一案件形成的特定原物，或者固定不符合科学要求，那么它就不能对这个案件发生证明作用。从这个意义上讲，物证仍是不可代替的。

（二）书证

书证（documentary evidence）是指以文字、图画或符号记载的内容来证明卫生违法案件的真实情况的物品。常见的书证有卫生许可证照、公证书、通知书、合格证、证明书等。书证的主要特征：一是书证以文字、符号、图案的方式来反映人的思想和行为；二是书证能将有关的内容固定于纸面或其他有形物品上。这里应当注意的是，不是一切以书面形式存在的证据就是书证。例如，当事人本

笔记

79

身就案件事实所做的书面说明，虽然也具有书面形式，但其性质不是书证，而是当事人陈述。在卫生监督中，书证的形成一般在案件发生之前，在案件发生之后被发现、提取而作为证据。如当事人销售禁止生产经营的食品的案件，一般会有购进该批货物的凭证和销售该批货物的凭证，同时还会有进出货物的财务记录，这些往往在案件发生之前形成，是当事人销售违法食品的最真实的原始证据，都属于书证的范畴。如果某些书面文件不是以其文字记载的内容证明案件情况，而是以其外部特征或存在的时间、地点起证明作用的，则不是书证而是物证。实际上，往往一些书证同时也是物证。

物证与书证既有联系，又有区别。在某些情况下，同一物品可以同时作为书证和物证使用。如果以其记载的内容来证明待证事实，就是书证；如果以其外部特征来证明待证事实，就是物证。两者的区别在于：①书证是以其记载的内容证实人的思想或行为，而物证则是不具有任何思想内容的物质的外部特征；②法律对某些书证的内容有特殊的条件要求，如不具备法定形式或不履行法定手续，就不能起证明作用。

（三）证人证言

证人证言（witness testimony）是指当事人以外的知道卫生违法案件真实情况的人就其所知道的案情向卫生监督主体以口头或书面方式所作的陈述。根据我国法律的规定，凡是知道案件情况的人，都有作证的义务；但是生理上、精神上有缺陷或者年幼，不能辨别是非、不能正确表达的人，不能作证人。

由于证人证言的形成一般经历了感受阶段、记忆阶段和反映阶段，证人证言的形成过程，受到了客观环境和证人的主观感受、记忆质量以及语言文字表达能力的影响，决定了证人证言的主要特点：一是证人证言具有一定的客观性。证人是与案件无直接利害关系的第三人，一般能如实地向卫生监督机关陈述所知道的案件事实情况。二是证人证言具有可塑性。证言不像物证，不是案件事实直接导致的客观事物。其真实性和准确性要受主观和客观方面的各种因素的影响。如证人的认识能力、表达能力、道德品行和感知案件的环境都直接影响证言的真实性和准确性。三是证人证言常含有非客观叙述的内容。证言是证人对客观事物的主观反映，因此证人除了客观叙述案件事实外，往往会对没有直接感受到的案件情况作出自己的分析推断。证人对案件的判断分析不是对案件事实的客观陈述，只能供卫生监督人员参考，不能作为证据使用。

（四）当事人陈述

当事人陈述（natural succession）是指卫生违法案件的当事人就其了解的案件情况向卫生监督主体所作的陈述。当事人是案件的直接行为人，对案件情况了解得比较多，当事人的陈述是查明案件事实的重要线索，应当加以重视。由于当事人在案件中是卫生监督相对人，与案件的处理结果有利害关系。因此，在审查判断当事人陈述时，应当注意这一特点，对当事人的陈述应客观地对待，注意是否有片面和虚假的部分。当事人的陈述只有和其他证据结合起来，综合研究审查，才能确定能否作为认定事实的依据。

笔记

（五）鉴定结论

鉴定结论（expert conclusion），是指鉴定人员运用专门知识、仪器设备就与卫生违法案件有关的专门问题进行鉴定后所作的技术性结论和报告。鉴定结论是根据医学、卫生科学技术所作的分析和判断，作为一种证据，有其特殊的价值，但是有时由于受到主客观条件和科学技术水平的限制，也不一定准确。所以对于鉴定结论同样需要进行审查判断。

（六）勘验、检查笔录

1. 勘验笔录（the written record of the inspection） 是指卫生监督人员对能够证明卫生违法案件事实的现场或者不能、不便拿到监督机关的物证，就地进行分析、检验、勘查后所作的记录。

2. 现场笔录 是指卫生监督人员在现场当场实施行政处罚或者其他处理决定时所作的现场情况的笔录。

勘验、检查笔录是客观事物的书面反映、是保全原始证据的一种证据形式。勘验、检查笔录的内容多是反映物证的材料，但其本身并不是物证。这种证据对于鉴别其他证据的真伪和证明案件的真实情况，具有其他证据所不能代替的重要作用。勘验、检查笔录，一般说是客观的，但是基于各种因素，有时也可能失实。所以对于勘验、检查笔录也必须在审查核实后才能使用。

（七）视听资料

视听资料（audio-visual material）是指利用录音、录像、计算机技术以及其他高科技设备等方式所反映出的音响、影像、文字或其他信息证明案件事实的证据，它包括录像带、录音、传真资料、电影胶卷、微型胶卷、电话录音、雷达扫描资料和电脑贮存数据和资料等。视听资料是随着现代科学技术的进步而发展起来的一种独立的证据种类，它具有不同于其他证据的特征。

1. 视听资料是以音响、图像、数据、信息所反映的案件事实和法律行为发生证明作用的。视听资料表现的音响、图像、数据、信息，首先要通过科学技术手段将其固定在录音带、录像带、计算机软盘、X 射线探测信息存贮电路等有形物质上。然后还要借助录音机、录像机、计算机检索系统、报警装置、电视监视器等现代化电子设备显示、播放出来。如果没有固定音响、图像、数据等信息的有形物质，反映事实、行为的视听原始资料就会转瞬消失，如果没有播放、检索和显示设备，反映事实、行为的音响、图像、数据、信息，只能停留在磁带和存储器内无法发挥其证明作用。

2. 视听资料表现的音响、图像、数据、信息能够形象、直观生动、真实地反映案件事实及法律行为。视听资料是原始客观事实和行为的原样复制，证明案件时所播放、显示的是原始的声音、数据和信息、动态的图像，实际上是再显原始行为和事实，因此，它的证明力很强。

3. 视听资料的形成和证明，要经过制作和播放、显示这两个过程，其录制、存贮和播放、显示的真实性受制于人的制作和播放行为。因此视听资料表现的音响、图像、数据、信息也存在被篡改、伪造的可能。而且，视听资料被篡改、伪造后，凭人的感官往往难以发现。

笔记

由于视听资料具有上述特征,卫生监督主体在卫生监督中,通过高新科技手段、设备所获取的视听资料,要作为卫生监督证据使用,应附有制作人、案由、时间、地点、磁带的规格、长度、软盘的规格等说明,并由制作人签名,贴封,以防止视听资料被伪造或篡改。卫生监督主体对于这种证据,应辨别其真伪,并结合其他有关证据,确定其证据效力。

本 章 小 结

卫生监督的依据是指卫生监督活动借以成立的根据。卫生监督作为国家管理社会卫生事务的一项政府职能,宪法、卫生法律、法规、规章和技术法规、国际卫生条约等既是卫生监督主体赖以存在并拥有卫生监督职权的根源,也是卫生监督主体实施各项卫生监督职能和作出各种卫生监督行为的依据。

卫生监督主体在实施监督时,不仅要有法律依据、技术依据,还必须以事实为基础,而事实必须有证据依据。卫生监督的证据是指用以证明卫生违法案件真实情况的一切材料和事实。卫生监督证据具有客观性、关联性和合法性三个基本特征。卫生监督证据的种类包括:①物证;②书证;③视听资料;④证人证言;⑤当事人的陈述;⑥鉴定结论;⑦勘验笔录、现场笔录。

关键术语

卫生监督依据　basis of health supervision

卫生监督的法律依据　legislative authority of health supervision

宪法　constitution

卫生法律　health law

卫生行政法规　health administrative codes

卫生行政规章　health regulation

地方性卫生法规　place health regulation

国际卫生条约　international health treaty

卫生监督技术依据　technical authority of health supervision

技术法规　technical regulation

卫生标准　health standard

证据　evidence

物证　physical evidence

书证　documentary evidence

证人证言　witness testimony

当事人陈述　natural succession

鉴定结论　expert conclusion

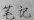
笔记

勘验笔录　the written record of the inspection
现场笔录　record of investigation

讨论题

根据本章章前案例讨论卫生监督的主要依据有哪些？谈谈你对此案例的看法。

思考题

1. 我国卫生监督的法律依据有哪些？其等级效力如何？
2. 什么是卫生标准？它的主要内容有哪些？
3. 卫生标准有哪些分类？卫生标准有何作用？
4. 什么是卫生监督证据？其种类有哪些？

（贾红英　华中科技大学同济医学院）

笔记

第六章

卫生监督手段

学习目标

通过本章的学习,你应该能够:

掌握 卫生行政许可的概念、原则和法律效力;卫生监督检查的概念和特征;卫生行政奖励的概念、原则;卫生行政处罚的概念、特征和原则;卫生行政强制措施和卫生行政强制执行的概念。

熟悉 卫生法制宣传教育的概念、意义、形式;卫生行政许可的设定、变更与延续,撤销、注销与中止;卫生监督检查的分类和方式;卫生行政奖励的种类和形式;卫生行政处罚的管辖、适用、种类和形式;卫生行政强制措施的实施要件和分类,卫生行政强制执行的内容和形式。

了解 卫生法制宣传教育的意义;卫生行政许可的法律责任;卫生行政奖励的特征;行政强制的概念。

章前案例

2005 年 5 月 31 日,某省卫生监督所收到群众举报材料,反映"某市肿瘤医院将医院出租、承包给农村'土大夫'马某经营;该院无证非法行医 3~4 年;大部分人员无行医资格;靠销售自制药品牟取暴利;贿赂卫生系统某些人员,致使这一非法经营活动在某市取缔不掉"(举报材料中附有医院合作办院协议两份),请求某省卫生厅调查处理。2005 年 5 月 31 日,某省卫生监督所监督人员会同某市卫生监督机构监督人员对该市肿瘤医院进行了现场监督检查。

检查中发现:①医院门前悬挂有"某市肿瘤医院"的牌匾;②该院未能提供《医疗机构执业许可证》;③门诊科室设置有:肿瘤科、妇科、皮肤泌尿科、放射科、疼痛科、心电图 B 超室、化验室、注射室、药房及收费室;④肿瘤科、妇科、心电图 B 超室、化验室、注射室、药房共有 9 人正在从事执业活动,执业人员现场均未能出示《医师执业证书》等能证明其合法执业的有效证件,其中心电图 B 超室执业人员史某、药房执业人员马某承认其本人无从事本专业应有的执业证书;⑤药房内有自制无批号药品"抗噎合剂" 5 瓶;⑥收费室使用的票据是"某市肿瘤医院医疗费收据";⑦医院印发有与医院实际情况不符的宣传材料(现场有拍照);⑧检查医院财务情况时,院方提供有"某市肿瘤医院收费编号单"一本。

笔记

为此，某省卫生厅认为，某市肿瘤医院存在未取得《医疗机构执业许可证》开展诊疗活动，同时存在使用非卫生技术人员从事医疗卫生技术工作、自制制剂用于临床治疗、自印收费单据、夸大宣传诱骗患者等违法行为。根据《医疗机构管理条例》第二十四条的规定，某省卫生厅依据《医疗机构管理条例》第四十四条对某市肿瘤医院做出如下处理决定：①责令立即停止执业活动；②罚款人民币10 000元；同时还对当地卫生行政部门下达了《卫生监督意见书》并提出了口头警告。

卫生监督手段（means of health supervision）是指卫生监督主体贯彻卫生法律规范，实施卫生监督过程中所采取的措施和方法。主要包括：卫生法制宣传教育、卫生行政许可、卫生监督检查、卫生行政奖励、卫生行政处罚、卫生行政强制措施、卫生行政强制执行。

第一节 卫生法制宣传教育

一、卫生法制宣传教育的概念

卫生法制宣传教育（education of health legal system）是指卫生监督主体将卫生法律规范的基本原则和内容向社会做广泛的传播，使人们能够得到充分的理解、认识和受到教育，从而自觉地遵守卫生法律规范的一种活动。卫生监督主体依法进行卫生监督，也是一个实施卫生法律规范的过程。其根本目是为了保护人民的健康，维护公民、法人和其他组织的合法权益。为了防止侵犯公民健康权的违法行为的发生，应当以预防为主，对公民、法人或其他组织实施卫生法制宣传教育，使广大人民知法、守法。因此，卫生法制宣传教育已作为卫生监督主体和卫生监督人员在日常卫生监督活动中普遍采用的手段之一。

二、卫生法制宣传教育的意义

1. 对卫生行政法律关系中相对人的意义 针对卫生行政法律关系中的相对人而言，通过卫生法制宣传教育，让他们了解什么样的行为是合法的，是可以做的；什么样的行为是非法的，必须禁止的，且要受到制裁的，使自己的行为符合卫生法律规范的卫生标准和要求，消除不健康因素，做到防患于未然，避免受到卫生监督主体的惩处。例如，《中华人民共和国食品安全法》(以下简称《食品安全法》)第二十七条规定食品生产经营应当符合食品安全标准，并专门列举了食品生产经营过程中的卫生要求，第二十八条列举了禁止生产经营的食品，第八十五条又规定对生产经营违禁食品的行为要给予罚款、吊销许可证等处罚。卫生监督主体通过对《食品安全法》具体内容的宣传，让食品生产经营者按照《食品安全法》的要求采取相应措施，预防违法，从而保护广大公民、法人或其他组织的合法权益。另外，通过卫生法制宣传教育，使相对人了解自己的救济权

笔记

益，一旦认为合法权益受到侵犯，可依法申请行政复议，提起行政诉讼，请求国家赔偿。

2. 对广大群众的意义　针对广大人民群众而言，通过卫生法制宣传教育，让大家了解卫生法律规范保护公民健康权的范围、具体要求和有效措施等，提高卫生法律意识。辨别行为是否合法，运用法律手段配合卫生监督主体制裁违反卫生法律规范的相对人，从而保护自己的合法权益。

3. 对卫生监督主体的意义　对卫生监督主体来说，通过卫生法制宣传教育，使自身对卫生法律规范有了更进一步的理解，为更好地合理合法地实施卫生监督打下了良好基础；通过对相对人直接的卫生法制宣传教育，消除相对人对卫生法律规范的误解，为顺利执法扫除了障碍；通过卫生法制宣传，让卫生监督的内容、程序、时限都置于公众的监督之下，有利于卫生监督主体提高行政效率，切实做到依法行政。通过卫生法制宣传教育，使相对人了解自己的救济权益，一旦认为合法权益受到侵犯，可依法申请行政复议，提起行政诉讼，请求国家赔偿。

三、卫生法制宣传教育的形式

卫生法制宣传教育根据所针对对象的不同，有一般性的宣传教育和具体的宣传教育两种形式。

（一）一般性宣传教育

一般性宣传教育是通过电视、报纸、标语、图画等多种形式的宣传工具，经常性地针对所有的人进行卫生法制宣传，普及卫生法制知识，使人们受到教育，并在新的卫生法律规范颁布以后，从上而下进行大张旗鼓地有重点地宣传新的卫生法律规范的工作。比如《全国食品药品监督管理系统法制宣传教育第六个五年规划（2011—2015 年）》提出，积极面向社会开展法制宣传教育：要紧密结合饮食健康安全和合理用药知识的普及，深化"法律六进"活动。通过开展食品药品安全科普宣传、电影放映、赠书、知识竞赛、创建社区法律图书角等活动，利用"3·15"消费者权益保护日、"12·4"全国法制宣传日、食品安全宣传周等有声势、有影响的主题法制宣传活动，重点进行食品药品法律基本知识、饮食用药安全知识以及依法表达诉求、依法维护权利意识的培育。鼓励创建适合本地区实际情况的食品药品宣传品牌，贴近群众，贴近基层，形成关注和支持食品药品监管工作的良好社会氛围。对新颁布和新修订的与食品药品监管系统履行职责密切相关的法律法规，要及时开展专题宣传活动，保证法律法规的顺利贯彻实施。要建立法制宣传与舆情监测的联动机制，及时抓住与食品药品监管工作相关的舆论热点问题，组织开展针对性强的法制宣传。

全国法制宣传日

2001 年，中共中央、国务院决定将我国现行宪法实施日 12 月 4 日，作为每年的全国法制宣传日。2001 年 12 月 4 日是我国历史上第一个法制宣传日，将宪法实施日定为法制宣传日，无疑具有重要的意义。

笔记

从第一个法制宣传日以来,我国各地、各部门以"12·4"全国法制宣传日为契机,在每年11月中旬至12月中旬,通过举办座谈会、书画展、网上论坛,印发宣传资料,在报刊、广播、电视、网络等媒体制作播出专栏、专版、专题节目等多种形式,开展了丰富多彩的法制宣传教育活动,传播了法律知识,弘扬了法治精神,促进了社会和谐。

目前,"12·4"全国法制宣传日正逐步成为我国公民熟悉法律、认知法律和维护权益的有效载体,成为展示中国法治建设成就,树立良好法治形象的重要窗口。

法律六进

"法律六进"是指通过开展普及法律的活动,使法律进机关、进乡村、进社区、进学校、进企业、进单位,是中宣部、司法部、全国普法办2006年提出并布置的为期五年的一项普法工作。

(二)具体的宣传教育

具体的宣传教育是指卫生监督主体或者卫生监督人员在具体的监督活动中,通过纠正和处理相对人的违法行为,针对某特定的公民、法人或者其他组织进行卫生法制宣传教育。如食品药品监督管理部门对违反《食品安全法》,经营不符合卫生标准食品的饭店或餐馆进行处罚的同时,由监督人员对其进行食品安全法律规范的讲解,使其知法、懂法,从而守法。

第二节　卫生行政许可

一、卫生行政许可的概念、特征及意义

(一)卫生行政许可的概念

卫生行政许可(health administrative permit)是政府相关行政部门根据公民、法人或者其他组织的申请,按照卫生法律、法规、规章和卫生标准、规范进行审查,准予其从事与卫生管理有关的特定活动的行为。

卫生行政许可作为卫生监督的重要手段,在我国已成为一项独立的法律制度,即许可证制度。

(二)卫生行政许可的特征

1. 卫生行政许可是一种依申请的行政行为　《中华人民共和国行政许可法》(以下简称《行政许可法》)规定,行政许可必须"根据公民、法人或者其他组织的申请"进行,所以,管理相对人提出申请是卫生行政许可的前提条件。只有相对人提出申请,政府相关行政部门才能审查,并决定是否颁发许可证。如果相对人不提出从事法定的某种行为的申请,则政府相关行政部门不得主动做出许可的行为。政府相关行政部门不因相对人准备从事某项活动而主动做出卫生许可行为。当然,申请并不意味着必定得到相关行政部门的同意。

笔记

2. 卫生行政许可存在的前提是法律的一般禁止 卫生行政许可的内容是国家普遍禁止的活动。但是，为适应社会生活和生产的需要，对符合一定条件者即可解除禁止，允许其从事某项活动，享有特定权利和资格。所以，卫生行政许可是对一般禁止的解除。没有法律的一般禁止，便无卫生行政许可的存在余地。正是有了前面的禁止，才会产生随后的许可。这是卫生行政许可的基本特点。

3. 卫生行政许可是授益性行政行为 与卫生行政处罚不同，卫生行政许可不是对相对人权益的剥夺或限制，而是赋予相对人某种资格或权利的行政行为。这是卫生行政许可在内容上的特点。

4. 卫生行政许可是要式行政行为 卫生行政许可必须遵循法定程序，并应以正规的文书、格式、日期、印章等形式予以批准、认可和证明。卫生行政许可一般有卫生许可证和资格证等形式要件。书面许可是卫生行政许可形式上的特点。

（三）卫生行政许可的意义

许可证制度（license system）已经越来越广泛地适用于国家卫生管理的领域中，成为卫生监督的重要手段。其主要意义和作用在于，它是一项预防性卫生监督措施，是"预防为主"卫生工作方针的具体化，通过条件的审核，把可能危害人身健康等因素控制在生产、经营等各项活动开始之前。已取得许可证的相对人，则必须遵守许可的范围和卫生法律规范规定的许可条件，若超越许可范围或违反许可条件，政府相关行政部门可以对其实施吊销卫生许可证的处罚，从而维护广大消费者的切身利益。实施卫生许可制度的意义还在于它有利于国家对涉及卫生方面的经济领域进行宏观调控；有利于国家维护一定的经济秩序和社会秩序；有利于保护公民、法人和其他组织的合法权益。

二、卫生行政许可的原则

（一）法定原则

卫生行政许可制度的建立必须有法律依据。法定原则是指设定和实施卫生行政许可应当依照法定的权限、范围、条件和程序。其运行过程不得违背法律，其纠纷的解决也必须依照法律进行。

（二）公开、公平、公正原则

卫生行政许可的公开原则是指设定卫生行政许可的过程、规定、程序、决定等都应当是明确和公开的。设定行政许可遵循公开原则的基本要求：①设定卫生行政许可的过程应当公开，广泛听取意见，鼓励公众参与；②卫生行政许可的规定必须公布，否则不得作为实施卫生行政许可的依据。实施行政许可遵循公开原则的基本要求：①实施的主体要公开，让公众周知；②实施的条件应该是规范、具体和公开的；③实施的程序应当是具体、明确和公开的；④实施期限是公开的；⑤卫生行政机关做出卫生行政准予许可的决定，除涉及国家秘密、商业秘密或者个人隐私外，应当予以公开，公众有权查阅。

卫生行政许可的公平、公正原则是指卫生行政机关在履行职责、行使权力时，不仅在实体和程序上要合法，而且还要合乎常理，没有偏私。因为卫生行政

笔记

许可具有广泛的裁量性,所以要求卫生行政机关必须遵循公平、公正原则,合理裁量,平等对待每个申请人,避免出现程序上的偏私。设定和实施行政许可要遵循公平、公正原则,要平等对待所有个人和组织,做到一视同仁。卫生行政机关实施卫生行政许可时要听取对方意见,允许相对人提出异议,申请复议、提起诉讼、请求赔偿。

(三)便民、效率原则

便民原则是政府相关行政机关履行行政职责、行使行政权力应当恪守的基本准则。严格遵守法律规定的期限,减少卫生行政许可的环节,简化程序,提高效率,提供优质服务,在法定期限内做出卫生行政许可决定或办完有关事项。

主要要求有:①除依法应当由申请人到政府相关行政机关办公场所提出行政许可申请的以外,申请人可以委托代理人提出卫生行政许可申请;②卫生行政机关应当将法律、法规、规章规定的有关卫生行政许可事项、依据、条件、数量、程序、期限以及需要提交的全部材料的目录和申请书示范文本等在办公场所公示;③卫生行政许可需要政府相关行政机关内设的多个机构办理,应当确定一个机构统一受理行政许可申请,统一送达卫生行政许可决定。实行"一个窗口"对外,防止多头受理,多头对外。这些都是方便群众申请卫生行政许可的重要措施。

(四)信赖保护原则

信赖保护原则的基本内涵包括:①公民、法人或其他组织依法取得的卫生行政许可,是正当的合理信赖,应当受到法律保护。除法律、法规有明确规定的以外,政府相关行政机关不得撤销或变更已生效的卫生行政许可;②卫生行政许可决定所依据的法律、法规、规章修改或者废止,或者准予卫生行政许可所依据的客观情况发生重大变化的,为了公共利益的需要,政府相关行政机关可以依法变更或者撤回已经生效的卫生行政许可;③政府相关行政机关依法变更或者撤回已经生效的卫生行政许可给公民、法人或者其他组织造成财产损失的,行政机关应当依法给予补偿。

(五)监督原则

监督原则是指政府相关行政机关应当依法加强对行政机关实施卫生行政许可和从事卫生行政许可事项活动的监督。根据行政许可法的规定,行政许可的监督包括行政机关内部的监督和行政机关对相对人的监督。一方面,上级行政机关要加强对下级行政机关实施卫生行政许可的监督检查,及时纠正违法行为;另一方面,行政机关对相对人从事卫生行政许可事项的活动应当进行有效的监督。这也是"谁许可,谁监督"的原则。

三、卫生行政许可的设定

(一)行政许可设定的概念

行政许可设定是指国家机关依据法定权限和法定程序创设行政许可的一种立法行为。"设定"使某种行政许可从无到有,产生首次性规范。它是实施行政许可的基础。设定行政许可,应当遵循经济和社会发展规律,有利于发挥公民、法人或者其他组织的积极性、主动性，维护公共利益和社会秩序，促进经济、社会和生态环境协调发展。

（二）可以设定行政许可的事项

根据《行政许可法》第十二条的规定，下列事项可以设定行政许可：

1. 直接涉及国家安全、公共安全、经济宏观调控、生态环境保护以及直接关系人身健康、生命财产安全等特定活动，需要按照法定条件予以批准的事项。如《中华人民共和国传染病防治法》规定由卫生行政部门许可的消毒剂、消毒器械、涉及饮用水卫生安全产品等与人体健康相关的产品。

2. 有限自然资源开发利用、公共资源配置以及直接关系公共利益的特定行业的市场准入等，需要赋予特定权利的事项。

3. 提供公众服务并且直接关系公共利益的职业、行业，需要确定具备特殊信誉、特殊条件或者特殊技能等资格、资质的事项。如根据《中华人民共和国执业医师法》、《中华人民共和国母婴保健法》、《中华人民共和国献血法》、《医疗机构管理条例》等规定的医疗机构、母婴保健机构、采供血机构、卫生技术人员资格和执业许可等。

4. 直接关系公共安全、人身健康、生命财产安全的重要设备、设施、产品、物品，需要按照技术标准、技术规范，通过检验、检测、检疫等方式进行审定的事项。如根据《中华人民共和国食品安全法》、《国务院对确需保留的行政审批项目设立行政许可的决定》中规定由卫生行政部门许可的食品添加剂、新资源食品、进口无国标食品、新的食品相关产品等与人体健康相关的产品；根据《中华人民共和国药品管理法》、《中华人民共和国食品安全法》、《保健食品注册管理办法》（试行）、《化妆品卫生监督条例》等规定由食品药品监督管理部门许可的药品、保健食品、餐饮、化妆品等；根据《医疗器械监督管理条例》规定由食品药品监督管理部门许可的医疗器械。

5. 企业或者其他组织的设立等，需要确定主体资格的事项。

6. 法律、行政法规规定可以设定行政许可的其他事项。

（三）行政许可设定的权限

《行政许可法》规定，法律、行政法规、地方性法规和规章设定行政许可的权限为：

1. 法律的设定权　对可以设定行政许可的各类事项，法律可以设定各类行政许可。

2. 行政法规的规定权和设定权　行政法规可以在法律设定的行政许可事项范围内对实施该行政许可做出具体规定；对可以设定行政许可的各类事项，尚未制定法律的，行政法规可以设定行政许可。

3. 国务院决定的设定权　必要时，国务院可以采用发布决定的方式设定行政许可。实施后，除临时性行政许可事项外，国务院应当及时提请全国人民代表大会及其常务委员会制定法律，或者自行制定行政法规。

4. 地方性法规的规定权和设定权　对可以设定行政许可的各类事项，已制定法律、行政法规的，地方性法规可以在法律、行政法规设定的行政许可事项范围内对实施该行政许可做出具体规定;对可以设定行政许可的各类事项,尚未制定法律、行政法规的,地方性法规可以设定行政许可。

5. 规章的规定权和设定权 规章可以在上位法设定的行政许可事项范围内,对实施该行政许可做出具体规定;对可以设定行政许可的事项,尚未制定法律、行政法规和地方性法规的,因行政管理的需要,确需立即实施行政许可的,省、自治区、直辖市人民政府规章可以设定临时性的行政许可。临时性的行政许可实施满一年需要继续实施的,应当提请本级人民代表大会及其常务委员会制定地方性法规。

6. 其他规范性文件一律不得设定行政许可 《卫生行政许可管理办法》第四条规定,各级卫生行政部门实施的卫生行政许可应当有下列法定依据:①法律、行政法规;②国务院决定;③地方性法规;④省、自治区、直辖市人民政府规章。各级卫生行政部门不得自行设定卫生行政许可项目,不得实施没有法定依据的卫生行政许可。

四、卫生行政许可的形式

行政许可的形式,有书面文件形式与非书面形式。在书面文件形式中,又可以分为证照式形式与非证照式形式。证照式形式是行政许可的主要表现形式,如许可证等。非证照式的行政许可文书,包括批准书、同意书等。根据行政许可法的规定,行政许可证件包括以下几类:

1. 许可证 许可证(license)是指有关行政许可机关根据行政相对人的申请而依法核发的批准书。我国现行的卫生许可证包括:①生产或经营许可证:如药品生产许可证、药品经营许可证和制剂许可证等;②卫生许可证:如餐饮服务许可证、化妆品生产企业卫生许可证、公共场所卫生许可证、集中式供水和二次供水设施清洗消毒单位卫生许可证等;③进出口许可证:如进出口药品注册证/许可证、麻醉药品进出口准许证、精神药品进出口准许证等;④执业和工作许可证:如医疗机构执业许可证、单采血浆许可证、母婴保健技术服务执业许可证、大型医用设备配置许可证、放射工作许可证等。

2. 资格证、资质证或者其他合格证书 资格证、资质证是指经过考试、考核等审核程序合格后,颁发给申请人的证明其能力、资格的许可证件。许可证件持有人可以从事某种职业或某种活动。包括:①执业证书:如医师执业证书、护士执业证书、母婴保健技术考核合格证书、大型医用设备上岗人员技术合格证等;②产品证书:如新药证书、保健食品证书等;③健康合格证明:如食品生产经营人员健康证明、公共场所直接为顾客服务人员健康合格证等;④其他证:如预防接种证书、除鼠证书、免疫除鼠证书、食品广告证明等。

3. 国家相关行政机关的批准文件或者证明文件 国家相关行政机关的批准文件是指国家相关行政机关批准有关主体从事一定活动的书面意见。如批准文号。对一些特殊产品,以颁发批准文号的方式给予行政许可并进行监督管理,是卫生行政许可区别于其他行业行政许可的一大特点。获得批准文号是对于那些国家予以特殊限制的产品,在进入生产和流通前通过严格审查后取得行政许可

笔记

的特殊标志。目前,我国颁发批准文号的产品包括药品和生物制品、化妆品、食品、生物材料和医疗仪器等四类。

行政机关的证明文件是指行政机关对特定事实予以确认的书面意见。

4. 法律、法规规定的其他行政许可证件 对于国家相关行政机关实施卫生行政许可,采取对设备、设施、产品、物品进行检验、检测、检疫的,行政机关经检验、检测、检疫合格的,可以直接在设备、设施、产品、物品上加贴表示其合格的标签或者加盖印章。如《中华人民共和国国境卫生检疫法》(以下简称《国境卫生检疫法》)规定,入境的交通工具和人员,必须在最先到达的国境口岸的指定地点接受检疫。国境卫生检疫机关依据检疫医师提供的检疫结果,对未染有检疫传染病或者已实施卫生处理的交通工具,签发入境检疫证。

五、卫生行政许可的效力

许可证作为卫生行政许可的重要表现形式,该法律文件一经国家相关行政部门颁发,即获得法律效力,这一法律效力体现在以下几方面:

1. 证明力(power of certification) 许可证的证明力是通过两个方面表现的:一方面,可证明持有者的权利能力,即证明许可证持有者具有从事国家相关行政部门所赋予的某种活动的权利,它起到了证明文书的作用,而无须通过其他方式证明;另一方面,是国家对许可证持有者具有从事某种活动的行为能力认可的证明。例如执业医师资格证是通过全国统一的执业医师资格考试后,由国家卫生和计划生育委员会统一发放的,我国从业医师必须拥有的证书,可以证明持证人具有独立从事医疗活动的技术和能力。

2. 确定力(determination) 是指许可证一经卫生行政部门颁发,即具有任何人都不得随意变更的效力。对持有人来讲,许可证所确定的事项,未经政府相关行政部门通过法定程序,不得更改。如《药品经营许可证》上的经营范围,其更改必须经药品监督管理部门的审查批准。对药品监督管理部门来说,如要撤销、变更或宣布许可证无效,也应依法定程序进行。

3. 拘束力(restriction) 许可证是由政府相关行政部门依法颁发的,因此,许可证中有关权利义务的规定,对相对人具有拘束力。许可证一经发放,被许可人必须在许可的范围内进行活动,不得违反;许可机关也不得随意加以干预,其他机关或组织、个人也不得侵犯其法定权利。如《药品经营许可证》使企业获得了药品经营权,但同时也对药品经营范围、年限、方式等做出了规定,企业必须遵守。若企业违反了药品管理法律规范的规定,将会受到责令停止经营、罚款、吊销其许可证的行政处罚。

六、卫生行政许可的变更与延续

(一)卫生行政许可的变更

卫生行政许可的变更是指根据被许可人的请求,政府相关行政机关对许可事项的具体内容在许可被批准后加以变更的行为。相对人在从事许可活动的过程中,随着时间的推移和情况的发展变化,可能对卫生行政许可会产生新的要

笔记

求,从而需要变更原来的卫生行政许可。

被许可人在卫生行政许可有效期满前要求变更卫生行政许可事项的,应当向作出卫生行政许可决定的政府相关行政部门提出变更申请。政府相关行政部门对被许可人提出的变更申请,应当按照有关规定进行审查。对符合法定条件和要求的,政府相关行政部门应当依法办理变更手续。

(二)卫生行政许可的延续

卫生行政许可通常是有一定期限的,相对人只能在卫生许可的有效期内从事许可活动。超过法定期限,原来被许可的事项便成为法律所禁止的事项,相对人不得继续从事该事项。所以,相对人需要在有效期届满后继续从事被许可活动的,就必须延续行政许可的期限。

被许可人需要延续卫生行政许可有效期的,应当在该卫生行政许可有效期届满 30 日前向作出卫生行政许可决定的政府相关行政部门提出申请。但法律、法规、规章另有规定的,依照其规定。因为行政许可事项涉及的领域广泛,对不同事项采取的审查方式是不同的,有些事项的审查需要较长时间。如《中华人民共和国药品管理法实施条例》第八条规定,《药品生产许可证》有效期为 5 年。有效期届满,需要继续生产药品的,持证企业应当在许可证有效期届满前 6 个月,按照国务院药品监督管理部门的规定申请换发《药品生产许可证》。

政府相关行政部门应当按照被许可人的申请,在该卫生行政许可有效期届满前作出是否准予延续的决定;逾期未作决定的,视为准予延续。

七、卫生行政许可的撤销、注销与中止

被许可人经法定程序获得政府相关行政机关的卫生行政许可是受法律保护的,具有证明力、确定力和拘束力。非因法定程序,被许可人的权利不被剥夺或限制,行政机关亦不得擅自改变已经生效的卫生行政许可。但是,卫生行政许可的效力也会由于某些情况的出现而发生变化。

(一)卫生行政许可的撤销

有下列情况之一的,作出卫生行政许可决定的行政部门或者上级行政部门,根据利害关系人的请求或者依据职权,可以撤销卫生行政许可:①行政部门工作人员滥用职权,玩忽职守,对不符合法定条件的申请人做出准予卫生行政许可决定的;②超越法定职权作出准予卫生行政许可决定的;③违反法定程序作出准予卫生行政许可决定的;④对不具备申请资格或者不符合法定条件的申请人准予卫生行政许可的;⑤依法可以撤销卫生行政许可决定的其他情形。

依照上述情形撤销卫生行政许可,被许可人的合法权益受到损害的,行政部门应当依法予以赔偿。被许可人以欺骗、贿赂等不正当手段取得卫生行政许可的,应当予以撤销。

撤销卫生行政许可,可能对公共利益造成重大损失的,不予撤销。

(二)卫生行政许可的注销

有下列情形之一的,行政部门应当依法办理有关卫生行政许可的注销手续:
1.卫生行政许可复验期届满或者有效期届满未延续的。

笔记

2.赋予公民特定资格的卫生行政许可,该公民死亡或者丧失行为能力的。

3.法人或其他组织依法终止的。

4.卫生行政许可被依法撤销、撤回、或者卫生行政许可证件被依法吊销的。

5.因不可抗力导致卫生行政许可事项无法实施的。

6.法律、法规规定的应当注销卫生行政许可的其他情形。

卫生行政许可自注销之日起,不再生效。即卫生行政许可的注销,其效力不溯及既往,在注销之日以前,仍然有效。该许可证效力持续到失效原因产生时为止,而不是自始至终不发生效力。

(三)卫生行政许可的中止

卫生行政许可的中止是指卫生行政许可暂时失去法律效力。引起卫生行政许可中止的最重要原因之一是被许可人有违法行为,政府相关行政部门为制止或惩罚被许可人的违法行为所采取的暂时停止其从事被许可活动的措施。只有在违法行为停止、消除或卫生行政主体实现了对被许可人的惩罚后,卫生行政许可才恢复其法律效力。如对于生产或经营不符合卫生标准要求的食品企业,政府相关行政部门可令其暂停生产或经营,进行整改,许可证暂时失去法律效力;整改后经过验收符合卫生标准要求,可恢复原生产或经营资格,即许可证恢复法律效力。

八、卫生行政许可的法律责任

(一)行政责任

1. 卫生行政部门及其工作人员违反《卫生行政许可管理办法》规定,有下列行为之一的,由上级卫生行政部门责令改正;拒不改正或者有其他情节严重的情形的,对直接负责的主管人员和其他直接责任人员依法给予行政处分:①对符合法定条件的卫生行政许可申请不予受理的;②不在卫生行政许可受理场所公示依法应当公示的材料的;③在受理、审查、决定卫生行政许可过程中,未向申请人、利害关系人履行法定告知义务的;④申请人提交的申请材料不齐全、不符合法定形式,能够一次告知而未一次告知申请人必须补正的全部内容的;⑤未向申请人说明不予受理或者不予卫生行政许可的理由的;⑥依法应当举行听证而不举行听证的。

2. 卫生行政部门及其工作人员违反《卫生行政许可管理办法》规定,有下列行为之一的,由上级卫生行政部门责令改正,并对直接负责的主管人员和其他直接责任人员依法给予行政处分:①对不符合法定条件的申请人准予卫生行政许可或者超越法定职权做出准予卫生行政许可决定的;②对符合法定条件的申请人不予卫生行政许可或者不在法定期限内做出准予卫生行政许可决定的;③索取或者收受财物或者谋取其他利益的;④法律、行政法规规定的其他违法情形。

3. 卫生行政部门不依法履行监督职责或者监督不力,造成严重后果的,由其上级卫生行政部门责令改正,并对直接负责的主管人员和其他责任人员依法给予行政处分。

4. 申请人提供虚假材料或者隐瞒真实情况的,卫生行政部门不予受理或者

笔记

94

不予许可,并给予警告,申请人在1年内不得再次申请该许可事项。

5. 被许可人以欺骗、贿赂等不正当手段取得卫生行政许可的,卫生行政部门应当依法给予行政处罚,申请人在3年内不得再次申请该卫生行政许可。

6. 被许可人有下列行为之一的,卫生行政部门应当依法给予行政处罚:①涂改、倒卖、出租、出借或者以其他方式非法转让卫生行政许可证件的;②超越卫生行政许可范围进行活动的;③在卫生监督检查中提供虚假材料、隐瞒活动真实情况或者拒绝提供真实材料的;④应依法申请变更的事项未经批准擅自变更的;⑤法律、法规、规章规定的其他违法行为。

7. 公民、法人或者其他组织未经卫生行政许可,擅自从事依法应当取得卫生行政许可的活动的,由卫生行政部门依法采取措施予以制止,并依法给予行政处罚。

(二)刑事责任

1. 卫生行政部门及其工作人员违反《卫生行政许可管理办法》规定,有下列行为之一的,涉嫌构成犯罪的,移交司法机关追究刑事责任:①对不符合法定条件的申请人准予卫生行政许可或者超越法定职权作出准予卫生行政许可决定的;②对符合法定条件的申请人不予卫生行政许可或者不在法定期限内作出准予卫生行政许可决定的;③索取或者收受财物或者谋取其他利益的;④法律、行政法规规定的其他违法情形。

2. 卫生行政部门不依法履行监督职责或者监督不力,造成严重后果的,涉嫌构成犯罪的,移交司法机关追究刑事责任。

3. 被许可人以欺骗、贿赂等不正当手段取得卫生行政许可的,涉嫌构成犯罪的,移交司法机关追究刑事责任。

4. 被许可人有下列行为之一的,涉嫌构成犯罪的,移交司法机关追究刑事责任:①涂改、倒卖、出租、出借或者以其他方式非法转让卫生行政许可证件的;②超越卫生行政许可范围进行活动的;③在卫生监督检查中提供虚假材料、隐瞒活动真实情况或者拒绝提供真实材料的;④应依法申请变更的事项未经批准擅自变更的;⑤法律、法规、规章规定的其他违法行为。

5. 公民、法人或者其他组织未经卫生行政许可,擅自从事依法应当取得卫生行政许可的活动的,涉嫌构成犯罪的,移交司法机关追究刑事责任。

第三节 卫生监督检查

一、卫生监督检查的概念和特征

(一)卫生监督检查的概念

卫生监督检查(health supervision and inspection)是指卫生监督主体依法对管理相对人遵守卫生法律规范和具体行政决定所进行的了解和调查,并依法处理的卫生行政执法活动。

卫生法律、法规、规章颁布实施后和行政决定、命令生效后,卫生监督主体必须对遵守情况进行检查监督，否则就容易成一纸空文。我国目前卫生法制工作中不同程度存在着法律规范难以实施的情况，这与疏于监督检查有一定关系。因此，卫生监督主体应视具体情况采用不同方法、方式进行监督检查，对模范遵守者应予表彰、奖励，对不认真遵守者应督促其遵守，对违反者要依法处理。

卫生监督检查主要是对两种情况的监督检查：①对相对人是否遵守卫生法律规范进行监督检查。例如，卫生监督主体对相对人是否遵守公共场所卫生管理条例加以监督和检查；②对相对人是否履行卫生监督主体依法作出的卫生行政决定进行监督检查。例如，相对人在接到罚款的处理决定后，是否按时缴纳。

（二）卫生监督检查的特征

1. 卫生监督检查是一种单方的依职权实施的具体行政行为　卫生监督检查是对相对人遵守卫生法律法规情况的监督检查，针对的是特定相对人和具体的权利和义务，是一种具体行政行为。同时，卫生监督检查是对相对人守法情况的监督检查，所以在行使职权和实施方式上，既不需要以相对人的申请为前提，也不需要与相对人采取协商的方式来实现，而是由卫生监督主体依据法定卫生监督检查权单方决定和主动实施的。

2. 卫生监督检查可以影响但不直接处理和改变相对人的法律地位　卫生监督检查对相对人权利义务的影响表现为，可能限制其权利的行使，或妨碍其正常活动的进行，或迫使其提供相关材料，但不直接对其实体权利义务做出处理或改变，不创设、改变或消灭相对人的法律地位。所以，它不同于那些处理或改变相对人法律地位的卫生行政许可、卫生行政处罚等行为。

3. 卫生监督检查是一种给相对人设定程序性义务和限制其权利的行为　对卫生监督主体来说，卫生监督检查表现出很强的权利（力）性，如强制性的检查、查验、询问等。对于相对人来说，卫生监督检查不会给相对人产生权利，而只会给相对人设定某些程序性义务或对其权利进行一定的限制。如接受检查、询问、如实提供相关材料，暂时停止正常营业等。所以，卫生监督检查也不同于赋予相对人一定权益的行为，如卫生行政许可。

二、卫生监督检查的分类

（一）一般卫生监督检查与特定卫生监督检查

这是根据卫生监督检查对象是否为特定相对人所作的分类。

1. 一般卫生监督检查　是指卫生监督主体对不特定的管理相对人遵守卫生法律、法规、规章的情况进行普遍的监督检查。如卫生监督主体对辖区范围内的所有个体行医进行的监督检查。一般卫生监督检查可以使卫生监督主体从宏观上把握相对人的守法情况，起到宏观控制的作用，以利于创造一个良好的社会与法律环境。

2. 特定卫生监督检查　是指卫生监督主体针对特定的管理相对人遵守卫生法律、法规、规章的情况进行的监督检查。如食品药品监督机构对某制药企业的制药情况进行监督检查。特定卫生监督检查可以使卫生监督主体从微观上把握相对人的守法情况，制止和纠正具体的违法行为。

笔记

（二）依职权卫生监督检查与依授权卫生监督检查

这是根据卫生监督检查与监督主体的职权关系所做的分类。

1. 依职权卫生监督检查　是指卫生监督主体依据自身的职责权限，对相对人所实施的卫生监督检查。

2. 依授权卫生监督检查　是指实施该项卫生监督检查的机关和单位，并非依据自身的管理职责权限，而是依据有关法律法规授予的监督检查权而实施的。

（三）事前卫生监督检查、事中卫生监督检查和事后卫生监督检查

这是根据卫生监督检查实施的时间阶段所作的分类。

1. 事前卫生监督检查　是指在相对人的某种行为开始之前实施的卫生监督检查。如《放射性同位素与射线装置放射防护条例》第六条规定，放射防护设施的设计，必须经所在省、自治区、直辖市的卫生行政部门会同公安等部门审查同意，竣工后须经卫生、公安、环境保护等有关部门验收同意，获得许可登记证后方可启用。

2. 事中卫生监督检查　是指在相对人的行为过程之中实施的卫生监督检查。如对医疗机构的卫生服务过程进行的监督检查。

3. 事后卫生监督检查　是指在相对人完成某一活动之后实施的卫生监督检查。如对已生产出售的药品进行的监督检查；对公共场所危害健康事故的调查处理等。

事前卫生监督检查的作用在于防患于未然；事中卫生监督检查的作用在于及时发现问题；事后卫生监督检查的作用在于对已实施的违法行为及时进行补救或追究其法律责任。三者相辅相成，缺一不可。

（四）定期卫生监督检查与不定期卫生监督检查

1. 定期卫生监督检查　是指卫生监督主体按照卫生监督工作计划和要求，在一定时期内，如一年、一月，有规律地对管理相对人进行若干次监督检查。这种监督检查一般都有比较规律的时间间隔，有比较固定的检查内容以及模式化的检查方式。这种方法是必要的，对相对人会产生稳定的警戒作用，促使其事先做好准备。

2. 不定期卫生监督检查　即没有固定的时间间隔的卫生监督检查。因为不定期卫生监督检查没有规律性，使相对人无法有准备地应付检查，因此，所获得的情况更具客观性和真实性，更有利于发现问题，以便纠正违法行为。

（五）全面卫生监督检查与重点卫生监督检查

1. 全面卫生监督检查　是指卫生监督主体对全部管理相对人进行卫生法律规范要求的全部内容的监督检查。即对管辖范围内的所有相对人都无一例外地进行检查，也对所有的卫生法律规范的要求进行检查。大范围的全面卫生监督检查是不常采用的。

2. 重点卫生监督检查　即指卫生监督主体针对部分相对人或卫生法律规范的部分要求，或针对部分相对人对法律规范的部分要求进行的卫生监督检查。因此，在实施重点检查时，可针对相对人中的一部分作为重点检查对象进行检查（重点对象的检查），如在食品安全监督检查中，可将饮食摊点作为重点检查对

笔记

象；也可对卫生法律规范中最主要的要求作为检查内容进行检查（重点要求的检查），如食品安全的法律规范很多，有时只对餐饮服务许可证进行检查；还可针对重点对象进行卫生法律规范的重点要求的检查（重点对象与重点要求相结合的检查），如在食品安全监督检查中，可对街头饮食摊点的许可证进行检查。

卫生监督检查还可以从不同角度进行分类。如根据卫生监督检查方式的不同，可分为现场卫生监督检查和书面卫生监督检查；根据卫生监督检查内容的不同，可分为食品安全监督检查、职业卫生监督检查、放射卫生监督检查、公共场所卫生监督检查、学校卫生监督检查、化妆品卫生监督检查、医疗服务监督检查、传染病防治监督检查等。

三、卫生监督检查的方式

卫生监督检查的方式是指卫生监督主体为了达到卫生监督检查的目的而采取的手段和措施。根据不同的情况可采用不同的卫生监督检查的方式。卫生监督检查的方式主要有以下几种。

（一）实地检查

实地检查是指卫生监督主体直接深入现场进行的监督检查，是一种常用的监督检查的方式。实地检查的形式多样，既可以全面检查，也可以抽样检查；既可以定期检查，也可以临时检查；既可以综合检查，也可以专项检查。实地检查的特点就是对实物、行为、现场的直接检查了解。

（二）查验

查验是卫生监督主体对管理相对人的某种证件或物品进行检查、核对。如卫生监督员对公共场所从业人员的健康证和卫生知识培训合格证的查验。通过查验以发现问题、消除隐患。

（三）查阅资料

查阅资料是指卫生监督主体通过查阅书面材料对管理相对人进行的一种书面监督检查的方式。通过对相对人生产经营活动中有关记录、档案及相关资料的审查检查，了解有关情况，是卫生监督检查的一种常用的方式。在查阅资料的过程中，如有需要，卫生监督主体可以复制有关材料，以获取相对人违法行为的证据。

（四）统计

统计是指卫生监督主体通过统计数据了解相对人守法情况的一种监督检查方法。凡是负有统计义务的相对人必须按期上报统计资料。如《职业健康监护管理办法》第十六条规定，体检机构应当按统计年度汇总职业健康检查结果，并将汇总材料和患有职业禁忌证的劳动者名单报告用人单位及其所在地县级卫生行政部门。

案例6-1

重点食品塑化剂的监督和监测

针对社会高度关注的"白酒塑化剂"问题，政府相关部门高度重视，原卫生部食品安全与卫生监督局举行了专题新闻发布会，要求相关监管部门加强监督检查。

塑化剂风波源自我国台湾地区，2011年5月，台湾"昱伸香料有限公司"塑化剂事件曝光之后，引起行业巨震。据了解，受事件牵连厂商217家，产品747项，波及运动饮料、果汁、茶饮料、果酱果浆类、粉状类、锭状类等六大类产品。

我国台湾地区塑化剂事件发生之后，依据食品安全法及其相关的条例，相关监管部门加强了食品中塑化剂添加的监督检查。作为食品安全风险监测负责机构，卫生部门对重点食品开展了这方面的监测，主要监测目的是：①了解国内食品中的塑化剂迁移或者污染是否存在人为添加的情况；②为制定标准积累经验。因为各个国家都没有这方面的标准，包括一些国际组织都没有塑化剂在食品中的含量是多少的规定。我国在2008年就关注了食品容器、食品包装材料中的添加剂-增塑剂，增塑剂可能被迁移到食品中，这方面我国是有标准的。

为控制违法添加，2011年原卫生部签发551号文件《卫生部办公厅关于通报食品及食品添加剂中邻苯二甲酸酯类物质最大残留量的函》规定的限量值参照了国际上其他国家的限量。专家们认为，如果超过限量值，就要认真追查原因，并启动相关的行动。原卫生部在风险监测中，安排了重点食品的塑化剂方面的风险监测，正在监测的产品包括婴幼儿食品、白酒、油类、方便面料包等。

对于各个监督部门反映出来的食品安全问题，以及风险监测中发现的一些食品安全问题，政府建立了会商制度，随时对食品安全监测中发现的突出问题或者监督中发现的食品安全隐患进行会商。需要对社会做出预警的，有关部门会向社会发布这方面的信息，按照法律的规定，原卫生部如果需要发布预警，其程序是在会商以后按照法律的规定履行相关的职责。

第四节 卫生行政奖励

一、卫生行政奖励的概念和特征

（一）卫生行政奖励的概念

卫生行政奖励（health administrative encouragement and reward）是指政府相关行政部门依照法定条件和程序，对自觉遵守卫生法律规范，为国家、人民和社会作出突出贡献的行政相对人给予精神或物质奖励的具体行政行为。

我国卫生监督管理过去较多地强调对违法者法律责任的追究，而相对忽视对模范遵纪守法者的奖励，现行法律、法规、规章中规定罚则的多，而规定奖励的少，便是一例。一般说来，国家要完成监督管理的任务和目标，主要通过两种方式：一是依靠相对人遵纪守法的自觉性，并在法律、法规的宏观调控下，调动和发挥相对人的积极性和创造性，使相对人更好地遵守行政法律规范。卫生监督的成败关系着每个公民的生命健康与否，尤其需要这种手段。二是通过惩罚少数违法者来教育群众遵纪守法，以维持法律、法规所要求的秩序。从理论上

笔记

99

讲,奖励和制裁二者的作用是相辅相成、互为补充、不可偏废的。从功能上讲,卫生行政处罚是政府相关行政部门通过矫正反面行为,强制相对人被动消极地守法;而卫生行政奖励则是政府相关行政部门通过树立正面楷模,鼓励公民主动积极地守法护法。因此,它更容易为相对人所接受。

(二)卫生行政奖励的特征

1. 卫生行政奖励是由政府相关行政部门根据卫生行政法律规范授予或颁发的。其他国家机关或主管部门授予或颁发的奖励不属于卫生行政奖励。

2. 卫生行政奖励的目的在于表彰先进,激励和推动后进,调动和激发相对人的积极性和创造性。

3. 卫生行政奖励的对象是对国家和社会作出突出贡献或模范遵守卫生行政法律规范的相对人。对于一般的能够执行遵守卫生行政法律规范的,不必给予奖励,因为这是公民或组织应尽的义务。因此,也说明卫生行政奖励是赋予符合条件的相对人的权利,并非卫生行政部门的一种"恩赐"。

4. 卫生行政奖励的内容包括物质和精神的奖励。这两种奖励,既可单独进行,又可合并进行。

二、卫生行政奖励的原则

为了充分发挥卫生行政奖励的作用,在实施奖励行为时,一般应遵循以下几项原则:

1. **依法奖励原则** 卫生行政奖励是一种法定行为,任何卫生行政奖励都必须坚持法定的标准和条件,实事求是地进行。如果由领导者个人意志决定是否实施卫生行政奖励,势必影响卫生行政奖励目的的实现,甚至产生负效应。因此,为了确保达到卫生行政奖励的本来目的,对于违反这一原则者,要按情节给予批评、撤销奖励直至行政处分。

2. **精神奖励与物质奖励相结合** 精神与物质不仅是哲学上的一对基本范畴,同时也是人们生存的基本需要。精神和物质相互依存,相互作用,又成为推动社会发展的重要动因,社会文明的程度取决于精神文明和物质文明协调发展的程度。二者无论在宏观领域还是微观领域都具有密不可分的关系。因此,在卫生行政奖励中,也必须坚持精神奖励和物质奖励相结合的原则。

3. **民主公正原则** 卫生行政奖励应坚持民主公正原则,奖励条件应当公布,奖励哪些单位、组织或个人,应当充分听取群众意见,增加卫生行政奖励的民主性和透明度。奖励必须公正合理,严格依条件评定,既不能无功受奖,也不能有功不奖;既不能论资排辈,也不能搞平均主义。

4. **功奖适应原则** 论功行奖,功奖适应,也是卫生行政奖励必须坚持的原则。根据卫生法律、法规的规定,行政奖励分为若干种类和等级。成绩和贡献大小不同,奖励的方式和等级也不一样。只有让每一个受奖单位和个人都能得到与他们所付出的劳动、取得的成绩、作出的贡献相适应的奖励,使其工作得到恰当的肯定和评价,才能使卫生行政奖励起到鼓励先进、鞭策后进,激发更多、更广泛的相对人的积极性。

笔记

三、卫生行政奖励的种类和形式

由于卫生行政法律规范表现形式多、数量大,实施卫生行政奖励的对象、内容不同,其奖励的条件方式也就不尽相同。因此,卫生行政奖励应在贯彻奖励原则的前提下,根据卫生法律规范规定的具体条件合法、合理地实施。其种类大致如下:

1. 物质奖励　即发给相对人有形的物质。如颁发奖金、发给奖品等。

2. 精神奖励　指以一定形式给予相对人某种荣誉。如表扬、记功、授予荣誉称号、颁发奖章、通令嘉奖等。

这些奖励形式即可单独运用,也可同时并用。

第五节　卫生行政处罚

一、卫生行政处罚的概念和特征

(一)卫生行政处罚的概念

卫生行政处罚(health administration punishment)是指卫生监督主体为维护公民健康,保护公民、法人或其他组织的合法权益,依法对相对人违反卫生行政法律规范、尚未构成犯罪的行为给予的惩戒或制裁。它是卫生监督的重要手段。

(二)卫生行政处罚的特征

1. 卫生行政处罚的主体是具有法定职权的卫生监督主体　法律法规规定享有卫生行政处罚权的卫生监督主体必须严格依据法定权限实施卫生行政处罚。

2. 卫生行政处罚的对象是违反卫生法律规范的管理相对人　这一特征区别于卫生行政机关基于行政隶属关系或监察机关依职权对卫生监督人员做出的行政处分。

3. 卫生行政处罚的前提是管理相对人实施了违反卫生法律规范且尚未构成犯罪的行为　主要有三层含义:①只有相对人实施了违反卫生法律规范的行为,才能给予卫生行政处罚;②只有卫生法律法规规定必须处罚的行为才可以处罚;③必须是尚未构成犯罪的行为才能实施卫生行政处罚,如已构成刑事犯罪,应当予以刑罚处罚。

4. 卫生行政处罚的目的是行政惩戒制裁　卫生行政处罚是针对相对人不履行法定义务或不正当行使权利所实施的惩戒措施。其制裁性体现在对违法相对人权益的限制或对其科以新的义务,这使之区别于刑事制裁和民事制裁,也区别于授益性的卫生行政奖励和卫生行政许可。

二、卫生行政处罚的原则

(一)处罚法定原则

处罚法定原则,是指实施处罚必须依照卫生法律、法规、规章的明文规定。具体要求如下:

笔记

1. 处罚主体及其职权的法定性 凡是违反卫生行政法律规范的行为一律由卫生监督主体实施卫生行政处罚，其他机关无权实施。再者，卫生监督主体内部的处罚职权也是法定的。不同的卫生行政处罚由不同的卫生监督主体实施。如吊销《化妆品生产企业卫生许可证》的处罚由省级食品药品监督管理部门决定；撤销特殊用途化妆品批准文号的处罚由国务院食品药品监督管理部门决定。

2. 被处罚行为的法定性 凡是卫生法律、法规、规章未规定给予卫生行政处罚的行为，均不受卫生行政处罚。这就要求被处罚行为必定是在实施前就已经通过卫生法律、法规、规章确认是违法行为，并应当施以卫生行政处罚。否则，不受卫生行政处罚。

3. 处罚的种类、内容和程序的法定性 对于卫生行政法律规范规定应予处罚的行为，不仅必须科以处罚，而且必须科以法定的种类和内容的处罚。实施卫生行政处罚，不仅要求实体合法，还必须程序合法。程序合法是实体合法的保障。没有法定依据或者不遵守法定程序的卫生行政处罚无效。

（二）处罚公正、公开原则

实施卫生行政处罚不仅要合法，还要合理、公正，要做到公正，首先要做到公开。

1. 处罚公开原则 要求对违法行为给予卫生行政处罚的规定必须公布，未经公布的，不得作为卫生行政处罚的依据；执法人员身份公开为被处罚人申请公务回避提供可能；处罚程序必须公开。只有实施处罚公开，才能形成社会舆论监督，确保卫生监督主体依法施罚。

2. 处罚公正原则 要求卫生监督主体行使卫生行政处罚的自由裁量权时做到合理、适当、公平，没有偏私。

（三）处罚与教育相结合原则

处罚与教育相结合原则是指实施卫生行政处罚必须责令当事人纠正违法行为，并教育当事人今后不再违法。同时，通过处罚纠正违法行为，进行宣传，教育其他公民、法人和其他组织自觉守法。

（四）做出罚款决定的机构与收缴罚款的机构相分离原则

除依法当场收缴的罚款外，做出罚款决定的卫生监督主体及其执法人员不得自行收缴罚款。卫生监督主体应告知当事人到指定的银行缴纳罚款，银行应当收受罚款，并将罚款直接上缴国库。

（五）一事不再罚原则

一事不再罚原则是指卫生监督主体不能对已受处罚的行为依据同一卫生法律规范再实施处罚；对同一应受处罚的行为不能由几个卫生监督主体分别依据同一卫生法律规范多次处罚；对不仅违反了卫生法律规范，而且还违反了其他行政法律规范应受处罚的行为，如果另外的行政机关根据相关的法律规范已对相对人实施了处罚，卫生监督主体根据卫生法律规范实施处罚时，不得再施以罚款的行政处罚。一事再罚的现象在实际工作中时有发生，如针对同一相对人的违法行为，县卫生监督主体实施处罚后，市卫生监督主体再进行处罚，这实质上是一种成倍加重处罚的违法行为，严重损害了相对人的合法权益。

笔记

（六）处罚救济原则

由于卫生行政处罚是一种以制裁违法行为为目的的具有惩罚性的具体行政行为，给相对人带来的是不利的法律后果。所以，在实施卫生行政处罚时，要听取相对人的意见，允许相对人申辩，做出处罚决定后，要告知相对人有寻求救济的权利，并明确告知救济的期限和途径，以保障相对人的合法权益。

三、卫生行政处罚的管辖

卫生行政处罚的管辖（jurisdiction of health administrative punishment）是指卫生监督主体在受理、处罚相对人违反法律规范行为时的分工和权限。它具体解决某一违反卫生法律规范的行为应由哪一级，哪一个区域的卫生监督主体处罚。

（一）地域管辖

地域管辖是指同级卫生监督主体实施行政处罚的权限分工。卫生行政处罚案件由违法行为发生地的县级以上卫生监督主体管辖为一般原则。违法行为发生地一般是指实施违法行为的一切必要行为的地点，包括行为预备地、经过地、行为实施地和危害结果发生地等。只要行为人在哪个地方实施了违法行为，就应该由当地的卫生监督主体实施处罚。

（二）级别管辖

级别管辖是指不同级别的卫生监督主体实施行政处罚的权限分工。《卫生行政处罚程序》规定，县级以上卫生监督主体负责查处所辖区域内的违反卫生法律、法规、规章的案件；省级卫生监督主体可依据卫生法律、法规、规章和本地区的实际，规定所辖区内管辖的具体分工；国家卫生和计划生育委员会负责查处重大、复杂的案件。

（三）指定管辖

指定管辖是指两个以上的卫生监督主体对管辖权发生争议时，应当报请其共同的上级卫生监督主体指定管辖。它主要是解决卫生行政处罚中存在的"有利争着管，无利无人管"的问题。

（四）移送管辖

移送管辖是指卫生监督主体发现查处的案件不属于自己管辖，应当及时移送给有管辖权的卫生监督主体。受移送的卫生监督主体应当将案件查处结果函告移送的卫生行政机关。受移送地的卫生监督主体如果认为移送不当，应当报请共同的上级卫生监督主体指定管辖，不得再自行移送。

（五）涉嫌犯罪案件的移送

卫生监督主体在依法查处违法行为的过程中，如果发现查处违法行为涉嫌构成犯罪，依法需要追究刑事责任的，应将案件及时移送司法机关。

四、卫生行政处罚的适用

卫生行政处罚的适用是指对卫生行政法律规范规定的行政处罚的具体运用，也就是卫生监督主体在认定相对人卫生行政违法行为的基础上，依法决定对相对人是否给予卫生行政处罚和如何科以卫生行政处罚的活动。它是将卫生法律规范有关卫生行政处罚的原则、形式、具体方法等运用到各种卫生行政违法案件中的活动。

（一）卫生行政处罚适用的条件

适用卫生行政处罚，必须符合下列条件：

1. 必须以卫生行政违法行为的实际存在为前提　包括：①行为人必须是违反了卫生法律规范的规定，如果只有想做而实际上没有做某种违法行为，则不构成违法；②这一行为必定是在不同程度上侵犯了卫生法律规范保护的社会关系；③行为人出于故意或过失。这些条件都需要卫生监督主体调查取证予以认定。

2. 必须以《中华人民共和国行政处罚法》（以下简称《行政处罚法》）和相应的卫生法律规范为依据　被处罚的行为确定属于卫生法律规范规定应予处罚的行为；处罚的形式和适用的范围，都是卫生法律规范明确设定的；适用处罚的程序符合《行政处罚法》和卫生法律规范的要求。

3. 必须由享有该项卫生行政处罚权的卫生监督主体实施　根据卫生法律规范的要求，不同的处罚形式由行政部门内部不同的主体实施，各卫生监督主体实施处罚时不能越权。

4. 所适用的对象必须是违反卫生行政法律规范并已达到法定责任年龄和有责任能力的公民、法人或者其他组织　根据《行政处罚法》的规定，公民只有达到法定责任年龄和有责任能力，才能成为违法主体，才受行政处罚。未满14周岁以及精神病患者不受卫生行政处罚。

5. 适用卫生行政处罚必须遵守时效的规定　根据《行政处罚法》的规定，一般情况下，违法行为必须是在违法行为发生之日起两年内被发现的才予以处罚，违法行为有连续或者继续状态的，从违法行为终了之日起计算。单行卫生法律规范另有规定的除外。

（二）卫生行政处罚适用的方法

1. 不予处罚或免予处罚　不予处罚是指卫生监督主体对某些形式上虽然违法但实质上不应承担违法责任的人，不适用行政处罚。有下列情形之一的不予处罚：①不满14岁的人实施违法行为的；②精神病人在不能辨认或者不能控制自己行为时有违法行为的；③违法行为轻微并及时纠正，未造成危害后果的；④超过追究时效的；⑤行为属于正当防卫或紧急避险的；⑥因意外事故而致违法。

免予处罚是指卫生监督主体依照卫生法律法规的规定，考虑有法定的特殊情况存在，对本应处罚的违法者免除其处罚。法定的应当免除处罚的情况有：①行为人的违法行为是因行政管理人员的过错造成的；②因国家法律、法规和政策影响及其他要素而违法的。

2. 从轻或减轻处罚　从轻处罚是指卫生监督主体在法定的处罚种类和幅度内，适用较轻的处罚种类和幅度较低的处罚。减轻处罚是指卫生监督主体在法定的处罚幅度最低限以下使用行政处罚。《行政处罚法》规定有以下几种情况应当从轻或减轻处罚。

（1）已满14周岁不满18周岁的未成年人有违法行为的。

（2）当事人有下列情形之一的，应当依法从轻或减轻处罚：①主动消除或者减轻违法行为危害后果的；②受他人胁迫有违法行为的；③配合行政机关查处违法行为有立功表现的；④其他依法从轻或者减轻行政处罚的。

3. 从重处罚　从重处罚是指卫生监督主体在法定的处罚种类和幅度内，适用较重的处罚种类或者较高幅度的惩罚。

4. 行政处罚与刑事处罚的竞合适用　相对人的某一行为既违反了卫生法律法规的规定，同时又触犯了刑律的规定，从而构成了行政违法行为与犯罪行为竞合。由于违法行为的竞合，产生了行政处罚与刑罚的竞合。在竞合的适用上，可视不同情况采用下列几种方法：①只由司法机关予以刑法处罚，对于刑罚处罚就足以达到惩处和预防行政违法和犯罪的目的，就没有必要再由卫生监督主体予以卫生行政处罚。②刑法与行政处罚双重适用，即对违法行为人除由人民法院判处刑罚外，卫生监督主体还应予以行政处罚。如《传染病防治法》第七十条规定，非法采集血液或者组织他人出卖血液的，由县级以上人民政府卫生行政部门予以取缔，没收违法所得，可以并处十万元以下的罚款；构成犯罪的，依法追究刑事责任。③免刑后适用行政处罚：在人民法院判处免予刑罚后，卫生监督主体应依据卫生法律规范的规定给予犯罪人以相应的行政处罚。

案例 6-2

一起个体诊所违法行医案

2008 年 8 月 17 日，某市卫生监督所监督员在本市 × 区开展"打击非法行医专项行动监督检查"时发现，该区 ×× 路开设的"民生诊所"门前设置的医疗广告，以性病、泌尿性疾病为主，随即出示执法证件表明身份后对该诊所进行调查。发现：①该诊所《医疗机构执业许可证》核定的诊疗科目为西医内科，而该诊所实际开设的诊疗科目为妇科、外科（清创）、终止妊娠手术；②负责人张某系该市居民，执业医师，执业范围为内科，其丈夫李某系卫校毕业，未取得执业医师资格证，但在该诊所执业；③现场发现"数码电子阴道镜"一台和妇科检查床一张并拍照；④经核算该诊所通过开展妇科、外科（清创）非法所得人民币 6000 元。卫生监督员当场给负责人张某、李某分别做了询问笔录。经立案调查后对"民生诊所"张某下达了《行政处罚决定书》，做出：①警告；②责令停止违法行为；③没收违法所得并处罚款人民币 18 000 元的行政处罚决定。该案违法事实清楚，证据确凿，依据《医疗机构管理条例》第四十七条、第四十八条，《中华人民共和国母婴保健法实施办法》第四十条，对该诊所做出如上处罚。

五、卫生行政处罚的种类和形式

根据卫生行政处罚的内容对相对人所产生的影响，可以将其划分为以下几类。

（一）申诫罚

申诫罚（reprimand）也称精神罚或声誉罚，是影响相对人声誉或名誉的卫生行政处罚。即卫生监督主体以一定的方式对违反卫生法律规范的相对人在声誉

笔记

上或名誉上惩戒。虽然任何处罚对于相对人的声誉都要产生一定的影响，但是只有申诫罚是单纯以影响声誉为目的，以申明其违法行为，使其以后不再违法，如不纠正就转罚更严厉的处罚形式。

1. 警告（warning） 是指卫生监督主体对违法行为人予以谴责和告诫的处罚形式。适用于较轻的违法行为，既有教育也有制裁性质，目的是通过对违法行为人精神上的惩戒，申明其有违法行为，使其不再违法。具有纠正违法行为和有效预防危害结果发生的作用。《食品安全法》《药品管理法》《医疗机构管理条例》、《公共场所卫生管理条例》等卫生法律法规中，均设有这种处罚形式。警告要用书面形式，不同于一般的口头批评教育。

2. 通报批评 是卫生监督主体将对违法者的批评以书面形式公布于众，指出其违法行为，予以公开谴责和告诫，以避免其再犯的处罚方式。通报批评既有对违法者的惩戒和教育，也是对广大群众的教育，有一般社会预防的作用。如《传染病防治法》设有这种处罚形式。

（二）财产罚

财产罚（penalty of property）是影响相对人财产权利的处罚。即强制违反卫生行政法律规范的相对人缴纳一定数额的金钱或剥夺其一定的财产权利。这是应用最广泛的一类以经济手段进行的处罚。

1. 罚款（penalty） 指卫生监督主体强制违反卫生法律规范、不履行法定义务的相对人在一定期限内向国家缴纳一定数额的金钱的处罚形式。由于罚款不影响被处罚人的人身自由，同时又能通过经济上的制裁对其违法行为起到惩戒作用。因此，是目前卫生行政处罚中应用最为广泛的一种处罚形式。

2. 没收违法所得、没收非法财物 没收是指卫生监督主体依法将违法行为人因违法行为而获得的财产或用于从事违法活动的财物收归国有的处罚形式。包括没收违法所得和没收非法财物。违法所得（illegal income）是指以违法行为和手段所获得的财产，如用非食品原料加工成食品销售后所得收入，假药、劣药销售后的所得收入。非法财物（illegal property）包括违禁物品和违法行为工具。违禁物品是指卫生法律规范禁止生产、储存、加工运输、销售的物品，如生产卫生法律规范禁止生产经营的食品、食品添加剂等；违法行为工具是指用于生产、储存、加工、运输、销售违禁物品的工具。如生产腐败变质，有毒食品的器具。

（三）行为罚

行为罚（conduct penalty）也称能力罚，它是影响相对人卫生行政法上的权利能力和行为能力的处罚。即卫生监督主体限制或剥夺相对人卫生行政权利能力和行为能力的处罚。

1. 责令停产停业 是指政府相关行政部门根据卫生法律、法规，在自身法定职权范围内，对有行政违法行为的企业责令其停止生产、停业经营的处罚形式。这种处罚形式运用的目的是通过一定期限内暂时剥夺违法行为人的生产经营权，从而促使相对人改善卫生状况或改进生产、经营方式，以消除可能引起对人体健康的危害。等其能够履行法定义务后，一般可以恢复生产经营活动。

笔记

2. 暂扣许可证（withheld permits）　是限制违法行为人从事某项活动的权利或资格的一种处罚方式。暂扣许可证是中止持证人从事某项活动的资格,待其改正违法行为或经过一定期限,再发还证件,恢复其资格,允许其重新享有该权利和资格。

3. 吊销许可证（revocation of permits）　即对违法行为人从事某种活动或享有某种资格的取消。目的是剥夺违法行为人已合法取得的某种特许的权利。这是对相对人违反卫生法律法规的行为所实施的最严厉的一种处罚,应严格依法办理,慎重进行。

第六节　卫生行政强制

一、行政强制概述

（一）行政强制的概念

行政强制是指行政主体为实现行政目的,对相对人的财产、身体及自由等予以强制而采取的措施。行政强制具有以下特点:

1. 行政强制的主体是行政机关或法律法规授权的组织。行政机关或法律法规授权的组织在其本身没有直接采取强制措施权力的情况下,可以申请人民法院实施强制执行。

2. 行政强制的对象是拒不履行行政法义务的行政相对人,或对社会秩序及他人人身健康和安全可能构成危害或其本身正处在或将处在某种危险状态下的行政相对人。

3. 行政强制的目的是保证法定义务的彻底实现,维护正常的社会秩序,保障社会安全。

4. 行政强制行为的法律性质是一种具有可诉性的具体行政行为。行政强制属于单方行政行为,由行政主体单方面做出,无须相对人同意。但相对人不服行政强制,可以依法向人民法院提起诉讼。

（二）行政强制的类型

根据行政强制行为适用的目的和程序等不同,可分为行政强制措施和行政强制执行两种类型。

1. 行政强制措施　是指行政机关在行政管理过程中,为制止违法行为、防止证据损毁、避免危害发生、控制危险扩大等情形,依法对公民的人身自由实施暂时性限制,或者对公民、法人或者其他组织的财物实施暂时性控制的行为。

2. 行政强制执行　是指行政机关或者行政机关申请人民法院,对不履行行政决定的公民、法人或者其他组织,依法强制履行义务的行为。根据我国现行法律、法规的规定,目前享有强制执行权能够依法强制执行的行政机关,主要有公安、工商、外贸、海关、税务等行政机关。卫生行政部门尚没有强制执行权,只能通过申请法院强制执行。

笔记

几个典型国家行政强制执行制度介绍

由于国情和司法体系的差异,不同国家行政强制执行的制度有差异,美国是行政强制执行司法本位模式的典型代表,德国和日本是行政本位模式的典型代表。

美国 行政强制执行采取司法强制执行方式。程序为:当相对人不履行其义务时,由行政机关提起民事诉讼请求法院以判决形式促其履行;若仍不履行,法院则以蔑视法庭罪,处以罚金或拘禁或者由法院依据刑法或刑事诉讼法对义务违反者以刑罚制裁。无论是民事诉讼还是刑事诉讼,相对人在形式上总是处于被告的地位,然而在程序进行中,相对人可以提出行政处理决定是否合法的问题。所以这种诉讼一方面是行政强制执行的手段,另一方面也是相对人重要的防卫救济方法或被动的救济手段。

德国 德国前身普鲁士是行政强制执行制度的先驱,行政机关下达的行政处理决定包含着强制执行权,德国现行的行政强制执行法大都继承1883年普鲁士一般行政法中有关行政强制执行部分的规定。行政强制执行权原则上以行政处理决定课以相对人义务而相对人不履行为前提;行政处理决定原则上由做出该决定的行政机关负责执行,而且行政机关可以委托下级行政机关执行;强制执行方法有待履行、执行罚和强制执行三种。

日本 第二次世界大战以前,日本的行政强制执行制度仿效于普鲁士法制。1948年颁布了《行政代执行法》。主要内容和特点有:①扩大了代执行的机构:除国家行政机关以外,还有地方公共团体的行政机关具有代执行权;②代履行的要件严格化:只有当相对人不履行其可替代的行为义务,并且采取其他方法又难予确保其履行,如果放任其不履行却又被认为明显违反公共利益时,行政机关才可由自己或令第三人代相对人履行;③告知程序详细化:代履行的实施必须事先为相对人规定相当的履行期限,并以公文书的形式通知相对人,如不在履行期限内履行,将代为履行。

二、卫生行政强制措施

(一)卫生行政强制措施的概念

卫生行政强制措施(health administrative compulsory measures)是指政府相关行政部门为预防或制止危害公共健康的行为或事件的发生或扩大,维持公共卫生的正常秩序,依法采取的强制限制相对人的人身或财产流通的各种措施。

在现实生活中,为预防控制某些急性传染病的传播,政府相关行政部门应当依据《传染病防治法》的规定,对病人和病原携带者采取卫生行政强制措施,实施隔离治疗以及其他必要的预防控制措施。政府相关行政部门采取行政强制措施的另一目的是为了调查相对人是否有违反卫生法律规范的行为。如食品药品监督管理部门认为某餐饮店经营的食品可能导致食物中毒,即可对该食品予以临时封存。经检验,属于可能导致食物中毒或被污染的食品,则予以销毁;不导

笔记

致食物中毒或未被污染的食品,予以解封。

卫生行政强制措施具有以下特征:

1. 强制性　卫生行政强制措施是以国家强制力为依托,对相对人的人身权或财产权强行加以限制的手段,具有明显的强制性,相对人必须服从。

2. 预防性或制止性　卫生行政强制措施的适用是为了预防可能发生的违法行为,或制止危害健康的行为或事件的扩大,并非对违法相对人的惩罚。因此,它不是行政制裁行为,而是具有预防性或制止性的行政措施。

3. 暂时性　卫生行政强制措施是通过对正在实施或可能实施违反卫生行政法律规范的相对人,或可能带来健康危害的相对人的人身权或财产权予以限制,将其暂时控制在一定状态,以便根据具体情况和法律规定,进一步做出卫生行政处理决定,它不是对相对人权利义务的最终处分,而是在紧急情况下所采取的暂时性手段。

(二)卫生行政强制措施的实施要件

1. 必须有法律依据　卫生行政强制措施是由政府相关行政部门不进行任何预告而突然采取的强制措施,对相对人的人身、财产具有较大的制约作用,很容易导致相对人的合法权益的损害。因此,一般说来,实施强制措施必须要有明确的法律根据。如《传染病防治法》《艾滋病监测管理的若干规定》规定,如果甲类传染病人、艾滋病病人拒绝隔离治疗或隔离期未满擅自脱离隔离治疗的,可以由公安部门协助治疗单位采取强制隔离治疗措施。

2. 合法实施卫生行政强制措施　合法实施即要求实施强制措施的主体、内容、程序、形式都严格按照卫生法律规范的规定。做到主体合法、内容合法,程序法定、形式完备。如甲类传染病暴发,政府相关行政机关自行宣布疫区,并对出入疫区的人员、物资和交通工具实施卫生检疫和封锁,即是实施强制措施主体的不合法,应该是报经政府做出强制措施决定。以上是合法实施卫生行政强制措施的一般要求,但在某些特殊的紧急情况下,来不及严格按照法律规定的程序实施强制措施时,事后应及时补办手续。

3. 准确适用卫生行政强制措施　适用卫生行政强制措施的人、财物、行为,必须准确,证据确凿。如果强制措施的标的不准确、导致不该实施强制措施的财物或人身被强制,造成合法权益损害的,政府相关行政部门应予以行政赔偿。

4. 合理采取卫生行政强制措施　合理性原则是行政法的基本原则,行政强制措施作为一种行政行为,必须合理、适当。这就要求政府相关行政部门实施行政强制措施应当依据法定条件,选择适当的方式,既要达到卫生行政管理的目的,又要最小限度地损害相对人的合法权益。

(三)卫生行政强制措施的分类

根据卫生行政强制措施的目的,可分为预防性强制措施和制止性强制措施。

1. 预防性强制措施　预防性强制措施是在危害事件发生之前采取的强制措施,且措施的直接目的是预防危害事件的发生。其特点是相对人的行为或物品即将对社会或公共利益产生危害,非采取即时强制不足以防止危害结果的发生。如根据《国境卫生检疫法》第六条规定,在国外或者国内有检疫传染病大流行的时候,国务院可以下令封锁有关的国境或者采取其他紧急措施。目的即是防止传染病的传入。

2. 制止性强制措施 制止性强制措施是在危害事件发生而没有结束之前采取的强制措施,且措施的直接目的是制止危害事件的继续。其特点是相对人危害社会的行为已经开始,非采取即时强制不足以遏制危害结果的继续和发展。如根据《传染病防治法》第四十二条规定,传染病暴发、流行时,县级以上地方人民政府应当立即组织力量,按照预防、控制预案进行防治,切断传染病的传播途径。

卫生行政强制措施还可按控制对象分为对人的强制措施,如强制隔离、强制治疗等;以及对财物的强制措施,如封存、查封和扣押、销毁等。

三、卫生行政强制执行

(一)卫生行政强制执行的概念

卫生行政强制执行(forcible execution of health administration)是指相对人逾期拒不履行法定义务或拒不执行政府相关行政部门做出的已生效的具体行政行为,由政府相关行政部门申请人民法院强制其履行义务的行政行为。

卫生行政强制执行具有以下特征:

1. 卫生行政强制执行以相对人不履行法定义务为前提 卫生行政强制执行对于政府相关行政部门来说,是一种执法手段。只有当相对人不履行法定义务时,政府相关行政部门为了使卫生监督活动正常进行,不得已而采取的一种强迫相对人履行义务的手段。如果没有相对人不履行法定义务这一事实存在,卫生行政强制执行就不可能发生。还需强调的是,相对人不履行义务,不是由于无法履行,而是主观上故意不履行,政府相关行政部门才能申请强制执行。

2. 卫生行政强制执行由人民法院实施 根据我国现行法律、法规规定,行政强制执行的主体有行政机关或人民法院,由谁适用行政强制执行,必须依据法律、法规规定。行政机关的行政强制执行权由法律设定并按照法律规定实施。法律规定,没有行政强制执行权的行政机关,可以向人民法院申请强制执行。卫生行政强制执行是由政府相关行政机关申请人民法院予以适用。

3. 卫生行政强制执行的目的是实现义务的履行 卫生行政强制执行的目的是实现法律直接规定或由行政行为所确立的义务的履行。即卫生行政强制执行不具有惩罚性,不是给相对人设定新的权利义务关系,而是实现已经确立的权利义务。

4. 在卫生行政强制执行中不得进行执行和解 执行和解是指在执行过程中,双方当事人在自愿协商、互谅互让的基础上,就生效法律文书确定的权利义务关系达成协议,解决争议,从而结束执行程序的一种制度。行政强制执行是为执行法律文书所确定的权利义务而采取的特别措施。对于负有义务的相对人来说,只有一个选择,即履行其应履行的义务。对于享有行政权力的行政主体来说,行使行政权力既是权利又是义务,必须依法行使,不得放弃或自由处置。所以,与民事强制执行不同,在行政强制执行中不得进行执行和解。

笔记

（二）卫生行政强制执行的内容

政府相关行政部门申请强制执行的内容主要是涉及财产权和人身权的强制执行。

1. 涉及财产权的强制执行　如《医疗机构管理条例》第五十一条规定："当事人对行政处罚决定不服的，可以依照国家法律、法规的规定申请行政复议或者提起行政诉讼。当事人对罚款及没收药品、器械的处罚决定未在法定期限内申请复议或者提起诉讼又不履行的，县级以上人民政府卫生行政部门可以申请人民法院强制执行。"

2. 涉及人身权的强制执行　如《传染病防治法》第三十九条规定，"拒绝隔离治疗或者隔离期未满擅自脱离隔离治疗的，可以由公安机关协助医疗机构采取强制隔离治疗措施。"再如，根据《艾滋病监测管理的若干规定》的规定，已知系艾滋病病人或感染者，有传播艾滋病行为的，卫生行政部门给予50元以上，3000元以下的罚款，并强制采取预防、治疗和消毒措施。这就是涉及人身内容的卫生行政强制执行。

（三）卫生行政强制执行的形式

人民法院根据卫生行政部门的申请，实施强制执行的形式通常有以下几种。

1. 滞纳金（overdue fine）　是指有缴纳金钱义务的相对人不按时缴纳应缴款项时，依法反复科以新的金钱给付义务，迫使相对人尽快履行金钱缴纳义务。相对人履行缴纳义务的时间越晚，所交滞纳金越多。

2. 强行扣缴（coercive deduction）　相对人不肯履行缴纳金钱的义务，法院则可以从相对人的另一笔款项中扣除并代为缴纳。

3. 强行划拨（coercive appropriation）　相对人不履行缴纳金钱的义务，法院通知银行从义务人的存款中强行划拨相当数额的金钱。强行扣缴和强行划拨无本质上的区别，只是形式上不同。强行划拨是指在银行账目上的变动，强行扣缴则指扣住货币或取出货币。

4. 强制履行（forcible fulfillment）　指相对人拒不履行卫生行政义务决定时，则强制其履行的执行方法。

本 章 小 结

卫生监督手段是指卫生监督主体贯彻卫生法律规范，实施卫生监督过程中所采取的措施和方法。主要包括：卫生法制宣传教育、卫生行政许可、卫生监督检查、卫生行政奖励、卫生行政处罚、卫生行政强制措施、卫生行政强制执行。本章主要介绍了卫生法制宣传教育的概念、意义和形式；卫生行政许可的概念、特征、意义和原则，卫生行政许可的设定、形式和法律效力；卫生监督检查的概念、特征、分类和方式；卫生行政奖励的概念、特征、原则和形式；卫生行政处罚的概念、特征和原则，卫生行政处罚的管辖、适用、种类和形式；卫生行政强制措施的概念、实施要件和分类；卫生行政强制执行的概念、特征、内容和形式。

笔记

关键术语

卫生监督手段　means of health supervision

卫生法制宣传教育　education of health legal system

卫生行政许可　health administrative permit

许可证制度　license system

证明力　power of certification

确定力　determination

拘束力　restriction

卫生监督检查　health supervision and inspection

卫生行政奖励　health administrative encouragement and reward

卫生行政处罚　health administration punishment

卫生行政处罚的管辖 jurisdiction of health administrative punishment

申诫罚　reprimand

警告　warning

财产罚　penalty of property

罚款　penalty

违法所得　illegal income

非法财物　illegal property

行为罚　conduct penalty

卫生行政强制措施　health administrative compulsory measures

卫生行政强制执行　forcible execution of health administration

滞纳金　overdue fine

强行扣缴　coercive deduction

强行划拨　coercive appropriation

强制履行　forcible fulfillment

讨论题

1. 结合案例 6-2 谈谈卫生行政处罚适用的条件。

2. 卫生行政处罚应遵循哪些基本原则？

思考题

1. 试述卫生行政许可的基本原则。

2. 哪些情形下会导致卫生行政许可的撤销、注销与中止？

3. 谈谈卫生行政处罚的管辖与适用条件。

4. 卫生行政强制措施与卫生行政强制执行有何不同？

（苏　维　四川大学华西公共卫生学院）

笔记

第七章

卫生监督程序

学习目标

通过本章的学习,你应该能够:

掌握 卫生监督程序的概念和基本原则;许可申请、许可的受理及审核;预防性卫生监督程序;经常性卫生监督程序;简易程序、一般程序和听证程序。

熟悉 卫生监督程序的特征及基本功能;卫生行政案件移送的概念;许可的变更、延续及对不予许可的救济;卫生行政案件移送的依据。

了解 卫生行政机关申请人民法院强制执行应符合的条件;卫生行政案件移送的具体步骤。

章前案例

2003 年 11 月,某市某区卫生局在对辖区内的个体诊所进行监督检查时发现,某个体诊所超执业范围开展妇科诊疗活动。在该诊所最里面的一间比较隐蔽的房间内,设有妇科诊床、一次性扩张器及人工流产所用的手术器械,查看该房间内的就诊登记簿发现,该诊所曾经为 5 名患者做过人工流产手术。执法人员制作了现场检查笔录、询问笔录,并对现场的情况进行了拍摄,取得了确凿的证据。此后,区卫生局对该诊所进行了立案,并经过集体合议,认为该诊所违反了《医疗机构管理条例》第二十七条的规定,依据《医疗机构管理条例》第四十七条的规定,决定对该诊所处以罚款 3000 元的行政处罚,同时责令该诊所立即改正违法行为。区卫生局的执法人员向该诊所负责人送达了《行政处罚事先告知书》,告知当事人 2 日内到区卫生局陈述申辩,当事人没有去。执法人员视为当事人放弃陈述申辩,遂向当事人送达了《行政处罚决定书》。当事人在接到行政处罚决定书后的第 5 天,到指定银行缴纳了 3000 元罚款。罚款缴纳完后的第 10 天,当事人向市卫生局提起了行政复议申请,认为区卫生局未履行听证告知程序,该行为侵犯了其合法权益,要求区卫生局退还罚款,并对其予以赔偿。市卫生局受理了该行政复议申请,并组织相关人员对区卫生局的行政处罚案卷和被处罚人的复议申请进行书面审查,认为区卫生局的行政处罚虽然认定的违法事实清楚、证据确凿,但在送达处罚决定书时,未告知被处罚人有要求举行听证的权利,处罚程序违法。因此,市卫生局决定撤销区卫生局的行政处罚决定,并责令区卫生局对申请人的违法事实在一定期限内重新做出行政处罚决定。

笔记

第一节 概　述

一、卫生监督程序的概念和特征

（一）卫生监督程序的概念

卫生监督程序（health supervision procedure），是指卫生监督主体实施卫生监督活动的方式、步骤以及实现这些方式、步骤的顺序和时间所构成的行为过程。作为政府行为或行政行为的卫生监督，必须经过一定的监督程序来实施，从而避免在卫生监督过程中可能出现的随意性和盲目性，以保证卫生监督的法定性和规范性。

（二）卫生监督程序的特征

卫生监督是卫生行政行为的最重要的组成部分，是卫生监督机关行使职权针对相对人的具体的、直接的监督活动，这一活动的内容和手段多种多样，具有如下特征。

1. 法定性　卫生监督程序是由卫生法律规范所规定的，是卫生监督行为有效的构成要件之一，倘若卫生监督行为违反了程序规定，就会发生监督行为无效（invalidity）、部分无效（partial invalidity）或经补正（redress）后才有效的法律后果。根据法律规定，卫生监督程序的表现形式主要有：①制定法典式的卫生监督程序法，对监督行为作一般性的规定。目前，我国还没有这样的法律规定。②通过制定专门的单行程序办法或规定，对某种监督行为做出明确具体的规定，如原卫生部发布的《卫生行政处罚程序》等。③监督程序的规定与实体内容相结合，目前我国大多数卫生法律文件均是实体法与程序法相结合，即在主要规定实体问题的法律文件中附带规定有关程序问题。例如《医疗事故处理条例》第四章关于医疗事故的行政处理与监督的规定。

2. 有序性　卫生监督程序的法律规范是一种程序规范，相对于实体性的法律规范，它并非是规定卫生监督机关的职权等，而是规定卫生监督机关如何去行使职权。卫生监督程序必须是完整、统一和有序的，其中每个步骤都应是必要的，不能因其缺少环节而导致监督工作的阻滞。这就要求按照时间顺序进行规划，周密考虑，合理衔接，做到统筹兼顾。

3. 保障和制约性　一方面卫生监督程序是保障卫生监督得以及时、有效实现的重要手段，使卫生监督机关更好地履行职责，使相对人更好地履行法定义务；另一方面是对监督的制约，使卫生监督机构及其卫生监督人员，按照一定的程序规则从事卫生监督活动，达到卫生监督的有序状态，进而保证卫生违法案件得到公正、合理的处理，保障相对人的合法权益。

二、卫生监督程序的基本原则

（一）法定程序原则

卫生执法必须依法进行，这里的"依法"既包括遵守行政实体法，也包括遵

笔记

114

守行政程序法,这是实现公共卫生执法效力和维护相对人合法权益的保证基础。

法定程序原则包括以下内容:①重要的公共卫生执法程序,尤其是关系到相对人合法权益的程序规划必须依法设定;②法定程序规则和行政实体法规具有同等的法律功能,法定的行为步骤、方式和时限,任何单位或个人均不得违反;③违反法定程序的公共卫生执法行为属于违法行政行为,程序违法影响到相对人合法权益时,该行为无效;④违反法定程序的行为人必须承担由此引起的行政责任。

依法设定的简易程序也是法定程序,也有其程序规则,适用时必须严格遵守。违反法定简易程序规则的,也属行政违法。

(二)相对人参与原则

相对人参与原则,是指公共卫生执法行为的程序必须为相对人了解,相对人对公共卫生执法行为的程序有发表意见的权利。这一原则主要包含以下内容:①公共卫生执法主体必须公开实施公共卫生执法行为的程序,让相对人事先了解其在程序上的权利和义务,公开接受相对人的监督。②相对人对影响其权利和义务的具体行政行为,有权知道结论,也有权要求告知理由。③公共卫生执法主体在做出影响相对人权利和义务的具体行为时,必须给相对人发表意见或提出申辩的机会。

(三)程序公正原则

程序公正原则,是指卫生监督主体及其监督人员实施具体行政行为时,在程序上应平等地对待相对人,排除一切可能造成不平等或者偏见的因素。程序公正是实质性公正的前提,在没有程序性公正保障的具体行政行为中,不可能有实质性的公平。

程序公正原则由回避程序、调查程序、合议程序、辩论程序等具体程序规则体现,其内容包括:①卫生执法人员在做出与自己有利害关系的具体行政行为时应主动回避,以免造成所作行为存在偏见的事实和嫌疑。在此情形下,相对人也有权申请该执法人员回避。②卫生执法人员应客观地调查事实真相,在取证的手段和方式上应防止行事主观武断。③在处理涉及多个相对人权利和义务的争议时,应保证每个当事人有平等的陈述权。④实施重大的具体行政行为时,应采用单数合议制方式做出决定。⑤卫生执法主体及其执法人员必须遵守法定的程序权限。

任何行政主体的行政行为都是实体依据和程序规范的有机结合,"显失公正的行政处罚"同样存在着显失公正的行政处罚程序。在下列情形下适用行政程序都将被认为是程序滥用:①不符合法律规定的目的;②不相关的考虑;③不合理的决定。由于行政程序作为行政行为的一种过程、方法和步骤,它是法院审判权所无法替代的,因而,显失公正的行政处罚程序应列为法院的撤销之诉。

(四)公开原则

公开原则,指卫生监督主体通过一定的方式和途径让相对人了解有关卫生监督的情况。可以由表明身份程序、告知程序、说明理由程序、咨询程序等具体程序规则来体现。公开原则是政务公开化在卫生监督工作中的具体体现。卫生

笔记

监督活动的公开,将提高相对人对卫生监督机构及其卫生监督人员的信任度,也有利于提高卫生行政执法的公平公正性。

（五）效率原则

提高卫生行政效率是卫生监督程序的设立目的之一,没有一定的行政效率,就无法达到预期的行政管理目的。效率原则主要通过时效、紧急处置和简易程序等来实现,其内涵包括:①法定程序的设立应考虑提高卫生监督活动的效率,强调简便、实用;②卫生监督活动在程序顺序上不能颠倒,必须按法定程序和步骤进行;③卫生监督机构必须在法定期限内做出具体行政行为,超越法定时限的行为即构成行政违法或无效;④卫生监督机构及其卫生监督人员实施具体行政行为的方式应规范化,各种执法文书的制作应使用统一格式。

第二节　卫生行政许可程序

卫生行政许可程序,是有关卫生行政许可的申请、审查、听证、决定、变更、延续、中止、撤销、注销等一系列步骤和过程的总称。卫生行政许可行为直接影响申请人的利益得失,因此对许可权在程序上应当严格控制。为规范卫生监督主体的卫生行政许可行为,2004 年 11 月 17 日,原卫生部根据《中华人民共和国行政许可法》发布了《卫生行政许可管理办法》,制定了卫生行政许可程序的规范性标准。

一、许可的申请和受理

卫生行政许可是一种要式的行政行为,这一行为的前提条件是申请人提出申请。卫生行政部门接收卫生行政许可申请时,根据不同情况分别作出处理。

（一）许可的申请

《卫生行政许可管理办法》规定,公民、法人或者其他组织申请卫生行政许可,应当按照法律、法规、规章规定的程序和要求向卫生监督机构提出申请。如果委托代理人提出卫生行政许可申请,代理人应当提供委托代理证明。

卫生行政部门应当公示下列与办理卫生行政许可事项相关的内容:①卫生行政许可事项、依据、条件、程序、期限、数量;②需要提交的全部材料目录;③申请书示范文本;④办理卫生行政许可的操作流程、通信地址、联系电话、监督电话等。并应当根据申请人的要求,对公示内容予以说明、解释。

申请人申请卫生行政许可,应当如实向卫生监督机构提交有关材料,并对其申请材料的真实性负责,承担相应的法律责任。卫生监督机构不得要求申请人提交与其申请的卫生行政许可事项无关的技术资料和其他材料。

卫生行政许可申请人向卫生监督机构提出许可申请,必须具备下列几项条件:①申请内容:必须是卫生法律、法规规定经许可方能进行的活动或事项。行政许可具有禁止的解除性质,一般而言,被许可的活动或事项对他人是禁止的,只有获得许可的人才能解除这种禁止,取得进行该项活动或事项的权利。②申请主体:申请人必须具有申请许可事项的行为能力。卫生行政许可的目的之一

笔记

就在于制止不符合法定条件的人从事法律禁止的事项。因此,要获得行政许可,就必须具备法定条件,有从事该项活动的行为能力(capacity of disposition)。例如,申请从事餐饮业和食堂经营的,必须具有卫生管理制度、组织和经过专业培训的专兼职食品卫生管理人员;符合卫生条件和要求的加工经营场所、清洗、消毒等卫生设施、设备;在食品采购、贮存、加工制作过程中控制污染的条件和措施;从业人员经过上岗前培训、健康检查合格等。③申请形式:必须由申请人以书面形式明确提出申请某种许可的意思表示。申请书必须载明申请许可的内容、理由、条件等。如果法律规定必须附加说明的,则应提交附加文件。④申请管辖:申请人必须向依法享有颁发某种许可证的卫生监督机构提出申请。

(二)许可的受理

卫生行政部门接收卫生行政许可申请时,应当对申请事项是否需要许可、申请材料是否齐全等进行核对,并根据下列情况分别做出处理。

1. 不予受理　两种情形下对申请人的申请不予受理:①申请事项依法不需要取得卫生行政许可的,应当即时告知申请人不受理;②申请事项依法不属于卫生行政部门职权范围的,应当即时作出不予受理的决定,并告知申请人向有关行政机关申请。

2. 更正、补全材料　具体要求是:①申请材料存在可以当场更正的错误,允许申请人当场更正,但申请材料中涉及技术性的实质内容除外。申请人应当对更正内容予以书面确认。②申请材料不齐全或者不符合法定形式的,应当当场或者在5日内出具申请材料补正通知书,一次告知申请人需要补正的全部内容,逾期不告知的,自收到申请材料之日起即为受理。③补正的申请材料仍然不符合有关要求的,卫生行政部门可以要求继续补正。

3. 予以受理　申请材料齐全、符合法定形式,或者申请人按照要求提交全部补正申请材料的,卫生行政部门应当受理其卫生行政许可申请。

卫生行政部门受理或者不予受理卫生行政许可申请,均应出具加盖卫生行政部门专用印章和注明日期的文书。

二、申请的审核

申请的审核,是指卫生监督机构接到申请人的申请书,依照法定权限进行审查核实。审核内容一般包括程序性审核和实质性审核两个方面。

(一)程序性审核

程序性审核,是指审查核定申请许可的事项是否符合法定程序和法定形式,是否是向有关机关提出的申请,申请与手续是否完备等。

(二)实质性审核

实质性审核,是指审查核定申请许可的事项是否具备条件,核定申请人本身是否具备从事该事项的行为能力,并进行相应的实地核对查实。卫生监督机关在审核时,对申请及附件材料的内容无权直接变更,应向申请人提出变更的要求,由申请人自行变更,如果申请所列事项或条件与实际不符,卫生监督机关应要求申请人采取相应的补救措施,否则,就须驳回申请。

卫生监督机构根据法律、法规和规章的规定,确定审查申请材料的方式。主要包括以下内容:

1. 卫生监督机构依法需要对申请人进行现场审查的,应当及时指派两名以上工作人员进行现场审查,并根据现场审查结论在规定期限内做出卫生行政许可决定。

2. 卫生监督机构依法需要对申请行政许可事项进行检验、检测、检疫的,应当自受理申请之日起5日内指派两名以上工作人员按照技术标准、技术规范进行检验、检测、检疫,并书面告知检验、检测、检疫所需期限。需要延长期限的,应当另行书面告知申请人。检验、检测、检疫所需时间不计算在卫生行政许可期限内。

3. 卫生监督机构依法需要根据鉴定、专家评审结论做出卫生行政许可决定的,应当书面告知申请人组织专家评审的所需期限。卫生监督机构根据专家评审结论做出是否批准的卫生行政许可决定。需要延长专家评审期限的,应当另行书面告知申请人。鉴定、专家评审所需时间不计算在卫生行政许可期限内。

4. 卫生监督机构依法需要根据考试、考核结果做出卫生行政许可决定的,申请人在考试、考核合格成绩确定后,根据其考试、考核结果向卫生监督机构提出申请,卫生监督机构应当在规定期限内做出卫生行政许可决定。

卫生监督机构根据考试成绩和其他法定条件做出卫生行政许可决定的,应当事先公布资格考试的报名条件、报考办法、考试科目以及考试大纲。但是,不得组织强制性的资格考试的考前培训,不得指定教材或者助考材料。

5. 卫生监督机构依法需要根据检验、检测、检疫结果做出卫生行政许可决定的,检验、检测、检疫工作由依法认定的具有法定资格的技术服务机构承担。

申请人依法可自主选择具备法定资格的检验、检测、检疫机构,卫生监督机构不得为申请人指定检验、检测、检疫机构。

6. 依法应当逐级审批的卫生行政许可,下级卫生监督机构应当在法定期限内按规定程序和要求出具初审意见,并将初步审查意见和全部申报材料报送上级卫生监督机构审批。法律、法规另有规定的,依照其规定。符合法定要求的,上级卫生监督机构不得要求申请人重复提供申请材料。

7. 法律、法规、规章规定实施卫生行政许可应当听证的事项,或者卫生行政部门认为需要听证的涉及重大公共利益的卫生行政许可事项,卫生行政部门应当在做出卫生行政许可决定前向社会公告,并举行听证;卫生行政许可直接涉及申请人与他人之间重大利益关系的,卫生行政部门应当在做出卫生行政许可决定前发出卫生行政许可听证告知书,告知利害关系人有要求听证的权利。卫生行政部门应当在接到申请人、利害关系人申请听证的书面材料20日内组织听证,并在举行听证的7日前,发出卫生行政许可听证通知书,将听证的事项、时间、地点通知申请人、利害关系人。听证由卫生行政部门具体实施行政许可的机构负责组织,由卫生行政部门的法制机构主持。听证所需时间不计算在卫生行政许可期限内。

笔记

三、许可证件的颁发

卫生监督机构经审核,认为申请人的申请符合法定条件、标准的,应当依法做出准予卫生行政许可的书面决定。依法需要颁发卫生行政许可证件的,应当向申请人颁发加盖卫生监督机构印章的卫生行政许可证件。颁发卫生许可证件,应注意以下问题:

1. 将审核机关与颁证机关区别开来,由法定的颁证机关颁发许可证。

2. 注意严格在法定期限内办理。根据《卫生行政许可管理办法》的规定,卫生监督机构对申请材料审查后,应当在受理申请之日起 20 日内做出卫生行政许可决定;20 日内不能做出卫生行政许可决定的,经本级卫生监督机构负责人批准,可以延长 10 日,并应当将延长期限的理由书面告知申请人。法律、法规对卫生行政许可期限另有规定的,依照其规定。

3. 卫生许可证件应当按照规定载明证件名称、发证机关名称、持证人名称、行政许可事项名称、有效期、编号等内容,并加盖卫生监督机构印章,标明发证日期。

4. 卫生行政许可决定,除涉及国家秘密、商业秘密或者个人隐私的,应当予以公开,公众有权查阅。

5. 申请人依法取得的卫生行政许可,其适用范围没有地域限制的,在全国范围内有效,各级卫生监督机构不得采取备案、登记、注册等方式重复或者变相重复实施卫生行政许可。

6. 同一公民、法人或者其他组织在同一地点的生产经营场所需要多项卫生行政许可,属于同一卫生监督机构实施行政许可的,卫生监督机构可以只发放一个卫生行政许可证件,其多个许可项目应当分别予以注明。

卫生监督机构做出不予卫生行政许可的书面决定的,应当说明理由,告知申请人享有依法申请行政复议或者提起行政诉讼的权利,并加盖卫生监督机构印章。

四、许可的变更与延续

(一)许可的变更

被许可人在卫生行政许可有效期满前要求变更卫生行政许可事项的,应当向做出卫生行政许可决定的卫生监督机构提出申请,并按照要求提供有关材料。卫生监督机构对被许可人提出的变更申请,应当按照有关规定进行审查。对符合法定条件和要求的,卫生监督机构应当依法予以变更,并换发行政许可证件或者在原许可证件上予以注明;对不符合法定条件和要求的,卫生监督机构应当做出不予变更行政许可的书面决定,并说明理由。按照法律、法规、规章规定不属于可以变更情形的,应当按照规定重新申请卫生行政许可。

(二)许可的延续

被许可人依法需要延续卫生行政许可有效期的,应当在该卫生行政许可有效期届满 30 日前向做出卫生行政许可决定的卫生监督机构提出申请,并按照要

笔记

求提供有关材料。但法律、法规、规章另有规定的,依照其规定。例如,《食品卫生许可证管理办法》规定,食品生产经营者需要延续卫生许可证的,应当在卫生许可证有效期届满前 60 日内向原发证机关提出申请。同意延续卫生许可证的,原编号不变,有效期为 4 年。

卫生监督机构接到延续申请后,应当按照本办法的有关规定做出受理或者不予受理的决定。受理延续申请的,应当在该卫生行政许可有效期届满前作出是否准予延续的决定;逾期未作决定的,视为准予延续。卫生监督机构做出不受理延续申请或者不准予延续决定的,应当书面告知理由。

被许可人未按照规定申请延续和卫生监督机构不受理延续申请或者不准予延续的,卫生行政许可有效期届满后,原许可无效,由做出卫生行政许可决定的卫生监督机构注销并公布。依法取得的卫生行政许可,除法律、法规规定依照法定条件和程序可以转让的外,不得转让。

五、对不予许可的救济

对于申请人的申请,卫生监督机关若不予许可,相对人将因此而失去从事该项活动的权利。对此,国家对相对人保留了救济途径,即相对人可以要求卫生监督机关复议或向法院提起行政诉讼。

目前,我国已规定实行许可证制度的卫生法规,一般都规定了行政复议或行政诉讼的条款,相对人因卫生行政机关不批准其许可申请的,都可以提出复议请求或向法院直接起诉。卫生监督机关不予许可的形式,可以是明确的不批准,驳回申请,也可以暗含的迟延。在一定的期限内,卫生监督机关对相对人提出的申请既不批准,也不拒绝(即所谓应作为而不作为)的,应视为卫生监督机关不批准许可申请。这是因为批准许可的权力掌握在卫生行政机关手中,所以卫生监督机关必须在一定期限内负有作为的义务。否则,相对人有依法提出复议请求或提起诉讼的权利。

以上叙述了申请人申请许可的一般程序,也就是目前所实行的各种许可制度的必须程序(obligatory procedure),不涵盖个别许可的特殊程序。对于已持有许可证的单位或个人变更许可证所允许的项目或范围时,则应向原发证机关申报,所经程序仍与新申请时一样。根据规定,负责发放管理许可证的卫生监督机关,或其委托的下级卫生监督机关,依照法定期限,还要对已发放的许可证进行审查复核。

第三节 预防性卫生监督程序

预防性卫生监督程序,是指对建设项目,即新建、扩建、改建工程的选址和设计进行卫生审查,并参加工程验收的步骤和方式的总称。

一、可行性研究阶段的卫生审查

对新建的建设项目一般都有可行性研究过程,须经审计、规划、卫生、环保等部门评定、论证后才能报有关部门批准立项。中小型的扩建、改建或续建项目也许不经过可行性研究阶段,一般也应编制扩建、改建或续建项目计划。

在这一阶段,除要求将卫生法规的有关规定列入可行性报告外,卫生审查重点是对建设项目选址的审查。对不同的建设项目,其选址的卫生要求是不同的。有的建设项目可以根据国家法律规定进行审查,同意其选址;有的则需要根据建设项目性质、规模、可能产生的危害和拟采取消除危害的措施以及拟选址的地况条件等进行综合评价后,方可同意其选址。因此,进行建设项目选址的卫生审查时,应要求建设项目单位提供有关项目工程性质、可能产生的危害,存在的卫生问题和拟采取的防护措施,以及选址的位置及其地形、水方等有关资料。同时,应对建设项目拟定的选址进行实地勘察,必要时,还可进行卫生学监测和调查。

二、设计阶段的卫生审查

设计阶段的卫生审查主要是为了保证建设项目的建筑结构、场所设置、布局、分隔、面积等方面具有合理的设计,卫生监督机构依据相关卫生要求和卫生标准进行审查。

在设计卫生审查阶段,建设项目单位应向卫生监督机构提供以下资料:①《建设项目卫生审查申请书》;②建设项目设计全套图纸;③建设项目卫生篇章。其中,建设项目卫生篇章应载明以下主要内容:①建设项目概况;②建筑物布置;③工艺流程及设备布置;④有害因素或卫生问题的分析;⑤拟采取的卫生防护措施及预期效果;⑥卫生防护专用投资概算;⑦存在问题及建议。

建设项目设计卫生审查的重点是:①建筑物的布置及其建筑材料是否符合卫生要求;②工艺流程及设备布局是否合理,是否产生卫生问题;③卫生防护措施的配置是否符合规定要求,是否产生有效的卫生防护效果。

完成建设项目设计的卫生审查后,卫生监督机构对不符合卫生要求的,应提出具体意见,要求建设单位或设计单位按卫生审查意见修改设计;对符合卫生要求的,同意其设计。据此,建设单位方可进行施工设计,并将施工设计图纸报卫生监督机构审查,经批准后,方可办理施工手续。建设项目设计经卫生监督机构审查同意后不得擅自变更,需要更改的应当取得卫生监督机构的同意。

三、施工阶段的卫生审查

施工阶段卫生审查的任务主要是对建设项目施工过程进行检查,监督建设项目单位和施工单位按照卫生监督机构审批的施工图纸进行施工。施工期间,任何人不得擅自修改施工设计,若需变更施工设计的,必须征得原审批卫生监督机构的同意。

四、项目工程竣工验收的卫生审查

建设项目竣工后,建设单位应向原审批的卫生行政部门提出卫生验收申请。卫生行政部门按照所审批的施工图纸进行验收,对验收合格的,准予工程验收,对验收不合格的,要求限期整改。工程验收不合格的,不能办理卫生许可证。

笔记

设计审查→施工监督→竣工验收这三个阶段,最终形成预防性卫生监督的全过程。

第四节　经常性卫生监督程序

一、监督前的准备

卫生监督人员进入现场监督检查前,应当做好以下准备工作:①熟悉被检查人的有关情况和现场检查的有关内容;②备好现场监督检查所需的检验、测试、采样及取证工具;③备好现场监督检查所需的文件。现场检查须进入洁净区域时,卫生监督人员应穿戴洁净衣帽、口罩及一次性手套,并遵守被检查人的卫生、安全的有关规定。

二、监督检查

根据有关卫生法律、法规的规定,卫生监督人员进入现场监督检查时,应不少于2人。实施卫生监督检查,首先应当履行表明身份的义务,即在进入现场时,卫生监督人员必须向相对人出示监督执法证件(监督员证),否则,相对人有权拒绝接受检查。同时,卫生监督人员还应当向相对人说明实施卫生监督检查的原因、依据以及进行检查的方法,并允许相对人陈述。这一程序,一方面是为了防止卫生监督机构及其卫生监督人员滥用监督检查权利,损害相对人的合法权益;另一方面可以获得相对人的理解、支持和配合。在监督检查过程中,相对人有权要求卫生监督机构说明理由。如果卫生监督机构及其卫生监督人员未说明理由或者说明的理由不充分,相对人可以拒绝检查。

卫生监督人员在履行监督检查职责时,有权进入被检查单位调查取证,查阅或者复制有关的资料和采集样本。现场监督检查的职权是:①听取被检查人根据监督检查内容所作的介绍;②查阅被检查人的有关制度、检验记录、技术资料、产品配方和必需的财务账目及其他书面文件;③采用卫生专业技术手段进行实地检查、勘验、采样和检测;④根据需要对有关人员进行了解情况。

三、调查取证

(一)制作《现场检查笔录》和《询问笔录》

现场监督检查应根据监督检查内容当场制作《现场检查笔录》,由相对人核对无误后,监督人员和相对人在笔录上共同签字,修改之处由相对人签名或者印章覆盖。监督检查时,监督人员可以对相对人或有关证人进行询问,并当场制作《询问笔录》,由被询问人核对无误后,监督人员和被询问人在笔录上签名。相对人或被询问人对笔录内容有异议的,可在笔录上说明理由并签名,卫生监督人员应在其后签名。相对人或被询问人拒绝签名的,由2名以上监督人员在笔录上签名并注明相对人拒绝签名情况,同时记录在场人员姓名、职务等。

笔记

（二）现场采样或检测

必要时，卫生监督人员可根据监测目的以及相关卫生检验标准方法的规定，无偿采样和现场检测。采样的卫生监督员必须向被采样单位和个人出具采样凭证，应当制作采样记录和检测记录或在现场笔录上记录检测结果，并由当事人书面确认。

（三）调阅相关书面材料

监督人员有权要求被监督单位提供相关的书面材料，如传染病疫情报告登记表、食品原料购买台账、生产记录、财务账册等。现场检查所取证物应尽可能是原件、原物，调查取证原件、原物确有困难的，可由提交证据的单位或个人在复制品、照片等物件上签章，并注明"与原件（物）相同"字样或文字说明。在证据可能灭失或以后难以取得时，经卫生监督机构负责人批准后，可先行登记保存，并出具由卫生监督机构负责人签发的"证据保存通知书"。卫生监督机构应当在7日内对所保存的证据做出处理决定。

监督人员应本着客观、全面、及时、真实的原则进行调查取证工作，尊重被检查人的人格尊严，保守被检查单位的商业机密。

四、告知

卫生监督人员完成卫生监督检查后，应向相对人告知现场检查的结果，并签字。实施行政处罚时，应遵守《行政处罚法》《卫生行政处罚程序》的规定。相对人对检查结果有异议的，允许其申辩，并做好记录。

第五节 行政强制措施实施程序

一、行政强制措施的一般规定

（一）行政强制措施的实施主体

行政强制措施由法律、法规规定的行政机关在法定职权范围内实施，不得委托。行政强制措施应当由行政机关具备资格的行政执法人员实施，其他人员不得实施。

（二）实施行政强制措施的规定

行政机关实施行政强制措施应当遵守下列规定：①实施前须向行政机关负责人报告并经批准；②由两名以上行政执法人员实施；③出示执法身份证件；④通知当事人到场；⑤当场告知当事人采取行政强制措施的理由、依据以及当事人依法享有的权利、救济途径；⑥听取当事人的陈述和申辩；⑦制作现场笔录；⑧现场笔录由当事人和行政执法人员签名或者盖章，当事人拒绝的，在笔录中予以注明；⑨当事人不到场的，邀请见证人到场，由见证人和行政执法人员在现场笔录上签名或者盖章；⑩法律、法规规定的其他程序。

情况紧急，需要当场实施行政强制措施的，行政执法人员应当在24小时内向行政机关负责人报告，并补办批准手续。行政机关负责人认为不应当采取行

笔记

政强制措施的,应当立即解除。

（三）实施限制公民人身自由的行政强制措施的规定

实施限制公民人身自由的行政强制措施,要遵守一般行政限制措施的程序,还要遵守以下规定:①当场告知或者实施行政强制措施后立即通知当事人家属实施行政强制措施的行政机关、地点和期限;②在紧急情况下当场实施行政强制措施的,在返回行政机关后,立即向行政机关负责人报告并补办批准手续;③法律规定的其他程序。

实施限制人身自由的行政强制措施不得超过法定期限。实施行政强制措施的目的已经达到或者条件已经消失,应当立即解除。

违法行为涉嫌犯罪应当移送司法机关的,行政机关应当将查封、扣押、冻结的财物一并移送,并书面告知当事人。

二、查封和扣押的程序

（一）查封和扣押的主体

查封、扣押应当由法律、法规规定的行政机关实施,其他任何行政机关或者组织不得实施。行政机关采取查封、扣押措施后,应当及时查清事实,在规定的期限内做出处理决定。对违法事实清楚,依法应当没收的非法财物予以没收;法律、行政法规规定应当销毁的,依法销毁;应当解除查封、扣押的,做出解除查封、扣押的决定。

（二）查封和扣押的范围

查封、扣押限于涉案的场所、设施或者财物,不得查封、扣押与违法行为无关的场所、设施或者财物;不得查封、扣押公民个人及其所扶养家属的生活必需品。当事人的场所、设施或者财物已被其他国家机关依法查封的,不得重复查封。

（三）查封和扣押决定书

行政机关决定实施查封、扣押的,应当履行行政强制措施的一般程序,制作并当场交付查封、扣押决定书和清单。查封、扣押决定书应当载明下列事项:①当事人的姓名或者名称、地址;②查封、扣押的理由、依据和期限;③查封、扣押场所、设施或者财物的名称、数量等;④申请行政复议或者提起行政诉讼的途径和期限;⑤行政机关的名称、印章和日期。查封、扣押清单一式二份,由当事人和行政机关分别保存。

（四）查封和扣押的期限

查封、扣押的期限不得超过30日;情况复杂的,经行政机关负责人批准,可以延长,但是延长期限不得超过30日。法律、行政法规另有规定的除外。

延长查封、扣押的决定应当及时书面告知当事人,并说明理由。

对物品需要进行检测、检验、检疫或者技术鉴定的,查封、扣押的期间不包括检测、检验、检疫或者技术鉴定的期间。检测、检验、检疫或者技术鉴定的期间应当明确,并书面告知当事人。检测、检验、检疫或者技术鉴定的费用由行政机关承担。

笔记

124

（五）查封和扣押的解除

有下列情形之一的，行政机关应当及时做出解除查封、扣押决定：①当事人没有违法行为；②查封、扣押的场所、设施或者财物与违法行为无关；③行政机关对违法行为已经做出处理决定，不再需要查封、扣押；④查封、扣押期限已经届满；⑤其他不再需要采取查封、扣押措施的情形。

解除查封、扣押应当立即退还财物；已将鲜活物品或者其他不易保管的财物拍卖或者变卖的，退还拍卖或者变卖所得款项。变卖价格明显低于市场价格，当事人造成损失的，应当给予补偿。

三、冻结的程序

（一）冻结的主体

冻结存款、汇款应当由法律规定的行政机关实施，不得委托给其他行政机关或者组织；其他任何行政机关或者组织不得冻结存款、汇款。法律规定以外的行政机关或者组织要求冻结当事人存款、汇款的，金融机构应当拒绝。

（二）实施冻结的规定

冻结存款、汇款的数额应当与违法行为涉及的金额相当；已被其他国家机关依法冻结的，不得重复冻结。行政机关依照法律规定决定实施冻结存款、汇款的，应当履行以下规定的程序，并向金融机构交付冻结通知书：①实施前须向行政机关负责人报告并经批准；②由两名以上行政执法人员实施；③出示执法身份证件；④制作现场笔录。

（三）冻结的期限

金融机构接到行政机关依法做出的冻结通知书后，应当立即予以冻结，不得拖延，不得在冻结前向当事人泄露信息。依照法律规定冻结存款、汇款的，作出决定的行政机关应当在 3 日内向当事人交付冻结决定书。冻结决定书应当载明下列事项：①当事人的姓名或者名称、地址；②冻结的理由、依据和期限；③冻结的账号和数额；④申请行政复议或者提起行政诉讼的途径和期限；⑤行政机关的名称、印章和日期。

自冻结存款、汇款之日起 30 日内，行政机关应当作出处理决定或者作出解除冻结决定；情况复杂的，经行政机关负责人批准，可以延长，但是延长期限不得超过 30 日。法律另有规定的除外。延长冻结的决定应当及时书面告知当事人，并说明理由。

（四）冻结的解除

有下列情形之一的，行政机关应当及时做出解除冻结决定：①当事人没有违法行为；②冻结的存款、汇款与违法行为无关；③行政机关对违法行为已经作出处理决定，不再需要冻结；④冻结期限已经届满；⑤其他不再需要采取冻结措施的情形。行政机关做出解除冻结决定的，应当及时通知金融机构和当事人。金融机构接到通知后，应当立即解除冻结。

行政机关逾期未做出处理决定或者解除冻结决定的，金融机构应当自冻结期满之日起解除冻结。

第六节 卫生行政处罚程序

卫生行政处罚程序,是指卫生监督机构对相对人实施卫生行政处罚的方式、步骤以及实现这些方式、步骤的时间和顺序的行为过程。卫生行政处罚程序作为单项程序规范,属于非诉讼程序的范畴,它在卫生监督程序中占有极为重要的地位,它是卫生行政处罚得以正确实施的基本保障。为保证卫生监督机构正确行使行政处罚职权,保护公民、法人和其他组织的合法权益,维护公共利益和社会秩序,1997 年 6 月 19 日,原卫生部根据《行政处罚法》和有关卫生法律、法规的规定,发布了《卫生行政处罚程序》。

一、简易程序

卫生行政处罚的简易程序(summary procedure),又叫当场处罚程序(punishment procedure on the spot),是指卫生监督机构对事实清楚、情节简单、后果轻微的卫生行政违法行为当场进行处罚的程序。设置简易程序,一是有利于提高行政效率,二是节约执法成本,也易为当事人接受。

卫生行政处罚适用简易程序,不仅要注意行政效率,也应以不失公正、不影响被处罚人行使其合法权利为原则。所谓不失公正是指不因适用了简易程序,而使卫生行政处罚的合法性、有效性失去保障。所谓不影响被处罚人行使其合法权利,是指实施卫生行政处罚不因适用了简易程序,而使被处罚人的正当权利受到影响。

(一)简易程序的适用条件

《卫生行政处罚程序》第四十三条规定,对于违法事实清楚、证据确凿并有下列情形之一的,卫生监督机构可以当场做出卫生行政处罚决定:①予以警告的行政处罚;②对公民处以 50 元以下罚款的行政处罚;③对法人或者其他组织处以 1000 元以下罚款的行政处罚。

适用简易程序的卫生行政处罚行为,应该具备三个要素:违法事实清楚并且证据确凿、有法定依据、处罚程度较轻。

(二)简易程序的具体内容

1. 表明身份　卫生监督人员当场做出行政处罚决定的,应当向当事人出示卫生监督身份证件。

2. 说明理由和依据　卫生监督人员指出当事人的违法行为,说明给予行政处罚的理由及行政处罚依据,必要时进行现场取证。

3. 告知当事人依法享有的权利　主要包括陈述和申辩权、依法申请行政复议和提起诉讼的权利。

4. 制作当场行政处罚决定书　卫生监督人员应在现场填写预定格式、编有号码并加盖卫生行政机关印章的当场行政处罚决定书。行政处罚决定书应当载明当事人的违法行为,行政处罚依据、具体处罚决定、时间、地点及卫生监督机构名称,并由卫生监督人员签名或盖章。行政处罚决定书中应书面责令当事人

笔记

改正或限期改正违法行为。

5. 交付与告知　行政处罚决定书应当当场交付当事人,并告知履行时限、方式、拒不履行时应承担的法律后果以及申请复议或者提起行政诉讼的权利。

6. 备案　卫生监督人员当场做出的行政处罚决定,应当在7日内报所属卫生行政机关备案。

（三）当场行政处罚的执行

根据行政处罚法规定,有下列情形之一的,执法人员可以当场收罚款:①罚款数额在20元以下的;②不当场收缴事后难以执行的;③在边远、水上、交通不便地区,当事人向指定银行缴纳罚款确有困难并请求当场缴纳的。当场收缴罚款,必须向当事人出具由省、自治区、直辖市财政部门统一制发的收据。执法人员当场收缴的罚款,应当自收缴罚款之日起2日内交至其所在的行政机关;在水上当场收缴的罚款,应当自抵岸之日起2日内交至其所在的行政机关;行政机关应当在2日内将罚款缴付指定的银行。

二、一般程序

一般程序(general procedure)亦称普通程序,是指行政机关实施行政处罚的基本程序,行政主体在实施行政处罚过程中,除法律、法规有特别规定或者依法可以适用简易程序的案件外,实施行政处罚应当依照普通程序。一般程序包括受理与立案、调查取证、听证、处罚决定、送达、执行、结案等六个步骤。

（一）受理与立案

1. 受理　任何单位和个人发现有违反卫生法律规范的事实、个人和单位,有权利也有义务向卫生监督机构检举。卫生监督机构对于违反卫生法律规范的举报、控告,都应当接受。

卫生行政机关对下列案件应当及时受理并做好记录:①在卫生监督管理中发现的;②卫生机构监测报告的;③社会举报的;④上级卫生行政机关交办、下级卫生行政机关报请的或者有关部门移送的。

2. 立案　立案是指行政机关对于公民、法人或者其他组织的检举、控告或者本机关在执法检查过程中发现的违法行为或有重大嫌疑问题,认为需要进一步调查而决定专项查处的活动。立案是卫生行政处罚程序的开始。卫生监督机构受理的案件符合下列条件的,应当在7日内立案:①有明确的违法行为人或者危害后果;②有来源可靠的事实依据;③属于卫生行政处罚的范围;④属于本机关管辖。

卫生监督机构对决定立案的应当制作报告,由直接领导批准,并确定立案日期和两名以上卫生执法人员为承办人。

（二）调查取证

对于依法给予卫生行政处罚的违法行为,卫生监督机构应当调查取证,查明违法事实。案件的调查取证,必须有两名以上卫生监督人员参加,并出示有关证件。对涉及国家机密、商业秘密和个人隐私的,应当保守秘密。

调查终结后,承办人应当写出调查报告。其内容应当包括案由、案情、违法

笔记

127

事实、违反法律、法规或规章的具体款项等。

（三）处罚决定

调查终结后，卫生监督机构应当对违法行为的事实、性质、情节以及社会危害程度进行合议并做好记录，合议应当根据认定的违法事实，依照有关卫生法律、法规和规章的规定分别提出处理意见。

1. 合议　对于重大的处罚决定，应实行合议制度。应当由承办案件的执法人员与其他执法人员 3 人或 3 人以上的单数组成合议小组，在调查终结后，对违法行为的事实、性质、情节以及社会危害程度进行集体讨论，根据认定的违法事实，依照有关卫生法律、法规和规章的规定，分别提出不同的处理意见：①确有应当受行政处罚的违法行为的，依法提出卫生行政处罚的意见；②违法行为轻微的，依法提出不予卫生行政处罚的意见；③违法事实不能成立的，依法提出不予卫生行政处罚的意见；④违法行为不属于本机关管辖的，应当移送有管辖权的机关处理；⑤违法行为构成犯罪需要追究刑事责任的，应当移送司法机关。同时应当予以行政处罚的，还应当依法提出卫生行政处罚的意见。

2. 告知　卫生监督机构及卫生监督人员做出行政处罚决定之前，应当及时告知当事人下列事项：①做出行政处罚决定的事实、理由及依据；②当事人依法享有的权利。对拟给予较大数额罚款、责令停产停业、吊销许可证照处罚的案件，还应依法告知当事人有要求举行听证的权利。卫生监督机构必须充分听取当事人的陈述和申辩，并进行复核，当事人提出的事实、理由或者证据成立的，应当采纳。卫生行政机关不得因当事人申辩而加重处罚。

告知的方式有口头和书面两种。一般在处罚决定书中明确告知相对人应该享有的申请行政复议、提起行政诉讼的权利及时效。如果处罚决定书中没有诉讼权的内容，口头告知就是必不可少的程序。

3. 审批　通过调查取证、听证等程序，对当事人违法事实已查清，依据卫生法律、法规、规章的规定应给予行政处罚的，承办人应起草行政处罚决定书文稿，报卫生行政机关负责人审批。

4. 决定　调查终结，行政机关负责人应当对调查结果进行审查，根据不同情况，分别做出如下决定：①确有应受行政处罚的违法行为，根据情节轻重及具体情况，做出行政处罚决定；②违法行为轻微，依法可以不予行政处罚的，不予行政处罚；③违法事实不能成立的，不得给予行政处罚；④违法行为已构成犯罪的，移送司法机关。对情节复杂或者重大违法行为给予较重的行政处罚，行政机关的负责人应当集体讨论决定。

行政机关及其执法人员在做出行政处罚决定前，应当按规定向当事人告知给予行政处罚的事实、理由和依据，相关权利，并听取当事人的陈述或者申辩。

（四）制作行政处罚决定书

行政机关依法给予当事人行政处罚的，应当制作行政处罚决定书。行政处罚决定书应当载明下列事项：①当事人的姓名或者名称、地址；②违反法律、法规或者规章的事实和证据；③行政处罚的种类和依据；④行政处罚的履行方式和期限；⑤不服行政处罚决定，申请行政复议或者提起行政诉讼的途径和期限；⑥做出行政处罚决定的行政机关的名称和做出决定的日期。行政处罚决定书必须盖有做出行政处罚决定的行政机关的印章。

（五）送达

卫生行政处罚决定书应当在宣告后当场交付当事人并取得送达回执。当事人不在场的，卫生监督机构应当在 7 日内依照规定，将卫生行政处罚决定书送达当事人。有些处罚决定书，除了向被处罚人送达外，还要送交有关单位或个人。

送达方式

送达方式包括以下几种：直接送达、留置送达、转交送达、委托送达、邮寄送达。

直接送达，是指送达机关派专人将应送达的文书直接交付给受送达人。送达机关直接送达时，如遇受送达人不在，可以交付给和他同住的成年家属签收。如果受送达人已向送达机关指定代收人的，交代收人签收，同样视为直接送达。

留置送达是指受送达人无正当理由而拒绝接受送达文书的，送达机关可以依照规定，邀请有关基层组织或者所在单位的代表到场，说明情况，在送达回证上记明拒收事由和日期，由送达人、见证人签名或者盖章，把送达文书留在受送达人的住所，即视为已经送达。

委托送达是指直接送达确有困难的，如受送达人不居住在送达机关的辖区内，送达机关可以委托受送达人居住地的机关代为送达。

转交送达是指如果受送达人是军人，可以通过其部队的政治机关转交；如果受送达人是被监禁的，可以通过其所在的监狱或者劳动教养单位转交。代为转交的机关、单位收到送达文书后，必须立即交受送达人签收。

邮寄送达即通过邮寄方式将送达文书送达受送达人的一种方式。依照民事诉讼法的规定，直接送达确有困难的，可以邮寄送达。

（六）执行

做出卫生行政处罚决定后，当事人应当在处罚决定的期限内予以履行。当事人对卫生行政处罚决定不服申请行政复议或者提起行政诉讼的，行政处罚不停止执行，但行政复议或行政诉讼期间裁定停止执行的除外。

1. 做出罚款决定的卫生监督机构应当与收缴罚款的机关分离。除按规定当场收缴的罚款外，做出行政处罚决定的卫生监督机构及卫生监督人员不得自行收缴罚款。另外在边远、水上、交通不便地区，卫生监督机构及卫生监督人员依照规定做出处罚决定后，当事人向指定的银行缴纳罚款确有困难的，经当事人提出，卫生监督机构及其卫生监督人员可以当场收缴罚款。卫生监督人员当

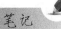
笔记

场收缴罚款时,必须向当事人出具省、自治区、直辖市财政部门统一制发的罚款收据。

2. 当事人在法定期限内不申请行政复议或者不提起行政诉讼又不履行的,卫生监督机构可以采取下列措施:①到期不缴纳罚款的每日按罚款数额的 3% 加处罚款;②申请人民法院强制执行。

（七）结案

卫生行政处罚决定履行或者执行后,承办人应当制作结案报告。并将有关案件材料进行整理装订,加盖案件承办人印章,归档保存。

三、听证程序

听证程序(hearing procedure)是指行政机关在做出行政处罚决定之前,由行政机关指派专人主持听取案件调查人员和当事人就案件事实、处罚理由及适用依据进行的陈述、质证和辩论的法定程序。听证程序在行政处罚程序中不是一个单独的程序,它只是一般程序中的一个环节。它发生在行政机关事先告知违法事实、处罚理由、依据和相关权利之后,在正式做出处罚决定之前这一阶段。但并不是任何行政处罚案件都可以适用听证程序,听证程序只适用于那些拟给予较严厉行政处罚的特定案件。而且,依法适用听证程序的案件也并不是必须举行听证,只有当事人提出听证要求的,行政机关才必须举行。

（一）听政程序的适用范围

《卫生行政处罚程序》第三十条的规定,卫生监督机构在做出责令停产停业、吊销许可证或者较大数额罚款等行政处罚决定前,应当告知当事人有要求举行听证的权利。当事人要求听证的,卫生监督机构应当组织听证;拒绝当事人听证或者申辩,不得决定处罚。对较大数额罚款的听证范围依照省、自治区、直辖市人大常委会或人民政府的具体规定执行。

（二）听证的原则

听证应遵循公正、公开的原则,并实行告知、回避制度,依法保障当事人的陈述权和申辩权。

卫生行政机关的听证人员包括听证主持人、听证员和书记员。为保证听证的客观、公正,听证主持人由行政机关负责人指定本机关内部的非本案调查人员担任,一般由本机关法制机构人员或者专职法制人员担任,其余听证人员应当由卫生监督机构内部的非本案调查人员担任。当事人认为听证主持人、听证员和书记员与本案有利害关系的,有权申请回避。

（三）听证程序的基本内容

1. 告知听证权利　卫生行政机关对于适用听证程序的卫生行政处罚案件,应当在做出行政处罚决定前,向当事人送达听证告知书。听证告知书应当载明下列主要事项:①当事人的姓名或者名称;②当事人的违法行为、行政处罚的理由、依据和拟作出的行政处罚决定;③告知当事人有要求听证的权利;④告知提出听证要求的期限和听证组织机关。

2. 听证的申请与决定　听证程序的适用以当事人的申请为前提,卫生行政机关不主动启动听证程序。当事人对符合法定条件的行政处罚案件要求听证的,应当在卫生行政机关告知后 3 日内提出。

3. 听证通知　卫生行政机关决定予以听证的,听证主持人应当在当事人提出听证要求之日起 2 日内确定举行听证的时间、地点和方式,并在举行听证的 7 日前,将听证通知书送达当事人。

4. 听证的组织　听证由做出行政处罚的卫生行政机关组织,当事人不承担听证的费用。

5. 听证的形式　除涉及国家秘密、商业秘密或者个人隐私外,听证一般以听证会的形式公开举行。

6. 听证的内容　举行听证时,案件调查人提出当事人违法事实、证据和适用听证程序的行政处罚建议,当事人进行陈述、申辩和质证。

案件调查人员对认定的事实负有举证责任,当事人对自己提出的主张负有举证责任。

7. 听证笔录　听证应当制作笔录,由听证主持人在听证后将听证笔录当场交当事人和案件调查人员审核,并签名或盖章。当事人拒绝签名的,由听证主持人在听证笔录上说明情况。

听证是一般程序中对特定行政处罚案件的特殊调查取证方式,听证结果是重大卫生行政处罚决定的主要依据,必须严格按照程序执行。

听证的步骤

1. 宣布听证纪律等。听证书记员应当宣布听证的行政处罚案由,并核实听证参加人员是否已经到场,然后应当宣布听证纪律。

2. 核对出席听证人员的身份事项等。书记员宣布听证纪律后,听证主持人开始主持听证过程。

3. 听证调查。听证主持人在核对出席听证人员的身份事项后,应宣布进入听证调查阶段。先由调查人员陈述案件的事实经过,出示证明当事人违法行为的证据,提供处罚当事人的规范性文件的依据以及拟订的行政处罚决定,然后由当事人陈述案情,提出对自己有利的证据和规范性文件,如有第三人,再由其第三人陈述案情,提出能支持其观点的证据和规范性文件。必要时,听证主持人可以就案件相关的问题向听证参加人发问。

4. 互相辩论。在这个阶段中,调查人员、当事人和第三人可以就本案的事实、法律适用等问题发表自己的观点。听证主持人认为辩论双方没有新的观点时,可以宣布听证辩论结束,并让听证参加人各方作最后陈述。

5. 听证中止或终结。在听证过程中,如发生可导致听证中止或终结的情形时,听证主持人应当决定听证中止或终结,待中止情形消失后恢复听证。

笔记

第七节　行政强制执行程序

一、行政机关强制执行程序

行政机关依法做出行政决定后,当事人在行政机关决定的期限内不履行义务的,具有行政强制执行权的行政机关依照法律规定强制执行。

（一）催告

行政机关做出强制执行决定前,应当事先催告当事人履行义务。催告应当以书面形式作出,并载明下列事项:①履行义务的期限;②履行义务的方式;③涉及金钱给付的,应当有明确的金额和给付方式;④当事人依法享有的陈述权和申辩权。

当事人收到催告书后有权进行陈述和申辩。行政机关应当充分听取当事人的意见,对当事人提出的事实、理由和证据,应当进行记录、复核。当事人提出的事实、理由或者证据成立的,行政机关应当采纳。

（二）强制执行决定

经催告,当事人逾期仍不履行行政决定,且无正当理由的,行政机关可以做出强制执行决定。强制执行决定应当以书面形式做出,并载明下列事项:①当事人的姓名或者名称、地址;②强制执行的理由和依据;③强制执行的方式和时间;④申请行政复议或者提起行政诉讼的途径和期限;⑤行政机关的名称、印章和日期。

在催告期间,对有证据证明有转移或者隐匿财物迹象的,行政机关可以做出立即强制执行决定。催告书、行政强制执行决定书应当直接送达当事人。当事人拒绝接收或者无法直接送达当事人的,应当依照《中华人民共和国民事诉讼法》的有关规定送达。

（三）强制执行的中止与终结

1. 强制执行的中止　有下列情形之一的,中止执行:①当事人履行行政决定确有困难或者暂无履行能力的;②第三人对执行标的主张权利,确有理由的;③执行可能造成难以弥补的损失,且中止执行不损害公共利益的;④行政机关认为需要中止执行的其他情形。中止执行的情形消失后,行政机关应当恢复执行。对没有明显社会危害,当事人确无能力履行,中止执行满三年未恢复执行的,行政机关不再执行。

2. 强制执行的终结　有下列情形之一的,终结执行:①公民死亡,无遗产可供执行,又无义务承受人的;②法人或者其他组织终止,无财产可供执行,又无义务承受人的;③执行标的灭失的;④据以执行的行政决定被撤销的;⑤行政机关认为需要终结执行的其他情形。

二、申请人民法院强制执行程序

当事人在法定期限内不申请行政复议或者提起行政诉讼,又不履行行政决

笔记

定的,没有行政强制执行权的行政机关可以自期限届满之日起三个月内,依照法律规定申请人民法院强制执行。

卫生行政机关本身没有行政强制执行权,卫生行政强制执行必须申请法院实施,这一性质和特点决定了卫生行政强制执行必须依照法定程序进行,才能保障行政强制执行的合法性和防止相对人的合法权益被非法侵害。

按照最高人民法院《关于贯彻执行〈中华人民共和国行政诉讼法〉若干问题的解释》(以下简称《若干解释》)的规定,卫生行政机关申请法院强制执行程序可以分为以下几个步骤。

(一)申请

申请,是指当事人在法定期限内既不执行卫生监督主体的具体行政行为,又不申请复议或不提起行政诉讼时,卫生监督主体在法定期限内向人民法院提出申请,请求人民法院予以强制执行。

行政机关申请人民法院强制执行前,应当催告当事人履行义务。催告书送达10日后当事人仍未履行义务的,行政机关可以向所在地有管辖权的人民法院申请强制执行;执行对象是不动产的,向不动产所在地有管辖权的人民法院申请强制执行。

行政机关向人民法院申请强制执行,应当提供下列材料:①强制执行申请书;②行政决定书及做出决定的事实、理由和依据;③当事人的意见及行政机关催告情况;④申请强制执行标的情况;⑤法律、行政法规规定的其他材料。强制执行申请书应当由行政机关负责人签名,加盖行政机关的印章,并注明日期。

(二)受理

受理,是指人民法院对卫生行政机关的申请进行审查后,对符合申请条件的案件予以立案的行为。人民法院接到行政机关强制执行的申请,应当在5日内受理。行政机关对人民法院不予受理的裁定有异议的,可以在15日内向上一级人民法院申请复议,上一级人民法院应当自收到复议申请之日起15日内作出是否受理的裁定。

根据《若干解释》第八十六条的规定,卫生行政机关申请人民法院执行其具体行政行为,应当符合以下条件。

1. 具体行政行为依法可以由人民法院执行。其一是被申请执行的具体行政行为符合法律规定的依法可以由人民法院执行的范围;其二是法律、法规没有赋予卫生行政机关强制执行权,因此,可以申请人民法院强制执行。

2. 具体行政行为已经生效并具有可执行内容。一是指所做出的行政处罚决定已经生效(作为执法依据的法律文书已经生效);二是指被申请执行的具体行政行为具有可执行内容,即必须确定相对人交付金钱、财物或者完成一定的行为。

3. 申请人是做出该具体行政行为的行政机关或者法律、法规、规章授权的组织。本处即为卫生行政机关。

4. 被申请人是该具体行政行为所确定的义务人,即具体卫生行政行为的相对人,包括公民、法人和其他组织。

笔记

5. 被申请人在具体卫生行政行为所确定的期限内或者卫生行政机关另行指定的期限内未履行义务，即卫生行政强制执行的申请，它是在相对人拒不履行具体行政行为所确定的义务的情况下所采取的强制措施，其指征就是被申请人在具体行政行为所确定的期限内未履行义务。

6. 申请人在法定期限内提出申请。《若干解释》第八十八条规定，行政机关申请人民法院强制执行其具体行政行为，应当自被执行人的法定起诉期限届满之日起 180 日内提出。逾期申请的，除有正当理由外，人民法院不予受理。

7. 被申请执行的卫生行政案件属于受理申请执行的人民法院管辖。申请人民法院强制执行，由申请人所在地的基层人民法院受理；执行对象为不动产的，由不动产所在地的基层人民法院受理，基层法院认为执行确有困难的，可以报请上级人民法院执行。

上述这 7 项条件不是选择性的，而是必须全部满足，人民法院才能立案，予以受理；不符合其中之一项的，人民法院就不能受理。

（三）审查

审查是指人民法院受理卫生行政机关申请执行其具体卫生行政行为的案件后，在法定期限内由行政审判庭对具体行政行为的合法性进行审查，并裁定是否准予强制执行的过程。

人民法院对行政机关强制执行的申请进行书面审查，对材料符合规定，且行政决定具备法定执行效力的，人民法院应当自受理之日起 7 日内作出执行裁定。

人民法院发现有下列情形之一的，在作出裁定前可以听取被执行人和行政机关的意见：①明显缺乏事实根据的；②明显缺乏法律、法规依据的；③其他明显违法并损害被执行人合法权益的。

人民法院应当自受理之日起 30 日内作出是否执行的裁定。裁定不予执行的，应当说明理由，并在 5 日内将不予执行的裁定送达行政机关。行政机关对人民法院不予执行的裁定有异议的，可以自收到裁定之日起 15 日内向上一级人民法院申请复议，上一级人民法院应当自收到复议申请之日起 30 日内作出是否执行的裁定。

因情况紧急，为保障公共安全，行政机关可以申请人民法院立即执行。经人民法院院长批准，人民法院应当自做出执行裁定之日起 5 日内执行。

（四）通知履行

对于立案执行的卫生行政处罚决定，法院应当及时向被执行人发出执行通知书，要求其在指定的期限内履行义务。经教育，相对人自动履行的，即可结案。

（五）强制执行

如果行政相对人在指定的期限内仍拒绝履行义务的，人民法院就应当开始采取强制手段执行。根据规定，当需要采取强制执行措施时，人民法院行政审判庭应当及时将案件移交给执行庭办理，而不能由行政审判庭直接办理。执行完毕，法院要将执行结果书面通知申请执行的卫生监督机构。另外，执行费用应当由被执行人承担。

第八节　卫生行政案件移送程序

一、卫生行政案件移送的概念

卫生行政案件移送，是指卫生行政执法机关发现受理的行政处罚案件不属于自己管辖的或者认为所管辖的案件中的违法行为已经构成犯罪，依法将案件移送给其他有管辖权的行政执法机关或处理犯罪案件的司法机关处理的制度。

卫生行政案件移送的对象有两类：一类是其他有管辖权的行政部门，如工商行政部门、食品药品监督管理部门、安全生产监督管理部门等；另一类是人民法院、人民检察院和公安机关。本节主要介绍卫生行政机关将涉嫌犯罪的卫生行政案件向检察机关或公安机关移送的程序。

二、卫生行政案件移送的依据

《行政处罚法》第二十二条规定，违法行为构成犯罪的，行政机关必须将案件移送司法机关，依法追究刑事责任。国务院《行政执法机关移送涉嫌犯罪案件的规定》第三条规定，行政执法机关在依法查处违法行为的过程中，发现违法事实涉及的金额、违法事实的情节、违法事实造成的后果等，根据刑法关于破坏社会主义市场经济秩序罪、妨害社会管理秩序罪等罪的规定和最高人民法院、最高人民检察院关于破坏社会主义市场经济秩序罪、妨害社会管理秩序罪等罪的司法解释以及最高人民检察院、公安部关于经济犯罪案件的追诉标准等规定，涉嫌构成犯罪，依法需要追究刑事责任的，必须依照本规定向公安机关移送。行政执法机关对应当向公安机关移送的涉嫌犯罪案件，不得以行政处罚代替移送。《卫生行政执法责任制若干规定》第九条规定，卫生行政部门查处行政违法案件时，发现涉嫌刑事犯罪的，应当依法及时移送司法机关处理。

三、卫生行政案件移送的程序及要求

根据《行政执法机关移送涉嫌犯罪案件的规定》，卫生行政机关对涉嫌犯罪案件的移送需遵守以下程序和要求。

（一）妥善保存涉案证据

卫生行政部门在查处违法行为过程中，必须妥善保存所收集的与违法行为有关的证据。对查获的涉案物品，应当如实填写涉案物品清单，并按照国家有关规定予以处理。对易腐烂、变质等不宜或者不易保管的涉案物品，应当采取必要措施，留取证据；对需要进行检验、鉴定的涉案物品，应当由法定检验、鉴定机构进行检验、鉴定，并出具检验报告或者鉴定结论。

（二）调查核实

卫生行政部门对应当向公安机关移送的涉嫌犯罪案件，应当立即指定2名

或者 2 名以上卫生行政执法人员组成专案组专门负责，核实情况后提出移送涉嫌犯罪案件的书面报告。

（三）移送审批

经调查核实应当向公安机关移送的涉嫌犯罪案件，案件移送报告须经卫生行政机关正职负责人或者主持工作的负责人审批。

（四）移送期限

卫生行政执法机关的审批领导应当自接到案件移送报告之日起 3 日内作出批准移送或者不批准移送的决定。批准的，应当在 24 小时内向同级公安机关移送。

（五）移送材料

卫生行政执法机关向公安机关移送涉嫌犯罪案件，应当附有下列材料：①涉嫌犯罪案件移送书；②涉嫌犯罪案件情况的调查报告；③涉案物品清单；④有关检验报告或者鉴定结论；⑤其他有关涉嫌犯罪的材料。

（六）移交

卫生行政执法机关对公安机关决定立案的案件，应当自接到立案通知书之日起 3 日内将涉案物品以及与案件有关的其他材料移交公安机关，并办理交接手续；法律、行政法规另有规定的，依照其规定。

（七）提请复议或检察院介入

卫生行政执法机关接到公安机关不予立案的通知书后，认为依法应当由公安机关决定立案的，可以自接到不予立案通知书之日起 3 日内，提请做出不予立案决定的公安机关复议。对公安机关不予立案的复议决定仍有异议的，应当自收到复议决定通知书之日起 3 日内建议人民检察院依法进行立案监督。

（八）归档

将涉嫌犯罪案件的相关处理资料归档保存，尤其是移送书回执和公安机关受理书面通知书等。

卫生行政执法机关对公安机关决定不予立案的案件，应当依法做出处理；其中，依照有关法律、法规或者规章的规定应当给予行政处罚的，应当依法实施行政处罚。卫生行政执法机关向公安机关移送涉嫌犯罪案件前已经做出的警告、责令停产停业，暂扣或者吊销许可证、暂扣或者吊销执照的行政处罚决定，不停止执行。

本 章 小 结

注重程序立法和严格按照程序办事，已经成为世界各国法治实践的大趋势。程序合法是内容合法的重要保障，具有重要价值。法律正确实施唯有通过适当的程序才能得到真正实现。公正、合法的程序是正确认定事实，适用法律，从而体现法律正义的根本保证。

笔记

本章包括卫生监督程序概述、卫生行政许可程序、预防性卫生监督程序、经常性卫生监督程序、行政强制措施实施程序、卫生行政处罚程序、卫生行政强制执行程序、卫生行政案件移送程序等内容。重点掌握行政许可申请的条件及许可的受理，预防性卫生监督及经常性卫生监督的步骤，简易程序、一般程序和听证程序适用条件，一般程序的步骤，行政强制措施实施的一般规定，行政强制执行的不够以及申请人民法院强制执行应符合的条件，卫生行政案件移送的步骤。

关键术语

卫生监督程序　health supervision procedure

卫生行政许可　hygienic administrative license

简易程序　summary procedure

当场处罚程序　punishment procedure on the spot

一般程序　general procedure

听证程序　hearing procedure

卫生行政强制执行　health administrative enforcement

讨论题

卫生监督中，常出现的程序违法的情形有哪些？

（李　莉　哈尔滨医科大学公共卫生学院）

笔记

第八章

卫生监督调查取证

学习目标

通过本章的学习,你应该能够:

掌握 各种卫生监督调查取证方法应注意的问题;卫生监督证据审查内容;不能作为定案依据的证据材料;不能单独作为定案依据的证据;数个证据证明同一事实的证明效力。

熟悉 卫生监督证据审查方式。

了解 卫生监督调查取证的概念及原则。

章前案例

2004年7月22日,某市卫生监督机构,根据市府办联席会要求,会同市计生局、市药监局、某区公安分局,对市区五一路某处的方某(住宅)行医场所进行了执法检查,现场取得"××市××医疗所"《医疗机构执业许可证》1份;方某书写的治疗不孕、择孕(指生男孩)诊疗收费存根28份;制作现场检查笔录1份、询问笔录1份;暂控药品器械1箱;拍摄现场照片若干张。取得了方某开展诊疗活动的初步证据。

2004年7月26日至8月3日,某市卫生监督机构联合该市计生部门,赴各县(市)对方某诊疗收费存根名单中涉及的诊疗人进行了调查取证,制作有关询问笔录6份,取得了由诊疗人提供的方某治疗不孕、择孕收费凭据原件2份、复印件3份;取得了某区卫生局核查后出具的"××市××医疗所"《医疗机构执业许可证》系伪造证明件的证明1份;某公安分局出具的方某户籍证明1份。根据上述事实证据,某市卫生监督机构认定:方某未取得医师资格,未取得《医疗机构执业许可证》,从2002年9月16日起在××市区五一路某处开展治疗不孕、择孕等诊疗活动,共28例,获取非法所得共计人民币12 100元,方某的行为违反了《医疗机构管理条例》第二十四条的规定,依据《医疗机构管理条例》第四十四条;《医疗机构管理条例实施细则》第七十七条第(二)(三)项的规定,经合议后作出:①责令停止执业活动;②没收非法所得人民币12 100元和药品器械1箱;③罚款人民币9980元的行政处罚。该案履行了听证程序,应方某的要求,举行听证会,但在送达《行政处罚听证通知书》时,方某却外出躲避,其妻盛某虽然签名(代签),却声称已于日前与方某离婚,给送达的有效性造成障碍,执法人员随机请来街道办事处2名工作

笔记

人员,给盛某晓以利害,并让她们作为证明人在文书上签了名,并对送达过程进行了拍照。当如期举行听证会时,方某逾期不到场,根据《浙江省行政处罚听证程序实施办法》有关规定,宣布方某无正当理由未按时参加听证会,视为放弃听证权利,并对听证会全过程进行了拍摄留档。《行政处罚决定书》下达后,方某在法定期限内未上诉,履行了行政处罚决定。

第一节 概　　述

一、卫生监督调查取证的概念

卫生监督调查取证(investigation and evidence collection in health supervision),是指有管辖权的监督人员对于立案处理的案件,为查明案情、收集证据和查获违法行为人而依法定程序进行的专门活动。

卫生监督调查取证工作,包括搜集证据和审查判断证据两个方面。搜集证据(collecting evidence)由调查和取证两部分组成。调查(investigation),主要是指监督人员依照法定程序询问当事人,询问证人及利害关系人;取证(obtaining evidence),主要是指监督人员依照法定程序提取物证、书证,进行现场检查和对专门性问题进行鉴定的活动。

审查判断证据,主要是指卫生行政部门通过调查取证,并不断运用分析、判断的方法,对收集到的证据进行"去粗取精、去伪存真、由此及彼、由表及里"的加工整理,使证据与证据之间、证据与案件事实之间反映出必然的内在联系,从而掌握足够的证据,对案件事实做出结论的过程。

卫生监督调查取证包括以下几层含义:

1. 调查取证是卫生行政部门的一种职权　根据我国法律、行政法规和规章的规定,对卫生行政违法行为的调查取证只能由享有国家卫生行政执法职权的行政机关,法律、法规授权的组织,以及卫生行政机关委托的组织才有权进行。其他机关、组织和个人无权对卫生行政违法行为进行调查取证。

在卫生监督过程中,调查取证既是卫生行政部门的权利,也是卫生行政部门的义务。从权利方面讲,通过调查取证,查明案件真实情况,当事人或者有关人员应当配合、协助,不得阻挠、隐瞒;从义务方面讲,卫生行政部门调查取证应当全面、客观、公正,有关联性的证据都应当收集,不得借口只收集对当事人不利的证据或者不收集对当事人不利的证据,使当事人逃脱法律的惩处或者受到不应有的追究。

2. 调查取证的目的在于查明卫生行政违法事实和获得证据　调查取证的目的在于查明卫生行政违法事实,查获卫生行政违法行为的当事人,获取与案件事实有关的各种证据,以便给予卫生行政处罚。

3. 调查取证是卫生行政处罚的必经程序　以事实为依据,以法律为准绳,

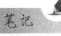
笔记

是我国社会主义法制的一项基本原则。查明事实,确定当事人是否存在违法行为,这是进行卫生行政处罚的前提。调查取证是正确实施卫生行政处罚的基础和前提。

4. 调查取证包括专门调查工作和采取的有关措施 所谓"专门调查工作",是指围绕查明卫生行政违法案件事实,必须进行的专门调查取证工作,如现场勘验、鉴定等。所谓"有关措施",是指为确保专门调查工作的顺利进行,所采取的一些相应的行政强制措施,如对具有危害性的与健康相关产品的封存、查封、扣押和强制销毁。

5. 调查取证必须依照法律、法规和规章的规定进行 我国法律、行政法规和规章对调查取证规定了严格的程序,必须遵守,如询问相对人应当制作笔录,并经相对人审阅后签名或盖章;行政主体只有在充分掌握大量的证据之后,才能做出行政行为等。

二、卫生监督调查取证的原则

(一)公开原则

行政调查公开原则的最低标准是事先告知、表明身份和结果公开。事前通知是指依法享有行政调查权的行政主体在进行行政调查前,依法将即将进行的调查事项告知被调查人的制度。行政主体在进行行政调查时,应当主动出示证件、授权书或其他证明文件的方式以表明自己的身份。行政调查结束后,无论调查结果如何,行政机关都应出具书面调查报告,作为行政机关做出最终决定的依据,除涉及国家机密、个人隐私和商业秘密外,应当向相对人公开。同时,结果公开还应当要求在出具报告时,告知相对人所享有的包括陈述、申诉、表达意见等权利。

(二)合法原则

所谓合法原则,是指卫生监督人员调查取证必须严格依法进行,不得与法律相违背,任何与法律不相符的行为均将构成违法,承担法律责任。

包括以下几个方面:①调查主体适格。应当由经法律、法规授权,具有法定资格的卫生行政机关以及依照法律规范委托的其他组织行使。②调查权限法定。行政调查必须在法定的职权范围内实施,不能在没有得到法律授权或者超出法律授权范围实施调查活动。③调查程序法定。行政调查必须按照法定的步骤、顺序、方式和时限实施。我国《最高人民法院关于执行〈中华人民共和国行政诉讼法〉若干问题的解释》第三十条规定:"行政主体在诉讼期间自行收集的证据和严重违反法定程序收集的证据不能作为人民法院的定案根据。"④调查手段合法。卫生行政主体必须严格采取法定手段进行调查活动,不得以不正当手段以及违反法律禁止性规定或侵犯相对人合法利益的手段进行调查。

(三)客观全面原则

所谓客观全面原则,是指卫生监督人员调查取证时,应当尊重客观事实,从案件的实际出发,实事求是,按照证据的本来面目去认识它,客观全面地收集与案件事实相联系的一切事物,尽可能地走访与案件有关的一切人。

卫生监督人员搜集证据客观全面,认真负责,切忌先入为主、偏听偏信、随意取舍,更不能断章取义、歪曲事实、弄虚作假。调查取证时要收集一切与案件有关的证明材料,既要收集对处罚相对人不利的材料,也要收集对处罚相对人有利的材料;既要收集原始证据、直接证据,也要收集派生证据、间接证据。

(四)迅速及时原则

所谓迅速及时原则,是指卫生监督人员发现案件后,应尽快到达案发现场,立即着手提取和收集各种证据材料,对于容易灭失的各种证据迅速采取保全措施。

卫生行政执法的优势在于快捷有效。卫生监督人员对于已掌握的案件线索或已进行立案调查阶段的案件,应当运用法律赋予的手段和职权,力争在第一时间制止违法行为;同时还要千方百计赶在证据灭失、现场消失之前,查获违法人员及相关财物,对已经发现的证据用一定的形式固定下来,以制止其危害结果的进一步延续,掌握办案主动权,确保卫生监督的顺利进行。

(五)回避原则

所谓回避原则,是指调查取证的卫生监督人员与当事人有直接利害关系的,应当回避。回避可以由当事人提出,或者办案的卫生监督人员主动要求回避。

实行回避原则,可以防止卫生监督人员不公正地处理案件;可以消除当事人和其他参与人的思想疑虑,增加卫生监督的透明度。

第二节　卫生监督调查取证方法

一、调查询问

调查询问(investigation inquiry),是调查取证一种最常用的方法,是卫生监督人员通过询问当事人、证人和其他有关人员,查明事实真相,取得证据的一种手段。卫生监督的调查询问,应当制作询问笔录。

询问笔录(record of inquiries),是指卫生监督人员在案件调查、复查及补充调查过程中,就与案件有关的问题,向当事人、证人和其他有关人员调查了解有关情况时所制作的文字记录。

《行政处罚法》第三十七条规定,行政机关在调查或者进行检查时,执法人员不得少于两人,并应当向当事人或者有关人员出示证件。当事人或者有关人员应当如实回答询问,并协助调查或者检查,不得阻挠。询问或者检查应当制作笔录。《卫生行政处罚程序》第十八条规定,卫生执法人员应分别询问当事人或证人,并当场制作询问笔录。询问笔录经核对无误后,卫生执法人员和被询问人应当在笔录上签名。被询问人拒绝签名的,应当由两名卫生执法人员在笔录上签名并注明情况。

询问笔录如实反映了当事人、证人和其他有关人员的情况,客观记载了当事人、证人和其他有关人员的陈述,为查明案件的真实情况提供了重要证据;可以

笔记

扩大或发现新的线索,引导办案人员取证以及串联印证其他证据;经查证属实又是定案的重要证据。因此,调查询问笔录制作时应注意以下问题:①调查询问必须有两名以上卫生监督员同时在场,并要出示证件;②调查询问被调查人应当个别进行,询问笔录也应当分别制作;③当事人、证人和单位必须在询问笔录上签署意见或加盖公章;④询问笔录必须当场制作;⑤询问笔录必须经被调查人核对,由调查人和被调查人签名或盖章,被调查人拒绝签名或盖章的,由调查人员在笔录上注明情况;⑥笔录中语言文字要统一、规范;⑦要围绕违法行为的要件和违法事实的基本要素来调查询问,注意突出重点;⑧当事人的基本情况应在笔录的内容部分有所反映。

二、抽样取证

抽样取证(sampling and collect evidence),是指从总体中抽取部分个体进行分析判断,从而对总体的某些未知因素作出统计推断,了解总体的情况,取得执法证据。

《卫生行政处罚法》第三十七条第二款,《卫生行政处罚程序》第二十三条都明确规定,行政机关在搜集证据时,可以采取抽样取证的方法。卫生监督抽样取证主要用于调查大宗物品的卫生状况时,对随机抽取的小部分样品进行化验、鉴定,以鉴别物品的总体情况。

抽样取证应当遵循公正性、有效性和合法性的原则,并注意以下问题:①必须如实填写《产品样品采样记录》;②抽样时应有两名以上卫生监督人员(抽样人)参加;③抽取样品后应予加封,并如实记录加封情况;④样品抽检完毕后应在规定时间内送检验机构;⑤抽样取证,应有当事人在场,并制作抽样取证凭证,由抽样人和当事人签名或盖章;⑥抽取的样品,要能反映整体物品的物质,以保证鉴定结论的真实性与合法性;⑦抽取的样品要一式 3 份,其中当事人、抽检单位各留存 1 份,送检验机构 1 份。

三、委托鉴定

委托鉴定(entrusted authentication),是指卫生行政部门为查明卫生违法案件中某些专业性问题,委托或者聘请专业部门或专业人员,由其运用专业知识、技能和经验,对有关事实材料及某些专门性问题进行鉴别和判断。

委托鉴定的目的,一是为了查明案件中的某些事实状况;二是判明某些证据的真伪。所以,委托鉴定应当注意:①鉴定部门或鉴定人员必须具备适应该项鉴定工作的专门知识,必要时应经有关部门确认;②能够公正客观地承担鉴定工作,实事求是地作出鉴别和判断。

四、现场检查

现场检查(on-the-spot investigation),是指卫生监督主体对管理相对人进行的现场检测。监督员在现场检查中,应当制作检查笔录。检查笔录以文字形式固定现场状况,它与现场照相、录像,以及现场提取的物证互为补充,互相印证,

笔记

能全面客观地反映与案件有关的地点和物证状况。因检查笔录是现场的实况记录,故有较强的客观性、真实性和证明力,是重要的文书和直接证据。

根据有关法律法规的要求,卫生监督人员在检查现场时,应当注意:①必须出示证件,通知当事人到场,当事人拒不到场的,可以请在场的其他人见证,但应在检查笔录中说明;②检查笔录应当记载检查的时间、地点、陪同人员(当事人或者当事人指定的人员)、经过和结果,监督人员、陪同人员应当在检查笔录上签名。

五、证据先行登记保存

证据先行登记保存(evidence registration and preservation in advance),是指卫生监督人员在调查取证过程中,在案件物证可能灭失或以后难以取得的情况下,为保全案件证据所采取的措施。

《行政处罚法》第三十七条规定,在证据可能灭失或者以后难以取得的情况下,经行政机关负责人批准,可以先行登记保存,并应当在7日内及时做出处理决定,在此期间,当事人或者有关人员不得销毁或者转移证据。执法人员应向当事人出具由行政机关负责人签发的保存证据通知书;行政机关应当在7日内做出处理决定;卫生法律、法规另有规定的除外。

证据先行登记保存的特点是:①强制性,在证据可能灭失或者以后难以取得的情况下,经行政机关负责人批准,就可以先行登记保存,不需要征得当事人或者第三方同意。②执行性,证据登记保存措施一经作出立即予以执行,保管好证据登记保存的物品。当事人对证据登记保存措施不服的,不可以申请行政复议或向人民法院提起诉讼,因为证据登记保存的目的是为了保存案件证据。③期限性,证据登记保存的有效期为7日,自保存登记签发之日算起。卫生行政部门必须在7日内对保存物品作出处理决定,7日内不作出处理决定的自动失效,当事人可以动用被保存的物品。

证据先行登记保存,应当制作证据先行登记保存决定书。它是卫生行政部门依法采取证据先行登记保存措施时给当事人的书面通知的执法文书。

采取证据先行登记保存措施应当注意以下问题:①采取该项措施的先决条件是证据可能灭失或者以后难以取得;②必须经过卫生行政部门负责人批准;③对需要保存的物品当场登记造册,予以封存固定,原地或异地保存;④向当事人制发证据先行登记保存决定书,交代有关情况以及应遵守的义务;⑤必须在规定期限内视具体案情作出处理决定。

六、证据复制

证据复制(duplication of evidence)是提取书证和视听材料的一种常用的调查取证方法。采用复制方法取得的证据,同样具有法律效力。复制的方法主要包括:摘录、转录、复印、拍照、录像等。

在卫生监督调查取证过程中,卫生监督人员对当事人或者其他人员提供的资料,根据案件情况可以进行复印、摘录或者其他形式的复制。但是应当注意:

笔记

①复制的资料必须是与案件有关的,与案件无关的资料当事人有权拒绝提供;②经复制取得的资料都要求其持有人签字或盖章,复印件还应标注"与原件一致"字样,并注明原件保存的地方;③对涉及国家秘密、商业秘密或者提供人个人隐私的资料,卫生监督人员负有保密的义务。

证据的保全

证据保全是指监督人员就发现的证据,及时采取一定的方式把证据固定下来,使其不至于毁损灭失,以供日后分析、认定案件事实之用。

方法包括证据先行登记保存;抽样取证;用笔录固定证据;复印、复制;妥善保管。

物证的保全:各种物证应当在可能的情况下提取原物;提取、固定物证的过程应当制作笔录,笔录应当载明发现物证、提取物证、固定物证的时间、地点,物证的主要特征以及如何被发现等翔实内容;提取的物证要妥善封存保管。

书证的保全:卫生行政执法人员在索取资料时,应当向当事人开列资料清单,由执法人员和当事人共同签字或盖章;提取书证原件有困难时,可以是副本复印件;并附制作过程文字说明以及原件存放何处的说明,并由制作人签名或盖章。卫生执法人员在收到当事人主动提供的书面证据时,应当出具收据,注明证据名称、收到件数、页数以及是否原件等,收据由卫生行政执法人员签名。

证人证言、当事人陈述的保全:作为卫生行政证据保全的唯一形式就是制作笔录。具体使用卫生行政执法文书,即制作《询问笔录》或《陈述和申辩笔录》等。笔录必须有双方签字,凡是笔录正文的修改处均必须由当事人签名,除此,执法人员不得进行修改。

第三节　卫生监督证据审查与运用

一、卫生监督证据的审查

卫生监督证据的审查,是指卫生监督人员对所取得的证据进行查证、鉴别和核对,以判断其真伪与是否齐全的活动。审查是运用的前提,只有符合法定要求的证据,才能被采用去证明案件事实,作为定案的根据。

(一)卫生监督证据审查的内容

1. 卫生监督证据的合法性　是指证据的取得和采用,在实体上和程序上都必须符合法律的规定。

卫生监督证据的合法性主要包括:①出证主体必须合法。作为证据的提供者,只有符合法律规定才具有提供证据或者作证的资格。出证主体不合法,即使所提供的证据具有真实性和关联性，也不能为行政处罚所采用。如鉴定结论中的鉴定人是否具备鉴定资格，搜集证据人员是否具有卫生监督资格等。②证据收集和取得的方式必须合法。卫生监督人员调查取证必须按照法律规定的程序和要求进行，否则，即使取得的证据具有真实性，也会因违反法律禁止的取证方式而不能采用。例如，以偷录、窃听或者胁迫、暴力、利诱等手段获取的证据材料，就不能作为卫生行政处罚的证据。③证据形式必须合法。例如，复印件应当与原件核对并经有关单位或者个人签名或者盖章后才能作为定案证据。

2. 卫生监督证据的真实性　是指证据本身能够客观地反映案件事实真相的属性。作为证据的事实，是不依赖于卫生监督人员的主观意志而客观存在的，任何主观想象、臆造、假设或捏造的东西，都不能作为证据。如果在定案时采用了不真实的证据必然会作出错误的结论。

审查卫生监督证据的真实性主要包括：①证据形成的原因，证据的来源是否真实、可靠；②发现证据时的客观环境；③证据是否为原件、原物，复制件、复制品与原件、原物是否相符；④提供证据的人或者证人与当事人是否有利害关系；⑤影响证据真实性的因素。

3. 卫生监督证据的关联性　是指证据与案件事实具有一定的证明关系。证据必须是与卫生行政违法案件有关联的事实材料，即案件事实与行为人违法行为以及危害结果存在着必然联系。同案件事实没有相关性，即便是客观事实，也不能成为证据。

审查卫生监督证据的关联性主要包括：①找出有证明关系的证明材料，对与卫生违法事实没有证明关系的证明材料予以排除；②分析证据有无实质性作用，对卫生行政处罚有实质性的证据应当予以采用，反之予以剔除；③确认有无证明效力，有些证据材料与违法事实虽有一定的关联，但对行政处罚没有证明力，没有实质作用。

（二）卫生监督证据审查的方式

1. 逐证审查　是指对收集到的卫生监督证据逐一审查是否真实可靠和具有关联性，能否证明案件事实。一般是卫生行政执法人员在调查取证过程中边收集、边审查，即对于与案件有关的证据材料，从客观性、关联性、合法性三方面进行审查，符合要求的才予以收集。但是在卫生行政执法过程中，卫生行政执法人员的逐证审查带有很大的局限性，一是逐证审查是对单个证据的审查，是孤立的证据，离开了证据本身赖以存在的客观环境，来判别其真伪就会变得比较困难；二是逐证审查与搜集证据同时进行，卫生行政执法过程中许多时候搜集证据在现场进行，不及时搜集证据有可能使本来能够收集到的证据失去收集的机会，这就使卫生行政执法人员没有充分的时间来进行审查；三是搜集证据不同于集体分析讨论案情，调查取证时一般就只是两三个卫生行政执法人员，由于受到个人法律知识、执法水平和经验的限制，逐证审查比较粗糙，很难保证审查结论的正确性。因此，在卫生行政执法实践中，往往是先将证据收集起来，至于证据的真伪待此后审查确认。

2. 综合审查 是指是在卫生监督证据逐一审查的基础上，将收集的全案证据相互对比进行审查，看证据之间能否相互印证、相互核实，是否存在矛盾，能否相互组合形成对违法事实的充分证明。同时在卫生监督证据综合审查过程中，允许对所取得的证据提出合理的怀疑，确定其可信程度，如有必要可提出对该证据所证明的事实进行重新调查。

卫生监督证据的综合审查是卫生行政处罚中的一个关键环节，只有经过综合审查的卫生监督证据，才能作为认定卫生行政违法案件事实的依据，并按照认定的违法事实据以处罚。

卫生监督证据综合审查的形式包括：①经办人员对所取得全部证据的审查核实；②专门法制机构对案件的单独审查；③领导审批定案时的审查；④重大案件的分析讨论，对案件证据进行审查。无论采用何种形式进行综合审查，目的只有一个，就是确保卫生行政处罚案件证据确凿。

卫生监督证据综合审查的基本方法是：①把单个的证据放到全案整个证据群体中互相鉴别印证，并审查时注意以下两点，一是只有一个直接证据，而且该直接证据证明事实不全面，在没有其他任何间接证据予以鉴别或印证的情况下，不能认定该直接证据，以该直接证据予以定案处罚；二是只有间接证据，没有直接证据的情况下，各个间接证据之间要求环环相扣，构成一个完整的证据链而不能有任何中断，每一个单独的证据都是整个证据链中的一环。②运用证据证明案件事实，应在以下几方面协调一致，一是证据与案情之间的矛盾以及案件结论的其他可能性被合理地排除；二是案件中的所有证据都指向一个目标，得出的结论是唯一的，具有排他性。

审查证据的常用方法

常见的行政执法中行政证据审查的方法主要如下：

1. 鉴别法：又称甄别法，即根据客观事物发生、发展、变化的一般规律和常识去辨别证据真伪的方法。

2. 比对法：又称为比较法和对比法，即通过比较和对照证明同一行政执法事实中的两个或多个证据材料以判断其真伪的方法。比对法主要用于行政执法相关证据的比对审查中。

3. 验证法：也称实验法，即通过重演或再现等方式来判断某证据内容是否真实的方法。验证法多用于查验行政相对人（当事人）、利害关系人、证人证言的内容。

4. 印证法：即通过考察行政执法中不同证据材料的内容是否相互吻合、协调一致来判断证据真伪及证明价值的方法。印证法多用于对案件证据的综合审查之中。相互印证的证据材料具有较高的真实可靠性和证明价值，而不能互相印证的证据材料往往表现出矛盾之处，因而虚假的可能性较大。

笔记

5. 质证法：是证据审查人员组织当事人和利害关系人、当事人或（和）利害关系人与行政执法调查人员，就来源于不同渠道的行政证据进行交叉审查，最终进行证据审查认定的方法。我国法律目前明确规定使用质证法进行证据审查的主要有行政许可法和行政处罚法。

二、卫生监督证据的运用

卫生监督证据的运用，是指卫生行政部门运用证据证明、查清案件事实，从而对案件事实根据不同情况作出符合客观实际的处理决定。但是，由于卫生监督人员调查、收集所取得的每一个证据材料，不一定都能成为卫生行政处罚的定案证据，只有具备合法性、真实性和关联性的证据材料，才能作为卫生行政处罚的定案证据，因此，卫生监督证据的运用，必须坚持实事求是的原则、掌握科学的方法、了解各类证据的特点。在此基础上，把握好有以下几种情形。

（一）不能作为定案依据的证据材料

不能作为定案依据的证据材料主要有：①严重违反法定程序收集的证据材料；②使用偷拍、偷录、窃听等手段获取侵害他人合法权益的证据材料；③以利诱、欺诈、胁迫、暴力等手段获取的证据材料；④没有取得原件、原物，又无其他证据印证，且当事人不予认可的复制件或复制品；⑤进行技术鉴定或者技术处理而无法辨明真伪的证据材料；⑥不能正确表达意志的证人提供的证言；⑦鉴定人不具备鉴定资格、鉴定程序严重违法以及鉴定结论错误、不明确、内容不完整等。

（二）不能单独作为定案依据的证据

不能单独作为定案依据的证据，是指有些证据材料必须在其他证明材料的印证下才有证明效力，没有其他证据材料印证时，它就无法证明案件的客观事实。不能单独作为定案依据的证据材料主要有：①未成年人所做的与其年龄和智力不相适应的证言；②与当事人有亲属关系或者其他密切关系的证人所作的对该当事人有利的证言，或者与当事人有不利关系的证人所作的对该当事人不利的证言；③难以识别是否经过修改的视听材料；④无法与原件、原物核对的复制件或者复制品等。

（三）数个证据证明同一事实的证明效力

在数个证据可能出现不能一致证明某一违法事实，甚至相互矛盾的情况下，卫生行政部门应当优先采用证明效力高的一些证据，以保证卫生行政处罚决定的正确性：①国家机关以及其他职能部门依职权制作的公文文书优于其他书证；②鉴定结论、现场笔录、勘验笔录、档案材料以及经过公证或者登记的书证优于其他书证、视听材料和证人证言；③原件、原物优于复制件、复制品；④法定鉴定部门的鉴定结论优于其他鉴定部门的鉴定结论；⑤原始证据优于传来证据；⑥其他证人证言优于与当事人有亲属关系或者其他密切关系的证人提供的对该当事人有利的证言；⑦数个种类不同、内容一致的证据优于一个孤立的证据等。

笔记

本章小结

卫生监督的调查取证是卫生行政部门在卫生监督过程中,对卫生行政违法案件进行证据收集和证据审查判断的工作。它是查明案件事实,完成证明任务的前提,是行政执法活动的基础工作,是法律法规明确赋予行政执法机关的权利和义务。是执法机关的法定职责,其水平高低直接影响到卫生行政执法的质量。本章包括三部分:概述、卫生监督调查取证的方法,卫生监督证据的审查与运用。重点内容包括调查取证的原则,各种调查方法的注意事项,卫生监督证据审查的内容以及不同证据的证明效力。

关键术语

卫生监督调查取证 investigation and evidence collection in health supervision

收集证据 collecting evidence

调查 investigation

取证 obtaining evidence

询问笔录 record of inquiries

调查询问 investigation inquiry

抽样取证 sampling and collect evidence

委托鉴定 entrusted authentication

现场勘验 on-the-spot investigation

证据先行登记保存 evidence registration and preservation in advance

证据复制 duplication of evidence

讨论题

各种调查取证方法应用时,应注意什么?

(李 莉 哈尔滨医科大学公共卫生学院)

笔记

卫生监督文书

通过本章的学习,你应该能够:

掌握 卫生监督文书的概念,卫生监督文书制作的原则、基本要求,现场笔录、卫生行政处罚决定书的书写。

熟悉 卫生监督文书的制作规范,建设项目设计卫生审查认可书、建设项目竣工卫生验收认可书、卫生许可证、卫生监督意见书的制作。

了解 卫生监督文书种类,卫生行政复议文书种类。

章前案例

　　某地有消费者向县食品药品监督管理局反映,他们中午在某饭店就餐时,发现油炸蚕茧盘内有猫粪,要求县食品药品监督管理局速来现场处理。县食品药品监督管理局立即派出两名卫生监督员到饭店进行调查,调查中发现消费者反映的问题属实,并拍了照片。同时又对饭店进行了全面的食品卫生监督,并在卫生监督笔录中记载有"饭店卫生管理混乱,室内苍蝇成群,饭店养一宝蓝眼晴波斯猫,在皮冻上有明显的猫爪印。院内靠原料库的地方养两只狼狗,上岗从业人员着装污秽不洁。盛装肉馅的盆里外发烧"。县食品药品监督管理局认为该店违反了《中华人民共和国食品安全法》第二十八条,第四项规定,即禁止生产"腐败变质、油脂酸败、霉变生虫、污秽不洁、混有异物、掺假掺杂或者感官性状异常的食品"。

　　根据《中华人民共和国食品安全法》第八十五条第四项的规定,县食品药品监督管理局签发了行政处罚决定书:(1)罚款 2000 元;(2)限 5 日内将猫和狗处理掉。

第一节　卫生监督文书概述

一、卫生监督文书的概念和作用

（一）卫生监督文书的概念

卫生监督文书(document of health supervision)是卫生监督主体在卫生监督

过程中,针对特定的管理相对人和事依法制作的具有法律效力或法律意义的公用文书。

上述概念包含了五个基本要素:①卫生监督文书制作的主体是政府相关行政部门或由法律授权的卫生监督机构;②卫生监督文书是针对特定主体、特定事项的法律文书,不是具有普遍约束力的规范性法律文件;③卫生监督文书必须依法制作,所谓依法就是文书的实质内容和制作程序都必须有明确具体的法律依据;④卫生监督文书是具有法律效力或者法律意义的文书,既要有鲜明的主旨,又要有可操作的具体内容;⑤卫生监督文书是供政府相关行政部门或法律授权的卫生监督机构使用的文书。尽管卫生监督文书是由卫生监督员个人制作的,但是它代表的是卫生监督主体,而不是民间私人使用的文书。

(二)卫生监督文书的作用

1. 卫生监督的必备手段　法律的制定和公布在于实施,否则便是一纸空文。卫生监督文书是卫生法律、法规实施的必然产物,它使用于卫生监督活动的全过程。卫生监督文书是法律实施的必备手段,它是所依据法律效力的具体体现。通过使用卫生监督文书,卫生监督主体就能依法监督管理相对人履行卫生法律、法规规定的义务,处理各种违反卫生法律、法规的行为,从而保证卫生法律、法规得以实施。

2. 卫生监督的忠实记录　常言道:"空口无凭,立字为证"。卫生监督活动的每一环节都需要制作相应的卫生监督文书,用来忠实地记录卫生监督活动的全过程。每份文书的作用都不是孤立的,一系列的文书才能构成一个完整的案卷。一种文书既是对前一段卫生监督情况的总结,又是制作下一个文书的重要依据。由此可见,卫生监督文书为卫生监督活动所必需,也是履行法定程序的必要载体和重要保证。通过文书可以了解采取的具体监督行为是否合法合理。文书的制作水平可以反映卫生监督主体开展卫生监督活动的具体情况和卫生监督人员的素质。同时,卫生监督文书也是人民法院审理卫生行政诉讼案件的重要书证。

3. 卫生法制宣传的重要途径　卫生监督文书的法制宣传作用不是通过全面的法律条文解释来实现的,而是作为卫生监督的手段,强化管理相对人对某一法律、法规或者某一具体条款内容的理解和执行。尤其是在处理违法行为时,有关处罚性文书是对相对人最具体、最生动的教育。从广义上讲,卫生监督文书是具有较强说服力和教育实效的教材。它可以警告不法分子不要重蹈违法犯罪的覆辙,同时又可以增强人们的卫生法制观念,从而提高社会各阶层同违反卫生法律、法规的行为作斗争的自觉性和积极性,为更广泛地开展卫生监督创造有利的社会环境。

4. 考核卫生监督人员的重要内容　卫生监督文书的质量直接反映了卫生监督队伍的整体素质和执法水平。每份文书的质量则都是制作人的法律水平、业务能力的集中表现。卫生监督文书制作的优劣不单纯是语言文字的问题,而是衡量制作者观察问题、分析问题、处理问题综合能力的客观尺度。因此,卫生监

笔记

督文书是卫生监督人员的必修课。

5. 卫生监督人员培训的实用教材　卫生监督文书是研究和分析卫生执法案例、总结经验教训的第一手资料。尽管卫生监督文书到一定时间可失去效力，但是它重要的历史价值和教育作用仍然存在。一些高质量的文书可直接为卫生监督人员提供示范实例，而较差的文书也会使卫生监督人员从中发现存在的问题，引以为戒，不再出现类似的失误。全面系统地分析卫生监督文书可以提高应用法律的能力，正确处理卫生监督工作中出现的各种复杂问题。另外通过了解卫生监督文书的制作情况得知卫生监督人员掌握和应用法律以及业务知识的现状，从而有针对性地确定培训内容，有的放矢地实行强化培训。

二、卫生监督文书的特性和分类

（一）卫生监督文书的特性

1. 法定的强制性　卫生法律、法规的实施必须依靠国家的强制监督来保证，具体是通过卫生监督活动来实现的。卫生监督主体所依法制作的文书代表国家意志，它的制作和效力的发挥都具有较强的法律约束性和权威性。具有执行意义的监督文书生效后，其接受者除依法提请卫生行政部门复议和向人民法院提起诉讼外，须无条件执行，不存在协商的余地。如卫生行政处罚，作为一种行政制裁措施是卫生监督主体单方意志的表现，是不能调解的。

2. 对象的针对性　卫生监督文书是没有普遍约束力的规范性执法文书。某一卫生监督文书是针对特定的人和事制作的，它所体现的是具体行政行为。如针对某申请者发放的"卫生许可证"只对该申请人有效，其他人不能借用；针对某违法行为制作的"卫生行政处罚决定书"只能对该违法行为产生法律效力，而对其他行为无效。因此文书中所记载的事实不能是抽象的，应是具体的、特定的；所引用的法律不能笼统，而应该是具体的条款（项）。

3. 效力的时限性　卫生监督文书的效力时限性，一方面体现在制作上的及时，这是由行政执法高效性决定的。如果一旦发现违反卫生法律、法规的事实，就应及时采取行政措施，制作相应的卫生监督文书。例如，《卫生行政控制决定书》必须在危害可能出现或危害扩大之前发出，否则就失去了该文书的意义。另一方面监督文书的效力比其他规范性法律文件时限短，不能永远有效。在文书的法律效力实现后，其执行作用也随之消失。如受处罚者如数交纳了罚款或在限定期限内改善了卫生状况，并经卫生行政执法部门验收合格后，随之相应的《卫生行政处罚决定书》的效力自行终结。

4. 制作的严肃性　卫生监督文书是卫生法律、法规实施的具体手段，它具有与所依据的法律、法规同样的严肃性，它不仅是卫生监督主体法定职责的履行，同样要对文书的接受者负法律责任，不能侵害当事人的合法权益。因此要做到有法必依、违法必究和执法必严，严格遵循"以事实为依据，以法律为准绳"的法制原则。文书内容绝不能有半点虚构或夸大缩小，所记述的事实要客观真实、确凿无疑。对违法行为的处理裁定要公正合理，不能主观臆断，要严格按法定程

笔记

序制作。如调查取证文书必须由调查人和被调查人签字认可,行政决定文书必须由制作机关加盖公章,才能生效。文书一旦生效,就不可擅自更改,更不能擅自篡改。同时凡属《行政复议法》和《行政诉讼法》中规定的复议和诉讼范围内的具体卫生行政行为,都应向文书的接受者交代诉权、诉期等必要内容,以防止滥用行政执法权,自觉接受司法监督。

5. 固有的专业技术性　卫生监督具有较强的专业性和技术性。尤其是卫生监督的范围很广,涉及多个卫生专业领域。卫生监督文书的制作往往需要必要的卫生监测和检验来提供科学依据,文书中常常会出现卫生专业术语和概念。这也会使文书的接受者理解困难,造成不必要麻烦。例如,一些检测方法和数据如何引用,如何作出卫生学评价等,都是文书制作时需要注意的。

6. 执行的可操作性　卫生监督文书与文学作品或普通的行政公文不同,它的执行具有法律效力。根据一定的事实,用相关的卫生法律、法规的尺度加以衡量,选用特定的卫生监督文书。这就要求文书既要目的明确,又要言辞朴实,便于操作执行。

(二)卫生监督文书的种类

按照不同的分类标准,卫生监督文书可以分为以下几类:

1. 按文书的性质分类　包括:①建设项目审批及卫生许可类,包括建设项目卫生审查申请书、建设项目设计卫生审查认可书、建设项目竣工卫生验收认可书、卫生许可证申请书、卫生许可证、不予行政许可决定书等;②产品样品采集、鉴定类,包括产品样品采样记录、产品样品确认告知书、检验结果告知书等;③卫生监督检查处理类,包括卫生监督意见书、职业禁忌人员调离通知书、卫生行政控制决定书等;④卫生行政处罚类,包括立案报告、案件移送书、现场笔录、询问笔录、行政处罚决定书、送达回执、强制执行申请书以及结案报告等;⑤卫生行政复议类,包括行政复议申请书(口头申请行政复议笔录)、行政复议答复书、行政复议决定书等;⑥卫生行政应诉类文书,包括行政诉讼答辩状、行政诉讼上诉状等。

2. 按文书的用途分类　包括:①执行类文书,包括各种通知书(告知书)、决定书、许可证等;②证据类文书,包括各种笔录、记录、鉴定结论等;③内部工作类文书,包括立案报告、合议记录、结案报告等。

3. 按文书的制作方法分类　包括:①填写式文书,包括案件移送书、采样记录等;②叙述式文书,包括现场检查笔录、卫生监督意见书等。

三、卫生监督文书的制作原则

(一)合法原则

1. 制作的主体合法　卫生监督文书制作的主体是政府相关行政部门或法律授权的卫生监督机构,其他的行政机关或组织是无权制作的。如《传染病防治法》规定,县级以上地方人民政府卫生行政部门负责本行政区域内的传染病防治及其监督管理工作,则县级以上人民政府卫生行政部门就是传染病行政执法文书制作的主体。

2. 所依据的法律文件合法　卫生监督文书的制作必须依据现行有效的卫生法律、法规,这就意味着法律文件的发布机关是合法的,文件本身是合法的,既不是作废的法律、法规,也不是未生效的法律、法规。在地方法规和国家法律同时存在的情况下,针对同一个问题应依据国家法律、法规。

3. 制作程序合法　为了防止滥用卫生监督执法权,卫生监督文书的制作,尤其是处罚类文书的制作,不仅要符合实体法的内容,还要严格依照法定的程序。目前卫生监督缺乏统一的程序,虽然在某些单项法律、法规中规定了相应的程序,但还不够全面。在这种情况下,卫生监督文书的制作应该遵循法定的程序和行政执法的一般程序或者卫生监督机关所制定的内部管理程序,尽量做到公平合理、无懈可击,减少由于程序问题而引起的行政复议或行政诉讼。

4. 内容合法　卫生监督文书中确认的权利和义务都应该符合相应的法律法规。主要体现:①要正确运用行政执法的自由裁定权,力求做到对违法者处理的幅度适当,避免倚轻、倚重超出法定限度的现象;②要符合与这一行政行为直接相关的法律、法规外,还应符合其他各项法律、法规;③不能有越权内容,文书中的行政决定必须在其管辖职权范围内,如运用卫生监督文书不能吊销文书接受者的工商企业营业执照或者实施没有法律依据的处罚。

（二）准确原则

1. 对象准确　制作卫生监督文书的主体必须与文书的接受者有明确法律关系,而且文书的接受者还必须是具有法定权利能力和行为能力的法人或自然人。也就是说文书制作的对象应有法律规定的被监督的主体资格,必须是卫生法律、法规调整的管理相对人。

2. 标的物准确　卫生监督行为有标的物时,首先要辨明标的物是否能依法作为该卫生监督行为的标的物。如黄色录像带就不能成为卫生监督的标的物。另外,标的物也不能张冠李戴,对某甲的物品进行查封的行政控制时,就不能将某乙存在该处的物品进行查封,如有问题,应再行对某乙制作卫生监督文书。

3. 适用法律准确　制作卫生监督文书时要针对事实依据和案件性质准确引用相关法律条文,要具体到条款(项)。在进行处罚时应引用处罚条款而不能引用义务条款。另外,由于有些法律、法规规定的处罚有较大的自由裁量权,因此处罚、裁定尽量在合法情况下合理进行,不能显失公正。

4. 选用文书准确　常用的卫生监督文书,每种文书都有其特定的用途,不能互相取代。卫生监督人员应根据实际执法的需要,采用不同种类的文书。如职业禁忌人员的调离,从法律上讲是一种能力罚,是属于比较严重的一种处罚,作出这种处罚的行政决定必须用法律效力高的法律文书。因此准确选用文书种类是使卫生行政执法文书发挥法定效力的重要因素和保证条件。

（三）实用原则

1. 形式要实用　形式为内容服务。卫生监督文书不论是在格式设计上,还是书写程序上都非常强调方便实际卫生监督工作。有些文书应适合于现场

笔记

制作,如产品样品采样记录,尽可能采用填写式格式。文书中的项目要简明扼要,与卫生监督关系不大的项目尽可能省略,要便于文书的接受者理解和执行。

2. 范围要实用 卫生监督范围包括诸多领域,因此各种卫生监督文书都应具备各专业的通用性。同时一种卫生监督文书应具有多用性,凡是能用一种文书解决的问题,就不要设计两种以上的文书种类。

四、卫生监督文书制作的基本要求

(一)项目要填写齐全

规范的卫生监督文书中,设定的各个项目都代表着特定的法律意义,是卫生监督执法所必需的重要信息。如文书接受者的名称以及相关的信息、制作文书的具体时间、文书编号、制作文书的主体等都是缺一不可的。因此,制作文书如有空项无疑要损失某种重要的信息,严重时则可造成所制作的文书失去法律效力。例如,现场检查笔录没有被检查人的签字,就不能形成有效文书;具有执行意义的文书没有具体时间,诉期就无法认定。项目不但要填写齐全,而且还要准确。如文书的接受者的名称错误,就可能导致其拒绝接受或者拒不执行。如因某种原因项目不能填写齐全时,对缺项的原因应该在备注中注明。

(二)实体内容要严谨

1. 事实描述 案件的事实材料是客观存在的,不以人们的意志为转移,但对案件材料的如何选择和组织,是制作卫生监督文书的技术问题。要选择符合制作文书宗旨的事实材料,要突出重点,选材要精确适当,所列的事实要有充分的说服力,并且要列举确凿的证据,事实和证据要相互印证。

2. 法律引用 一是要引用权利或义务条款说明事实的违法,提出处罚或某一具体行政行为的理由;二是要引用处罚条款提出处罚的法律依据。

3. 行政决定 以事实为依据、以法律为准绳作出职权范围内的具体行政决定。

(三)运用语言要规范

卫生监督文书是实效性文书,从文体上讲属于一种应用文,对文字语言都有特殊的要求,准确规范的语言是高质量卫生监督文书的重要标志。所谓语言规范就是要正确的遣词造句,正确使用标点符号,做到言简意赅,切忌啰唆重复,当然也应避免过分简单而影响意思的表达。①语言要朴素:这是由卫生监督文书的特性决定的。语言必须准确,不能渲染、虚饰、比喻和夸张,要直截了当,不歪曲,不隐晦。②语言要庄重:卫生监督文书是法律性文书,语言要郑重严肃,力求"法言法语",尽量避免口语、方言,更不能写出污言秽语,还须注意褒贬词的使用。③语言要具有科学性:由于卫生监督文书是具有较强专业技术性的法律文书,在制作时应熟练、准确地运用法律名词和专业术语,使文书更加严谨、科学和规范。④语言要完整:文书中出现的各种名称,如法律名称、单位名称或当事人名称以及物品名称等都应该使用全称,不得随意省略。出现的数量词,如

笔记

年、月、日、文号、序号、编号等都应使用阿拉伯数字。量词使用也应规范,而且前后一致。

（四）制作程序要完备

有些卫生监督文书需要在卫生监督机关内部运转处理后,才能正式发出而产生效力。一些文书既要发给文书的接受者,又要存档,根据实际需要有些文书采取联单式,有些文书采取存根式,而有些则需再行复制。例如,现场笔录在现场制作完毕后,要让被监督人签字,如拒不签字还应采取其他有效方式使该文书产生法律上的证据效力。执行类文书或具有重要意义的文书则须有送达回执,以示文书接受者收到。

五、卫生监督文书制作规范

为规范卫生监督行为,保障公民、法人和其他组织的合法权益,2002 年 12月原卫生部颁布了《卫生行政执法文书规范》,自 2003 年 5 月 1 日起实施。经过近十年来的运行,总结经验和不足,原卫生部根据《中华人民共和国行政处罚法》、《中华人民共和国行政强制法》和有关法律法规对《卫生行政执法文书规范》进行了修订,已于 2012 年 6 月 7 日经原卫生部部务会讨论通过,2012 年 9 月 6日公布,自 2012 年 12 月 1 日起施行。

该规范规定的文书适用于监督检查、监督抽检、行政强制、行政处罚等卫生行政执法活动。

《卫生行政执法文书规范》对卫生监督文书制作提出如下要求:

1. 制作的文书应当完整、准确、规范,符合相应的要求。文书中卫生行政机关的名称应当填写机关全称。

2. 文书本身设定文号的,应当在文书标注的"文号"位置编写相应的文号,编号方法为:"地区简称 + 卫 + 执法类别 + 执法性质 +〔年份〕+ 序号"。文书本身设定编号的,应当在文书标注的"编号:"后印制编号,编号方法为:"年份 +序号"。

3. 现场使用的文书应当按照规定的格式印制后填写。两联以上的文书应当使用无碳复写纸印制。应当用黑色或者蓝黑色的水笔或者签字笔填写,保证字迹清楚、文字规范、文面清洁。

4. 因书写错误需要对文书进行修改的,应当用杠线划去修改处,在其上方或者接下处写上正确内容。对外使用的文书作出修改的,应当在改动处加盖校对章,或者由对方当事人签名或者盖章。

5. 文书也可以按照规范的格式打印。执法过程中需要利用手持移动执法设备现场打印文书的,在文书格式和内容不变的情况下,文书规格大小可以适当调整。

6. 预先设定的文书栏目,应当逐项填写。摘要填写的,应当简明、完整、准确。签名和注明日期必须清楚无误。

7. 调查询问所作的记录应当具体详细,涉及案件关键事实和重要线索的,应当尽量记录原话。不得使用推测性词句,以免发生词句歧义。对方位、状态及

笔记

程度的描述记录,应当依次有序、准确清楚。

8. 当场制作的现场笔录、询问笔录、陈述和申辩笔录、听证笔录等文书,应当在记录完成后注明"以下空白",当场交由有关当事人审阅或者向当事人宣读,并由当事人签字确认。当事人认为记录有遗漏或者有差错的,应当提出补充和修改,在改动处签字或者用指纹、印鉴覆盖。

当事人认为笔录所记录的内容真实无误的,应当在笔录上注明"以上笔录属实"并签名。当事人拒不签名的,应当注明情况。采取行政强制措施时,当事人不到场的,应当邀请见证人到场在现场笔录上签名或者盖章。

9. 文书本身设有"当事人"项目的,按照以下要求填写:是法人或者其他组织的,应当填写单位的全称、地址、联系电话,法定代表人(负责人)的姓名、性别、民族、职务等内容;是个人的,应当填写姓名、性别、身份证号、民族、住址、联系电话等内容。"案件来源"按照《卫生行政处罚程序》的规定要求填写。

文书首页不够记录时,可以续页记录,但首页及续页均应当有当事人签名并注明日期。

10. 案由统一写法为当事人名称(姓名)+ 具体违法行为 + 案。如有多个违法行为,以主要的违法行为作为案由。文书本身设有"当事人"项目的,在填写案由时可以省略有关当事人的内容。

11. 对外使用的文书本身设定签收栏的,在直接送达的情况下,应当由当事人直接签收。没有设定的,一般应当使用送达回执。

第二节　建设项目设计审查及行政许可类文书

建设项目设计审查及行政许可类文书,是卫生监督主体在实施预防性卫生监督和卫生行政许可时使用的文书。其用途是:①管理相对人在卫生监督人员的指导下,按照一定格式和内容要求填写申请书;②卫生监督人员依法进行预防性监督检查时制作相关文书;③经审查合格后卫生监督主体依法颁布行政许可证书。

一、建设项目设计卫生审查认可书

(一)概念和作用

建设项目设计卫生审查认可书(health examination approval of construction project design),是指卫生行政部门对建设项目设计进行审查之后,把审查意见形成的书面材料。

建设项目设计卫生审查认可书的作用有两方面:一是卫生监督主体对项目设计进行审查之后,对项目是否符合卫生要求的一种正式意见。它既表明对这些意见负责,又是作为以后进行卫生监督时的凭据(是否按监督意见改进了,是否有没按设计图纸施工的地方)。二是申请建设单位施工的凭据。建设单位根据卫生审查意见或者直接施工,或者进一步修改图纸后施工。

（二）制作要求

文书编号是卫生行政部门发出"认可书"的编号；申请单位要填写建设项目申请单位的全称；项目名称无论是新、改、扩、续建的项目都要写全称；项目编号要填写设计单位在设计该项目图纸时的编号。

审查结论对图纸中设计的卫生设施或卫生专篇，应重点给予说明。对于设计遗漏或设计不合理的卫生设施，要一一指出，并要求在施工中补上。总的结论意见可写"本项目经卫生审查可以施工，对于存在的卫生问题要在施工过程中解决"。

（三）建设项目设计卫生审查认可书格式

中华人民共和国卫生监督文书

建设项目设计卫生审查认可书

No. Y-02

卫 审字[ ]第   号

申请单位：＿＿＿＿＿＿＿＿＿＿＿＿＿＿＿＿＿＿＿＿＿＿＿＿

项目名称：＿＿＿＿＿＿＿＿＿＿＿＿＿ 项目编号：＿＿＿＿＿＿＿

工程地址：＿＿＿＿＿＿＿＿＿＿＿＿＿＿＿＿＿＿＿＿＿＿＿＿

审查结论：

（公　章）
年　月　日

本书一式两联，第一联存档，第二联交申请单位。

二、建设项目竣工卫生验收认可书

（一）概念和作用

建设项目竣工卫生验收认可书（health inspection approval of completed construction project），是卫生监督主体对一项建设项目在竣工时进行验收之后，表示的意见而形成的书面材料。

建设项目竣工卫生验收认可书的作用是表示一个具体建设项目已经过卫生行政部门的审查，在有关方面基本符合卫生要求，已取得卫生行政部门的认可，建设单位根据建设目的可以使用。至此一项具体建设项目的预防性卫生监督全部完成。

（二）制作要求

申请单位要填写项目建设单位的全称，设计卫生审查认可书文号要填写该项目在卫生行政部门进行设计审查时发出的"认可书"文号。

验收结论要对已具备的主要卫生设施一一给予鉴定，对于暂不完善或缺少的卫生设施也要一一指出,并提出尽快完善和补充的要求。发出验收"认可书"就是表示基本同意,虽然还存在某些问题和不足,但不影响使用。因此总的验收意见可写"本项目可以使用。对于存在的卫生问题限×日内解决。"

(三)建设项目竣工卫生验收认可书格式

中华人民共和国卫生监督文书

建设项目竣工卫生验收认可书

NO. Y-03

申请单位:＿＿＿＿＿＿＿＿＿＿＿＿＿＿＿＿＿＿＿＿＿＿

项目名称:＿＿＿＿＿＿＿＿＿＿＿＿＿＿＿＿＿＿＿＿＿＿

设计卫生审查认可书文号:＿＿＿＿＿＿＿＿＿＿＿＿＿＿

工程地址:＿＿＿＿＿＿＿＿＿＿＿＿＿＿＿＿＿＿＿＿＿＿

验收结论:

(公　章)

年　月　日

本书一式两联,第一联存档,第二联交被验收单位。

三、卫生许可证申请书

(一)概念和作用

卫生许可证申请书,是生产经营单位在开业前向卫生监督主体提交的,请卫生监督主体进行卫生审查和发给《卫生许可证》的书面材料。

卫生许可申请书的作用有两方面:一是申请人自觉遵守卫生法律、法规,履行相应法律义务的书面承诺;二是作为卫生监督主体依法进行卫生审查的依据和卫生行政许可程序起始的凭证。通过审查使生产经营单位在开业前就能符合卫生法律、法规的要求,保护社会人群健康。

(二)制作要求

卫生许可申请书有固定的书写要求和统一的格式,申请者按照规范填写后交指定卫生监督主体。填写时要用钢笔或碳素笔,文字要清楚,不得有涂改现象,空格处"无"字填写。申请许可项目要填写申请生产经营范围和种类。

笔记

（三）卫生许可证申请书格式

中华人民共和国卫生监督文书
卫生许可证申请书

NO. Y-04

申请单位：＿＿＿＿＿＿＿＿＿＿＿＿＿＿＿＿＿＿＿＿＿＿＿＿＿＿＿＿

申请日期：＿＿＿＿＿＿＿＿＿＿＿＿＿＿＿＿＿＿＿＿＿＿＿＿＿＿＿＿

中华人民共和国卫生部制

第二页

申请单位		经济性质	
单位负责人		法人及法人代表	
单位地址		电　话	
职工人数		应体检人数	
固定资产(万元)		使用面积	
竣工验收认可书号		原卫生许可证号	
申请许可项目：		有无化验室：　　　　人数：	
卫生指标检验项目：			
委托检验机构名称、地址：			
委托检验项目及要求：			
申报材料：　　份　　　保密要求：　　　收到日期：			

编号	材料名称
1	生产场所平面图
2	生产工艺流程图
3	产品配方、生产设备材料、包装材料
4	产品卫生标准
5	样品检验结果
6	毒理学安全性评价、生物效应、理化性质
7	产品标签、说明书
8	宣传广告(提供表格)
9	产品国内外有关资料
10	
11	

＊申报材料一式三份。

笔记

第三页

卫生设施：		
主管部门意见 （公章） 年 月 日	收到申请书日期 年 月 日 卫生监督人员	经办监督员意见 卫生监督人员 年 月 日
行政部门审批许可项目 （公章） 年 月 日		发证日期及编号 年 月 日 编 号_____ 有效期限： 年 月 日至 年 月 日
备 注：		

（四）餐饮服务许可证申请书格式

餐饮服务许可申请书

申请单位：_____

申请日期：_____

国家食品药品监督管理局制

第二页

申请人			
地址			
经济性质		固定资产（万元）	
电话		传真	
邮箱		其他联系方式	
法定代表人		法定代表人手机	
负责人		负责人手机	
业主		业主手机	
委托代理人		委托代理人手机	
职工人数		应体检人数	
就餐座位数		加工经营场所面积	

申请许可项目：
　　类型：□特大型餐馆；□大型餐馆；□中型餐馆；□小型餐馆；□快餐店；□小吃店；
　　　　　□饮品店；□食堂；□集体用餐配送单位；
　　　　　□其他：_____
　　备注：□单纯火锅；□单纯烧烤；□全部使用半成品加工；
　　　　　□中餐类制售；□西餐类制售；□日餐类制售；□韩餐类制售；
　　　　　□工地食堂；□学校食堂；□幼儿园食堂；□企事业机关单位食堂；
　　　　　□含凉菜；□含裱花蛋糕；□含生食海产品；□冷热饮品制售；
　　　　　□其他：_____

第三页

附申报资料

页数　编号　　　　　　　　　　资料名称

☐ 1. 名称预先核准证明(已从事其他经营的可提供营业执照复印件);

☐ 2. 法定代表人(负责人或者业主)的身份证明(复印件);

☐ 3. 符合相关规定的食品安全管理人员培训证明资料;

☐ 4. 餐饮服务从业人员健康体检合格证明;

☐ 5. 餐饮服务场所合法使用的有关证明(如房屋所有权证或租赁协议等);

☐ 6. 餐饮服务经营场所和设备布局、加工流程、卫生设施等示意图及说明;

☐ 7. 保证食品安全的规章制度;

☐ 8. 环境保护行政主管部门的审查意见或情况说明;

☐ 9. 生活饮用水安全检测报告;

☐ 10. 设置专职食品安全管理岗位及人员的证明资料;

☐ 11. 关键环节食品加工规程;

☐ 12. 食品安全突发事件应急处置预案;

☐ 13. 与实际产品内容相符合的标识说明样张;

☐ 14. 与规模相适应的配送设备设施;

☐ 15. 不属于被限定人员的说明资料;

☐ 16. 委托代理人的身份证复印件及委托书;

☐ 17. 其他资料。

食品安全设施:

序号	名称	数量	位置	备注

保证申明

　　申请人保证:本申请书中所填内容及所附资料均真实、合法。如有不实之处,本人(单位)愿负相应的法律责任,并承担由此产生的一切后果。

　　申请人(签名):　　　　　　法定代表人(负责人或业主)(签字):

　　　　　　　　　　　　　　　　　　　　　　年　　　月　　　日

四、卫生许可证

(一)概念和作用

　　卫生许可证(hygienic license, sanitation license),是卫生监督主体在企业开业前依据其申请进行预防性卫生监督审查之后,认为经营的项目和卫生设施等都符合相应企业的卫生标准和要求而制发的卫生许可证明书。

　　卫生许可证是国家进行卫生监督的一种形式,是公民、法人或其他组织获

笔记

得特定行为或从业资格的身份证明。一是表明该申请单位符合相应的标准和要求,它的开业已经得到卫生行政部门的许可;二是申请单位开业的凭据之一。

(二)适用范围

根据卫生法律、法规的规定,生产经营企业凡是需要经过卫生许可的,在开业前都应办理卫生许可证。

餐饮服务许可证(catering service license)适用于从事餐饮服务的单位和个人(餐饮服务提供者),许可样式由国家食品药品监督管理局统一规定。

(三)制作要求

单位名称要填写申请单位的全称。地址按经营场所的详细地址填写,城市要写明区、街、段、里、号,农村要写县、乡、村。

卫生许可项目要填写《卫生许可证申请书》中卫生行政部门批准的项目,不能任意添加和减少。有效期限要填写具体的起止日期。

(四)制作说明

1.《餐饮服务许可证》类别栏 特大型餐馆、大型餐馆、中型餐馆、小型餐馆、快餐店、小吃店、饮品店、食堂。省级餐饮服务监管部门可根据本地区习惯和特点,对经营项目的描述方式进行调整(如将"餐馆"调整为"饭店")。

2.《餐饮服务许可证》许可证号栏 省、自治区、直辖市简称+餐证字+4位年份数+6位行政区域代码+6位行政区域发证顺序编号。许可证号中的数字如不足相应位数,应在数字前加零补足。

3.《餐饮服务许可证》备注栏 ①各类餐馆。单纯经营火锅或者烧烤的,加注"单纯火锅"或者"单纯烧烤";全部使用半成品加工的,加注"全部使用半成品加工"。②各类食堂。属于工地食堂、学校食堂等的,加注"工地食堂"、"学校食堂"等。③类别中除饮品店类外,供应凉菜的加注"含凉菜",不供应的加注"不含凉菜";供应自制裱花蛋糕的加注"含裱花蛋糕",不供应的加注"不含裱花蛋糕";供应生食海产品的加注"含生食海产品",不供应的加注"不含生食海产品"。

(五)卫生许可证格式

No. Y-05-l

卫生许可证

卫 字[ ]第 号

单 位 名 称:

法定负责人:

地 址:

许 可 项 目:

发证机关 (章) 年 月 日

有效期限: 年 月 日至 年 月 日

No. Y-05-2

卫生许可证

卫 字[ ]第   号

单位名称：

负责人：

地　　址：

许可项目：

发证机关　（章）　　年　月　日

有效期限：　　年　月　日至　　　年　月　日

餐饮服务许可证

省、自治区、直辖市简称餐证字 ###############

单位名称：

法定代表人（负责人或业主）：

类别：

备注：

发证机关（章）

年　　月　　日

有效期限：　　年　月　日至　　　年　月　日

国家食品药品监督管理局制

第三节　卫生监督现场检查处理类文书

卫生监督现场检查处理类文书，是卫生监督主体在履行卫生监督职责过程中，进行日常监督检查时使用的文书。其用途是：①对于有关样品进行监督检查时使用；②对现场进行监督检查和进行调查核实时使用；③提出卫生监督意见时使用；④实施临时卫生行政强制措施时使用。本节文书格式采用2012年原卫生部发布的卫生行政执法文书规范（中华人民共和国卫生部令第87号）格式。

一、产品样品采样记录

（一）概念和作用

产品样品采样记录（product sampling record），是采集用于鉴定检验的健康相关产品及其他产品的书面记录。

产品样品采样记录的作用在于证明产品样品的法律身份，如样品的名称、规格、数量、生产日期或批号、样品的生产者或加工者、包装情况等；同时证明样品的真实来源是从被采样人处取得的；更与样品检验报告一起，使检验结果具有证明意义。

（二）制作要求

采样记录应当写明被采样人、采样地址、采样方法、采样时间、采样目的等内容。

样品基本情况应写明样品名称、样品规格、样品数量、样品的包装状况或储存条件、样品的生产日期或批号、样品标注的生产或进口代理单位、采集样品的具体地点。

（三）制作说明

1. 被采样人　被采样人是指采样之前对样品本身拥有所有权或者进行管理的单位或个人。因为检验结果直接对被采样人的权益产生影响，所以必须依据营业执照或个人身份证正确填写被采样人一栏，否则检验结果就毫无意义。

2. 采样地址　采样地址填写实际采取样品的地址，如龙兴食品有限公司在中华路 32 号，则采样地址填写为中华路 32 号。

3. 采样方法　采样方法是否科学合理直接影响样品的客观性和合法性，所以要按照不同采样目的和要求如实填写。一般按样品的代表性要求选择随机采样、选择采样等方法。随机采样用于一般定型包装物品的客观性抽检；选择性采样一般用于对投诉产品质量问题或可疑物品的典型性评价。对采样有特殊要求的，如样品要求无菌采样就必须标注采用无菌采样方法。

4. 采样时间　应填写采样开始时的时间，要清晰、准确。

5. 采样目的　一般分为监督、监测、鉴定、调查或填写具体的目的。

6. 样品名称　定型包装产品按包装上标注的商品名称填写，使用通用商品名的可在商品名前加上其标注的商标名，如红光牌白砂糖等。无定型包装的产品则按被采样人宣称的产品名称填写。

7. 规格　定型包装的产品一般以一个销售包装所含有的数或量表示，如250 克 / 袋，10 个 / 包等。散装的产品样品需在包装状况一栏标明散装，在规格栏内填写相应的计量单位，如克 / 份、毫升 / 份等。

8. 数量　应标明一份样品的具体数量和样品份数。如 200 毫升 / 罐的定型包装产品，每份样品需要采取 3 罐，样品份数为 2 份，则样品数量相应表示为 3罐 / 份 ×2 份。样品数量和所需要的份数按有关规定执行。

9. 包装状况或储存条件　根据样品具体情况选择填写"包装状况"或"储存条件"，有包装的注明包装的名称，完整性等。散装的，要注明是用什么容器或材料盛装，采取定型包装的产品一般应是包装完整的。储存条件是针对一些对储存条件有特殊要求的样品所设定的，无特殊要求的产品不填写。如需要冷冻（藏）食品须注明是否在冷冻（藏）场所存放等。

10. 生产日期或批号　健康相关产品，均需标注生产日期或相应批号，采样时一定要按照实际标注填写。有批号的应填写批号，没有批号的则填写生产日期。

11. 采样地点　采样地点是在明确采样地址的基础上具体描述采集样品的方位、处所。如龙兴食品有限公司 3 号成品仓库。

注意：所采样品填写齐全后，在空白处应填写"以下空白"。

（四）产品样品采样记录文书格式

卫生行政执法文书

产品样品采样记录

编号：

被采样人：
采样时间：___年___月___日___时___分

采样地址：
采样目的：
采样方法：

样品名称	规格	数量	包装状况或储存条件	生产日期及批号	生产或进口代理单位	采样地点

采样人签名：

被采样人签名：_____
年　月　日

卫生行政机关名称并盖章（公章）
年　月　日

备注：本记录一式三联。第一联留存执法案卷，第二联交被采样人，第三联随样品送检。

中华人民共和国卫生部制

165

二、非产品样品采样记录

（一）概念和作用

非产品样品采样记录，是从有关场所采集鉴定检验用样品的书面记录。是执法人员实施监督时，通过一定的仪器设备或其他方法，采集生物样品、场所、物品、环境等样品并证明样品真实身份、来源及采集过程的合法性、合理性所作的记录。

（二）制作要求

非产品样品采样记录应写明被采样人、采样地点、采样方法、采样时间、采样目的、使用的设备或仪器名称、采集样品名称、编号及份数。此外，还应当对被采集样品的物品或者场所的状况进行客观的描述。文书中所指的物品是指公共场所日常用具用品、餐饮场所的餐具等。

（三）制作说明

1. 采样方法　按照实际采样所使用的方法填写，如自然沉降法、涂抹法、集气法等。

2. 采样设备或仪器　按照实际所使用的设备、仪器填写名称，有专门型号表示的要填写相应型号。

3. 采集样品名称　按照实际采集的样品名称填写。如职业卫生监督中，采集车间粉尘样品时填写空气粉尘样品。公共场所卫生监督中，采集空气中菌落总数的样品可填写空气微生物样品；用涂抹法采集毛巾、床单等物品表面的菌落总数的样品可填写毛巾涂抹样品、床单涂抹样品。健康危害事故调查中采集的生物样品直接填写呕吐物、洗胃液等。

4. 被采样物品或场所状况　描述记录一定要正确、客观反映采样时的真实情况。如职业卫生监督采样时，要描述车间生产状态、机器运转情况、采样布点情况等，必要时可用示意图标明。另外还应对所采集的样品情况加以必要的说明，如涂抹法采集的样品应标明该样品涂抹的面积是多少，用沉降法采集的样品沉降的时间是多少。餐具和其他公共用具采样时应当标明存放的位置，是否经过清洗或消毒等。此外采用专用仪器、设备采集的样品，还应对专用仪器、设备所采用的参数如流量、时间、转数等详细记录。

（四）非产品样品采样记录格式

卫生行政执法文书

编号：

非产品样品采样记录

被采样人：
采样地点：
采样方法：
采样时间：____年____月____日____时____分
采样目的：

采样设备或仪器名称：

采集样品名称：

采集样品编号：

采集样品份数：

被采样物品或场所状况：

被采样人签名：_____采样人签名：___ ____卫生行政机关名称并盖章
　　　　　年 月 日　　　　　　　　　年 月 日

备注：本记录一式三联，第一联留存执法案卷，第二联交被采样人，第三联随样品送检。

中华人民共和国卫生部制

三、产品样品确认告知书

（一）概念和作用

产品样品确认告知书（information of product sample），是实施卫生监督抽检的卫生行政机关为确认产品的真实生产或进口代理单位，向标签标注的生产或进口代理单位发出的文书。

一般用于能够引起较严重后果的产品抽检，如向社会公布不合格结果或行政处罚前等，其作用在于防止被仿冒而受到伤害或引起纠纷（食品安全事件、专项检查等）。

（二）制作要求

告知书应写明样品的基本情况，包括采样日期、被采样单位或地址、样品标识的生产或进口代理单位及地址、生产日期或者批号、标识、规格、样品名称等内容。还应告知确认的方式、时间、地点、联系人、联系电话、联系地址和邮政编码等。并告知逾期未回复确认的，视为对样品真实性无异议。

（三）制作说明

1. 接受确认告知的单位　以产品包装上标注的生产单位或生产者名称为

准,进口产品以标签加贴的进口代理单位名称为准。

2. 样品包装上标注的生产单位、生产日期或批号、商标、规格、包装状况等,要与《产品样品采样记录》相一致。

3. 要求确认的依据　一般填写卫生部《健康相关产品国家卫生监督抽检规定》第十一条。

4. 确认的联系资料情况　应将相关卫生行政部门的联系地址、邮政编码、联系电话、联系人、办公时间告知接受确认告知书的单位。

（四）产品样品确认告知书格式

卫生行政执法文书

产品样品确认告知书

文号:

_____:

本机关依法于____年____月____日在_____采集到标识为你单位生产(进口代理),地址为_____,_____年____月____日生产的批号为_____,规格为_____,标识为_____的_____样品。根据_____的规定,你单位可在收到本告知书____日内将样品真实性的确认意见书面回复本机关或派员携带身份证明、单位授权证明到本机关对产品的真实性进行现场确认。

逾期未回复的,本机关将按照对样品真实性无异议处理。

对样品真实性有异议的,应在上述时限内提出并提供书面证明材料。

联系地址:

邮政编码:

联系人:

联系电话:

办公时间:

卫生行政机关名称并盖章

年　　月　　日

备注:本告知书一式二联,第一联留存执法案卷,第二联送产品生产或进口代理单位。

中华人民共和国卫生部制

四、卫生监督意见书

（一）概念和作用

卫生监督意见书(report of health supervision),是卫生行政机关制作的对被监督单位或个人具有指导性或指令性作用的文件。

《卫生监督意见书》的用途较为广泛。卫生行政机关凡是需要对被监督对象提出卫生要求、改进意见、技术指导、卫生学评价、产品卫生质量评价等均可使用。此外对虽有违法事实,但情节轻微,不需要给予行政处罚的当事人提出责令改正意见时,也应使用本文书。

卫生监督意见书的具体作用主要体现在两方面:一是警示作用,即管理相对人有轻微违法行为时,卫生行政机关可以不作出行政处罚,以监督意见的形式责令其改正违法行为;二是技术指导作用,即通过监督意见指导和帮助管理相对人达到卫生法律规范设定的卫生标准和要求。

(二)制作要求

监督意见栏应针对发现的问题提出切实可行的改进办法,使其达到卫生标准或卫生要求,一般用于设施、设备、工艺、具体操作等。

对存在违法事实,依法需要责令改正的,应当写明法律依据、改正期限及责令改正意见等内容。

(三)卫生监督意见书格式

卫生行政执法文书

编号:

卫生监督意见书

当　事　人:
地　　　址:
联系电话:
监督意见:

当事人签收:　　　　　　　　　　卫生行政机关名称并盖章
　　年　月　日　　　　　　　　　　　　　　年　月　日

备注:本意见书一式两联,第一联留存执法案卷,第二联交被监督人。

中华人民共和国卫生部制

五、现场笔录

(一)概念和作用

现场笔录(investigation on the spot),是在案件调查、现场监督检查或者采取行政强制措施过程中,对与案件有关的现场环境、场所、设施、物品、人员、生产经营过程等进行现场检查时作的记录。

现场笔录客观记载了现场状况,是卫生监督中非常重要的证据类文书;是进行卫生行政处罚和行政诉讼的重要原始证据之一;是了解管理相对人的生产经营状况,进行卫生学评价的重要依据;也是制作立案报告的依据之一。通过笔录中的文字内容,可以再现现场客观存在的状况,使没有到过现场的人对现场的卫生状况以及生产经营者存在的违法事实有一个比较全面的了解。

(二)制作要求

检查时间指在现场检查的具体时间,起止时间应当写明:年、月、日、时、分至几时几分。检查地点应当写明现场检查的具体方位和具体地点。检查内容记录要将现场监督检查涉及案件事实的有关情况准确、客观地记录下来。

（三）制作说明

现场笔录是现场检查的重点和核心，应注意：

1. 记录顺序可以与勘验、检查工作的顺序一致，边检查边记录；也可以在检查结束后，当场对检查内容加以归纳整理，并结合法律条款内容有针对性地加以记录。在检查过程中，拍摄现场照片、提取物证的，也应同时记录下来。

2. 现场笔录要突出重点，抓住主要违法事实作详细记录，不能事无巨细全部记录。记录时只对现场状况和违法行为作记载，不作任何评价，不写处罚与否。

3. 对违法事实的描述必须具体，主要从地点（部位）、内容、数量、状况等方面考虑，不能笼统、抽象。

4. 现场笔录不能当作催款单使用；不能当作产品推销广告；不能当作责令改正通知书；不能当作行政控制决定书；不能当作违法物品的收据或者清单。

5. 笔录要记录物证和拍照的物品所在的位置、名称、数量、状态、标记等。如果在现场采取了行政控制措施或保存证据措施的，应该在记录中记载。

6. 一案多个现场或同一现场进行多次检查的，应当分别制作现场笔录，不能结合起来只制作一份笔录。

（四）现场笔录格式

卫生行政执法文书

编号：

现场笔录

第___页共___页

被检查人：

检查机关：

检查时间：_____年____月_____日_____时____分至_____时_____分

检查地点：

卫生监督员示证检查，执法证件号码_____ ，_____

检查记录：

当事人签名：　　　　　　　　　卫生监督员签名：_____　　_____

　　　年　月　日　　　　　　　　　　　年　月　日

中华人民共和国卫生部制

六、卫生行政控制决定书

（一）概念和作用

卫生行政控制决定书（health administrative control decision），是卫生行政机关发现当事人生产经营的产品或者场所已经或者可能对人体健康产生危害，需要对物品或者场所采取控制措施时发出的文书。

通过控制决定，防止已经或可能对人体健康产生危害的物品或场所继续生产经营，避免扩大危害范围。

采取控制措施时必须慎重。一是要有相关法律、法规规定作为依据，法律、法规没有规定的就不能采取强制控制措施；二是对于容易发生腐败变质的物品在控制时要慎重，要防止在控制期内发生物品变质，如确需控制，应采取相应的保证措施；三是采取控制措施时要经领导批准，卫生监督员不可擅自作出控制决定。

（二）制作要求

卫生行政控制决定书应写明当事人全称、控制的原因、控制的法律依据和作出处理决定的期限，对控制的物品或场所应写明物品或场所的名称、控制地点、控制方式等内容。

（三）制作说明

1. 被控制主体名称　由于被控制对象可以是物品或者场所，所以被控制主体应是物品的所有人或者场所的经营者。

2. 控制的原因　防止危害人体健康的情况发生或继续造成危害，并且符合相关法律、法规的规定。如被控制的对象是公共场所，根据《公共场所卫生管理条例实施细则》第三十三条规定，控制的原因可表述为两种：一是已经造成公共场所健康危害事故；二是有证据证明可能造成公共场所健康危害事故。

3. 控制的依据　填写相应法律、法规的具体规定。

4. 控制对象　填写实际控制物品、场所的名称。被控制对象是物品，还应对物品的主要性状做必要的描述，并标明物品的具体数量。

5. 控制地点　控制对象为场所的，场所所在的地址就是控制的地点。控制对象是物品的，控制的物品实际在什么地方就写什么地方，越详细越好。

6. 控制方式　根据法律、法规的规定确定，一般有"就地封存待查"、"就地封存等候处理"、"封存不得使用"、"封闭"、"异地封存"、"扣押"等方式，常常与"封条"一起使用。

7. 控制的期限　控制不能无限期，按照卫生法律、法规的相关规定执行。因特殊事由可以申请延长期限，但必须避免无理由延长期限或多次重复控制的情况出现。

（四）卫生行政控制决定书格式

卫生行政执法文书

卫生行政控制决定书

文号

＿＿＿＿＿＿＿＿＿＿：

　　鉴于＿＿＿＿＿＿＿＿＿＿＿＿＿＿＿＿＿＿＿＿＿＿＿＿＿＿＿＿＿＿＿＿原因，
根据＿＿＿＿＿＿＿＿＿＿＿＿＿＿＿＿＿＿＿＿＿＿＿＿＿＿＿＿＿＿的规定，
本机关决定对下列物品或场所进行控制：

控制物品或场所名称	控制地点	控制方式

　　本机关将于＿＿＿日内对被控制的物品或场所依法作出处理决定。此前，你单位不得销毁或使用被控制的物品或场所，并负有安全保障责任。如不服本控制决定，可依法申请行政复议或向人民法院起诉，但不影响本控制决定的执行。

　　当事人签收：　　　　　　　　　　　　　　卫生行政机关名称并盖章

　　　　年　　月　　日　　　　　　　　　　　　年　　月　　日

备注：本决定书一式二联，第一联留存执法案卷，第二联交当事人。

中华人民共和国卫生部制

第四节　卫生行政处罚类文书

　　卫生行政处罚类文书，是指卫生行政机构在查处卫生违法案件，实施卫生行政处罚的过程中制作和使用的文书。其用途是：①卫生行政处罚裁量；②卫生行政处罚告知；③卫生行政处罚决定。本节文书格式采用 2012 年原卫生部发布的卫生行政执法文书规范（中华人民共和国卫生部令第 87 号）格式。

一、行政处罚事先告知书

（一）概念和作用

　　行政处罚事先告知书（information before administrative penalty），是在作出行政处罚决定前，告知当事人将要作出的行政处罚决定的事实、理由、依据以及当事人依法应当享有的权利的文书。

　　行政处罚事先告知书具有重要作用。一是卫生行政机关在作出行政处罚决定之前制作该法律文书，是实施行政处罚（简易程序、听证程序除外）时履行必经法定程序的重要证据记载；二是卫生行政机关在作出行政处罚决定之前向当事人送达该法律文书,对于保护当事人的合法权利具有重要作用。

（二）制作要求

事先告知书应当写明当事人的违法行为、违反的法律条款、将要作出的行政处罚决定的法律依据、行政处罚的种类和幅度,告知当事人享有的陈述和申辩的权利,适用听证的还应当告知当事人享有要求举行听证的权利及法定期限,并注明联系人、联系电话、地址等。

在当事人表明放弃陈述和申辩权或者放弃听证权时,应当请当事人在"当事人意见记录"处写明"放弃陈述和申辩权"或者"放弃听证权"等内容。

（三）行政处罚事先告知书格式

卫生行政执法文书

行政处罚事先告知书

文号:

_____：

你（单位）_____的行为

违反了_____的规定,

依据_____的规定,

本机关拟对你（单位）作出_____的行政处罚。

根据《中华人民共和国行政处罚法》第三十一条和第三十二条规定,你（单位）享有对此进行陈述和申辩的权利。可在_____年_____月____日前到_____

_____进行陈述和申辩。

□根据《中华人民共和国行政处罚法》第四十二条第一款规定,你（单位）有要求举行听证的权利。如你（单位）要求听证,应当在收到本通知后3日内提出申请。逾期视为放弃听证。（在□内打"√"的为当事人享有该权利。）

联系电话：　　　　　　　　　　联系人：

地　　址：　　　　　　　　　　邮政编码：

当事人意见记录：

当事人签名：　　　　　　　　　卫生行政机关名称并盖章

　　年　月　　日　　　　　　　　　年　月　　日

备注:本告知书一式两联,第一联留存执法案卷,第二联交当事人。

中华人民共和国卫生部制

二、行政处罚决定书

（一）概念和作用

行政处罚决定书（written decision of administrative penalty）,是对事实清楚、证据确凿的卫生违法案件,根据情节轻重依法作出行政处罚决定的文书。

行政处罚决定书是卫生行政机关对案件作出的结论和总结,是国家意志的体现,送达后即发生法律效力,对被处罚主体来说是必须履行的强制性义务。

（二）制作要求

被处罚人是单位的,填写单位全称,以及法定代表人(负责人)、卫生许可证件或者营业执照号码等内容;是个人的,填写姓名,并注明身份证号。同时,还应当写明被处罚人的地(住)址。

决定书应当写明查实的违法事实、相关证据、违反的法律条款、行政处罚依据、理由以及行政处罚决定的内容。决定书还应当将有关告知事项交代清楚,如罚款缴往单位和缴纳期限,复议和诉讼的途径、方法和期限等。

（三）制作说明

1. **违法事实** 是案件定性和给予行政处罚的依据,要求逻辑清楚、层次分明。书写时不要把与案件定性无关的次要情节和细节都写上,尤其是证据不充分或法律法规没有明确规定的事实。

2. **证据** 要将在监督检查及调查时所取得、能够证明当事人违法事实的文字、影像、录音、证人证言等证据详细列出。

3. **法律依据** 引用的法律条款要准确,要与当事人违法事实相对应,能够确定违法事实中陈述的行为是违法行为;引用的法律条款要全面、具体,卫生行政机关对被处罚主体所作出的行政处罚,要与法律条款中规定的处罚完全一致;要尽可能引用法律地位较高的法律、法规条款作为依据;处罚部分,除了处罚决定的内容外,还应责令当事人立即或限期改正违法行为。

（四）行政处罚决定书格式

卫生行政执法文书
行政处罚决定书

文号:

被处罚人: 　　　地址:

本机关依法查明＿＿＿＿＿＿＿＿＿＿＿＿＿＿＿＿＿＿＿＿＿＿＿＿＿＿。

以上事实有＿＿＿＿＿＿＿＿＿＿＿＿＿＿＿＿＿＿＿＿＿＿＿＿＿＿为证。

你(单位)违反了＿＿＿＿＿＿＿＿＿＿＿＿＿＿＿＿＿＿＿＿＿＿的规定。

现依据＿＿＿＿＿＿＿＿＿＿＿＿＿＿＿＿＿＿＿＿＿＿＿＿的规定,

决定予以你(单位)＿＿＿＿＿＿＿＿＿＿＿＿＿＿＿＿＿＿＿＿＿＿的

行政处罚。

罚款于收到本决定书之日起15日内缴至＿＿＿＿＿＿＿＿＿＿＿＿,

地址＿＿＿＿＿＿＿＿＿＿＿＿＿＿＿＿＿＿＿＿＿＿＿。

逾期不缴纳罚款的,依据《行政处罚法》第五十一条第(一)项规定,每日按罚款数额的3%加处罚款。

如不服本处罚决定,可在收到本处罚决定书之日起60日内向＿＿＿＿＿＿

或＿＿＿＿＿＿＿＿＿人民政府申请行政复议,或3个月内向＿＿＿＿＿人民法院起诉,但不得停止执行本处罚决定。逾期不申请行政复议也不向人民法院起诉,又不履行处罚决定的,本机关将依法申请人民法院强制执行。

卫生行政机关名称并盖章

年 月 日

备注:本决定书一式两联,第一联留存执法案卷,第二联交当事人。

中华人民共和国卫生部制

三、当场行政处罚决定书

（一）概念和作用

当场行政处罚决定书，是对案情简单、违法事实清楚、证据确凿的违法案件依法当场作出处罚决定的文书。当场行政处罚决定书的填写与一般程序行政处罚决定书的要求基本相同，是当场处罚最主要的书面证明材料，但由于程序简单、操作方便，有利于提高行政效率。

（二）制作要求

当场行政处罚决定书的填写与一般程序行政处罚决定书的要求基本相同。其设定的行政处罚为警告和罚款。

（三）当场行政处罚决定书格式

卫生行政执法文书

编号：

当场行政处罚决定书

_____：

本机关于_____年_____月_____日查明你（单位）有下列违法行为：_____

上述行为已违反了_____

_____之规定，现依据_____

_____规定，决定予以你（单位）□警告；□罚款__元的行政处罚。同时责令（立即/__日内）改正违法行为。

罚款于收到本决定书之日起15日内缴至_____。

逾期不缴纳罚款的，依据《行政处罚法》第五十一条第（一）项规定，每日按罚款数额的3%加处罚款。

如不服本处罚决定，可在收到本处罚决定书之日起60日内向_____或_____人民政府申请行政复议，或者3个月内向_____人民法院起诉，但不得停止执行本处罚决定。逾期不申请行政复议也不向人民法院起诉，又不履行处罚决定的，本机关将依法申请人民法院强制执行。

卫生监督员签名_____ _____ 卫生行政机关名称并盖章
　　　　　　　　　　　　　　　　　　　年　　月　　日

_____

我于　　年　　月　　日收到本决定书，卫生监督员在处罚前已向我（单位）告知了权利，并听取了我的陈述和申辩。

　　　　　　　　　　　　　　　　　　当事人签名：
　　　　　　　　　　　　　　　　　　　年　　月　　日

_____

备注：本决定书一式二联，第一联留存执法案卷，第二联交当事人。

中华人民共和国卫生部制定

四、送达回执

（一）概念和作用

送达回执（delivery receipt），是将行政执法文书送交有关当事人后证明受送达人已收到的凭证。主要用于送达决定书、通知书、告知书等对外使用的文书。

送达回执是卫生行政执法文书中的一种重要文书，也是进行复议、诉讼时的重要证据材料。相对人在送达回执上签收，表示卫生行政机关所制作的卫生行政执法文书已经交付相对人，意味着该文书产生法律效力。

（二）制作要求

送达回执应当写明受送达人、送达机关、送达文件名称及文号、送达地点等内容。

送达方式主要有：直接送达、邮寄送达、留置送达、公告送达等法定方式。在直接送达时当事人拒绝签收而采用留置送达方式的，应当在备注栏说明有关情况，并记录留置送达的过程。

（三）制作说明

1. 受送达人即送达文书的接收单位，应与所送达文书的当事人相一致。

2. 送达人和受送达人应分别签名，注明送达和收到的时间。送达人由承办人员签名。受送达人是公民的由本人签名，本人不在时，交同住的成年家属签名；受送达人是法人或者其他组织的，由法定代表人、其他组织负责人或者该单位负责收件人员签收。

3. 在当事人拒绝签字而采用留置送达方式时，可由送达人员在该文书备注栏处注明相关情况，可摄像、拍照，并要注意参照物，邀请见证人签署姓名及日期。

4. 采用邮寄送达方式，回执注明的收件日期为送达日期。

5. 当事人不在，卫生行政机关在 7 日内将卫生行政处罚决定书送达当事人。如当事人下落不明无法送达的，以公告方式送达，自发出公告之日起经过 60 日即视为送达。

（四）送达回执格式

卫生行政执法文书

送达回执

行政机关：(盖章)
受送达人（单位）：
送达文件名称： 文号：
　　　　　　　　　 文号：

送达方式：
送达地点：
送达人签名： 送达时间： 年 月 日
收件人签名： 收件时间： 年 月 日

留置送达：受送达人拒绝接受送达文件，代收人不愿意在送达文书上签名／盖章，送达人员将送达文书留置在＿＿＿＿＿＿＿＿＿＿＿＿＿＿＿＿＿＿。
　　　见证人签名：＿＿＿＿＿＿

邮寄送达：送达文书已用挂号信发出，挂号信回证日期为＿＿＿年＿＿＿月＿＿＿日，回证号码为＿＿＿＿＿＿＿＿＿＿＿＿。

备注(或挂号信回证粘贴处)：

中华人民共和国卫生部制定

五、强制执行申请书

（一）概念和作用

强制执行申请书（application of compulsory execution），是在当事人逾期不履行行政处罚决定书中给予的处罚时，卫生行政机关为请求人民法院强制执行而提交给人民法院的书面申请。

强制执行是卫生行政机关依靠国家强制力，通过司法程序强制相对人履行义务的手段。

（二）制作要求

申请理由要简述被处罚单位的违法事实，可依据行政处罚决定书中记载的违法事实来填写，不要填写其他违法事实。申请理由栏的（　　　）中填写行政处罚决定书的文号或当场行政处罚决定书的编号。

（三）制作说明

1. 申请内容　主要依据已发生法律效力的行政处罚决定书、复议决定书或行政判决书的内容提出，必须是行政相对人可以给付的，如罚款多少、没收财物的种类和数量等。

2. 法律依据　一般来说，被申请执行人违反了什么法，就要依据这个法的强制执行条款申请强制执行。也可以统一依据《行政处罚法》第五十一条第（三）项规定。对拒不执行行政复议决定的，可以依据《行政复议法》第三十三条规定。

笔记

（四）强制执行申请书格式

卫生行政执法文书

强制执行申请书

文号：

_____人民法院：

关于_____一案的行政决
定（《_____》文号／编号：_____）已于____年____月____日送达，当事人
逾期未履行该行政决定，也未申请行政复议或提起行政诉讼，经依法催告仍未履行。根据
《中华人民共和国行政强制法》第五十三条之规定，特申请强制执行。当事人基本情况及申
请执行的内容如下：

当事人_____

地址_____邮编_____

法定代表人 _____性别____年龄____职务_____

申请执行内容：

附件：

申请单位地址：_____邮编：_____

联系人：_____、_____电话：_____

卫生行政机关负责人签名：
卫生行政机关名称并盖章
年 月 日

备注：本申请书一式两联，第一联留存执法案卷，第二联送交人民法院。

中华人民共和国卫生部制

第五节 卫生行政复议类文书

卫生行政复议文书，是卫生行政复议机关在办理卫生行政复议案件过程中
形成和制作的具有法律效力的文书。其用途是：①卫生行政复议机关从受理卫
生行政复议申请到卫生行政复议决定履行的全部办案过程的记载；②卫生行政
复议机关办理卫生行政复议案件时处理实体内容和履行法定程序的凭据。

行政复议文书根据卫生行政复议程序的阶段不同，可有不同用途的具体行
政复议文书，不同用途的文书制作主体也有区别。例如，行政复议申请书由申请
行政复议的公民、法人或其他组织制作；被申请人答复书由被申请复议的卫生行
政机关制作；行政复议决定由卫生行政复议机关制作等。

知识拓展

根据国务院法制办公室《关于进一步提高行政复议法律文书质量的通知》（国法函〔2001〕210号）及《关于印发〈行政复议法律文书示范文本〉的通知》（国法函〔2008〕196号）等有关规定，对卫生行政复议法律文书的制作提出如下要求：

1. 行政复议机关向当事人出具的行政复议法律文书，应当按照规定写明以下内容：申请人、被申请人、第三人的基本情况；行政复议机关作出相应处理决定基于的事实和理由，特别要注意针对申请人申请行政复议所根据的具体事实和理由阐明行政复议机关的意见；所适用的法律、法规，要引用有关法律、法规的具体条文。

2. 行政复议机关办理行政复议案件作出的各类决定，凡行政复议法规定当事人不服可以提起行政诉讼的，行政复议机关制作的行政复议法律文书中必须写明诉权内容，包括起诉期限和管辖的人民法院名称。

3. 行政复议法律文书应当加盖合法、有效的印章。行政复议机关办理行政复议案件出具的各类行政复议法律文书，除告知当事人依法应当受理的行政复议机关、县级地方人民政府转送《行政复议法》规定的行政复议申请、通知被申请人提出答复等规定情形可以加盖行政复议机关法制工作机构印章外，必须加盖行政复议机关印章。行政复议机关已经启用行政复议专用章的，可以加盖行政复议专用章，行政复议专用章与行政复议机关印章具有同等效力。但是，不能以行政复议机关法制工作机构印章或者行政复议机关办公机构印章代替行政复议机关印章。

4. 卫生行政复议文书的编号分为两类：一类是决定类文书，其编号为"（行政区域简称）卫复决字〔制作年份〕（序数）号"。另一类是通知类文书，其编号为"（行政区域简称）卫复发字〔制作年份〕（序数）号"。行政区域简称要准确、标准。制作年份用阿拉伯数字全称标识。序号分别按照该年发出"×卫复决字"或"×卫复发字"行政复议文书的先后顺序，填写相应的阿拉伯数字，并不编虚位（即1不编为001），如黑卫复决字〔2011〕1号。

一、卫生行政复议申请书

（一）概念和作用

卫生行政复议申请书（application of health administration review），是公民、法人或者其他组织认为卫生行政机关或其执行机构及卫生法律、法规授权组织的具体行政行为侵犯了其合法权益，依法向作出具体行政行为的上一级卫生行政机关或本级人民政府提出复议请求，要求撤销、变更、责令重新作出具体行政行为或履行法定职责的法律文书。

行政相对人的复议申请是行政复议的前提和基础，是行政复议活动的起始环节。卫生行政复议申请书被卫生行政复议机关受理，标志着卫生行政复议程序的开始。同时，行政复议申请书又是卫生行政复议行为实施和作出决定的书面依据,是卫生行政复议机关审查复议申请是否符合《行政复议法》规定的唯一书面材料。因此,行政复议申请书在行政复议活动中起着非常重要的作用。

申请行政复议可以书面申请,也可以口头申请。口头申请的,行政复议机关应当记录申请人的基本情况、行政复议请求、申请复议的主要事实、理由和时间。因此卫生行政复议机关工作人员应了解并掌握行政复议申请书的格式和内容。

(二)制作要求

首部应当写明申请人、被申请人、委托代理人(委托代理人申请卫生行政复议必须持有申请人的委托书)的基本情况。正文应当阐明要求予以复议的被申请人的具体行政行为、复议的具体请求事项、支持复议请求事项的事实和理由、呈请复议的行政机关。尾部要有申请人签名、注明申请日期和附送的有关资料。

(三)行政复议申请书格式

行政复议申请书

申请人:姓名_____年龄____性别____住址_____
(法人或者其他组织名称:_____地址_____
法定代表人或主要负责人姓名:_____)。
委托代理人:姓名_____住址_____。
被申请人:名称_____地址_____。
行政复议请求:_____。
事实和理由:_____,
_____。

此致
_____(行政复议机关)

　　　　　　　　　　　　申请人(签名或者盖章):_____
　　　　　　　　　　　　(申请行政复议的日期)　　年　月　日

附件:

二、不予受理行政复议申请决定书

(一)概念和作用

不予受理行政复议申请决定书,是指卫生行政复议机关收到卫生行政复议申请后,经过审查,对不符合《行政复议法》规定的复议申请决定不予受理时,向申请人发出的法律文书。

不予受理行政复议申请决定书的作用是告知申请人不予受理的决定和理由,让申请人知道其提出的行政复议申请未被受理及其理由。

(二)制作要求

首部要准确填写文号、申请人和被申请人情况等。正文应当填写申请复议的理由,表明复议机关审查意见及不予受理的依据,并告知诉权和诉期。尾部行政复议机关加盖印章并注明文书制作日期。

（三）不予受理行政复议申请决定书格式

不予受理行政复议申请决定书

　　　　　　　　　　　　　　　　　　　　　　　[　　]　　号

申请人：姓名＿＿＿＿＿性别＿＿＿＿＿出生年月＿＿＿＿＿＿＿＿＿＿＿＿＿
住所＿＿＿＿＿＿＿＿＿＿＿＿＿＿＿＿＿＿＿＿＿＿＿＿＿＿＿＿＿＿＿＿＿＿＿
（法人或者其他组织名称＿＿＿＿＿＿＿＿＿＿地址＿＿＿＿＿＿＿＿＿＿＿＿＿＿＿
法定代表人或者主要负责人（姓名）＿＿＿＿＿＿＿职务＿＿＿＿＿＿　　　）
被申请人：名称＿＿＿＿＿＿＿＿＿地址＿＿＿＿＿＿＿＿＿＿＿＿＿＿＿＿＿＿＿
法定代表人或者主要负责人（姓名）＿＿＿＿＿＿职务＿＿＿＿＿＿＿＿＿＿＿＿＿

　　申请人对被申请人（具体行政行为）＿＿＿＿＿不服，于__年__月__日向本机关提出了行政复议申请。经审查，本机关认为：（不予受理的事实和理由）。根据《中华人民共和国行政复议法》第__条、第十七条的规定，决定不予受理。

　　　　　　　　　　　　　　　　　　　　　　　年　　月　　日
　　　　　　　　　　　　　（行政复议机关印章或者行政复议专用章）

三、被申请人答复书

（一）概念和作用

　　被申请人答复书，是卫生执法主体的具体行为被当事人提出申请复议，卫生行政复议机关依法决定受理并送达受理通知和申请书副本后，作为被申请人的卫生行政机关，在法定期限内针对当事人的复议申请，向卫生行政复议机关提交的说明具体行政行为认定事实清楚、适用法律正确的书面答复。

　　根据《行政复议法》的规定，被申请人在规定期限内不答复、不提交相关证据将依法撤销具体行政行为，因此该文书在行政复议中具有非常重要的法律意义。

（二）制作要求

　　写明答复人的基本情况（名称、地址、法定代表人及职务等）；复议申请人（被答复人）的身份情况。

　　被申请人应该在答复书中全面、准确、详实地阐述作出具体行政行为的合法性和合理性，提交作出具体行政行为的依据和有关证据材料。要对申请人提出的诉求和异议作出有针对性的答复，不得敷衍了事、避重就轻、回避矛盾。

（三）被申请人答复书格式

被申请人答复书

　　　　　　　　　　　　　　　　　　　＿＿＿＿＿[　　]　　号

被申请人：（名称）＿＿＿＿＿＿＿＿＿＿地址＿＿＿＿＿＿＿＿＿＿＿＿＿＿＿＿
法定代表人：（姓名）＿＿＿＿＿＿＿＿＿职务＿＿＿＿＿＿＿＿＿＿＿＿＿＿＿＿

　　＿＿＿（申请人）对本机关于＿＿＿年__月__日作出的（具体行政行为）不服提出行政复议申请，根据你机关行政复议答复通知书（文号＿＿）的要求，现答复如下：（针对申请人提出的问题作出答复，同时说明作出该具体行政行为的事实依据、法律依据。）

　　此　　致
　　（行政复议机关名称）

附件：1. 被申请人答复书一式三份
　　　2. 证据目录清单及相关证据
　　　3. 授权委托书（有委托代理人的）

　　　　　　　　　　　　　　　　　被申请人：（印章）
　　　　　　　　　　　　　　　　　　　年　　月　　日

四、行政复议决定书

（一）概念和作用

行政复议决定书，是指行政复议机关在查明复议案件事实的基础上，根据事实与法律规定对原具体行政行为作出维持、变更、撤销、确认违法，重新作出具体行政行为和责令履行法定职责等决定时制作的法律文书。

行政复议决定书是行政复议机关对被申请复议的具体行政行为进行审查后得出的结论，体现了行政复议机关对案件的态度。撰写行政复议决定书是整个行政复议活动的最后环节，也是最关键的环节。行政复议决定书的形成，标志着行政复议案件审理阶段的结束。

（二）制作要求

行政复议决定书适用于除申请人撤回申请而终止以外的所有被卫生行政复议机关受理并经审理后作出行政复议决定的行政复议案件，是直接对外发生法律效力的文书，可以直接对当事人的权利义务产生影响，因此制作必须规范。

首部应当准确填写文号、申请人、被申请人、委托代理人、第三人基本情况等。正文应表明具体行政行为、申请复议日期、申请人请求、申请人称、被申请人称、经查、本机关认为等各项内容。尾部应当告知当事人诉讼的权利和期限，由行政复议机关署名盖章，并注明日期。

（三）行政复议决定书格式

（行政复议机关名称）
行政复议决定书

_____［   ］号

申请人：姓名_____ 性别____ 出生年月_____ 住所_____
（法人或者其他组织名称_____ 住所_____
法定代表人或者主要负责人姓名_____ 职务_____）。
委托代理人：姓名_____ 住址_____
被申请人：名称_____ 住址_____
第三人：名称_____ 住址_____
委托代理人：姓名_____ 住址_____。
    申请人不服被申请人的（具体行政行为）_____，于_____年__月__日向本机关申请行政复议，本机关依法已予受理。
    申请人请求：_____。
    申请人称：_____。
    被申请人称：_____。
    （第三人称）：_____。
    经查：_____。
    本机关认为：（具体行政行为认定事实是否清楚，证据是否确凿，适用依据是否正确，程序是否合法，内容是否适当）_____。
    根据《中华人民共和国行政复议法》第二十八条规定，本机关决定如下：_____。
    （符合行政诉讼受案范围的，写明：对本决定不服，可以自接到本决定之日起15日内，向_____人民法院提起行政诉讼。）
    （法律规定行政复议决定为最终裁决的，写明：本决定为最终裁决。）

年   月   日
（行政复议机关印章或者行政复议专用章）

卫生监督文书示例

示例1:

中华人民共和国卫生监督文书

建设项目设计卫生审查认可书

No.Y-02

×卫公审字〔2010〕第001号

申请单位:××市商业局

项目名称:××市××商业大厦　　项目编号:筑--2009

工程地址:××市××区××路3号

审查结论:

1. 图纸设计中有环境卫生专篇,各项卫生设施设计基本合理。

2. 一楼女厕所蹲位数不够,应该增加蹲位数。

3. 本项目经卫生审查可以施工,对于存在的卫生问题要在施工过程中解决。

××市卫生局(公章)

2010年3月3日

本书一式两联,第一联存档,第二联交申请单位。

示例2:

卫生行政执法文书

卫生监督意见书　　　编号:2012--002

当事人　××宾馆

地　　址　××市××路3号

联系电话　1234567

监督意见:

1. 客房部服务员李××未取得健康合格证,不得从事公共场所服务工作。

2. 宾馆顶层(八楼)与外界相通的门、窗均需立即安装纱门、纱窗等防蚊蝇设施。

3. 一楼卫生间的污物桶应加盖,并及时清理。

4. 应当配备专(兼)职卫生管理人员,具体负责宾馆的卫生工作,建立健全卫生管理档案。

当事人签收:张××　　　　　　卫生行政机关名称并盖章

××市卫生局

2012年3月5日　　　　　　　　　　　　2012年3月5日

笔记

示例 3：

卫生行政执法文书
现场笔录

第 __1__ 页共 __1__ 页

当事人：××市自来水厂　　　地址：××市解放路 3 号　　　邮编：123004

负责人：张××　　性别：女　　职务：总经理　　电话：1234567

检查机关：××市卫生局

检查时间：__2012__ 年 __3__ 月 __3__ 日 __9__ 时 __10__ 分至 __10__ 时 __10__ 分

检查地点：××市解放路 3 号自来水水厂、取水水源地

卫生监督员示证检查，执法证件号码：__12345679__、__12345678__。

检查记录：

　　××市卫生局卫生监督员刘 ×、张 × 向总经理张 × 出示证件，并在其陪同下进行现场检查，经检查发现：

　　1. 该自来水厂以河水为给水水源集中式供水，在取水点上游 1000 米至下游 100 米的水域内有工业废水和生活污水排入河内。（现场拍摄 4 张照片存档）

　　2. 未将取水点上游 1000 米以外的一定范围河段划为水源保护区，并未设明显的范围标志和注意事项告示牌。

　　3. 该自来水厂未建立饮用水卫生管理制度，直接从事供、管水的人员赵 ××、王 ××、李 ×× 三人未取得体检合格证明上岗工作。

　　4. 该水厂有消毒设施，设水质检验室，有部分仪器、设备和二名检验人员，因设备不全、人员素质不高，水质检验项目仅能做 10 项。

　　以上笔录属实。

当事人签名：张××　　　　　　卫生监督员签名： 刘××、张××

2012 年 3 月 3 日　　　　　　　　　　　　　　　2012 年 3 月 3 日

中华人民共和国卫生部制

本 章 小 结

　　卫生监督文书是卫生行政部门及卫生监督人员实施卫生法律、法规，依法行政不可缺少的重要手段和有力工具，是关系到维护卫生法律、法规的严肃性和权威性，提高卫生监督工作质量的关键环节。本章主要介绍了卫生监督文书的概念，卫生监督文书制作的原则、基本要求，卫生监督文书的制作规范。介绍了建设项目设计审查及行政许可类文书、卫生监督现场检查处理类文书、卫生行政处罚类文书、卫生行政复议类文书的概念和作用，制作要求，文书格式，部分文书的制作说明。

笔记

关键术语

卫生监督文书　document of health supervision

建设项目设计卫生审查认可书　health examination approval of construction project design

建设项目竣工卫生验收认可书　health inspection approval of completed construction project

卫生许可证　hygienic license，sanitation license

餐饮服务许可证　catering service license

产品样品采样记录　product sampling record

现场检查笔录　record of investigation on the spot

卫生监督意见书　report of health supervision

卫生行政控制决定书　health administrative control decision

行政处罚事先告知书　information before administrative penalty

行政处罚决定书　written decision of administrative penalty

送达回执　delivery receipt

强制执行申请书　application of compulsory execution

卫生行政复议文书　document of health administration review

卫生行政复议申请书　application of health administration review

讨论题

1. 案例9-1在卫生监督文书制作上存在哪些问题？
2. 应怎样来正确制作卫生监督文书？
3. 案例9-1中违反了哪些卫生监督原则？

思考题

1. 卫生监督文书的概念与作用是什么？
2. 卫生监督文书有哪些特征？
3. 卫生监督文书的制作原则有哪些？
4. 卫生监督文书制作的基本要求有哪些？

（樊立华　曲乃强　哈尔滨医科大学公共卫生学院）

笔记

第十章

卫生监督法律救济

学习目标

通过本章的学习,你应该能够:

掌握 卫生监督法律救济概念及意义;卫生监督行政复议和卫生监督行政诉讼的概念、特征、原则、管辖、程序、受案范围。

熟悉 卫生监督行政赔偿的概念、构成要件及赔偿范围。

了解 卫生监督行政赔偿的程序。

章前案例

2010年6月下旬,某市卫生局接疾病预防控制中心报告,该市某船舶工程有限公司2009—2010年共诊断3名Ⅰ期电焊工尘肺患者。市卫生局卫生监督员即对该公司监督检查,查实该公司在钱某等三名员工被诊断为Ⅰ期电焊工尘肺患者后未向该市卫生局报告,同时还发现,该公司未按照《职业病防治法》的规定,组织接触职业病危害因素的操作工人进行职业性体检,未建立职业健康监护档案。另外,该公司在与员工周某解除劳动合同时未安排其进行离岗前职业病体检。该公司上述行为违反了《职业病防治法》的相关规定。

2010年7月27日,某市卫生局对该案进行合议。8月12日,市卫生局向该公司下发了《行政处罚听证告知书》,在规定的期限内,该公司未申请举行听证。10月9日,市卫生局依法对该公司作出给予警告、罚款人民币25 000元的处罚决定,同时责令该公司改正违法行为,并于10日内安排离岗人员进行职业体检。

2010年12月8日,该公司不服某市卫生局的行政处罚决定,向市人民政府申请行政复议,经复议审核,2011年1月17日,某市人民政府作出行政复议决定,维持了某市卫生局的行政处罚决定。该公司仍不服,于2011年2月15日诉至某市某区人民法院,要求撤销某市卫生局对其作出的行政处罚决定。作为原告,某船舶工程有限公司在行政复议和行政诉讼中都对卫生监督所与卫生局的关系进行质疑,辩称卫生监督所不是卫生行政部门,其行为不能代替卫生局。4月7日,区法院经过审理,当庭宣判,维持某市卫生局的行政处罚决定。

本章将通过卫生监督行政复议、卫生监督行政诉讼和卫生监督行政赔偿的概念、原则、管辖、程序、受案范围等来介绍卫生监督法律救济相关知识。

笔记

第一节 概　述

一、卫生法律救济的概念

卫生法律救济(health legal remedies),是指卫生行政主体在卫生监督过程中侵犯了相对人(公民、法人或者其他组织)的权益时,相对人可以通过行政复议、行政诉讼等方式,请求有关国家机关给予法律上的补偿,有关国家机关受理并做出具有法律效力的活动。卫生法律救济包括:通过行政复议与行政诉讼,对违法或不当的卫生监督行为的判定与变更;通过国家赔偿对因卫生执法而受到的财产损失及其他损失给予赔偿等。

二、卫生法律救济的意义

卫生法律救济首先是以相对人的权益受到损害为前提。在卫生监督管理活动中,少数或个别相对人的权益受到损害在所难免。卫生执法机构和执法人员,以国家的名义从事执法活动,具有国家强制力,是典型的公权力。正确的执法行为能够维护国家卫生监督工作秩序,保护公民的健康权益。但若滥用或错误使用执法公权力,则会侵犯相对人的权利。因此,对卫生执法行为,必须要有监督机制;对相对人的权利,必须建立法律救济途径。卫生法律救济是为矫正卫生行政机关的侵害行为和相对人受到侵害的情况而建立的解决纠纷、补救相对人受损权益的制度,卫生法律救济的根本目的是保证合法利益的实现和法定义务的履行。卫生法律救济具有以下意义。

(一)保护卫生法律关系主体的合法权益

在卫生监督活动中,当卫生监督法律关系的主体即作为相对人的公民、法人或其他组织的法定权益受到损害时,可以通过法定的方式和途径,请求有权机关以强制性的救济方式,来帮助受损害者恢复并实现自己的权利。

(二)促进卫生监督主体依法行政

卫生法律救济在卫生监督管理活动中具有预防和控制卫生行政机关侵权行为的功能,能够促进卫生行政机关加强内部管理,增强卫生行政机关工作人员的法制意识,确保其活动的法制性、公正性和合理性。

(三)维护卫生法律的权威

卫生法律的权威性是卫生法制化的基本要求。卫生监督主体在卫生监督活动中的公正性是维护卫生法律权威的重要内容。通过法律救济,对卫生行政机关的违法行政的矫正,对受到侵害的相对人进行法律上的补救,可以使相对人认同卫生行政执法的公正性,卫生法律的权威性得到维护。

(四)推进卫生法制建设

卫生法制建设是以保障公民的生命健康为根本目标。通过卫生法律救济,加强各级权力机关对卫生法实施监督;通过卫生行政复议、行政诉讼等多种法律救济手段,及时处理卫生监督管理活动中法律纠纷,使卫生行政机关与相对人同

笔记

样守法,在违法后都应承担相应的法律责任,积极推进卫生法制建设。

三、卫生监督法律救济的概念与途径

卫生监督法律救济(health supervision legal remedies),是指公民、法人或者其他组织认为卫生行政机关的行政行为侵害其合法权益,请求有关国家机关给予救济的法律制度的总称,包括对违法或不当的卫生监督行为予以纠正,并对相应的财产予以弥补的内容。

卫生监督法律救济的主要途径包括卫生监督行政复议、卫生监督行政诉讼、卫生监督行政赔偿等。

第二节　卫生监督行政复议

一、卫生监督行政复议的概念、特征和原则

(一)概念

卫生监督行政复议(health supervision administrative reconsideration),是指公民、法人或者其他组织认为卫生监督主体的具体行为侵犯其合法权益,依法提出行政复议申请,由上一级卫生行政机关或本级人民政府依法对原具体行政行为进行全面审查,并作出行政复议决定一种法律制度。

卫生监督行政复议是具有一定司法性的行政行为,是卫生行政机关内部监督和纠错的环节,是国家行政救济机制的重要环节。

> **知识拓展**
>
> 行政复议是指公民、法人和其他组织认为行政机关或其他行政主体的具体行政行为侵犯其合法权益,依法向上级行政机关或法律、法规规定的特定机关提出申请,由受理申请的行政机关对原行政行为再次进行审查并作出裁决的制度。行政复议是行政机关依法解决行政争议、化解社会矛盾、加强层级监督的一项重要法律制度平台。行政复议的申请人都是公民、法人或其他组织,被申请人都是行政执法单位,所以,也称"民告官"案件。

1999 年 4 月 29 日,九届全国人大常委会第九次会议通过了《中华人民共和国行政复议法》(以下简称《行政复议法》)并于同年 10 月 1 日起施行。《行政复议法》对防止和纠正违法的或者不当的具体行政行为,保护公民、法人和其他组织的合法权益,保障和监督行政机关依法行使职权起到了积极有效的作用。1999 年 12 月,原卫生部发布《卫生部行政复议与行政应诉管理办法》,对国家卫生行政部门的行政复议做出了具体的规定。2007 年 5 月 23 日,国务院公布了《中华人民共和国行政复议法实施条例》,自 2007 年 8 月 1 日起施行。为进一步加强卫生行政复议和行政应诉工作,维护卫生监督管理相对人合法权益,2009

笔记

年 3 月，原卫生部发布公报，《卫生部关于进一步加强卫生行政复议和行政应诉工作的意见》（2009 第 070 号）。

（二）特征

卫生监督行政复议作为一般行政复议制度在卫生行政管理领域的具体化，除了具备行政复议的一般特征即行政性、职权性、监督性、程序性和救济性等，卫生行政复议还因卫生监督的特殊性和单行卫生法律法规的具体规定而具有其自身特征。

1. 被申请人的特定性　卫生监督行政复议是一种对管理相对人的合法权益提供保障的非常重要的卫生行政法律救济制度，卫生监督行政复议当事人的构成不仅一般地表现为卫生行政机关与管理相对人，并且还依据各项卫生法律、规范而得到进一步的具体化。卫生行政复议被申请人主要有两种：即卫生监督行政机关和法律、法规授权的组织。

2. 行政复议依据的多层次性　卫生监督行政复议是一种专门的内部行政层级监督制度，复议机关不仅要依据有关的卫生法律，还要以卫生行政法规、地方性法规、规章以及上级卫生行政机关发布和制定的具有普遍约束力的决定、命令为依据。

3. 复议程序的选择性　《行政复议法》规定了选择复议和前置复议这两种方式。卫生法律、法规对卫生行政复议的规定基本上是选择复议。如可向作出处罚决定的机关的上一级机关申请复议，也可直接向人民法院起诉，复议机关依法行使职权，不受任何人的非法干预。

（三）原则

1. 依法独立行使复议职权的原则　《行政复议法》规定，卫生行政复议机关在审查卫生行政争议的过程中，应当依法行使复议权，不受其他机关、社会团体和个人的非法干预。需要说明的是，不应该把上级国家行政机关依照法律、法规的授权和行政隶属关系对行政复议工作的指导和监督同某些机关、社会团体、个人对行政复议工作的非法干预相提并论。

2. 实行一级复议制的原则　《行政复议法》规定，除法律、行政法规另有规定外，行政复议实行一级复议制。管理相对人对卫生监督主体的具体卫生监督行为不服，可以而且只能向上一级卫生行政机关申请复议一次。行政复议申请下达后，申请人不能再向该复议机关的上级机关申请复议，但可以向法院起诉。

3. 合法、准确、及时和便民的原则

（1）合法原则：卫生监督行政复议机关必须严格依法行使职责权限，以事实为依据，以法律为准绳，按法定程序进行审查，对具体行政行为进行审查并作出裁决。对合法的、适当的卫生监督行为，依法予以维持，对违法或不当的卫生监督行为，依法予以改变或撤销，或责令被申请人作出新的卫生监督行为。要求履行复议职责的主体必须合法，审理复议案件的依据必须合法，审理复议案件的程序必须合法。

（2）准确原则：准确原则是卫生监督行政复议机关在受理复议申请后，应依法准确地查明行政机关做出具体行政行为的事实真相和对管理相对人合法权益

笔记

侵犯的情况,并对事实作出准确的定性,准确地适用法律,准确的遵循法律。

(3)及时原则:卫生监督行政复议是卫生系统内部监督的一种方式,受到司法监督。卫生监督行政复议做到既要注意合法性又要做到高效率,遵循及时原则。卫生监督行政复议机关收到复议申请后,要抓紧时间,在法定期限内作出处理或决定。要求受理申请应当及时,作出决定应当及时,执行决定应当及时。

(4)便民原则:便民原则是指卫生监督行政复议机关在依法审理复议案件过程中要尽量节省费用、时间和精力,要保证公民、法人或者其他组织充分行使复议权。

4. 卫生监督行政行复议不适用调解原则:《行政复议法》规定,复议机关审理复议案件,不适用调解。卫生行政争议中的被申请人是依法行使卫生监督职权的卫生行政机关或法律、法规授权的组织,它们没有随意行政职权的权利,不能以调解的方式解决卫生行政争议。

二、卫生监督行政复议的受案范围

卫生监督行政复议的受案范围,是指卫生监督行政复议机关依照法律规定可以受理的行政复议的范围。《行政复议法》规定,有下列情形之一的,公民、法人或者其他组织对卫生监督主体直接作出或直接委托的组织作出的具体行政行为不服的,可以申请复议:①对卫生监督主体作出的警告、罚款、没收违法所得、没收非法财物、责令停产停业、暂扣或者吊销许可证、暂扣或者吊销执照等行政处一门决定不服的;②对卫生监督主体作出的有关许可证(照)、资质证、资格证等证书变更、中止、撤销的决定不服的;③认为卫生监督主体侵犯其法定的经营自主权的;④认为卫生监督主体违法集资、征收财物、摊派费用或者违法要求履行其他义务的;⑤认为符合法定条件,申请卫生监督行政机关颁发许可证(照)、资质证、资格证等证书,或者申请行政机关审批、登记有关事项,卫生监督主体没有依法办理的;⑥申请卫生行政机关履行其他法定职责,卫生行政机关没有依法履行的;⑦对卫生监督主体作出的限制人身自由或者查封、扣押、冻结财产等行政强制措施决定不服的;⑧认为卫生监督主体的其他具体行政行为侵犯其合法权益的。

《行政复议法》还规定,公民、法人或者其他组织认为卫生监督主体的具体行政行为所依据的规定不合法,在对具体行政行为申请行政复议时,可以一并向行政复议机关提出对该规定的审查申请。如国务院部门的规定,县级以上地方各级人民政府及其工作部门的规定,乡、镇人民政府的规定等。但《行政复议法》的规定不含国务院部、委员会规章和地方人民政府规章。

三、卫生监督行政复议的管辖及复议机构

(一)卫生监督行政复议的管辖

卫生监督行政复议的管辖,是指卫生监督主体受理卫生行政复议案件的分工和权限。卫生监督行政复议管辖分为一般管辖和特殊管辖。

一般管辖是指对县级以上地方各级人民政府工作部门的具体行政行为不服

笔记

的,由申请人选择管辖,既可以向该部门的本级人民政府申请行政复议,也可以向上一级主管部门申请行政复议。对地方各级人民政府的具体行政行为不服的,由上一级地方人民政府管辖。

特殊管辖主要有以下几种规定:①对县级以上地方卫生监督主体的具体行政行为不服,由申请人选择,可以向该卫生行政机关的本级人民政府申请行政复议,也可以向上一级卫生行政机关申请行政复议;②对国务院卫生行政部门或者省、自治区、直辖市人民政府的具体行政行为不服,向作出该具体行政行为的国务院部门或者省、自治区、直辖市人民政府申请行政复议;③对卫生监督主体依法设立的派出机构以自己的名义作出的具体行政行为不服的,向设立该派出机构的卫生监督主体或者该卫生监督主体的本级人民政府申请行政复议;④对法律、法规授权的组织的具体行政行为不服的,分别向直接管理该组织的地方人民政府、地方人民政府卫生行政机关或者国务院卫生行政部门申请行政复议;⑤对两个卫生监督主体或两个以上卫生监督主体以共同的名义作出的行政行为不服的,向其共同上一级行政机关申请行政复议;⑥对被撤销的卫生监督主体在撤销前所做出的具体卫生监督行为不服的,向继续行使其职权的卫生监督主体的上一级行政机关申请行政复议。

《行政复议法》规定,公民、法人或者其他组织申请行政复议已依法受理的,或者法律、法规规定再向人民法院提起行政诉讼的,在法定行政复议期限内不得向人民法院提起行政诉讼。已向人民法院提起行政诉讼,人民法院已经依法受理的,不得申请行政复议。

(二)卫生监督行政复议机构

卫生监督行政复议机构是依法承担并履行卫生监督行政复议职责的行政机关。卫生监督主体内负责法制工作的机构是卫生监督行政复议机构。卫生监督主体内普遍设立卫生监督行政复议委员会,卫生监督行政复议机构承担具体复议工作。

《行政复议法》规定,卫生监督行政复议机构履行的职责包括:①受理行政复议申请;②向有关组织和人员调查取证、查阅文件和资料;③审查申请行政复议的具体行政行为是否合法与适当,拟订行政复议决定;④处理或者转送申请人认为卫生行政机关的具体行政行为所依据的规定不合法的审查申请;⑤对行政机关违反法律规定的行为依照规定的权限和程序提出处理建议;⑥办理因不服行政复议决定提起行政诉讼的应诉事项;⑦法律、法规规定的其他职责。

四、卫生监督行政复议的程序

卫生监督行政复议通常包括复议的申请、受理、审理和决定四个程序。

(一)申请

1. 申请人与被申请人　依照《行政复议法》,申请人是申请行政复议的公民、法人或者其他组织。申请人是公民的,应当具有权利能力和行为能力;无民事行为能力或者限制民事行为能力的人,其法定代理人可以代为申请行政复议。申请人是法人或者其他组织的,由其法人代表或负责人申请行政复议。被申请

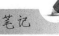

笔记

人是指作出引起申请人不服的具体行政行为,并由卫生监督行政复议机关或法律、法规授权行使卫生行政管理职能的组织。

2. 申请期限 依照《行政复议法》,公民、法人或者其他组织认为卫生监督主体的具体监督行为侵犯其合法权益,申请期限自知道该具体监督行为之日起60日内提出行政复议申请,但是法律规定的申请期限超过60日的除外。因不可抗力或者其他正当理由耽误法定申请期限的,申请期限自障碍消除之日起继续计算。

3. 申请方式 申请人申请行政复议,可以书面申请,也可以口头申请。口头申请的,卫生行政复议机关应当当场记录申请人的基本情况、行政复议请求、申请行政复议的主要事实、理由和时间。

（二）受理

1. 受理条件 《行政复议法》规定,行政复议机关收到行政复议申请后,应当在5日内进行审查,对不符合本法规定的行政复议申请,决定不予受理,并书面告知申请人;对符合本规定,但是不属于本机关受理的行政复议申请,应当告知申请人向有关行政复议机关提出。

《行政复议法》规定,应当先向卫生行政复议机关申请行政复议,对行政复议决定不服再向人民法院提起行政诉讼的,卫生行政复议机关决定不予受理或者受理后超过行政复议期限不作答复的,公民、法人或者其他组织可以自收到不予受理决定书之日起或者行政复议期满之日起15日内,依法向人民法院提起行政诉讼。

公民、法人或者其他组织依法提出行政复议申请,卫生行政复议机关无正当理由不予受理的,上级卫生行政机关应当责令其受理;必要时,上级行政机关也可以直接受理。

2. 对不予受理的救济 ①公民、法人或者其他组织对行政复议机关决定不予受理的,可以自收到不予受理决定书之日起15日内向人民法院提起行政诉讼;②向上级行政机关投诉,上级行政机关对下级行政机关无正当理由不受理行政复议申请的应当责令其受理;③必要时,上级行政机关对下级行政机关不履行行政复议职责的案件直接受理。

3. 卫生行政复议期间具体行政行为不停止执行 《行政复议法》规定,卫生行政复议期间具体行政行为不停止执行。因为,在卫生行政复议机关没有作出复议决议之前,所要复议的卫生监督行为仍然有效,对申请相对人仍然有约束力,申请人必须认真执行。但有下列情形之一的,可以停止执行:①被申请人认为需要停止执行的;②行政复议机关认为需要停止执行的;③申请人申请停止执行,行政复议机关认为其要求合理,决定停止执行的;④法律规定停止执行的。

（三）审理

卫生行政复议审理是卫生行政复议机关对申请复议的卫生行政争议进行实质性审查的活动,是卫生行政复议程序的核心。行政复议机关对复议申请受理立案后即进入复议审理阶段。包括:审查证据和有关材料;进行必要的调查或组织复议参加人进行辩论；全面审查具体卫生行政行为的合法性和合理性；查清事实、辨明是非，为依法作出复议决定做好准备。

1. 审理前准备　主要是复议文书的发送和有关证据材料的收集。

2. 审理内容　对具体行政行为的合法性和适当性进行审查；对具体行政行为的依据事实和规范性文件进行全面审查。

3. 审理方式　书面审理与其他方式审理相结合。书面审理是行政复议的基本形式。但是，申请人提出要求或者复议机关认为有必要时可以向有关组织和人员调查情况，听取申请人、被申请人和第三人的意见的方式审理复议案件。

4. 审理依据　以法律、法规、规章以及上级行政机关制定和发布的具体具有普遍约束力的决定、命令为审理依据。

5. 审理时限　①应当申请受理之日起 7 日内，将行政复议申请书副本送达被申请人。被申请人应当自收到副本之日起 10 日内，提出书面答复并提出有关证据材料；②对受理的审查规范性文件的请求应在 30 日内作出处理，无权处理的应在 7 日内移交有权机关，有权机关应在 60 日内作出处理；③在发现具体行政行为的依据不合法，应在 30 日内作出处理，无权处理的应在 7 日内移送有权机关处理；④在收到复议申请之日起 60 日内作出复议决定，因特殊情况不能作出复议决定的，经行政机关首长批准，最多可以延长 30 天。

（四）决定

卫生行政复议决定是指卫生行政复议机关根据复议申请人的请求，通过对具体卫生行政行为的审查，依法所做的维持、变更或撤销的决定。

1. 决定的内容　①具体行政行为认定事实清楚，证据确凿，适用依据正确，程序合法，内容适当的，决定维持；②被申请人不履行法定职责的，决定其在一定期限内履行；③具体行政行为有下列情形之一的，决定撤销、变更或者确认该具体行政行为违法；决定撤销或者确认该具体行政行为违法的，可以责令被申请人在一定期限内重新作出具体行政行为：主要事实不清、证据不足的；适用依据错误的；违反法定程序的；超越或者滥用职权的；具体行政行为明显不当的。

卫生行政复议机关责令被申请人重新作出具体行政行为的，被申请人不得以同一事实和理由作出与原具体行政行为相同或者基本相同的具体行政行为。卫生行政复议机关在申请人的行政复议请求范围内，不得作出对申请人更为不利的行政复议决定。

卫生行政复议机关对有下列情形之一的，可以按照自愿、合法的原则进行调解：①公民、法人或者其他组织对行政机关行使法律、法规规定的自由裁量权作出的具体行政行为不服申请行政复议的；②当事人之间的行政赔偿或者行政补偿纠纷。经调解达成协议的应制作行政复议调解书。调解书应当载明行政复议请求、事实、理由和调解结果，并加盖行政复议机关印章。行政复议调解书经双方当事人签字，即具有法律效力。调解未达成协议或者调解书生效前一方反悔的，行政复议机关应当及时作出行政复议决定。

2. 卫生行政复议决定的执行　《行政复议法》规定，行政复议决定书一经送

笔记

达,即发生法律效力。卫生行政复议机关受理复议申请后,必须在法定期限内进行审理,并以自己的名义作出行政复议决定。行政复议机关应当制作行政复议决定书并加盖印章。被申请人不履行或者无正当理由拖延履行行政复议决定的,行政复议机关或者有关上级行政机关应当责令其限期履行。申请人逾期不起诉又不履行行政复议决定的,或者不履行最终裁决的行政复议决定的,按照下列规定分别处理:①维持具体行政行为的行政复议决定,由作出具体行政行为的行政机关依法强制执行,或者申请人民法院强制执行;②变更具体行政行为的行政复议决定,由行政复议机关依法强制执行,或者申请人民法院强制执行。

第三节 卫生监督行政诉讼

一、卫生监督行政诉讼的概念、特征和原则

(一)概念

卫生监督行政诉讼(health supervision administrative proceedings),是指公民、法人或者其他组织认为卫生监督主体及其工作人员的卫生监督行为侵犯其合法权益,依法向人民法院提起诉讼,由人民法院进行审理并作出裁决的活动。

1989年4月4日,第七届全国人大第2次会议通过了《中华人民共和国行政诉讼法》(以下简称《行政诉讼法》)。为保证人民法院正确、及时审理行政案件,保护公民、法人和其他组织的合法权益,维护和监督行政机关依法行使行政职权提供法律依据。

(二)特征

卫生监督行政诉讼是解决卫生行政争议,即卫生监督主体与公民、法人或其他组织之间因卫生行政管理而产生纠纷的一项重要法律制度。卫生监督行政诉讼具有以下特征:①原告是卫生监督管理相对人;②被告是行使卫生监督职能的卫生监督行政机关或法律、法规授权组织;③诉讼的客体,必须是法律规定可以向人民法院起诉的卫生监督行为;④必须在法定的期限内向人民法院起诉,并由人民法院受理,依法审理作出裁决。

(三)原则

卫生监督行政诉讼的基本原则,是指由《宪法》和《人民法院组织法》规定,在卫生监督行政诉讼整个过程中起着指导作用的行为准则。如人民法院依法行使职权,对诉讼当事人适用法律一律平等、公开审判、回避和使用本民族语言文字、两审终审原则等。根据《行政诉讼法》的规定,卫生监督行政诉讼具有如下特有的原则。

1. **被告负有举证责任** 作为被告的卫生监督主体应当向人民法院提供原先作出具体卫生监督行为的证据材料和所依据的法律、法规等规范性文件。如果卫生监督主体在卫生监督行政诉讼中不举证或者举不出证据,将承担败诉的后果。

笔记

194

2. 对具体卫生监督行为的合法性进行审查 根据《行政诉讼法》规定,人民法院审理行政案件,只对具体卫生监督行为是否合法进行审查。一方面,人民法院只审查具体行政行为而不审查抽象的行政行为,另一方面,人民法院只审查具体行政行为的合法性,而不审查其合理性。

3. 诉讼期间不停止执行具体卫生监督行为 在卫生监督行政诉讼期间,卫生监督主体实施的具体卫生监督行为并不因为原告提起诉讼而停止执行。但被告认为需要停止执行的、原告申请停止执行并经人民法院裁定停止执行的、法律规定停止执行的,应当停止执行。

4. 不适用调解 人民法院在审理卫生监督行政诉讼案件时,只能以事实和法律为根据来审查和确认卫生监督主体所作出的具体卫生监督行为是否合法,并作出判决或裁定,而不能适用调解。

二、卫生监督行政诉讼的管辖和受案范围

(一)卫生监督行政诉讼管辖

卫生监督行政诉讼管辖,是指各级人民法院和同级人民法院在受理卫生监督行政诉讼案件上的分工和权限。卫生监督行政诉讼管辖分为级别管辖、地域管辖等。

1. 级别管辖 级别管辖是指各级人民法院之间受理一审卫生行政诉讼案件的职权分工。《行政诉讼法》规定:基层人民法院管辖第一审卫生行政案件;中级人民法院管辖本辖区内重大、复杂的第一审卫生行政案件,以及对国务院各部门或省级人民政府所作的具体行政行为提起诉讼的第一审卫生行政案件;高级人民法院管辖本辖区内重大、复杂的第一审卫生行政案件;最高人民法院管辖全国范围内重大、复杂的第一审卫生行政案件。

2. 地域管辖 地域管辖是确定不同地区法院管辖权限与分工方式。卫生行政案件由最初作出具体卫生行政行为的卫生行政机关所在地人民法院管辖,但如果是对限制人身自由的行政强制措施不服提起诉讼的,由被告所在地或者原告所在地人民法院管辖;两个以上法院都有管辖权的案件,原告可以选择其中一个人民法院提起诉讼;原告向两个以上有管辖权的人民法院提起诉讼的,由最先收到起诉状的人民法院管辖。

3. 指定管辖和移送管辖 《行政诉讼法》规定,有管辖权的人民法院由于特殊原因不能行使管辖权的,由上级人民法院指定管辖。人民法院对管辖权发生争议,由争议双方协商解决。协商不成的,报他们的共同上级人民法院指定管辖。当人民法院发现受理的案件不属于自己管辖时,应将其移送给有管辖权的人民法院处理。

(二)卫生监督行政诉讼受案范围

卫生监督行政诉讼受案范围是指人民法院受理行政案件的权限范围。也就是确定人民法院与有权解决行政争议案件的国家机关处理行政争议案件上的权限和分工。根据《行政诉讼法》,针对卫生监督行政诉讼,公民、法人或者其他组织可以提起卫生行政诉讼的案件范围有以下几类。

笔记

1. **卫生监督行政处罚行为**　相对人对罚款、吊销卫生许可证（照）、责令停产停业、没收财产等行政处罚不服的，可依法向人民法院提起诉讼请求。

2. **卫生监督行政强制措施**　卫生监督行政强制措施是卫生监督主体为了履行行政管理职能，依法对公民的人身或财产加以限制的一种特别措施。如取缔、强制治疗、强制隔离、临时控制措施等。这些对限制人身自由或者对财产封存、扣压等卫生强制措施对相对人有强迫服从的作用，必须严格依法进行。对违法侵权的，可以依法提起行政诉讼。

3. **对卫生监督主体所做的医疗事故和其他卫生事件的处理决定不服的**　根据《行政诉讼法》及《医疗事故处理条例》的规定，对卫生监督主体所作的医疗事故处理决定不服的，依法向人民法院提起行政诉讼，人民法院应当受理。医疗事故和其他卫生事件一经卫生行政机关处理即成立具体卫生行为，人民法院应当受理。

4. **对卫生行政机关的"不作为"提起诉讼的案件**　保护公民的人身健康、财产安全同样是卫生监督主体的法定职责。当公民申请卫生监督主体履行保护人身权、财产权的法定职责，公民、法人和其他组织欲进行与卫生有关的生产经营行为，认为符合法定卫生条件，申请卫生许可证，但卫生监督主体在法定期限内拒绝履行或不予答复等，均属卫生监督主体的"不作为"，即不履行法定职责，行政管理相对人就有权依法向人民法院提起诉讼。

三、卫生监督行政诉讼程序

（一）起诉与受理

起诉（prosecute）是指公民、法人或其他组织认为卫生监督主体的具体卫生监督行为侵犯其合法权益，请求人民法院给予法律保护的诉讼行为。受理（accept and hear a case）是指人民法院对公民、法人或其他组织提起的卫生监督行政诉讼请求进行初步审查，决定是否立案受理的活动。

根据《行政诉讼法》规定，起诉必须符合一定条件：原告必须是卫生监督行政处罚或其他处理决定的相对人，或者是行政处罚、处理决定的利害关系人；要有明确的被告，即某一卫生监督主体或法律、法规授权的组织；要有具体的诉讼请求和相应的事实根据，并以书面的形式向人民法院提出诉讼请求；诉讼请求属于人民法院受案范围和受诉人民法院管辖。《行政诉讼法》规定，公民、法人或其他组织直接向人民法院提起诉讼的，应当在知道作出具体行政行为之日起 3 个月内提出，法律另有规定的除外。如《药品管理法》规定，当事人对药品监督机关给予的处罚决定不服的，可以在接到处罚通知书之日起 15 日内向人民法院起诉。

（二）审理与判决

《行政诉讼法》规定，上级人民法院有权审判下级人民法院管辖的第一审行政案件，也可以把自己管辖的第一审行政案件移交下级人民法院审判。下级人民法院对其管辖的第一审行政案件，认为需要由上级人民法院审判的，可以报请上级人民法院决定。实行两审终审制，第二审法院的裁判是终审裁判，当事人如不服可以进行申诉，但二审裁判必须执行。

笔记

人民法院审理行政诉讼案件时,严格按照《行政诉讼法》规定的条件和程序进行,经审理,可作出如下判决:①维持卫生行政机关的原处理决定;②判撤销或部分撤销卫生行政机关所作出的具体行政行为;③卫生行政机关在一定期限内履行其法定职责;④变更原处理决定。

（三）执行

执行是指当事人拒不履行已经发生法律效力的人民法院的判决、裁定和卫生行政机关的行政处理决定所确定的义务时,人民法院或者卫生监督主体,根据已经生效的法律文书,按照法定程序迫使当事人履行义务,保证实现法律文书内容的诉讼活动。

卫生监督主体在管理相对人不履行义务时,申请人民法院强制执行主要有两种情况:一是卫生监督行政诉讼经人民法院判决生效后,相对人不执行判决的,卫生监督主体可以向第一审人民法院申请强制执行;是卫生监督主体依据法律、法规的规定,在卫生监督行政决定依法生效后,相对人拒不执行的,可向人民法院申请强制执行。

四、卫生监督行政诉讼参加人

卫生监督行政诉讼参加人,是指参加行政诉讼活动,享有诉讼权利和承担诉讼义务的当事人和类似于当事人诉讼地位的人。包括原告、被告、共同诉讼人、第三人、诉讼代理人。

（一）当事人

卫生行政诉讼的当事人,是指因对具体卫生行政行为发生争议或者认为具体卫生行政行为侵犯其合法权益,以自己的名义进行诉讼,并受人民法院裁判所拘束的利害关系人。行政诉讼当事人可以是公民、法人,也可以是其他组织,但作为行使国家行政管理权的国家行政机关是必不可少的当事人。当事人在诉讼的不同阶段有不同的称谓。一审中称原告、被告;二审中称上诉人、被上诉人;执行阶段称申请执行人、被申请执行人。

1. 原告 是指以自己的名义向人民法院提起行政诉讼要求保护其合法权益的公民、法人或者其他组织。

2. 被告 是指由原告起诉经人民法院通知应诉的行政机关。

3. 诉讼第三人 是指同提起诉讼的具体行政行为有利害关系的其他公民、法人或者其他组织,可以作为第三人参加诉讼,或者由人民法院通知参加诉讼。

4. 共同诉讼人 当事人一方或者双方为二人以上,因同一具体行政行为发生的行政案件,或者因同样的具体行政行为发生的且人民法院认为可以合并审理的行政案件,为共同诉讼。

（二）诉讼代理人

行政诉讼代理人,是指为了被代理的一方当事人的利益,以被代理人的名义,在法定的、指定的或者委托的权限范围内,进行诉讼活动的人。诉讼代理权基于法律规定、法院指定、当事人委托而产生,诉讼代理人相应分为法定代理人、指定代理人和委托代理人。

笔记

第四节 卫生监督行政赔偿

一、卫生监督行政赔偿的概念和特征

（一）概念

卫生监督行政赔偿（health supervision administrative compensation），是指卫生监督主体及其工作人员在执行公务过程中因违法或不当的具体监督行为侵害公民、法人或者其他组织的合法权益并造成损害后果，由卫生监督主体依法承担赔偿责任的制度。

卫生监督行政赔偿是国家赔偿制度的重要组成部分。1994 年通过的《中华人民共和国国家赔偿法》（以下简称《国家赔偿法》）是卫生监督行政赔偿的重要法律依据。2010 年 4 月，第十一届全国人大常委会第 14 次会议对《国家赔偿法》进行了修改，进一步完善了国家赔偿制度。

（二）特征

1. 卫生监督行政赔偿是因卫生监督管理活动而产生的赔偿　卫生监督行政赔偿是卫生监督主体及其卫生监督员在执行公务时所作出的具体行政行为违法，侵犯了卫生监督管理相对人、公民、法人或者其他组织的合法权益造成损害而发生的赔偿。

2. 卫生监督主体是卫生行政侵权损害责任的承担者　无论是卫生监督主体本身或是卫生监督人员造成的损害，一律由卫生监督主体承担赔偿责任。

3. 卫生监督主体对于因故意或重大过失给卫生监督管理相对人造成侵权损害的工作人员有追偿权　卫生行政机关赔偿损失后，应当责令故意或重大过失的卫生监督人员承担部分或者全部赔偿费用。

4. 卫生监督行政赔偿的形式主要是经济赔偿　赔偿以支付赔偿金为主要方式，但管理相对人也可以同时或单独请求作出处理决定的卫生监督主体承认错误、赔礼道歉、恢复名誉、消除影响、返还权益等其他赔偿形式承担责任。

5. 根据《行政诉讼法》规定，卫生监督行政赔偿可以适用调解。

二、卫生监督行政赔偿的构成要件

1. 侵权主体必须是卫生监督主体及其卫生监督人员　就是行使国家卫生监督管理职权的卫生监督机关和法律、法规授权组织，以及受委托行使卫生监督职权的组织及其工作人员。

2. 必须是国家卫生监督主体及其工作人员违法行使职权的行为　只有卫生监督主体及其卫生监督人员违法行使职权的行为，才能产生卫生监督行政赔偿问题。

3. 违法侵权行为与损害结果之间有直接的因果关系　损害结果必须是卫生监督主体及卫生监督人员违法行使职权的行为造成的，两者有因果关系。此外，一个违法行使职权的行为可能造成几个损害结果，即所谓一因多果，受害人可以提出数项赔偿请求；一个损害结果可能由几个行为所造成，包括卫生行政部门违

笔记

法行使职权的行为、民事行为以及个人行为,即所谓一果多因。这就需要根据具体情况,逐一分析各行为所占的份额,确定行政赔偿应该承担的部分。

4. 卫生行政赔偿的范围是由法律明确规定的　法律只规定行为人的违法行使职权行为给相对人的合法权益造成损害的,卫生行政机关才承担赔偿责任。法律没有规定或法律予以排除的,卫生行政机关不承担赔偿责任。

三、卫生行政赔偿的范围

赔偿请求人和赔偿义务机关

《国家赔偿法》(2010年4月,十一届人大第十四次常委会修正)第六、七、八条规定:

受害的公民、法人和其他组织有权要求赔偿。

受害的公民死亡,其继承人和其他有扶养关系的亲属有权要求赔偿。受害的法人或者其他组织终止的,其权利承受人有权要求赔偿。

行政机关及其工作人员行使行政职权侵犯公民、法人和其他组织的合法权益造成损害的,该行政机关为赔偿义务机关。

两个以上行政机关共同行使行政职权时侵犯公民、法人和其他组织的合法权益造成损害的,共同行使行政职权的行政机关为共同赔偿义务机关。

法律、法规授权的组织在行使授予的行政权力时侵犯公民、法人和其他组织的合法权益造成损害的,被授权的组织为赔偿义务机关。

受行政机关委托的组织或者个人在行使受委托的行政权力时侵犯公民、法人和其他组织的合法权益造成损害的,委托的行政机关为赔偿义务机关。

赔偿义务机关被撤销的,继续行使其职权的行政机关为赔偿义务机关;没有继续行使其职权的行政机关的,撤销该赔偿义务机关的行政机关为赔偿义务机关。

经复议机关复议的,最初造成侵权行为的行政机关为赔偿义务机关,但复议机关的复议决定加重损害的,复议机关对加重的部分履行赔偿义务。

根据《国家赔偿法》规定,卫生监督主体及其工作人员在行使职权时侵犯管理相对人人身权利和财产权利,违法实施行政处罚,违法采取行政措施,违反国家规定征收财物、摊派费用,非法剥夺公民人身自由,对公民或其他组织人身权、财产权造成损害的,属于卫生监督行政赔偿的范围。

卫生监督主体对属于下列情形之一的,国家不承担赔偿责任:卫生监督主体及其工作人员实施了与行使职权无关的个人行为;公民、法人和其他组织的行为致使损害发生或加重的;法律规定的其他情形。

四、卫生监督行政赔偿程序和申请赔偿的时效

1. 卫生监督行政赔偿程序　是指赔偿请求人提起赔偿请求以及行政机关和

笔记

人民法院处理赔偿案件的整个过程。根据《行政诉讼法》和《国家赔偿法》的规定,行政赔偿主要分为两种途径:单独就卫生监督行政赔偿问题向卫生监督主体及人民法院提出的单独请求行政赔偿程序;在卫生监督行政复议、卫生监督行政诉讼中一并提起的附带请求行政赔偿程序。

2. 申请赔偿的时效 赔偿请求人请求卫生行政赔偿的时效为 2 年,自卫生行政机关及其卫生监督人员行使职权时的行为被依法确认为违法之日起计算。赔偿请求人在赔偿请求时效的最后 6 个月内,因不可抗力或者其他障碍不能行使请求权的,时效中止。从中止时效的原因消除之日起,赔偿请求时效期间继续计算。

五、卫生行政赔偿方式和计算标准

依据《国家赔偿法》的规定,卫生监督行政赔偿以支付赔偿金为主要方式。对能够返还财产或恢复原状的,予以返还财产或者恢复原状。造成受害人名誉、荣誉损害的,应当在卫生侵权行为影响的范围内为受害人消除影响、恢复名誉赔礼道歉。

《国家赔偿法》对不同的损害规定了不同的计算标准,主要包括以下几种。

1. 侵犯公民人身自由的,每日赔偿金按照国家上年度职工日平均工资计算。

2. 侵犯公民生命健康权的,赔偿金按照下列规定计算 ①造成身体伤害的,应当支付医疗费、护理费,以及赔偿因误工减少的收入。减少的收入每日的赔偿金按照国家上年度职工日平均工资计算,但最高额为国家上年度职工年平均工资的 5 倍。②造成部分或者全部丧失劳动能力的,应当支付医疗费、护理费、残疾生活辅助具费、康复费等因残疾而增加的必要支出和继续治疗所必需的费用,以及残疾赔偿金。残疾赔偿金根据丧失劳动能力的程度,按照国家规定的伤残等级确定,最高不超过国家上年度职工年平均工资的 20 倍。造成全部丧失劳动能力的,对其扶养的无劳动能力的人,还应当支付生活费。造成死亡的,应当支付死亡赔偿金、丧葬费,总额为国家上年度职工年平均工资的 20 倍。对死者生前扶养的无劳动能力的人,还应当支付生活费。

3. 侵犯财产权的具体赔偿标准 罚款没收的,返还财物;查封、扣押、冻结财产的,给予解除;吊销许可证和执照、责令停产停业的,赔偿停产停业期间必要的经常性费用开支;其他损害的,按照直接损失给予赔偿。

六、卫生行政赔偿经费的来源

《国家赔偿法》规定,赔偿费用列入各级财政预算。卫生行政机关赔偿损失后,应当责令有故意或者重大过失的工作人员或者受委托的组织和个人承担部分或全部赔偿费用。对有故意或者重大过失的责任人员,卫生行政机关应当依法给予处分;构成犯罪的,应当依法追究刑事责任。

案例 10-1

某招待所从业人员未获得健康合格证实施行政处罚引起的诉讼案

2007 年 4 月 9 日,某省某市某区卫生局公共场所卫生监督员黄某、张某在监督检查时发现,101 厂招待所二楼客房部当班从业人员郭某、丁某未获得健康合格证擅自直接从事为顾客服务的工作。监督员当场制作了《现场检查笔录》，针对存在的问题，制作了《卫生监督意见书》，要求从业人员郭某、丁某在取得健康证明后方可从事客房部服务工作。

由于当事人的上述行为，违反了《公共场所卫生管理条例》（下称《条列》）第七条、《公共场所为卫生管理条例实施细则》（下称《细则》）第五条第一款第二项的规定，依据《条列》第十四条第二项、《细则》第二十三条第二款第三项，给予101厂立即改正违法行为并处以人民币200元的当场行政处罚，101厂招待所承包人李某在文书上签字并签收。

2007年4月17日，101厂向某市卫生局提出行政复议。复议理由：被处罚主体应该是101厂招待所；要求撤销区卫生局对101厂的行政处罚决定。

区卫生局对101厂要求撤销行政处罚的理由进行了答复：①4月9日办案人员现场检查时，101厂招待所提供的卫生许可证和营业执照上的发证单位是101厂；②2007年1月4日，101厂将招待所全部承包给了个人经营，并签订承包合同，签订合同的双方是101厂和101厂招待所，说明招待所是101厂的一部分，理应由101厂负责，101厂作为被处罚主体是没有争议的。市卫生局核实了区卫生局的证据：①101厂卫生许可证和营业执照；②承包合同。复议结果是维持区卫生局的处罚决定。

101厂收到该处罚决定后不服，于2007年5月8日向区人民法院提起诉讼，区法院受理了此案。法院在审理过程中，原告出示了101厂招待所的《企业法人营业执照》，发证日期是2007年4月7日；101厂营业执照许可范围里并没有住宿业，101厂和101厂招待所之间的承包合同不能作为101厂被处罚主体的直接证据。法院判决认定，上诉人理由充分，被处罚主体应是101厂招待所，对101厂的行政处罚不成立。

本章小结

卫生监督法律救济是指公民、法人或者其他组织认为卫生行政机关的行政行为侵害其合法权益，请求有关国家机关给予救济的法律制度的总称，包括对违法或不当的卫生监督行为予以纠正，并对相应的财产予以弥补的内容。卫生监督法律救济的主要途径包括卫生监督行政复议、卫生监督行政诉讼、卫生监督行政赔偿等。本章主要阐述了三种救济途径的概念、特征和原则以及程序。阐述了卫生监督行政复议的管辖及复议机构，卫生监督行政诉讼的管辖、受案范围和参加人，卫生监督行政赔偿的构成要件和赔偿范围等内容。

关键术语

卫生法律救济　health legal remedies

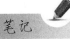
笔记

卫生监督法律救济　health supervision legal remedies

卫生监督行政复议　health supervision administrative reconsideration

卫生行政诉讼　health supervision administrative proceedings

起诉　prosecute

受理　accept and hear a case

卫生监督行政赔偿　health supervision administrative compensation

讨论题

1. 根据案例 10-1,导致某区卫生局行政处罚不成立的问题涉及哪几个方面?

2. 你认为通过该案件,卫生监督执法人员应该加强哪些方面的学习?吸取哪些教训?

思考题

1. 什么是卫生监督法律救济?其主要途径包括哪些?

2. 卫生监督行政诉讼的特征、原则和程序有哪些?

（周　令　大连医科大学公共卫生学院）

笔记

第十一章

卫生监督稽查及法律责任

学习目标

通过本章的学习,你应该能够:

掌握 卫生监督稽查的概念、特点,卫生监督稽查的职责定位、稽查对象和主要形式。卫生行政违法的概念、特征,卫生行政违法的主要形式。卫生行政执法责任制的概念、内容和基本要求。卫生行政执法考核评议的概念、内容和基本要求。卫生监督法律责任的概念、构成要件。

熟悉 卫生监督主体和卫生监督人员承担法律责任的具体方式。卫生监督过错责任追究的一般规定。

了解 卫生监督稽查的工作程序。

章前案例

在 2008—2010 年间,××市××区屡屡发生情节几乎完全相同的黑诊所非法行医致死人命案件。在该区人民法院对黑诊所非法行医犯罪嫌疑人依法追究刑事责任的同时,该区人民检察院展开了一系列调查,发现在多起事件背后是卫生监督所执法者存在违法失职行为。

就在几起案件发生的前后一年间,当地卫生监督所曾对辖区开展过两次集中打击非法行医的专项行动,但是两次行动均未取缔最后治死人的黑诊所。有的黑诊所在接受过行政处罚,药品、器械被没收后仍继续"行医",直至"医"出人命。

检察机关在审查该区卫生监督所上报给该市的打击非法行医月报表时发现,2008—2009 年,区卫生监督所共取缔非法诊所 361 户,其中 202 户无相应的当场行政处罚决定文书,存在严重的虚报嫌疑;处罚单无被处罚人的签字确认,也未按规定上缴财政;对于罚没药品、器械不清点、不登记造册,对药品、器械的最终处理也无相关的审批手续和处理记录,大量的罚没药品去向不明。而且当场行政处罚决定书监督员不当场填写,而是将违法内容、适用的法律条款等事项事先填写好,再批量复印,使用不规范的执法文书进行行政处罚,未进行证据登记保全工作,不制作询问笔录和检查笔录。对于非法行医受到两次行政处罚再次被发现的"医生",未依照《最高人民法院关于审理非法行医刑事案件具体应用法律若干问题解释》的规定,移交公安机关追究刑事责任,仅对非法行医者的行为作出行政处罚,使其逃避了刑事追究。

笔记

据此,检察机关以涉嫌玩忽职守罪,对该区卫生监督所所长、副所长、医政监督科科长执行逮捕。

第一节　卫生监督稽查

一、卫生监督稽查概述

(一)卫生监督稽查的概念

卫生监督稽查是指卫生监督机构对其内部及下级卫生监督机构及其卫生监督员在卫生行政执法活动中依法履行职责、行使职权和遵守纪律情况进行的监督和检查活动。

根据这一定义,卫生监督稽查具有以下特点:①卫生监督稽查的性质属于卫生监督执法系统的内部监督机制;②稽查实施主体是卫生行政机关;③稽查对象是卫生监督机关及其卫生监督员的执法行为;④稽查内容包括卫生监督机关及其卫生监督员的依法履行职责、行使职权和遵守纪律情况三个方面;⑤稽查方式主要是监督和检查;⑥稽查目的是为了规范卫生监督执法行为,促进卫生监督队伍建设,提高卫生监督执法水平和效能。

行政执法监督

行政执法监督,也称行政法制监督——是指国家立法机关、国家司法机关、专门行政监督机关及国家机关系统外部的个人、组织依法对行政主体及国家公务员、其他行政执法组织和执法人员行使行政职权行为和遵纪守法行为的监督。

行政执法监督的监督对象是行政主体及国家公务员、其他行政执法组织和执法人员。国家公务员在行政管理法律关系中只是行政主体的代表,但在行政法制监督法律关系中,可与行政主体并列,成为独立的监督对象,特别是在行政监察中,国家公务员是最主要的监督对象。这里的"其他行政执法组织"即行政机关委托的组织,在行政管理法律关系中不是行政主体,但在行政法制监督法律关系中,也可与行政主体并列,成为独立的监督对象。"其他行政执法人员"即法律、法规授权的组织以及行政机关委托的组织中行使行政职权、实施行政行为的工作人员,在行政法制监督法律关系中同样是独立的监督对象。

行政执法监督的监督主体一般包括以下几类:国家权力机关、国家司法机关(监察机关、司法机关)、专门行政监督机关(行政监察机关、审计机关和行政复议机关等)以及国家机关系统外部的个人、组织(即行政管理法律关系

笔记

中的行政相对人)的监督。其中,国家机关作为行政法制监督主体,能对监督对象采取直接产生法律效力的监督措施,如撤销违法的具体行政行为、处分违法违纪的公务员等。国家机关系统外部的个人、组织作为行政法制监督主体,不能对监督对象作出直接产生法律效力的监督措施或监督行为,而是通过向有关国家机关提出批评、建议或申诉、控告、检举等方式,或通过舆论工具揭露、曝光违法行政行为,为有权国家机关的监督提供信息,实现对监督对象的监督。

行政执法监督的内容是对行政主体及国家公务员依法、守法的监督。即主要是对行政主体行政行为合法性的监督和对公务员遵纪守法的监督。

行政执法监督的方式采取权力机关审查、调查、质询、司法审查、行政监察、审计、舆论监督等方式。

行政执法监督的目的是为了维护和保障行政法治,维护和保障人权,维护和保障行政管理秩序,以在行政领域实现民主、公正和提高效率的总目标。

显然从卫生监督稽查的定义、稽查主体、稽查对象、稽查内容、稽查形式、稽查队伍等方面看,卫生监督稽查与行政执法监督是有区别的。卫生监督稽查只限于卫生行政系统内,是卫生监督机构内部的制约机制。

(二)卫生监督稽查制度的提出和形成

卫生监督稽查制度的建立源于行政系统内部层级监督制度的有关规定。1999 年国务院发布《关于全面推进依法行政的决定》,提出要切实加强行政系统内部的层级监督,强化上级政府对下级政府、政府对所属部门的监督,及时发现和纠正行政机关违法的或者不当的行政行为。

2004 年国务院《全面推进依法行政实施纲要》颁布实施,要求"完善行政监督制度和机制,强化对行政行为的监督",明确提出要创新层级监督新机制,强化上级行政机关对下级行政机关的监督。要建立健全经常性的监督制度,探索层级监督的新方式,加强对下级行政机关具体行政行为的监督。

在整个行政系统强调和推行内部监督机制的大背景下,2000 年原卫生部印发《关于卫生监督体制改革的意见》,提出要改革、完善卫生监督运行机制。卫生行政部门要建立卫生执法监督制约机制,做好行政处罚的审查、听证和决定,承担行政复议、行政诉讼和行政赔偿等职责,并加强对卫生监督机构的管理和监督。

2005 年 1 月,原卫生部《关于卫生监督体系建设的若干规定》第三条规定,卫生监督体系建设包括加强卫生监督机构和队伍的建设、明确卫生监督的任务和职责、健全卫生监督工作的运行机制和完善卫生监督工作的保障措施。第十三条规定,国家和省级卫生监督机构应当设置专门人员监督下级卫生监督工作,其主要任务是:①大案要案的督察督办;②各种专项整治、执法检查的督察

笔记

督导；③监督检查卫生法律法规的贯彻执行情况；④检查下级卫生监督机构和人员的执法行为。

2005年以来，为加强卫生监督队伍建设，强化内部制约机制，规范卫生行政执法行为，确保卫生法律法规的正确实施，原卫生部出台了多个涉及卫生监督机构建设和卫生监督队伍管理的规范性文件。2005年6月原卫生部印发《卫生监督稽查工作规范》（卫监督发〔2005〕232号）和《卫生行政执法责任制若干规定》（卫监督发〔2005〕233号）。2006年6月，出台《关于卫生监督体系建设的实施意见》，提出"卫生监督机构根据承担的职责应设置综合管理、卫生许可、监督检查、队伍管理与执法稽查等内设机构。省和副省级城市的卫生监督机构根据工作需要，可设立相应的专业科室"。2006年12月原卫生部又同时印发《卫生行政执法考核评议办法》（卫办监督发〔2006〕217号）和《卫生监督执法过错责任追究办法（试行）》（卫办监督发〔2006〕218号）。

《卫生监督稽查工作规范》是我国关于卫生监督稽查工作的纲领性文件，对卫生监督稽查的定义、工作原则、职责、对象、形式和程序等都作出了具体规定，标志着我国卫生监督稽查制度的初步建立。它与其他内部监督制约工作制度一起，构成了我国的卫生监督稽查制度体系。使卫生监督稽查工作有据可依，有规可循，从而达到以制度约束执法，以制度保证执法的目的。

（三）卫生监督稽查的意义

卫生监督机构承担着卫生法律法规赋予的诸多监督职能。稽查工作开展的好坏直接关系到卫生执法的公正性和权威性。卫生监督稽查作为卫生监督机构内部制约机制，是卫生监督体系建设的重要组成部分，是卫生监督机构的重要工作内容，是依法行政的必然要求，是卫生监督队伍建设的重要保证。对推行依法行政，规范卫生行政执法行为，建立一支公正合法、廉洁高效的卫生监督执法队伍，提高执法质量与执法水平，提升卫生监督执法效能，确保各项卫生监督工作落实具有重要意义。

二、卫生监督稽查的职责

卫生监督稽查工作具有双重属性，既是对卫生监督机构执法行为的监督，本身又是卫生行政执法责任制和卫生行政执法考核评议的重要内容，因此卫生监督稽查的职责既包括对卫生监督机构执法行为的监督稽查，也包括自身制度建设的相关内容。

除《关于卫生监督体系建设的若干规定》第十三条关于国家和省级卫生监督机构对下级卫生监督工作的四方面监督任务外，根据《卫生监督稽查工作规范》规定，卫生监督稽查的职责包括六个方面：①制订稽查工作制度、计划；②检查卫生监督机构和监督员执行卫生行政执法责任制的情况；③检查卫生监督员执法行为、文书制作、着装、证件证章使用等是否规范；④对卫生监督机构内部管理工作作出评价，提出建议；⑤调查处理有关卫生监督机构和人员执法活动的投诉和举报；⑥承担卫生行政部门和卫生监督机构交办的其他工作。

由于卫生监督稽查结果是对卫生监督机构及卫生监督员进行考评的重要依

据,因此,卫生监督监督稽查工作应当坚持实事求是、公平公正的原则,重证据、重调查研究。

三、卫生监督稽查的管理体制和工作机制

(一)稽查部门

根据《卫生监督稽查工作规范》,卫生监督机构负责人主管卫生监督稽查工作。县级以上卫生监督机构应当设置专门部门负责辖区内卫生监督稽查工作。各级卫生监督机构对本机构执法行为开展稽查。上级卫生监督机构可以对下级卫生监督机构执法行为进行稽查。上级卫生监督机构应根据稽查工作计划对下级卫生监督机构及其卫生监督员卫生行政执法活动进行综合性稽查。上级卫生监督机构对下级卫生监督机构的卫生监督工作每年至少稽查一次。

国家卫生和计划生育委员会综合监督局设立稽查处,统一领导全国卫生监督稽查工作,省、地级卫生监督机构建立稽查机构对本单位和下级卫生监督机构履行职责、行使职权和遵守纪律情况进行监督检查。

(二)稽查人员

1. 任职条件 卫生监督机构应当选任政治素质、业务素质好的人员担任卫生监督稽查人员,专职负责卫生监督稽查工作。并应当定期对卫生监督稽查人员进行培训、考核。考核不合格不能担任卫生监督稽查人员。

2. 工作要求 卫生监督稽查人员履行稽查职责时应当忠于职守,恪守职业道德,遵守有关法律法规的规定。遇有与被稽查对象有利害关系或其他有碍公正执法情况时应当回避。

3. 工作保障 为确保稽查工作的有效开展,卫生监督稽查人员在履行职权时,任何个人和单位应当予以配合,不得干涉和阻挠。

可见,从事卫生监督稽查工作的机构和人员都是在本级卫生监督机构内部设置,独立于其他具体担任卫生监督工作的机构和人员,并直接受卫生监督机构负责人管理。

(三)卫生监督稽查的工作机制

卫生监督稽查主要包括本级稽查和层级稽查两种形式。本级稽查,即各级卫生监督机构对本机构执法行为开展的稽查,其稽查对象为本机构的卫生监督执法部门和卫生监督执法人员。层级稽查,即上级卫生监督机构对下级卫生监督机构执法行为进行的稽查,其稽查对象为下级卫生监督机构和卫生监督执法人员的执法行为。稽查方式可采取查看案卷和资料、现场检查、询问、考核等多种方式进行。在稽查中稽查人员享有监督检查权、对违法违纪行为的当场纠正权、暂停执行职务权和提出稽查建议权等。

四、卫生监督稽查程序

对检查发现、群众投诉举报、上级交办、有关部门移送的违法违规事件应当做好记录,经初步核实对属于稽查范围的,有明确违法违规行为人、案件来源可靠的,由稽查人员所属卫生监督机构负责人批准立案查处,同时报同级卫生行政

部门备案。对不属于本部门稽查范围的,应当及时移送有关部门处理。

(一)稽查前准备

卫生监督稽查人员在实施稽查前,应当全面了解情况,调阅有关资料,确定相应的稽查方案。稽查方案应当包括稽查目的、稽查内容及范围。

(二)检查、调查

卫生监督稽查人员在执行任务时应当二人以上,出示相应证件。为确保稽查工作的有效开展,卫生监督稽查人员在履行职权时,任何个人和单位应当予以配合,不得干涉和阻挠。卫生监督员应当根据稽查的要求,提供与稽查事项有关的文件、资料和情况,如实回答提出的问题。

卫生监督稽查人员在检查、调查时应收集有效的证据,并听取被调查(检查)的卫生监督机构、卫生监督员的意见;依据有关的卫生法律法规对管理相对人进行现场检查、询问调查、谈话等,调查了解卫生行政执法情况。卫生监督稽查笔录应当交由被调查(检查)人员核对,核对无误后由被调查(检查)人员签字或盖章,拒绝签字的应注明原因。

卫生监督稽查人员在稽查过程中发现有违反卫生监督行为规范的,可以当场予以纠正;对于拒不改正的,可暂扣其卫生监督证件证章。

(三)稽查结果反馈和处理

卫生监督稽查的目的是通过强化内部制约机制,规范卫生行政执法行为,发现和纠正违法违纪行为,提高执法质量。因此,卫生监督机构应当及时将稽查结果反馈卫生监督员。在稽查过程中发现问题的,应当于稽查结束之日起10个工作日内提出稽查建议,稽查建议报卫生监督机构负责人批准后制作卫生监督稽查意见书。卫生监督稽查意见书应当报同级卫生行政部门,被稽查单位在接到卫生监督稽查意见书后,应当及时整改并在30日内将整改情况报卫生行政部门和稽查单位。

稽查结果应当作为卫生监督机构及卫生监督员考评的重要依据。对于稽查结果中明示需整改部分拒不改正或者整改不力的卫生监督机构及卫生监督员取消其评比先进资格。稽查过程中发现有违法违纪行为应当交由其他部门处理的,报经同级卫生行政部门批准后,移送有关部门处理。

(四)结案归档

稽查结案后应当将有关材料及时整理、归档保存。

五、卫生行政执法责任制

(一)卫生行政执法责任制的概念

卫生行政执法责任制是卫生行政部门根据依法行政的要求,以落实行政执法责任为核心,以卫生行政执法行为合法、规范、高效为基本要求,以卫生行政执法监督和过错责任追究为保障的行政执法工作制度。

它是由一系列行政执法工作制度所构成的制度体系。不仅明确卫生行政执法的内容,划分执法范围和职权,依法界定和分解执法职责,落实各部门人员的岗位职责,还规范卫生行政执法工作规程和要求,并对责任制落实情况评议考核,对执法过错进行责任追究。

（二）卫生行政执法责任制的内容

卫生行政执法责任制应当包括以下内容：①明确执法范围和工作任务；②划分执法责任,具体内容有：一是明确法定职责和权限范围；二是应当履行的法定义务；三是执法的目标和要求；四是应当承担的法律责任；③根据卫生行政执法范围和工作任务建立卫生行政执法岗位责任制,分别落实到各级负责人、各处室（执法机构）及执法人员。

（三）卫生行政部门的执法职责及卫生执法人员的执法要求

1. 卫生行政部门的执法职责　卫生行政部门在落实卫生执法责任制中的职责主要包括四个方面：

（1）建立健全卫生行政执法相关制度：卫生行政部门应当建立健全下列制度：①重大行政处罚负责人集体讨论制度；②卫生行政执法文书及档案管理制度；③罚没收缴物品处理管理制度；④卫生监督稽查制度；⑤过错责任追究制度；⑥卫生法律、法规、规章的培训制度；⑦卫生监督信息统计报告制度；⑧卫生行政执法考核评议和奖惩制度。

（2）依法实施具体行政行为：卫生行政部门实施行政许可、行政处罚、监督检查、行政强制措施等具体行政行为,必须严格依照相关法律、法规、规章规定的要求,不得失职、渎职、越权和滥用职权。

（3）建立投诉举报受理、处理制度：卫生行政部门应当建立投诉举报受理制度,及时处理公民、法人或其他组织的投诉和举报,不得拒绝和推诿。

（4）涉刑案件及时移送制度：卫生行政部门查处行政违法案件时,发现涉嫌刑事犯罪的,应当依法及时移送司法机关处理。

2. 卫生行政执法人员的执法要求　卫生行政执法人员必须严格执法,公正执法,文明执法,严格依法行政。卫生行政执法人员作出的具体行政行为应符合下列要求：①符合管辖和职权范围；②事实清楚,证据充分；③适用法律法规正确,符合有关标准；④执法程序合法；⑤行政处罚合法、适当。

3. 卫生行政执法监督部门的职责　卫生行政部门的法制机构负责卫生行政执法责任制实施的监督工作,其职责是：①实施过错责任追究；②参与重大执法和听证活动；③对重大案件的调查处理实施监督；④组织对卫生行政执法工作进行评议考核。

（四）卫生行政执法考核评议

1. 卫生监督执法考核评议的概念　卫生监督执法考核评议是指卫生行政部门对本级执法机构和下级卫生行政部门卫生监督执法情况进行的考核评议。

根据《卫生行政执法责任制若干规定》,卫生行政部门应当对本机关及所属执法机构和执法人员卫生行政执法责任制的实施情况进行考核。上级卫生行政部门应对下一级卫生行政部门执法责任制实施情况进行评议考核。

为推进依法行政,进一步贯彻落实卫生行政执法责任制,2006年12月原卫生部印发《卫生行政执法考核评议办法》,确立了每年对卫生行政部门的卫生监督执法情况进行全面考核评议的制度。明确规定监督执法考核评议的内容、标

笔记

准,以对卫生监督执法情况作出客观的评价。

2. 考核评议的原则,包括以下两个原则。

(1)公开、公平、公正原则:卫生行政执法评议考核应当严格遵守公开、公平、公正的原则。在评议考核中,要公正对待、客观评价卫生行政执法人员的行政执法行为。卫生行政执法评议考核的标准、过程和结果都要以适当方式在一定范围内公开。

(2)奖励和惩戒相结合原则:卫生行政部门应当对在实施卫生行政执法责任制中取得显著成绩的执法机构和执法人员予以表彰和奖励。考核结果不合格的执法机构和执法人员应当针对其不合格内容限期整改,对于整改不力的,应当取消其评比先进资格。

3. 考核评议的机构 各级卫生行政部门应当加强对卫生监督执法考核评议工作的领导,成立以卫生行政部门主要负责人任组长的考核评议领导小组,指定有关部门负责具体组织实施。

4. 考核评议的内容 卫生监督执法考核评议的主要内容包括六个方面:①卫生监督执法制度;②卫生行政许可;③日常卫生监督检查;④卫生行政处罚;⑤举报投诉案件处理;⑥卫生监督稽查工作。

5. 考核评议的标准 上述六方面考核评议的内容应分别达到以下基本要求。

(1)卫生监督执法制度应当达到以下要求:①按照《卫生行政执法责任制若干规定》建立行政执法责任制,健全相关制度;②内容合法有效,无与相关法律法规相抵触的情形。

(2)卫生行政许可工作应当达到以下要求:①程序合法;②依法公示相关许可事项,公开相关信息;③依法受理申请,无超越法定权限受理的或者对符合法定条件不予受理等情形;④依法履行告知的义务,保障相对人的陈述、申辩权和要求听证的权利,无未向申请人、利害关系人履行法定告知义务的情形;⑤依法作出行政许可决定,无对符合法定条件的不予行政许可、逾期作出行政许可、不符合法定条件或者超越法定职权做出准予行政许可决定等情形;⑥卫生行政许可档案所需相关资料齐全规范。

(3)日常监督检查工作应当达到以下要求:①开展卫生监督检查应当依法履行法定职权,遵循法定程序,符合规范要求,及时作出处理意见;②建立健全日常卫生监督检查档案;③按时完成上级交办的执法工作,及时上报处理情况,及时完成督办案件;④对违反卫生法律法规规章的行为及时进行查处。

(4)实施卫生行政处罚应当达到以下要求:①处罚主体合法,被处罚主体认定准确;②事实清楚,证据确凿,能够证明违法行为的性质、情节、程度和后果;③程序合法,应按照立案、调查取证、审查决定、送达执行的步骤实施行政处罚;④适用法律正确,行政处罚种类和幅度符合法律、法规和规章的规定;⑤无应当处罚而未处罚的情形;⑥各种法律文书的制作应符合要求;⑦已执行的行政处罚案件及时结案并按照相应要求进行装订、归档;⑧涉嫌犯罪的案件,及时移送司法机关。

（5）投诉举报工作应当达到以下要求：①建立健全投诉举报受理查办制度；②有专门机构或者人员负责受理举报投诉工作；③设立并公布举报电话；④对举报投诉案件依法处理，无拒绝、推诿等情形；⑤对投诉举报案件查办情况及时反馈。

（6）卫生监督稽查工作应当达到以下标准：①按照《卫生监督稽查工作规范》要求组织开展稽查工作；②对已发现的违反卫生监督行为规范的及时纠正，无故意隐瞒、不处理的情形；③及时对卫生监督执法过错行为提出处理建议。

6. 考核评议的组织实施，包括以下内容。

（1）考核评议机制：各级卫生行政部门对本级执法机构和下级卫生行政部门的卫生监督执法情况按规定的内容和要求每年进行考核评议。考评采取日常考核与年度考核相结合的方法，日常考核结果应当按一定比例计入年度考评成绩。

卫生行政部门应当建立卫生监督执法考核评议档案，如实记载平时专项执法检查、大要案调查处理等日常考核情况，作为年度考核评议的重要参考依据。

（2）考核评议手段：卫生行政部门可以通过随机抽查案卷、查阅执法档案、投诉举报处理记录、发放调查问卷、现场检查、走访执法相对人和业务测试等方式，开展卫生监督执法考核评议。

7. 考核评议的结果及处理　卫生监督执法考核评议的结果分为优秀、达标、不达标三档。有下列情形之一的，卫生监督执法年度考核评议确定为不达标：①出现重大执法过错造成严重影响，经查证属实的；②采集、统计、上报法定卫生监督统计报表过程中弄虚作假的；③其他严重违规情形的。

卫生行政部门应将考核评议结果予以通报，并报上一级卫生行政部门。省级卫生行政部门应当于每年1月31日前将上一年度卫生监督执法考核评议总结上报国家卫生和计划生育委员会综合监督局。

8. 考核评议的奖惩　卫生行政部门应当建立健全卫生监督执法考核评议激励机制。对考核评议结果优秀的单位，应当通报表彰、奖励。对不达标单位应当予以通报批评，责令限期改正。在卫生监督执法考核评议过程中，卫生行政部门发现已办结的案件或者执法行为确有错误的，需要追究有关人员责任的，应当按照有关规定予以追究。

（五）卫生行政执法过错责任追究

卫生行政执法过错责任追究制度和卫生监督执法考核评议制度都属于卫生行政执法责任的评价制度。所谓过错责任，是指执法人员因故意或重大过失所造成的不良结果应承担的责任。各级行政执法人员在执法活动中，因故意或重大过失有下列情形之一的，应当追究相应责任：①超越法定权限的；②认定事实不清、证据不足的；③适用法律、法规、规章错误的；④违反法定程序的；⑤处理结果显失公正的；⑥依法应当作为而不作为的；⑦滥用职权侵害公民、法人和其他组织的合法权益的；⑧卫生行政执法责任制不落实，责任不清造成重大过失的；⑨其他违法行为。（详见第三节有关内容）

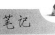

第二节 卫生行政违法

一、行政违法的概念

要正确界定卫生行政违法的概念和含义,首先必须讨论一下关于行政违法的概念和含义。

行政违法的概念有广义和狭义之分。广义的行政违法是指行政法律关系主体违反行政法律规范所规定的义务,侵害受法律保护的行政关系,对社会造成一定的危害,但尚未构成犯罪的行为。违法主体包括行政法律关系双方当事人,即行政主体和行政相对人,行政违法包括行政主体的违法和行政相对人的违法。它与民事违法、刑事违法相并列,是违法行为的一种类型。狭义的行政违法仅是指行政主体一方的违法。也称为违法行政,往往把它与行政不当相比较。行政不当是指行政主体及其工作人员的公务行为合法但不合理,不符合法律的目的和精神。违法行政又可以细分为国家行政机关的违法行政、公务员的违法行政、被授权组织的违法行政和被委托组织或者个人的违法行政。考虑到本章内容的前后连贯性,本章卫生行政违法的"行政违法"是在狭义上使用的。即是指行政主体一方的行政违法行为。

二、卫生行政违法的概念和特征

卫生行政违法是指卫生行政主体及卫生监督人员在卫生监督过程中实施的,违反卫生行政法律规范所规定的义务,侵害受法律保护的卫生行政关系,对社会造成一定的危害,尚未构成犯罪的行为。

卫生行政违法与卫生民事违法、卫生刑事违法和卫生违纪行为、卫生不当行为等相比较,具有如下特征:

1. 卫生行政违法的主体是卫生行政主体及卫生监督人员 卫生行政违法的主体首先是卫生行政主体。也就是说,只有当卫生行政机关处于卫生行政法律关系之中,并且以行政主体的资格出现时,才可能构成卫生行政违法。其次,由于卫生监督主体的行为主要是通过卫生监督员实施的,当卫生监督员以卫生行政机关的名义实施卫生监督行为时,其违法行为后果属于卫生行政机关的卫生违法行为。但这只是在行政复议和行政诉讼等对外关系上说的,在内部关系上,依据行政法制监督理论,作为行为执行者的卫生行政人员(卫生监督人员)是可以作为独立的主体被追究行政执法监督责任的。

2. 卫生行政违法是违反卫生行政法律规范,侵害法律所保护的卫生行政关系的行为 卫生行政违法首先是对卫生法律规范的违反,既不是单纯的违纪行为,也不是在法律合法范围内的行政不当行为;其次,卫生行政违法违反的既不是卫生民事法律规范,也不是卫生刑事法律规范,而是卫生行政法律规范。

3. 卫生行政违法是一种尚未构成犯罪的行为 卫生行政违法与卫生犯罪都是对社会有危害的行为,侵害了受法律所保护的社会关系。但是两者既有质的

笔记

212

区别又有量上的联系和不同。质的区别表现为两者由不同的法律规范(卫生行政法律规范和卫生刑事法律规范)调整,依法追究不同的法律责任(卫生行政责任和卫生刑事责任)。其量上的联系与不同表现为:一般而言,卫生行政违法对社会的危害程度相对卫生犯罪对社会的危害程度要轻,某种违法行为如果后果严重,对社会的危害程度大,则可能上升为犯罪。

4. 卫生行政违法的法律后果是承担行政法律责任 按照现代法治原理的要求,任何违法行为都必须对其违法行为承担法律责任。卫生行政违法主体违反行政法律规范所应承担的法律责任既不是民事责任,也不是刑事责任,而是行政责任。

三、卫生行政违法的构成要件

卫生行政违法的构成要件,是指构成卫生行政违法所必须具备的条件。它对正确认定卫生行政违法行为,确认和追究行政责任具有重要意义。

1. 行为主体必须具有卫生行政主体资格或卫生行政执法人员身份 行为主体必须具有卫生行政主体资格或卫生行政执法人员身份是构成卫生行政违法的前提,是构成卫生行政违法的首要条件。

2. 卫生监督主体或其监督人员存在不履行法定义务的行为 卫生法律法规对卫生行政机关的法定权利和义务以及职权范围等有着明确的规定,不履行法定职责的行为当然是违法行为,同样,没有法定职责的行为也构成越权的违法。

3. 卫生行政违法行为是一种客观存在 由于行政法律规范是一种客观存在,卫生行政主体的法定职责也是一种客观存在,只要其行为违反了卫生行政法律规范,就构成卫生行政违法行为。法律另有规定的除外。

四、卫生行政违法行为的主要形式

根据行政行为分类的一般原理,卫生行政违法行为可以从不同的角度进行多种分类。如作为的卫生行政违法与不作为的卫生行政违法,实体上的卫生行政违法与程序上的卫生行政违法等。以《行政复议法》第二十八条第一款第三项有关撤销、变更或者确认具体行政行为违法的规定和《行政诉讼法》第五十四条有关撤销、部分撤销具体行政行为违法的情形及判决被告在一定期限内履行法定职责等的规定为依据,可以把卫生行政违法行为的具体形式归纳为以下几种:

1. 事实不清或主要证据不足 卫生行政主体作出卫生行政行为必须要有客观的事实依据。事实的客观存在以及对其正确认定,是具体行政行为能够成立的事实要件,也是具体行政行为正确合法的前提。如在实施行政处罚时,对拟给予行政处罚的违法行为不仅要事实认定清楚,而且要有确凿的证据,否则就可能因主要事实不清,证据不足而构成卫生行政违法。事实依据错误的具体表现有:①假想事实,以实际上并不存在的事实当作存在事实作出具体卫生行政行为;②事实认定错误,如对象认定错误、事实性质认定错误等;③事实证据错误,未获得事实证据或事实证据不充分。

2. 欠缺法律依据或适用法律错误 即卫生行政机关在实施卫生行政处罚

笔记

213

和其他具体卫生行政行为时没有正确适用卫生行政法律、法规。具体表现为：①应当在必须有明文法律规定条件下才能做出的卫生行政行为，卫生监督主体却在没有法定依据的情形下作出了该行政行为；②错误地适用了法律规范性文件，如应适用此法却适用了彼法，应适用法律位阶高的法律却适用了法律效力低的法律，适用了尚未生效的法律，或者适用了已经被废止的法律；③法律的条款项目援引错误，如应适用此条款却适用了彼条款，适用了已被修改了的法律条文等。

3. 违反法定程序和形式 卫生监督程序是卫生监督行为的方式、步骤、次序、时限等的总称。违反法定程序即程序违法，具体表现为方式违法、步骤违法、次序违法和期限违法等。

4. 超越法定权限范围 即超越职权，是指卫生行政机关和卫生监督人员超越法律法规规定的权限范围行使职权的实体违法行政行为。主要情形有：①无权限的行政错位。②级别越权，也称行政越位，是指上、下级行政机关之间，上级或下级行使了法律明文规定应当由另一方行使的行政职权。如《卫生行政许可管理办法》第五条第二款规定，法律、法规、规章规定由上级卫生行政机关实施的卫生行政许可，下级卫生行政机关不得实施；法律、法规、规章规定由下级卫生行政机关实施的卫生行政许可，上级卫生行政机关不得实施。③事务越权，是指行政机关行使职权时超越本机关的主管权限范围和空间范围。前者为行政错位，如卫生行政机关行使了无行政隶属关系的工商行政管理机关的职权，后者为行政越位，如甲地的卫生行政机关行使了当属乙地卫生行政机关的职权。④内容越权，指行政机关在行使职权时超越法定的范围和程度等，如行政处罚超越法定的行为种类、数额幅度等。

5. 违反法定目的滥用职权 是指卫生行政主体实施的具体行政行为虽然在形式上合法，在实质上却不符合法律的目的、精神和原则。其主要表现形式有：为了小团体利益或个人利益而违背法定目的假公济私、打击报复等；因考虑不正当因素而影响法律实施的准确性；因违反同一性和平等性，执法标准宽严掌握失度的任意无常行为；在法律、法规未规定法定期限的情况下，损害相对人合法权益的故意拖延行为等。

6. 无充分的法定理由拒不履行法定职责 不履行法定职责是典型的不作为形式的行政失职行为，其前提必须是法律、法规明确规定有行政机关的职责，违法行为表现为明确表示不履行或在法定期限内不履行。

五、卫生行政不当行为

行政不当也称行政失当，是卫生监督主体及其卫生监督人员所作的虽然合法但不合理的行为。行政不当以合法为前提，是合法幅度内的失当，主要针对行政裁量权的不合理使用而言，表现为畸轻畸重、显失公平。其行为内容包括卫生行政主体在行使自由裁量权时，不当地赋予权利和不当地科以义务。

根据《行政复议法》，行政复议机关应对被申请复议的具体行政行为进行全面审查，不但审查其合法性，而且也审查其行使自由裁量权的适当性。《行政诉讼法》则规定,行政处罚显失公正的,可以判决变更。可见,行政机关的"行政不当"行为也会引起一定的法律效果。但在责任的效果上与行政违法明显不同,行政责任是行政违法的法律后果,两者有必然的因果关系,而行政不当则不存在这种必然性,一般不引起惩罚性行政责任,而以补救性行政责任为主。

第三节　卫生监督法律责任

一、卫生监督法律责任概述

(一)卫生监督法律责任的概念和特征

1. 卫生监督法律责任的概念　卫生监督法律责任,是指卫生监督主体和卫生监督人员在行使卫生监督权的过程中,因违反卫生行政法律规范所规定义务而依法应承担的法律后果。它是卫生行政违法和部分卫生行政不当所引起的否定性法律后果。

2. 卫生监督法律责任的特征

(1)卫生监督法律责任由卫生监督主体及其卫生监督人员承担:虽然卫生行政法的调整对象是卫生监督主体与卫生行政相对人之间的关系,对于受到卫生监督行为侵害的相对人来说,承担卫生监督法律责任的是卫生监督主体,而不是卫生监督人员。但卫生监督人员并不因此不受任何法律责任的追究。因为卫生监督员的法律地位在不同的法律关系中是不一样的。在外部卫生监督法律关系中,监督员代表卫生行政机关,以所在行政机关的名义行使卫生监督权,其行为的结果归属于相应卫生行政机关。但在与卫生监督主体的关系上,卫生监督员基于职务关系,负有忠实履行监督职责的义务,卫生监督法律责任当然包括卫生监督人员的法律责任。而在卫生执法监督法律关系中,卫生监督员也可以作为监督对象与行政法制监督主体发生关系,成为关系的一方当事人。即对卫生监督违法行为既要追究卫生监督主体的组织责任,又要追究有关卫生监督人员的个人责任。

(2)卫生监督责任是卫生监督主体违反卫生行政法律规范所引起的法律后果:它起因于卫生行政违法或不当,不是其他性质的违法引起的法律后果。是对卫生行政违法和部分卫生行政不当的救济。

(3)卫生监督责任是一种独立的法律责任:它是一种卫生行政法律责任而不是一种道义责任或政治责任,也与刑事责任、民事责任相区别,不能相互替代。

(二)卫生监督法律责任的构成要件

1. 卫生行政违法或不当,是卫生监督法律责任产生的前提条件　依照法律规定行使监督职权,履行监督职责,即遵守权限不越权,履行职责不失职,符合法律目的而不滥用职权,遵守法定程序,公正合理地裁断,是卫生监督主体及其监督人员应当遵守的法定义务。一旦违反这些义务,即构成卫生行政违法或行政不当,即可能承担卫生行政责任。

2. 卫生监督法律责任由卫生监督主体和卫生监督人员承担　具有法律上的

权利能力和行为能力,是行为人承担法律责任的条件之一。卫生监督法律责任的承担也必须具有卫生行政权利能力和卫生行政行为能力。只有依法独立享有卫生监督职权,负有卫生监督职责,并以自己的名义实施行政监督权的主体,才具有对违法行政承担行政责任的能力。因此,卫生违法行政的行政责任主体首先是卫生行政主体,而卫生行政主体的行政权,要依靠具体的自然人即卫生监督员来具体实施。卫生监督人员依法行使监督权的职责,就应当履行相应的义务,否则就要承担法律责任。

3. 只有发生在卫生监督公务行为中的行为才能引起卫生监督法律责任　承担卫生监督法律责任的前提条件是存在卫生行政违法或不当行政,而卫生监督行为的违法或不当,大多数是通过卫生监督人员付诸具体实施的。因此只有在卫生监督主体的卫生监督活动中,即卫生监督人员实施的卫生监督行为的违法或者不当,才能引起卫生监督法律责任。

4. 卫生监督责任的追究须为卫生行政法律规范所确认　现代国家行政法治原理,不仅要求权利义务的法定,而且要求对有关责任的追究也必须法定。为了确保卫生监督主体依法公正地行使卫生行政职权,卫生行政法律规范规定了严格的行政职权。如果卫生监督主体以及卫生监督人员出现我国的《行政复议法》和《行政诉讼法》等规定的违法或不当情形时,才承担法律责任。

5. 卫生监督法律责任的成立,以卫生监督主体及其卫生监督人员存在过错为主观要件　卫生监督主体的一切监督行为都是由卫生监督人员以监督主体的名义具体实施的,作为具体实施者的监督员存在故意或过失,是对其追究行政法律责任的前提。但卫生监督主体承担卫生监督法律责任不以给相对人合法权益造成一定程度的损害为客观前提。因为卫生监督法律责任是卫生行政违法或不当的必然后果,而卫生行政违法或不当并不是以相对人合法权益受到一定程度的损害或侵犯为必须具备的普遍要件。如给不符合许可条件的相对人发放卫生许可证并不侵害相对人的合法权益。

（三）卫生监督法律责任的承担方式

卫生监督监督责任的承担方式是违反卫生行政法律规范所规定义务而引起的法律后果的具体表现形态。它分为卫生监督主体承担责任的方式和卫生监督人员承担责任的方式。从责任内容看,卫生监督主体的法律责任以补救责任为主,卫生监督人员的法律责任以惩戒责任为主。由于我国卫生监督机构的性质构成多样,卫生监督人员的身份也不同,卫生监督执法主体的责任承担者毫无异议是县级以上各级卫生行政机关,但卫生监督人员中由于既有公务员,也有参照公务员管理人员,还有事业单位编制人员,因此对卫生监督人员的卫生监督责任追究不能一概地按照公务员法的有关规定实施。

1. 卫生监督主体承担卫生监督法律责任的具体方式

（1）通报批评:这是卫生监督主体承担的一种惩戒性违法行政责任。主要是通过名誉上的惩罚,对作出违法或不当具体行政行为的卫生监督主体起一种警戒作用。通报批评通常由权力机关、上级行政机关或行政监察机关以书面形式作出,通过报刊、文件等形式公布。

笔记

案例 11-1

卫生部对个别卫生监督机构违规收费的通报

2012 年上半年，有媒体曝光了 A 省××市、××县和 B 省××县卫生监督所在受当地卫生行政部门委托对乡村卫生室（站）进行医疗机构年审校验中，以"卫生学评价费"、"卫生工程设计费"或"卫生监测费"等名义，向每家卫生室（站）收取 300～500 元的费用，涉嫌违规收费。获悉报道后，两地省卫生厅高度重视，立即督促当地卫生行政部门调查核实，对不当收费行为及时予以纠正。

调查发现，涉事的上述几家卫生监督机构承担着繁重的卫生监督执法任务，但履行职责所必需的公务费和卫生执法专项业务费没有保障。反映出一些基层地方政府以及相关部门对卫生监督机构的财政投入保障严重不足，卫生监督机构工作经费短缺的问题。

但经费不足并不能成为违规收费的理由，在监管过程中违规收取被监督对象费用是严重不当行为。卫生行政部门和卫生监督机构应该吸取教训，提高认识，切实增强依法行政意识，严格执法、规范执法、文明执法，坚决杜绝执法创收、收取监管费用等不合法、不合规行为。对于违法违纪行为要坚决予以纠正，并追究有关人员的责任。同时有关部门也应当加强领导，落实卫生监督机构的执法保障条件，为卫生监督执法提供必要的工作经费，并落实相关执法装备，保障监督执法工作的正常开展。

（2）赔礼道歉，承认错误：这是卫生监督主体所承担的一种最轻微的补救性行政责任。即当卫生监督主体在卫生监督过程中，由于监督行为的违法或不当，损害相对人的合法权益时，卫生监督主体向相对人赔礼道歉、承认错误。这种方式虽然对受损害者的物质损害没有补益，但能使受害人在精神上得到安慰，平复激愤的情绪，淳化行政机关的民主作风，维护行政法治的尊严。承担这种责任一般由卫生行政机关的领导和直接责任人员出面，可以采取口头形式，也可以采取书面形式。

（3）恢复名誉，消除影响：这是一种精神上的补救性行政责任方式。一般在卫生监督主体的违法或不当行政行为造成相对人名誉上的损害，产生不良影响时采用。责任的履行方法有：在大会上公布正确的决定，在报刊上更正处理决定并向有关单位寄送更正决定等。方法的选择取决于相对人名誉受损害的程度和影响的范围。

（4）返还权益：当卫生监督主体剥夺相对人的权益属违法行政时，其行政责任的承担方式表现为返还权益。返还的权益即造成的实际损害。

（5）恢复原状：当卫生监督主体的违法或不当监督行为给相对人的财产带来改变其原有状态的损害时，一般由卫生监督机关承担恢复原状的补救性行政责任。

（6）停止违法行为：这是行为上的惩戒性行政责任。对于持续性的违法卫生监督行为，如果行政相对人提出控诉时侵害仍在继续，违法行政责任的追究机关有权责令停止违法卫生监督行为。

笔记

（7）履行职务：这是针对卫生监督主体不履行或者拖延履行职务而确立的一种行政责任方式。针对卫生监督主体失职的这种行政责任形式，既可以由相对人提出申请，也可以由人民法院的判决或者上级行政机关的决定予以确立。

（8）撤销违法的卫生监督行为：当卫生监督主体所作的监督行为具有如下情形之一时，卫生监督主体应承担撤销违法行为的行政责任：主要证据不足的，适用法律、法规错误的，违反法定程序的，超越职权的，滥用职权的。撤销违法包括撤销已完成的行为和正在进行的行为。

（9）纠正不当的卫生监督行为：纠正不当的卫生监督行为是对卫生监督主体的裁量权进行控制的行政责任方式。卫生监督主体对滥用自由裁量权的不当行为要负行政责任，纠正不当的监督行为的具体方法是变更不当监督行为。

（10）行政赔偿：行政赔偿是一种财产上补救性的违法行政责任。卫生监督机关的违法行为造成相对人财产权和人身权等合法权益的损害，应依法承担行政赔偿责任。

2. 卫生监督人员承担卫生监督法律责任的具体方式

（1）接受批评教育：批评教育的形式主要方式包括通报批评和狭义的批评教育两种。通报批评是指有关机关在文件上或书面上公布针对具有重大违法违纪行为的卫生监督人员予以批评的决定。狭义的批评教育是指有关机关针对情节轻微的违法违纪的公务员直接予以批评，教育其改正错误，以后不再犯。前者的目的在于教育责任者本人的同时，也对其他卫生监督人员起到警戒的作用。

（2）赔偿损失（被追偿）：承担赔偿损失责任是兼有惩罚性和补救性的责任承担方式。公务员的赔偿责任并不由于公务员不直接向受害的行政相对人赔偿，而是先有行政机关承担责任，再向有故意或重大过失的公务员追偿已赔偿的款项的部分或者全部。

（3）接受行政处分：行政处分是卫生监督人员承担违法责任的主要形式，是国家卫生行政机关依照行政隶属关系对违法失职的卫生监督人员给予的惩戒措施。我国的《公务员法》和《行政机关公务员处分条例》规定，对国家公务员的行政处分分为六种：①警告；②记过；③记大过；④降级；⑤撤职；⑥开除。

我国卫生监督机构和人员的性质构成

我国的卫生监督机构名称很不统一。2005年1月5日发布实施的《关于卫生监督体系建设的若干规定》（部令39号）第八条提出：卫生监督工作实行分级管理。中央、省、设区的市、县级人民政府卫生行政部门内设卫生监督机构并下设卫生监督执行机构（以下统称卫生监督机构），负责辖区内卫生监督工作。县级卫生监督机构可在乡镇派驻卫生监督人员。

2006年6月15日，原卫生部《关于卫生监督体系建设的实施意见》对卫生监督机构设置及名称进行了规范：①卫生监督机构是行政执法机构，机构级别应不低于同级疾病预防控制机构。②各级卫生监督机构的名称统一

笔记

为 ×× 省(自治区、直辖市)、×× 市(地、州、盟)卫生厅(局)卫生监督局、×× 县(区、旗)卫生局卫生监督所。③县级卫生监督机构原则上应按照划片设置、垂直管理的原则,在乡(镇、街道)设置卫生监督派出机构。条件不具备的地方可在乡镇聘任卫生监督人员。并对卫生监督机构人员编制进行规范:各级卫生监督机构应按照"精简、统一、效能"的原则,综合考虑辖区人口、工作量、服务范围和经济水平等因素测算所需行政执法编制,按程序报编制主管部门审批。要求各级卫生监督机构严格人员准入,参照国家公务员考试录用管理规定进行考试考核,合格者方可录用并颁发卫生监督证。

但目前我国的省级机构有称卫生监督局(处、所),地市级和县级有称卫生监督局(所、总队)的。

截至 2012 年 7 月底,我国共有卫生监督机构 3108 家,其中省级 31 家,市级 347 家,县级 2730 家。机构性质构成多样:公务员管理的行政执法机构(5.4%),参照(依照、比照)公务员管理的事业单位(43.2%),全额拨款事业单位(48.0%),差额拨款事业单位(2.5%),其他(0.9%)。机构性质构成相适应,卫生监督身份构成也呈多样性:公务员占 5.9%,参照公务员人员 40.1%,全额拨款事业单位人员 49.4%,差额拨款事业单位人员 3.6%,其他人员 1.0%。

二、卫生监督执法过错责任追究

为进一步贯彻落实卫生行政执法责任制,促进依法行政,保障卫生法律、法规、规章全面正确实施,维护公民、法人或者其他组织的合法权益,2006 年 12 月,原卫生部印发《卫生监督执法过错责任追究办法(试行)》,进一步规范、统一了卫生监督执法过错责任追究的有关原则和认定标准。明确《办法》的适用范围是卫生行政部门及其执法人员在实施卫生监督检查、卫生行政处罚、行政强制措施等执法活动中发生的执法过错,不适用于卫生行政许可、学校食物中毒事故、打击非法行医的行政执法过错行为的责任追究。

(一)卫生监督执法过错的概念

卫生监督执法过错是指卫生行政部门及其执法人员在执法活动中,由于主观故意或过失违反法律规定,不履行法定职责或者执法不当的行为。其客观要件是卫生行政部门及其执法人员在职务活动中的违法行为,是一种形式上的违法,并不需要产生实际的损害后果,行为方式既可以是作为的,也可以表现为不作为;其主观要件是具有过错,包括故意和过失。

卫生行政执法过错责任,是指卫生行政执法人员对因故意或重大过失所造成的不良结果应承担的责任。

(二)卫生监督执法过错责任追究的原则

卫生监督执法过错责任追究工作坚持实事求是、有错必纠、责罚相当、教育和惩戒相结合的原则,力求客观公正。在对责任人做出处理前,应当听取当事人的意见,保障其陈述和申辩的权利。

笔记

（三）卫生监督执法过错责任的认定

1. **监督执法过错责任的追究范围**　卫生行政部门及其执法人员在卫生行政执法活动中，故意违反法律法规规定或存在重大过失，有下列情形之一的，应当追究卫生监督执法过错责任：①超越法定权限执法的；②认定事实不清、主要证据不足，导致行政行为有过错的；③适用法律、法规、规章错误的；④违反法定程序的；⑤不履行法定职责的；⑥滥用职权侵害公民、法人和其他组织的合法权益的。

2. **具体行政行为有过错的认定**　有下列情形的，应当认定具体行政行为有过错，并予以追究责任：①行政复议机关行政复议决定认定具体行政行为有过错的；②人民法院生效判决认定具体行政行为有过错的；③其他方面反映并经核实，认定具体行政行为有过错的。

检验、鉴定人提供虚假、错误检验或鉴定报告，造成行政行为过错的，依据有关规定追究检验、鉴定机构及其有关人员的责任。

相关专业技术人员违反有关规定，未按要求进行技术评估、评审，造成行政行为过错的，依据有关规定追究其责任。

3. **不追究监督执法过错责任的情形**　有下列情形之一的，不属于监督执法过错责任追究范围：①法律规定及标准、规范不明确或者有关解释不一致的；②因不可抗力导致行政行为错误的。

（四）卫生监督执法过错责任的追究主体和对象

1. **责任追究主体**　卫生监督执法过错责任追究是卫生行政部门内部的执法监督制度。卫生监督执法过错责任追究实行由上对下，本单位追究的形式。即上级卫生行政部门应当按照规定追究下级卫生行政部门发生的行政行为过错责任。发生行政行为过错的单位负责追究相关人员的责任。

各级卫生行政部门负责人主管卫生监督执法过错责任追究工作，指定专门的机构负责本部门的监督执法过错责任追究。

2. **责任追究对象**　对发生卫生监督执法过错的责任追究，根据不同情形分别追究承办人员、负责人或者共同行为人的责任。

（1）承办人员责任：有下列情形之一的，追究承办人员责任：①未正确履行法定职责的；②在执法活动中直接作出的行政行为出现过错的；③未能提供准确、真实信息，致使卫生行政部门做出错误决定的。

（2）负责人责任：有下列情形之一的，追究负责人的责任：①未正确履行职责，发现问题后未能及时纠正的；②改变或者不采纳正确意见造成行政行为过错的。

（3）共同行为人责任：在卫生监督执法过程中，因执法人员共同行为导致行政行为过错，执法人员应共同承担过错责任，对所做出的错误决定明确表示不同意的人员并有相应证明的，不承担责任。

（五）从轻或免予追究过错责任的情形

有下列情形之一的，可以从轻或免予追究过错责任：①主动发现并及时纠正未造成不良后果的；②过错行为情节轻微。

（六）卫生监督执法过错责任的承担方式

1. **责任单位的承担方式**　对于发生监督执法过错的责任单位，卫生行政部门应当作出责令改正、通报批评的处理。

2. 责任人员的承担方式　对于发生行政行为过错的责任人员,其所在单位应当依照有关规定,作出通报批评、离岗培训、调离岗位等处理;情节严重,造成严重后果的,依法给予行政处分;涉嫌犯罪的,移送司法机关处理。

(七)不服追究过错责任决定的处理

被追究行政行为过错责任的人员不服追究过错责任决定的,可以依照有关规定提出申诉。接受申诉的卫生行政部门应当在三十日内作出答复,并不得因被追究人的申诉加重处理。

检察机关开展查办危害民生民利渎职侵权犯罪专项工作

2011年3月9日最高人民检察院召开电视电话会议,部署在全国检察机关开展为期两年的严肃查办危害民生民利渎职侵权犯罪专项工作。会议强调,专项工作中,各级检察机关要重点查办八个方面的案件:其中包括:

——重点查办放纵制售假冒伪劣食品、药品和假冒伪劣种子、农药、化肥以及其他商品的渎职犯罪;

——招收公务员、学生徇私舞弊,传染病防治失职,动植物检疫、商品检验徇私舞弊、失职等犯罪案件。

2012年3月3日,最高人民检察院召开深入推进严肃查办危害民生民利渎职侵权犯罪专项工作电视电话会议,要求重点查处五个方面的案件。

这五个方面的案件具体是:扰乱市场经济管理秩序和公平竞争环境,强揽工程、强占市场、制假售假事件背后的渎职侵权犯罪;危害国家投资安全、破坏能源资源和生态环境、违法征地拆迁和生产安全事故背后的渎职侵权犯罪;教育、就业、医疗卫生、食品药品安全、扶贫开发、社会保障、安居工程和"三农"领域的渎职侵权犯罪;文化企业审批、文化产品流通、文化和网络市场监管、文化基础设施建设中的渎职侵权犯罪;插手基层民主选举、贩黄贩毒、聚赌聚淫、拐卖妇女儿童等涉黑涉黄犯罪背后的"保护伞"犯罪。

三、学校食物中毒事故行政责任追究

为加强学校食品卫生管理,预防学校食物中毒事故发生,落实管理责任,保护学校师生身体健康和生命安全,原卫生部和教育部于2005年11月2日印发《学校食物中毒事故行政责任追究暂行规定》(卫监督发〔2005〕431号),自2006年1月1日起施行。

(一)学校食物中毒事故行政责任追究的适用范围和实施主体

对学校食品卫生负有监管责任的地方卫生行政部门、教育行政部门以及学校的主要负责人和直接管理责任人不履行或不正确履行食品卫生职责等失职行为,造成学校发生食物中毒事故的,应当追究行政责任。该规定适用于各级各类全日制学校以及幼儿园。

笔记

行政责任追究按照现行干部、职工管理权限,分别由当地政府、教育行政部门、卫生行政部门以及学校实施。应当追究刑事责任的,依照相关法律法规的规定执行。

（二）学校食物中毒事故的定义及分类

学校食物中毒事故,是指由学校主办或管理的校内供餐单位以及学校负责组织提供的集体用餐导致的学校师生食物中毒事故。

学校食物中毒事故按照严重程度划分为三类:①重大学校食物中毒事故,是指一次中毒100人以上并出现死亡病例,或出现10例及以上死亡病例的食物中毒事故;②较大学校食物中毒事故,是指一次中毒100人及以上,或出现死亡病例的食物中毒事故;③一般学校食物中毒事故,是指一次中毒99人及以下,未出现死亡病例的食物中毒事故。

（三）对卫生行政部门有关责任人的行政责任追究

1. 追究卫生行政部门有关责任人行政责任的情形　学校发生食物中毒事故,有下列情形之一的,应当追究当地卫生行政部门有关责任人的行政责任:①对不符合学校食堂或学校集体用餐单位卫生许可证发放条件的单位,发放卫生许可证的;②检查发现学校食堂未达到卫生许可证发放条件要求,而未向所在地教育行政部门通报的;③未按规定对学校食堂或学生集体用餐供餐单位进行监督检查或检查次数未达到要求的;④未按教育行政部门或学校的请求,协助教育行政主管部门或学校对主管领导、卫生管理人员和从业人员进行食品卫生相关知识培训的;⑤监督检查过程中,对发现的不符合卫生要求的行为未提出整改意见的;或者提出整改意见后未在要求时限内再次检查进行督促落实的;⑥接到学校食物中毒报告后,未及时赶往现场调查处理,或者未及时采取有效控制措施导致食物中毒事故事态扩大的;⑦未按《突发公共卫生事件应急条例》和《食物中毒事故处理办法》的规定时间进行食物中毒报告的。

2. 卫生行政部门有关行政责任人的确定　学校发生食物中毒事故需要追究当地卫生行政部门有关责任人行政责任的,应当按下列原则,分别追究卫生行政部门有关责任人的行政责任。

发生一般学校食物中毒,追究卫生行政部门直接管理责任人的责任。发生较大学校食物中毒事故,追究卫生行政部门管理责任人的责任。发生重大学校食物中毒事故,追究卫生行政部门主管领导的责任。

四、打击非法行医专项行动中行政过错责任追究

在打击非法行医专项行动中实行行政过错责任追究工作,是推进依法行政、建设法治政府的需要,是贯彻落实国务院关于开展打击商业欺诈专项行动的具体要求,是保证打击非法行医工作目标得以实现的重要举措。2005年10月25日原卫生部发布《卫生部关于打击非法行医专项行动责任追究的意见》,对打击非法行医专项行动中追究有关人员行政过错责任的追究原则、追究对象与行为、追究形式,以及从重、从轻、减轻或免予责任追究的情形作出明确规定。

1. 追究原则　打击非法行医专项行动中追究有关人员行政过错责任应当坚

笔记

持两个原则：①坚持依法依纪、实事求是、客观公正，准确认定错误性质、责任大小，区别不同情况进行处理。做到惩处与责任相适应，教育与惩处相结合。②坚持分清集体责任和个人责任，直接责任、主要领导责任和重要领导责任，按照干部人事管理权限和干部任免处理权限进行处理。不得以集体责任代替个人责任。

2. 追究对象及行为　对各级卫生行政部门、卫生监督机构及其工作人员，政府举办的医疗机构及其由国家机关任命的工作人员不履行或不正确履行法定职责，给人民群众的健康权益和生命安全造成隐患和损失的行为，应查明责任，予以追究。

各级卫生行政部门、卫生监督机构及其工作人员在医疗机构日常监管工作中有下列行为之一的，应当追究责任：①不认真按照有关要求开展医疗机构日常监管工作，失职、渎职或有其他不作为行为的；②对医疗机构执业或医师执业等事项的行政许可不认真履行职责、滥用职权、玩忽职守、徇私舞弊的；③对有确切线索的群众投诉举报压案不查、瞒案不报或受理后不认真进行查办的；④对涉嫌违反党纪政纪规定的案件，不按规定移送纪检监察机关的；⑤对涉嫌犯罪的案件，不依法移送司法机关的；⑥有其他违法违纪行为的。

3. 从重、从轻、减轻或免予责任追究的情形

（1）从重处理：有下列行为之一的，应当从重处理：①在打击非法行医专项行动中自查自纠不认真，没有及时发现问题或有问题不及时进行处理上报，经上级部门督查发现的；②对上级卫生行政部门转办的投诉件以及辖区外要求协查、协办的案件拒不办理、故意拖延、影响查处的；③12个月内经两次以上责令改正而拒不改正其违法违纪行为的；④包庇、袒护问题，干扰对其责任进行调查、处理的；⑤在调查、处理期间仍违反规定，弄虚作假的；⑥对控告、揭发、检举其过错行为的知情人进行打击报复的。

（2）从轻、减轻或免予责任追究：有下列情节之一的，可以从轻、减轻或免予责任追究：①对已出现的问题能及时正确认识，并采取有效措施整改，积极挽回损失或制止危害结果扩大的；②通过自查自纠发现、及时整改、尚未造成损失的；③主动交代本人违法违纪行为及揭发他人违法违纪行为的。

4. 责任的追究形式　对单位责任追究以通报批评的方式进行；对个人责任追究按照组织处理、纪律处分、追究刑事责任进行。

组织处理的形式为：①通报批评；②诫勉谈话；③调离原工作岗位；④取消两年内晋升职称、职务资格；⑤责令辞职、降职、免职等。纪律处分依据党纪、政纪有关规定进行。刑事责任依法追究。

5. 责任追究工作程序　在打击非法行医专项行动中，凡发现卫生行政部门、卫生监督机构以及医疗机构存在有《卫生部关于打击非法行医专项行动责任追究的意见》第二条所列行为的，在依法对机构进行行政立案调查处理的同时，应建立追究行政过错责任的移送、追究相关联系制度，及时将相关材料移送相关部门追究相关人员责任：①直接管理的机构或人员涉嫌违规违纪的，由人事部门或纪检监察部门按相关程序进行调查处理；涉嫌违法的，移送司法机关依法处理。②对其他违规违纪违法责任人员，卫生行政部门应及时向有处理权的有关

笔记

223

单位提出处理建议书，并移送相关证据资料；建议有关单位及时进行调查核实，并依纪依法做出处理。③对责任追究的各种处理决定、记录等存入个人人事档案。处理决定报上级卫生行政部门的人事和纪检监察部门备案。

本 章 小 结

卫生监督稽查是卫生监督机构对其内部及下级卫生监督机构及其卫生监督员在卫生行政执法活动中依法履行职责、行使职权和遵守纪律情况进行的监督和检查活动。卫生监督稽查工作作为卫生监督机构的内部制约机制，既是对卫生监督机构执法行为的监督，又是卫生监督机构的重要工作内容，是卫生行政执法考核评议的内容之一。

卫生行政执法责任制是卫生行政部门根据依法行政的要求，以落实行政执法责任为核心，以卫生行政执法行为合法、规范、高效为基本要求，以卫生行政执法监督和过错责任追究为保障的行政执法工作制度。卫生行政执法责任的落实是卫生监督稽查制度体系的核心，无论是推行卫生监督稽查制度，还是实施卫生行政执法评议考核，以及对卫生行政执法过错进行责任追究，其目的都是为了规范卫生行政执法行为，提高卫生行政执法水平，保障各项卫生法律、法规、规章全面正确实施。

关键术语

卫生监督稽查　health enforcement inspection

卫生行政执法责任制　the health administrative enforcement responsibility system

卫生监督执法考核评议 health enforcement examination review

卫生行政执法过错责任追究　the health administrative enforcement fault accountability

讨论题

从事卫生监督稽查工作的机构和人员是在本级卫生监督机构内部设置，如何认识和看待卫生监督稽查工作的"同僚"执法监督问题？

思考题

1. 卫生监督稽查与行政执法监督之间有何区别和联系？
2. 落实卫生行政执法责任制需做好哪些方面的工作？
3. 卫生监督稽查制度在哪些方面需要进一步完善？

（曹文妹　复旦大学公共卫生学院）

第十二章

医疗机构监督

学习目标

通过本章的学习,你应该能够:

掌握 医疗机构、医疗安全、医疗事故、医疗废物、院内感染的概念,医疗机构的设置登记与执业、医疗保健专项技术服务、医疗安全的监督内容以及违反相关法律、法规应承担的法律责任。

熟悉 采供血机构的设置登记、医疗废物收集、储存、运送和处置及医院感染的监督。

了解 医疗机构设置规划的概念,大型医用设备配置和使用、医疗广告的监督。

章前案例

某区卫生监督所接群众举报,该辖区某村 H 无证行医。卫生监督所于 3 月 20 日派出监督员到现场监督检查发现:H 自 1 月以来,未取得《医疗机构执业许可证》擅自开展诊疗活动。监督员现场制作了"现场检查笔录"、"询问笔录",经领导批准,对其药品进行了"证据先行登记保存",对该案进行了受理并立案,经合议后认为 H 的行为违反了《医疗机构管理条例》规定,依据《医疗机构管理条例》和《医疗机构管理条例实施细则》规定,对 H 作出责令停止执业活动,没收药品器械,罚款 1000 元的行政处罚。在向 H 送达"行政处罚听证告知书"和"行政处罚事先告知书"后,H 未提出听证要求,也未陈述申辩。3 月 26 日,该区卫生局对 H 下达了"行政处罚决定书",作出了上述处罚决定。同日,H 自觉履行了处罚决定。

第一节　医疗机构设置与执业监督

医疗机构设置与执业的监督是指卫生监督主体依据法律的授权,对医疗机构的设置审批、执业登记许可和执业活动是否合法进行监督、检查,并对医疗机构设置与执业中的违法、违规行为进行处理的行政执法活动。

一、医疗机构概念

医疗机构(medical institution)是指依法设立并取得医疗机构执业许可证,以

笔记

救死扶伤、防病治病、为公民的健康服务为宗旨,从事疾病诊断、治疗活动的机构的总称。

根据医疗机构的业务范围和功能,可将医疗机构分为十三类:①综合医院、中医医院、中西医结合医院、民族医医院、专科医院、康复医院;②妇幼保健院;③社区卫生服务中心、社区卫生服务站;④中心卫生院、乡(镇)卫生院、街道卫生院;⑤疗养院;⑥综合门诊部、专科门诊部、中医门诊部、中西医结合门诊部、民族医门诊部;⑦诊所、中医诊所、民族医诊所、卫生所、医务室、卫生保健所、卫生站;⑧村卫生室(所);⑨急救中心、急救站;⑩临床检验中心;⑪专科疾病防治院、专科疾病防治所、专科疾病防治站;⑫护理院、护理站;⑬其他诊疗机构。

> **医院的分级**
>
> 为充分合理地利用卫生资源,根据医院的功能、任务、设施条件、技术建设、医疗服务质量和科学管理的综合水平,目前我国将医院划分为三级:
>
> 1. 一级医院　是直接向一定人口的社区提供预防、医疗、保健、康复服务的基层医院、卫生院。
>
> 2. 二级医院　是向多个社区提供综合医疗卫生服务和承担一定教学、科研任务的地区性医院。
>
> 3. 三级医院　是向几个地区提供高水平专科性医疗卫生服务和执行高等教学、科研任务的区域性以上的医院。
>
> 各级医院又按照《医院分级管理标准》分为甲、乙、丙三等,三级医院增设特等,共三级十等。

二、医疗机构监督的法律依据

医疗机构以救死扶伤,防病治病,为公民的健康服务为宗旨,医疗机构提供的医疗服务关系到人的生命安全与健康,任何一个低质量医疗服务的提供,都会给人的健康带来不利的影响,甚至危及生命。为了保证医疗质量,保障公民健康,加强对医疗机构的管理,稳定医疗机构正常工作秩序,1994年2月26日,国务院颁布了《医疗机构管理条例》,并自同年9月1日起实施,1994年8月29日,原卫生部发布了《医疗机构管理条例实施细则》,2000年5月15日原卫生部、对外贸易经济合作部联合发布了《中外合资、合作医疗机构暂行管理办法》。以后原卫生部又陆续出台了《医疗气功管理暂行规定》《医疗美容服务管理办法》《放射诊疗管理规定》《处方管理办法》等一系列法规、政策及相关规定,形成了比较完善的医疗机构医疗服务法规体系。既为规范医疗服务市场秩序和医疗机构的正常执业、减少医疗损害,保证医疗安全、维护人民健康和正常的医疗秩序提供了法律依据,也为监督医疗机构及其执业活动提供了法律依据。

三、医疗机构的设置与审批

（一）医疗机构设置规划

县级以上地方人民政府卫生行政部门根据本行政区域的人口、医疗资源、医疗需求和现有医疗机构的分布状况，制定本行政区域医疗机构设置规划。机关、企业和事业单位可以根据需要设置医疗机构，并纳入当地医疗机构的设置规划。

> **医疗机构设置规划**
>
> 医疗机构设置规划是以卫生区域内居民实际医疗服务需求为依据，以合理配置利用医疗卫生资源及公平地向全体公民提供高质量的基本医疗服务为目的，将各级各类、不同隶属关系、不同所有制形式的医疗机构统一规划设置和布局。医疗机构设置规划是区域医疗规划的重要组成部分，是卫生行政部门审批医疗机构设置的依据。
>
> 医疗机构设置规划应引导医疗卫生资源合理配置，符合区域内一定人群的实际医疗服务需求，避免医疗卫生资源配置的重叠或遗漏，有利于充分合理地利用医疗卫生资源，建立适应我国国情和具有中国特色的医疗服务体系，既能为我国公民公平地提供基本医疗服务，又能比较有效地控制医疗成本。
>
> 医疗机构设置规划应遵循的主要原则：①公平性原则；②整体效益原则；③可及性原则；④分级原则；⑤公有制主导原则；⑥中西医并重原则。

（二）医疗机构的设置审批

医疗机构不分类别、所有制形式、隶属关系、服务对象，其设置必须符合当地的规划布局和医疗机构设置规划。

单位或者个人设置医疗机构，必须经所在地县级以上卫生行政部门审查批准，经批准取得设置医疗机构批准书后，方可向有关部门办理其他手续。

1. 医疗机构的设置审批权限　床位在一百张以上的综合医院、中医医院、中西医结合医院、民族医医院以及专科医院、疗养院、康复医院、妇幼保健院、急救中心、临床检验中心和专科疾病防治机构的设置审批权限的划分，由省、自治区、直辖市卫生行政部门规定；其他医疗机构的设置，由县级卫生行政部门负责审批。县级以上地方人民政府卫生行政部门应当自受理设置申请之日起 30 日内，作出批准或者不批准的书面答复；批准设置的，发给设置医疗机构批准书。

卫生行政部门应当在核发《设置医疗机构批准书》的同时，向上一级卫生行政部门备案。

上级卫生行政部门有权在接到备案报告之日起三十日内纠正或者撤销下级卫生行政部门作出的不符合当地《医疗机构设置规划》的设置审批。

2. 中外合资、合作医疗机构的设置审批　设置中外合资、合作医疗机构应先向所在地设区的市级卫生行政部门提出申请，设区的市级卫生行政部门对申

笔记

请人提交的材料进行初审,然后根据区域卫生规划和医疗机构设置规划提出初审意见,并与申请材料、当地区域卫生规划和医疗机构设置规划一起报所在地省级卫生行政部门审核。省级卫生行政部门对申请材料及设区的市级卫生行政部门初审意见进行审核后报国家卫生和计划生育委员会审批。

3. 香港、澳门服务提供者门诊部的设置审批　香港、澳门服务提供者申请在广东省以独资或合资、合作形式设立门诊部的,由广东省卫生行政部门负责设置审批和执业登记。

(三)医疗机构的执业、注销、变更登记与校验

1. 医疗机构的执业登记　主要审查申请执业的医疗机构是否具备法定的执业条件。

(1)医疗机构执业登记的办理:医疗机构执业,必须进行登记,领取《医疗机构执业许可证》。医疗机构的执业登记,由批准其设置的人民政府卫生行政部门办理。

国家统一规划设置的医疗机构的执业登记,由所在地的省、自治区、直辖市人民政府卫生行政部门办理。

机关、企业和事业单位设置的为内部职工服务的门诊部、诊所、卫生所(室)的执业登记,由所在地的县级人民政府卫生行政部门办理。

(2)医疗机构的审核:卫生行政部门在受理医疗机构执业登记申请后,应当自受理之日起45日内,审查和实地考察、核实医疗机构是否具有设置医疗机构批准书,符合医疗机构的基本标准,有适合的名称、组织机构和场所,有与其开展的业务相适应的经费、设施、设备和专业卫生技术人员,有相应的规章制度以及是否能够独立承担民事责任等条件,并对有关执业人员进行消毒、隔离和无菌操作等基本知识和技能的现场抽查考核。经审核合格的,发给《医疗机构执业许可证》;审核不合格的,将审核结果和不予批准的理由以书面形式通知申请人。

(3)医疗机构执业登记的事项:医疗机构执业登记的事项包括类别、名称、地址、法定代表人或者主要负责人,所有制形式,注册资金(资本),服务方式,诊疗科目,房屋建筑面积、床位(牙椅),服务对象,职工人数,执业许可证登记号(医疗机构代码),省、自治区、直辖市卫生行政部门规定的其他登记事项。

2. 医疗机构的注销登记监督　医疗机构非因改建、扩建、迁建原因停业超过1年的,视为歇业。医疗机构歇业,必须向原登记机关办理注销登记。卫生行政部门对医疗机构注销登记核准后,收缴歇业医疗机构的《医疗机构执业许可证》。

医疗机构因合并而终止的也应当申请注销登记。

3. 医疗机构的变更登记　卫生行政部门必须对医疗机构执业登记主要事项的变化进行监督。如医疗机构变更名称、地址、法定代表人或者主要负责人、所有制形式、服务对象、服务方式、注册资金、诊疗科目、床位等,必须向登记机关申请办理变更登记并提交:医疗机构法定代表人或者主要负责人签署的《医疗机构申请变更登记注册书》,申请变更登记的原因和理由,登记机关规定提交的其他材料。卫生行政部门对医疗机构提交的材料,依法进行审核,做出核准变更登

笔记

228

记或者不予变更登记的决定。

4. 医疗机构的校验

（1）校验期限：校验由原登记机关办理。床位在一百张以上的综合医院、中医医院、中西医结合医院、民族医医院以及专科医院、疗养院、康复医院、妇幼保健院、急救中心、临床检验中心和专科疾病防治机构的校验期为三年；其他医疗机构的校验期为一年。

医疗机构应当于校验期满前三个月向登记机关申请办理校验手续。

（2）校验审核：卫生行政部门经审核，发现申请校验的医疗机构不符合《医疗机构基本标准》；或尚在限期改正期间；或存在省、自治区、直辖市卫生行政部门规定的其他情形，可以根据情况，给予1～6个月的暂缓校验期。不设床位的医疗机构在暂缓校验期间不得执业。暂缓校验期满仍不能通过校验的，卫生行政部门注销其《医疗机构执业许可证》。

卫生行政部门应当在受理校验申请后的三十日内完成校验。

四、医疗机构执业的监督

医疗机构执业，必须自觉遵守有关法律、法规和医疗技术规范。卫生行政部门主要针对其执业活动是否合法进行监督。

（一）执业许可的监督

1. 执业准入的监督　医疗机构执业，必须取得《医疗机构执业许可证》；未取得《医疗机构执业许可证》的任何单位或者个人不得开展诊疗活动。执业的医疗机构必须将《医疗机构执业许可证》、诊疗科目、诊疗时间和收费标准悬挂于明显处所。

2. 印章、名称使用的监督　医疗机构的印章、银行账户、牌匾以及医疗文书中使用的名称应当与核准登记的医疗机构名称相同；使用两个以上名称的，应当与第一名称相同。

医疗机构使用的标有医疗机构标识的票据和病历本册以及处方笺、各种检查的申请单、报告单、证明文书、药品分装袋、制剂标签等不得买卖、出借和转让，也不能使用标有其他医疗机构标识的票据和病历本册以及处方笺、各种检查的申请单、报告单、证明文书单、药品分装袋、制剂标签。

监督检查时，要核实《医疗机构执业许可证》的有效时间、医疗机构的名称、地址、床位数、医疗文书的标识是否与执业登记的内容一致。

（二）执业活动的监督

1. 对诊疗范围的监督　医疗机构执业必须遵守有关法律、法规和医疗技术规范，按照核准登记的诊疗科目开展诊疗活动。

医疗机构未经当地卫生行政部门允许，不得超范围开展业务活动。

为内部职工服务的医疗机构未经许可和变更登记，不得向社会开放。医疗机构被吊销或者注销执业许可证后，不得继续开展诊疗活动。

2. 对执业人员的监督　医疗机构各医疗卫生技术岗位，不得使用非卫生技术人员从事医疗卫生技术工作（具体内容见第十三章）。医疗机构工作人员上岗

笔记

工作,应佩戴载有本人姓名、职务或者职称的标牌。

3. 对诊疗活动的监督　医疗机构在诊疗活动中,应当对患者实行保护性医疗措施,因实施保护性医疗措施不宜向患者说明情况的,应将有关情况通知患者家属,并取得患者家属和有关人员的配合;应尊重患者对自己的病情、诊断、治疗的知情权利;在实施手术、特殊检查、特殊治疗时,应向患者作必要的解释,征得患者同意,并取得其家属或者关系人同意并签字;无法取得患者意见时,应当取得家属或者关系人同意并签字,无法取得患者意见又无家属或者关系人在场,或者遇到其他特殊情况时,经治医师应当提出医疗处置方案,在取得医疗机构负责人或者被授权负责人员的批准后实施;对危重病人应当立即抢救;对限于设备或者技术条件不能诊治的病人,应当及时转诊。

(三)执业规范、职责与义务的监督

医疗机构应加强医疗质量管理,实施医疗质量保证方案,确保医疗安全和服务质量,不断提高服务水平;应加强药品管理,不得使用假劣药品,过期和失效药品以及违禁药品;对传染病、精神病、职业病等患者的特殊诊治和处理,应当按照国家有关法律、法规的规定办理;应严格执行无菌消毒、隔离制度,采取科学有效的措施处理污水和废弃物,预防和减少医院感染;发生医疗事故,按照国家有关规定处理。

医疗机构的门诊病历的保存期不得少于 15 年;住院病历的保存期不得少于30 年;未经医师(士)亲自诊查病人,医疗机构不得出具疾病诊断书、健康证明书或者死亡证明文件;未经医师(士)、助产人员亲自接产,医疗机构不得出具出生证明书或者死产报告书。为死因不明者出具的《死亡医学证明书》,只作是否死亡的诊断,不作死亡原因的诊断。

医疗机构必须承担相应的预防保健工作,承担县级以上人民政府卫生行政部门委托的支援农村、指导基层医疗卫生工作等任务;发生重大灾害、事故、疾病流行或者其他意外情况时,医疗机构及其卫生技术人员必须服从县级以上人民政府卫生行政部门的调遣。

医疗机构不得以虚假违法医疗服务信息或其他不正当手段误导患者就医。医疗机构不得以科室出租、承包或委托管理等任何形式或方式擅自转让或允许其他单位、组织或个人使用其《医疗机构执业许可证》。

五、法律责任

医疗机构违反《医疗机构管理条例》及其《实施细则》时,医疗机构及其直接责任人员都应承担相应的法律责任,主要包括下列几项:

1. 任何单位和个人,未取得《医疗机构执业许可证》擅自执业的,由县级以上人民政府卫生行政部门责令其停止执业活动,没收非法所得和药品、器械,并可以根据情节处以 10 000 元以下的罚款。

2. 医疗机构逾期不办理校验《医疗机构执业许可证》又不停止诊疗活动的,责令其限期补办校验手续;在限期内仍不办理校验的,吊销其《医疗机构执业许可证》。

3. 出卖、转让、出借《医疗机构执业许可证》的,由县级以上人民政府卫生行政部门没收非法所得,并可以处以 5000 元以下的罚款;情节严重的,吊销其《医疗机构执业许可证》。

4. 除急诊和急救外,诊疗活动超出登记的诊疗科目范围的,由县级以上人民政府卫生行政部门予以警告,责令其改正,并可以根据情节处以 3000 元及以下的罚款,没收违法所得,情节严重的,吊销其《医疗机构执业许可证》。

5. 使用非卫生技术人员从事医疗卫生技术工作的,由县级以上人民政府卫生行政部门责令其限期改正,并可以处以 5000 元以下的罚款,情节严重的,吊销其《医疗机构执业证可证》。

6. 医疗机构出具虚假证明文件的,由县级以上人民政府卫生行政部门予以警告;对造成危害后果的,可以处以 1000 元以下的罚款;对直接责任人员由所在单位或者上级机关给予行政处分。

第二节 采供血机构设置与监督

为加强血液和血液制品的管理,预防和控制经血液途径传播的传染病,保证临床用血的需要和安全,1996 年国务院发布了《血液制品管理条例》,1997 年第八届全国人大常委会第 29 次会议通过了《中华人民共和国献血法》,原卫生部也相继颁布了《血站管理办法》《医疗机构临床用血管理办法》《采供血机构设置规划指导原则》《单采血浆站管理办法》《脐带造血干细胞库管理办法(试行)》、采供血机构设置规划指导原则(2005 年版)、《血站质量管理规范》《血站实验室质量管理规范》等配套法规规章,进一步规范了采供血机构的设置及血液与血液制品的监督管理。

一、采供血机构的设置与审批

(一)采供血机构的分类及设置

采供血机构是指采集、储存血液,并向临床或血液制品生产单位供血的机构,分为血站和单采血浆站。

1. 血站　是指不以营利为目的,采集、提供临床用血的公益性卫生机构,血站分为一般血站和特殊血站。一般血站包括血液中心、中心血站和中心血库。在省、自治区人民政府所在地的城市和直辖市,应规划设置一所相应规模的血液中心。在设区的市级人民政府所在地的城市,可规划设置一所相应规模的中心血站。在血液中心或中心血站 3 个小时车程内不能提供血液的县(市),可根据实际需要在县级医疗机构内设置一所中心血库。

特殊血站包括脐带血造血干细胞库和国家卫生和计划生育委员会根据医学发展需要批准、设置的其他类型血库。脐带血造血干细胞库是指以人体造血干细胞移植为目的,具有采集、处理、保存和提供造血干细胞的能力,并具有相当研究实力的特殊血站。符合全国规划设置的省级行政区域范围内,只能设置一个脐带血造血干细胞库。

笔记

2. 单采血浆站 是指根据地区血源资源,按照有关标准和要求并经严格审批设立,采集供应血液制品生产用原料血浆的机构。

单采血浆站应设置在县(旗)及县级市,不得与一般血站设置在同一县行政区划内,有地方病或者经血传播的传染病流行、高发的地区不得规划设置单采血浆站。

(二)采供血机构的执业登记

1. 一般血站的执业登记 血站开展采供血活动,必须符合《采供血机构设置规划指导原则》规定,向所在省卫生行政部门申请办理执业登记,取得《血站执业许可证》。卫生行政部门在受理血站执业登记申请后,应组织有关专家或者委托技术部门对申请单位进行技术审查,在接到技术审查报告后20日内对申请事项进行审核。具有下列情形之一的,不予执业登记:《血站质量管理规范》技术审查不合格的;《血站实验室质量管理规范》技术审查不合格的;血液质量检测结果不合格的。

2. 特殊血站的执业登记 脐带血造血干细胞库等特殊血站执业,应当向所在地省卫生行政部门申请办理执业登记。卫生行政部门应当组织有关专家和技术部门对申请单位进行技术审查及执业验收。审查合格的发给《血站执业许可证》,并注明开展的业务。

3. 单采血浆站的执业登记

(1)设置单采血浆站必须具备的条件:①符合采供血机构设置规划、单采血浆站设置规划以及《单采血浆站基本标准》要求的条件;②具有与所采集原料血浆相适应的卫生专业技术人员;③具有与所采集原料血浆相适应的场所及卫生环境;④具有识别供血浆者的身份识别系统;⑤具有与所采集原料血浆相适应的单采血浆机械及其他设施;⑥具有对所采集原料血浆进行质量检验的技术人员以及必要的仪器设备;⑦符合国家生物安全管理相关规定。

(2)单采血浆许可的审批:县级人民政府卫生行政部门在收到全部申请材料后进行初审,经设区的市、自治州人民政府卫生行政部门审查同意后,报省级卫生行政部门审批。收到申请材料后,可以组织有关专家或者委托技术机构进行技术审查,经审查符合条件的,由省级人民政府卫生行政部门核发《单采血浆许可证》,并在设置审批后10日内报国家卫生和计划生育委员会备案;经审查不符合条件的,应当将不予批准的理由书面通知申请人。

二、采供血机构执业许可的监督

对采供血机构执业许可监督的主要内容包括采供血机构是否取得《血站执业许可证》或《单采血浆许可证》,《执业许可证》是否过了有效期,是否超范围执业。

采供血机构必须取得有效的《血站执业许可证》或《单采血浆许可证》,方可执业,没有取得《血站执业许可证》的,不得开展采供血或采供脐带血造血干细胞等业务。

一般血站与特殊血站的《血站执业许可证》有效期为3年,有效期满前3个月,血站应当办理再次执业登记,审核合格的,予以继续执业。未通过审核的,责令其限期整改;经整改仍审核不合格的,注销其《血站执业许可证》。未办理再次执业登记手续或者被注销《血站执业许可证》的血站,不得继续执业。

《单采血浆许可证》有效期为 2 年。《单采血浆许可证》有效期满前 3 个月,单采血浆站应当向原发证部门申请延续,省级卫生行政部门根据单采血浆站上一执业周期业务开展情况、技术审查和监督检查等情况进行审核,审核合格的,予以延续。经审核不合格的,责令其限期整改;经整改仍不合格的,注销其《单采血浆许可证》。

三、采供血执业的监督

血站开展采供血活动,必须遵守有关法律、行政法规、规章和技术规范;血站应当开展无偿献血宣传;实行全面质量管理,为献血者提供安全、卫生、便利的条件和良好的服务。

(一)采血的监督

血站应按照国家有关规定对献血者进行健康检查和血液采集,采血前对献血者身份进行核对及登记;严禁采集冒名顶替者的血液;严禁超量、频繁采集血液;不得采集非血液制品生产用原料血浆;采集血液遵循自愿和知情同意的原则,并对献血者履行规定的告知义务;建立献血者信息保密制度,为献血者保密。

献血、检测和供血的原始记录至少保存 10 年。

血站应保证所采集的血液由具有血液检测实验室资格的实验室进行检测;对检测不合格或者报废的血液,严格按照有关规定处理;血液检测的全血标本的保存期应与全血有效期相同;血清(浆)标本的保存期应当在全血有效期满后半年。

(二)供血的监督

供血的监督管理包括对血液的包装、储存、运输,血站使用的药品、体外诊断试剂、一次性卫生器材的监督。

血液的包装、储存、运输应当符合《血站质量管理规范》的要求。血液包装袋上应标明下列内容:①血站的名称及其许可证号;②献血编号或者条形码;③血型;④血液品种;⑤采血日期及时间或者制备日期及时间;⑥有效日期及时间;⑦储存条件。

血站使用的药品、体外诊断试剂、一次性卫生器材应符合国家有关标准,应保证发出的血液质量符合国家标准,其品种、规格、数量、活性、血型无差错;未经检测或者检测不合格的血液,不向医疗机构提供。

(三)临床用血的监督

医疗机构应根据有关规定和临床用血需求设置输血科或者血库,配备与输血工作相适应的专业技术人员、设施、设备;不具备条件设置输血科或者血库的医疗机构,应安排专(兼)职人员负责临床用血工作;使用卫生行政部门指定血站提供的血液。

笔记

医务人员应认真执行临床输血技术规范,严格掌握临床输血适应证;在输血治疗前,应向患者或者其近亲属说明输血目的、方式和风险,并签署临床输血治疗知情同意书。

应当根据国家有关法律法规和规范建立临床用血不良事件监测报告制度。

（四）特殊血站的监督

对特殊血站,除应遵守上述管理要求外,还应监督其遵守以下规定:①按国家卫生和计划生育委员会规定的脐带血造血干细胞库等特殊血站的基本标准、技术规范等执业;②脐带血等特殊血液成分的采集应当符合医学伦理的有关要求,遵循自愿和知情同意的原则,脐带血造血干细胞库应当与捐献者签署经执业登记机关审核的知情同意书;③脐带血造血干细胞库等特殊血站应当只向有造血干细胞移植经验和基础,并装备有造血干细胞移植所需的无菌病房和其他必须设施的医疗机构提供脐带血造血干细胞;④必须向境外医疗机构提供脐带血造血干细胞等特殊血液成分的,严格按国家有关人类遗传资源管理规定办理手续;⑤脐带血等特殊血液成分应当用于临床。

四、法律责任

（一）行政责任

1. 非法采集血液的,血站、医疗机构出售无偿献血的血液的以及非法组织他人出卖血液的单位和个人,由县级以上地方人民政府卫生行政部门予以取缔,没收违法所得,视情节轻重,可以并处十万元以下的罚款。

2. 临床用血的包装、储存、运输,不符合国家规定的卫生标准和要求的,由县级以上地方人民政府卫生行政部门责令改正,给予警告,可以并处一万元以下的罚款。

3. 冒用、借用、租用他人献血证件的,由县级以上地方人民政府卫生行政部门视情节轻重,予以警告、处以100元至1000元的罚款。

4. 未取得卫生行政部门核发的《单采血浆许可证》,非法从事组织、采集、供应、倒卖原料血浆活动的,由县级以上地方人民卫生行政部门予以取缔,没收违法所得和从事违法活动的器材、设备,并处违法所得5倍以上10倍以下的罚款,没有违法所得的,并处5万元以上10万元以下的罚款。

5. 涂改、伪造、转让《供血浆证》的,由县级人民政府卫生行政部门收缴《供血浆证》,没收违法所得,并处所得3倍以上5倍以下的罚款,没有违法所得的,并处1万元以下的罚款。

（二）民事责任

血站违反有关操作规程和制度采集血液,给献血者健康造成损害的,应当依法赔偿。

（三）刑事责任

对具有严重违法行为的直接负责的主管人员和其他直接责任人员,依据法律法规,给予降职、撤职甚至开除的行政处分,情节严重构成犯罪的,依法追究刑事责任。

案例 12-1

非法采血引起的艾滋病感染

从 1997 年至 2002 年的 6 年间,某省建设农场职工医院在临床应急用血中,明知本单位不具备检测艾滋病病毒抗体的条件,非法采集、供应"血鬼"的血液,致使当地多名患者因在该院输血被感染上艾滋病,有的还在不知情的情况下传染给配偶和子女,截至 2004 年 10 月,受害人达 19 人。据查该院经常采血的 3 个"血鬼"中,有 2 人患有艾滋病,案发时已经死亡。2005 年法院判处该院给予受害者逾千万元的赔偿,并对负有直接责任的相关人员判处相应的有期徒刑。

第三节　医疗保健专项技术服务监督

为了加强医疗保健专项技术服务活动的监督管理,国家对开展医疗保健专项技术服务的机构和人员设置了专项的行政许可条件,开展医疗保健专项技术服务的机构和人员除了应符合医疗机构执业行政许可的基本条件外,还应该符合其开展医疗保健专项技术服务的设置条件。

一、母婴保健技术服务的监督

母婴保健技术服务是一项特殊专业服务,直接涉及公民的健康权、生育权以至生命权,为保障母亲和婴儿健康,提高出生人口素质,规范母婴保健技术服务工作,第八届全国人民代表大会常务委员会第十次会议于 1994 年 10 月 27 日通过了《中华人民共和国母婴保健法》,并于 1995 年 6 月 1 日起实施。国务院、原卫生部先后制定《中华人民共和国母婴保健法实施办法》《母婴保健监督行政处罚程序》《母婴保健监督员管理办法》《母婴保健医学技术鉴定管理办法》《母婴保健专项技术服务许可及人员资格管理办法》《母婴保健专项技术服务基本标准》等配套法规,这些法律法规是开展母婴保健技术服务监督管理的依据。

(一)母婴保健技术服务执业的许可

开展婚前医学检查、遗传病诊断、产前诊断、施行结扎手术和终止妊娠手术技术服务的医疗保健机构,必须符合《母婴保健专项技术服务许可及人员资格管理办法》规定的条件,经卫生行政部门审查批准,取得《母婴保健技术服务执业许可证》。

1. 母婴保健技术服务执业许可的条件　包括:①符合当地医疗保健机构设置规划;②取得《医疗机构执业许可证》;③符合《母婴保健专项技术服务基本标准》;④符合审批机关规定的其他条件。

2. 母婴保健技术服务执业许可的审批　申请母婴保健技术服务执业许可的医疗保健机构,必须向审批机关,提交《母婴保健技术服务执业许可申请登记书》并交验《医疗机构执业许可证》及其副本、有关医师的《母婴保健技术考核合格证书》、审批机关规定的其他材料。

从事婚前医学检查的医疗、保健机构和人员,须经设区的市级人民政府卫生

笔记

行政部门许可。

从事助产技术服务、结扎手术和终止妊娠手术的医疗、保健机构和人员以及从事家庭接生的人员，须经县级人民政府卫生行政部门许可，并取得相应的合格证书。

审批机关受理申请后，应当在 60 日内进行审查和核实。审核合格的，发给《母婴保健技术服务执业许可证》；审核不合格的，将审核结果和理由以书面形式通知申请人。

《母婴保健技术服务执业许可证》有效期三年，有效期满继续开展母婴保健专项技术服务的，应当按照《母婴保健专项技术服务许可及人员资格管理办法》规定的程序，重新办理审批手续。

申请变更《母婴保健技术服务执业许可证》的许可项目的，也要依照《母婴保健专项技术服务许可及人员资格管理办法》规定的程序重新报批。

（二）母婴保健医学技术鉴定

母婴保健医学技术鉴定是对婚前医学检查、遗传病诊断和产前诊断结果有异议而进行的医学技术鉴定，分为省、市、县三级鉴定。省级鉴定委员会的鉴定为最终鉴定结论。凡要求进行医学技术鉴定的，应当向母婴保健医学技术鉴定委员会提出书面申请，鉴定委员会应当在接到鉴定申请之日起 30 日内作出医学技术鉴定结论，如有特殊情况，一般不得超过 90 日，并及时通知当事人。

（三）母婴保健技术服务执业的监督

1. 母婴保健技术服务机构执业许可的监督　监督主要内容包括是否取得有效的《母婴保健技术服务执业许可证》，是否超范围执业，现执业地点是否与批准地点一致。

医疗保健机构开展母婴保健技术服务，必须取得《母婴保健技术服务执业许可证》；并将《母婴保健技术服务执业许可证》悬挂于明显处所。床位不满 100 张的医疗机构，其《母婴保健技术服务执业许可证》每年校验 1 次；床位在 100 张以上的医疗机构，其《母婴保健技术服务执业许可证》每 3 年校验 1 次。

2. 母婴保健技术服务活动的监督　医疗母婴保健技术服务机构应按照规定，负责其职责范围内的母婴保健技术服务工作，建立医疗保健工作规范，提高医学技术水平，采取各种措施方便人民群众，做好母婴保健技术服务工作。

医师和助产人员应当严格遵守有关操作规程，提高助产技术和服务质量，预防和减少产伤。

医疗保健机构开展婚前医学检查、遗传病诊断、产前诊断以及施行结扎手术和终止妊娠手术，必须符合国务院卫生行政部门规定的条件和技术标准。

严禁采用技术手段对胎儿进行性别鉴定，但医学上确有需要的除外。

3. 母婴保健技术服务执业人员资质的监督　从事本法规定的婚前医学检查、施行结扎手术和终止妊娠手术的人员以及从事家庭接生的人员，必须经过县级以上地方人民政府卫生行政部门的考核，并取得相应的合格证书。

（四）法律责任

1. 行政责任

（1）医疗、保健机构或者人员未取得母婴保健技术许可，擅自从事婚前医学检查、遗传病诊断、产前诊断、终止妊娠手术和医学技术鉴定或者出具有关医学证明的，由卫生行政部门给予警告，责令停止违法行为，没收违法所得；违法所得 5000 元以上的，并处违法所得 3 倍以上 5 倍以下的罚款；没有违法所得或者违法所得不足 5000 元的，并处 5000 元以上 2 万元以下的罚款。

（2）从事母婴保健技术服务的人员出具虚假医学证明文件的，依法给予行政处分；有因延误诊治，造成严重后果；给当事人身心健康造成严重后果的；造成其他严重后果等情形之一的，由原发证部门撤销相应的母婴保健技术执业资格或者医师执业证书。

（3）违反《中华人民共和国母婴保健法实施办法》规定进行胎儿性别鉴定的，由卫生行政部门给予警告，责令停止违法行为；对医疗、保健机构直接负责的主管人员和其他直接责任人员，依法给予行政处分。进行胎儿性别鉴定两次以上的或者以营利为目的进行胎儿性别鉴定的，由原发证机关撤销相应的母婴保健技术执业资格或者医师执业证书。

2. 刑事责任　未取得国家颁发的有关合格证书，施行终止妊娠手术或者采取其他方法终止妊娠，致人死亡、残疾、丧失或者基本丧失劳动能力的，依照刑法第一百三十四条、第一百三十五条的规定追究刑事责任。

二、医疗美容技术服务的监督

医疗美容技术服务是指运用手术、药物、医疗器械以及其他具有创伤性或者侵入性的医学技术方法对人的容貌和人体各部位形态进行的修复与再塑。包括重睑形成术、假体置入术、药物及手术减肥术等医疗项目。临床学科在疾病治疗过程中涉及的相关医疗美容活动不属医疗美容服务的范畴。医疗美容科为一级诊疗科目，美容外科、美容牙科、美容皮肤科和美容中医科为二级诊疗科目。根据医疗美容项目的技术难度、可能发生的医疗风险程度，对医疗美容项目实行分级准入管理。

医疗美容技术服务必须依据《执业医师法》、《医疗机构管理条例》、《护士管理办法》和《医疗美容服务管理办法》开展工作。

（一）医疗美容服务执业的许可

美容医疗机构必须经卫生行政部门登记注册并获得《医疗机构执业许可证》后方可开展执业活动。

1. 医疗美容服务执业许可的条件　举办美容医疗机构或医疗机构设置医疗美容科室必须同时具备下列条件：①具有承担民事责任的能力；②有明确的医疗美容诊疗服务范围；③符合《医疗机构基本标准（试行）》；④省级以上人民政府卫生行政部门规定的其他条件。

2. 美容医疗机构的设置审批和登记注册　申请举办美容医疗机构的单位或者个人，应办理设置审批和登记注册手续。卫生行政部门自收到合格申办材料之日起 30 日内作出批准或不予批准的决定，并书面答复申办者。在核发美容医疗机构《设置医疗机构批准书》和《医疗机构执业许可证》的同时，向上一级卫生行政部门备案。

上级卫生行政部门对下级卫生行政部门违规作出的审批决定应自发现之日起30日内予以纠正或撤销。

（二）医疗美容服务的执业规则

1. 实施医疗美容服务项目必须在相应的美容医疗机构或开设医疗美容科室的医疗机构中进行。

2. 应在核定的诊疗科目范围内开展医疗美容服务，未经批准不得擅自扩大诊疗范围。

3. 执业医师对就医者实施治疗前，必须向就医者本人或亲属书面告知治疗的适应证、禁忌证、医疗风险和注意事项等，并取得就医者本人或监护人的签字同意。未经监护人同意，不得为无行为能力或者限制行为能力人实施医疗美容服务。

4. 从业人员要尊重就医者的隐私权，未经就医者本人或监护人同意，不得向第三方披露就医者病情及病历资料。

5. 应加强医疗质量管理，不断提高医疗美容服务水平。

（三）医疗美容服务的监督

1. 医疗美容技术服务执业许可的监督　监督内容包括是否取得有效的《医疗机构执业许可证》，是否超出核准诊疗科目范围开展医疗服务，诊疗活动是否超出《医疗美容项目分级管理目录》、为按照其备案的医疗美容项目级别开展医疗美容服务。

任何单位和个人，未取得《医疗机构执业许可证》并经登记机关核准开展医疗美容诊疗科目，不得开展医疗美容服务。

2. 医疗美容广告的监督　监督其是否存在未经批准发布医疗美容广告，或篡改《医疗广告审查证明》内容发布医疗美容广告行为。

3. 医疗美容服务执业人员的监督

（1）负责实施医疗美容项目的主诊医师必须同时具备下列条件：具有执业医师资格，经执业医师注册机关注册；具有从事相关临床学科工作经历（其中负责实施美容外科项目的应具有6年以上从事美容外科或整形外科等相关专业临床工作经历）；负责实施美容牙科项目的应具有5年以上从事美容牙科或口腔科专业临床工作经历；负责实施美容中医科和美容皮肤科项目的应分别具有3年以上从事中医专业和皮肤病专业临床工作经历；经过医疗美容专业培训或进修并合格，或已从事医疗美容临床工作1年以上；省级人民政府卫生行政部门规定的其他条件。

（2）从事医疗美容护理工作的人员，应同时具备下列条件：具有护士资格，并经护士注册机关注册；具有2年以上护理工作经历；经过医疗美容护理专业培训或进修并合格，或已从事医疗美容临床护理工作6个月以上。

（四）法律责任

医疗美容服务机构违反《医疗美容服务管理办法》规定的，依据《执业医师法》、《医疗机构管理条例》和《护士管理办法》的规定予以处罚。发生医疗纠纷或医疗事故，按照《医疗事故处理条例》规定处理。

笔记

三、人类辅助生殖技术的监督

人类辅助生殖技术是指运用医学技术和方法对配子（卵子和精子）、合子（受精卵）、胚胎进行人工操作，以达到受孕目的的技术，分为人工授精、体外授精——胚胎移植技术及其各种衍生技术。为保证人类辅助生殖技术安全、有效和健康发展，规范人类辅助生殖技术的应用和管理，原卫生部于 2001 年 2 月 20 日同时发布《人类辅助生殖技术管理办法》和《人类精子库管理办法》，为人类辅助生殖技术的科学化、规范化管理提供了法律保障。

（一）开展人类辅助生殖技术或设置人类精子库的审批

1. 申请条件

（1）申请开展人类辅助生殖技术的医疗机构应符合下列条件：具有与开展技术相适应的卫生专业技术人员和其他专业技术人员；具有与开展技术相适应的技术和设备；设有医学伦理委员会；符合原卫生部制定的《人类辅助生殖技术规范》的要求。

（2）申请设置人类精子库的医疗机构应符合下列条件：具有医疗机构执业许可证；设有医学伦理委员会；具有与采集、检测、保存和提供精子相适应的卫生专业技术人员；具有与采集、检测、保存和提供精子相适应的技术和仪器设备；具有对供精者进行筛查的技术能力；应当符合《人类精子库基本标准》。

2. 应提交的材料　申请开展人类辅助生殖技术或设置人类精子库的医疗机构应当向所在地省、自治区、直辖市人民政府卫生行政部门提交可行性报告；医疗机构基本情况（包括床位数、科室设置情况、人员情况、设备和技术条件情况等），拟设置人类精子库的还要提供建筑设计平面图；拟开展的人类辅助生殖技术的业务项目和技术条件、设备条件、技术人员配备情况；开展人类辅助生殖技术的规章制度、技术操作手册以及省级以上卫生行政部门规定提交的其他材料。

3. 审批程序

（1）论证审核：申请开展丈夫精液人工授精技术的医疗机构，由省、自治区、直辖市人民政府卫生行政部门审查批准。卫生行政部门收到材料后，可组织有关专家进行论证，并在收到专家论证报告后 30 个工作日内进行审核，审核同意的，发给批准证书；审核不同意的，书面通知申请单位。

对申请开展供精人工授精和体外受精－胚胎移植技术及其衍生技术或设置人类精子库的医疗机构，由省、自治区、直辖市人民政府卫生行政部门提出初审意见，报国家卫生和计划生育委员会审批。国家卫生和计划生育委员会收到初审意见和材料后，聘请有关专家进行论证，并在收到专家论证报告后 45 个工作日内进行审核，审核同意的，发给批准证书；审核不同意的，书面通知申请单位。

（2）变更登记：批准开展人类辅助生殖技术或设置人类精子库的医疗机构应持省、自治区、直辖市人民政府卫生行政部门或者国家卫生和计划生育委员会的批准证书到核发其医疗机构执业许可证的卫生行政部门办理变更登记手续。

（3）校验：人类辅助生殖技术或人类精子库批准证书每 2 年校验一次，校验

笔记

由原审批机关办理。校验合格的，可以继续开展人类辅助生殖技术或人类精子库；校验不合格的，收回其批准证书。

（二）人类辅助生殖技术监督的内容

国家卫生和计划生育委员会主管全国人类辅助生殖技术应用和人类精子库的监督管理工作，县级以上地方人民政府卫生行政部门负责本行政区域内的日常监督管理。

对经批准允许开展人类辅助生殖技术和人类精子库技术的机构的监督主要包括其制度建设和管理情况。是否按审批范围开展技术服务；是否有超审批范围开展人类辅助生殖技术、实施任何形式的代孕技术，买卖配子、合子、胚胎；是否擅自进行非医学需要的性别选择；是否使用未经审批的人类精子库提供的精子，违规开展精液检查、采集、提供精液标本等情况。

人类辅助生殖技术的实施应当符合《人类辅助生殖技术规范》的规定。精子的采集与提供应当在经过批准的人类精子库中进行，并严格遵守《人类精子库技术规范》和各项技术操作规程。

1. 供精者的筛选　供精者应当是年龄在22～45周岁之间的健康男性，人类精子库应当对供精者进行健康检查和严格筛选。供精者只能在一个人类精子库中供精。精子库采集精子后，应当进行检验和筛查。精子冷冻6个月后，经过复检合格，方可向经卫生行政部门批准开展人类辅助生殖技术的医疗机构提供，并向医疗机构提交检验结果。未经检验或检验不合格的，不得向医疗机构提供。严禁精子库向医疗机构提供新鲜精子。严禁私自采精。医疗机构在实施人类辅助生殖技术时应当索取精子检验合格证明。

2. 知情同意　工作人员应当向供精者说明精子的用途、保存方式以及可能带来的社会伦理等问题。应当遵循知情同意原则，并签署知情同意书。涉及伦理问题的，应当提交医学伦理委员会讨论。医疗机构应当为当事人保密，不得泄露有关信息，不得进行性别选择。

3. 建立档案　应当建立健全技术档案管理制度或供精者档案，对供精者的详细资料和精子使用情况、供精人工授精医疗行为方面的医疗技术档案和法律文书永久保存。

4. 保密　人类精子库应当为供精者和受精者保密，未经供精者和受精者同意不得泄露有关信息。

5. 技术质量监测和检查　国家卫生和计划生育委员会指定卫生技术评估机构，对人类精子库或开展人类辅助生殖技术的医疗机构进行技术质量监测和定期检查，监测结果和检查报告报医疗机构所在地的省、自治区、直辖市人民政府卫生行政部门和国家卫生和计划生育委员会备案。

（三）法律责任

1. 未经批准擅自设置人类精子库，采集、提供精子或开展人类辅助生殖技术的非医疗机构，或对有上述违法行为的医疗机构，按照《医疗机构管理条例》和《医疗机构管理条例实施细则》的规定处罚。

2. 开展人类辅助生殖技术的医疗机构违反《人类辅助生殖技术管理办法》，

有下列行为之一的,由省、自治区、直辖市人民政府卫生行政部门给予警告、三万元以下罚款,并给予有关责任人行政处分;构成犯罪的,依法追究刑事责任:①买卖配子、合子、胚胎的;②实施代孕技术的;③使用不具有《人类精子库批准证书》机构提供的精子的;④擅自进行性别选择的;⑤实施人类辅助生殖技术档案不健全的;⑥经指定技术评估机构检查技术质量不合格的;⑦其他违反《人类辅助生殖技术管理办法》规定的行为。

第四节 医疗安全监督管理

医疗安全关系人民群众的健康,关系患者和医疗机构及其医务人员双方的合法权益。医疗安全的监督管理是卫生行政部门对医疗机构监督的一个重要内容。

本章主要介绍医疗事故预防与处置和医院感染的医疗安全监督管理。

一、相关概念

1. 医疗安全(medical safety) 一般是指患者在医院的诊疗过程中,没有发生因医疗机构及其医务人员责任心不强、技术过失、医疗设备问题、管理不善等单一或众多原因引起的医疗缺陷,造成患者病情、身体、心理和精神不利影响或损害等后果。

2. 医疗事故(medical incident) 是指医疗机构及其医务人员在医疗活动中,违反医疗卫生管理法律、行政法规、部门规章和诊疗护理规范、常规,过失造成患者人身损害的事故。

医疗事故的分级

根据对患者人身造成的损害程度,医疗事故分为四级:

一级医疗事故:造成患者死亡、重度残疾的;

二级医疗事故:造成患者中度残疾、器官组织损伤导致严重功能障碍的;

三级医疗事故:造成患者轻度残疾、器官组织损伤导致一般功能障碍的;

四级医疗事故:造成患者明显人身损害的其他后果的。

---

3. 医院感染(hospital infection) 指住院病人在医院内获得的感染,包括在住院期间发生的感染和在医院内获得出院后发生的感染,但不包括入院前已开始或者入院时已处于潜伏期的感染。医院工作人员在医院内获得的感染也属医院感染。

4. 医疗安全监督 是指卫生行政部门依法对医疗机构的医疗安全控制、医疗事故的防范与处理,并对发生医疗事故的医疗机构及其医务人员进行行政处理的卫生行政执法活动。

笔记

二、医疗事故预防与处置的监督

为了保障医疗安全,保护患者和医疗机构及其医务人员的合法权益,国务院于2002年4月4日颁布了新的《医疗事故处理条例》,并于2002年9月1日开始施行。随后原卫生部出台了《医疗事故技术鉴定暂行办法》《医疗事故分级标准(试行)》《医疗事故争议中尸检机构及专业技术人员资格认定办法》《医疗事故技术鉴定专家库学科专业组名录(试行)》《医疗机构病历管理规定》《重大医疗过失行为和医疗事故报告制度的规定》《病历书写基本规范(试行)》《中医、中西医结合病历书写基本规范(试行)》等配套文件。《医疗事故处理条例》及其配套文件,既是医疗机构防范医疗事故的法律依据,也是医疗安全监督的法律依据。

(一) 医疗事故的预防与处置

1. 设置质量监控机构或配备专(兼)职人员 医疗机构应设置医疗服务质量监控部门或者配备专(兼)职人员,具体负责监督医务人员的医疗服务工作,检查医务人员执业情况,接受患者对医疗服务的投诉,向其提供咨询服务。

2. 妥善保管病历 卫生行政部门对医疗机构病历的书写及保管进行监督的内容包括:病历是否真实完整;病历是否及时书写;病历的审查与修改是否符合规范;病历是否妥善保管。

3. 保障患者知情权 在医疗活动中,医疗机构及其医务人员应当将患者的病情、医疗措施、医疗风险等如实告知患者,及时解答其咨询;但是应避免对患者产生不利后果。

4. 制定防范、处理医疗事故的预案 医疗机构应制定防范、处理医疗事故的预案,预防医疗事故的发生,减轻医疗事故的损害。

5. 建立医疗事故报告制度 发生医疗事故的,医疗机构应当按照规定向所在地卫生行政部门报告。

发生下列重大医疗过失行为的,医疗机构应在12小时内向所在地卫生行政部门报告:①导致患者死亡或者可能为二级以上的医疗事故;②导致3人以上人身损害后果;③国务院卫生行政部门和省、自治区、直辖市人民政府卫生行政部门规定的其他情形。

6. 发生或者发现医疗过失行为,医疗机构及其医务人员应当立即采取有效措施,避免或者减轻对患者身体健康的损害,防止损害扩大。

(二) 医疗事故的行政处理及其监督

1. 重大医疗过失行为调查及采取相应措施的监督 卫生行政部门接到报告后,应对重大医疗过失行为的调查及采取措施的情况进行监督。包括封存病历资料,封存现场实物,对尸体妥善处理。

2. 对医疗事故技术鉴定的审核进行监督 卫生行政部门对医疗事故技术鉴定结论实施有限审核的原则,即只进行程序上的审核。

3. 对医疗机构医疗事故处理结果的报告进行监督 医疗事故争议发生后,医患之间可以进行协商并达成协议,自行解决争议;也可以通过人民法院调解或判决来解决医疗事故争议。无论哪种方式,医疗机构都应将争议解决的情况向卫生行政部门报告。卫生监督机构应对医疗机构履行其报告义务进行监督。

（三）法律责任

1. 行政责任

（1）医疗机构发生医疗事故的,由卫生行政部门根据医疗事故等级和情节,给予警告;情节严重的,责令限期停业整顿直至由原发证部门吊销执业许可证,对负有责任的医务人员,尚不够刑事处罚的,依法给予行政处分或者纪律处分。

（2）对发生医疗事故的有关医务人员,卫生行政部门给予警告或责令暂停六个月以上一年以下的执业活动,甚至吊销其执业证书。

（3）参加医疗事故技术鉴定工作的人员违反《医疗事故处理条例》的规定,接受申请鉴定双方或者一方当事人的财物或者其他利益,出具虚假医疗事故技术鉴定书,造成严重后果尚不够刑事处罚的,由原发证部门吊销其执业证书或者资格证书。

2. 刑事责任　医疗机构及其医务人员在医疗活动中的违法、违规行为构成犯罪、触犯刑法的,应承担相应的刑事法律责任。

（1）医疗事故罪:指医务人员在诊疗护理工作中,由于违反规章制度和诊疗护理操作规范,严重不负责任,造成就诊人死亡或者严重损害就诊人身体健康的行为,根据《刑法》第三百三十五条规定犯医疗事故罪的,处 3 年以下有期徒刑或者拘役。

（2）受贿罪:卫生行政部门的工作人员在处理医疗事故的过程中,利用职务上的便利收受他人财物或其他利益,滥用职权,玩忽职守,或发现违法行为不予查处,构成犯罪的,依法追究刑事责任。参加医疗事故技术鉴定的工作人员违反规定,接受当事人财物或其他利益,出具虚假医疗事故技术鉴定书,造成严重后果的,依法追究刑事责任。

三、医院感染的监督

医院感染的监督是指卫生监督主体依据法律的授权,对医院感染的监测、控制、管理进行监督,对医院违法造成的医院感染事件进行处理的卫生行政执法活动。

为加强医院感染管理,有效预防和控制医院感染,保障医疗安全,提高医疗质量,原卫生部先后发布了《医院消毒卫生标准》、《医院感染诊断标准》、《医院感染管理办法》,这是医院感染监督的具体法规依据。此外,《传染病防治法》、《突发公共卫生事件应急条例》、《传染性非典型肺炎防治管理办法》、《医疗机构管理条例》、《医疗事故处理条例》、《消毒管理办法》等法律、法规中有关医院感染的规定也是对医院感染进行监督的法律依据。

（一）医疗机构对医院感染的自身管理

医疗机构应加强自身管理,采取下列措施有效控制医院感染。

1. 建立医院感染管理责任制　制定并落实医院感染管理的规章制度和工作规范,有效预防和控制医院感染。

笔记

2. 设立医院感染管理机构　住院床位总数在 100 张以上的医院应当设立医院感染管理委员会和独立的医院感染管理部门。住院床位总数在 100 张以下的医院应当指定分管医院感染管理工作的部门。其他医疗机构应当有医院感染管理专（兼）职人员。

3. 医院感染的预防与控制　包括：①严格执行消毒工作技术规范；②制定措施控制危险因素；③严格执行隔离技术规范及防护措施；④加强监测管理；⑤建立报告制度；⑥建立岗位规范化培训和考核制度。

（二）医院感染的监督管理

县级以上地方人民政府卫生行政部门负责对所辖区域的医疗机构进行监督检查。监督主要内容是：医院感染管理的规章制度及落实情况；针对医院感染危险因素的各项工作和控制措施；消毒灭菌与隔离、医疗废物管理及医务人员职业卫生防护工作状况；医院感染病例和医院感染暴发的监测工作情况。

在检查中发现医疗机构存在医院感染隐患时，应当责令限期整改或者暂时关闭相关科室或者暂停相关诊疗科目。

（三）法律责任

对医院在医院感染管理工作中违反《传染病防治法》、《医院消毒卫生标准》、《消毒管理办法》、《突发公共卫生事件应急条例》、《传染性非典型肺炎防治管理办法》、《医疗机构管理条例》、《医疗废物管理条例》等法律、法规的行为，卫生行政部门要根据违法行为触犯的不同法律、法规的规定进行处罚。

第五节　医疗废物监督

为了加强医疗废物的安全管理，防止疾病传播，保护环境，保障人体健康，根据《中华人民共和国传染病防治法》和《中华人民共和国固体废物污染环境防治法》，2003 年 6 月 4 日国务院颁布了《医疗废物管理条例》，原卫生部、国家环保总局又接着联合下发了《医疗废物分类目录》、《医疗废物管理行政处罚办法》，使医疗废物的监督管理工作进一步规范。

一、相关概念

1. 医疗废物（medical rubbish）　是指医疗卫生机构在医疗、预防、保健以及其他相关活动中产生的具有直接或者间接感染性、毒性以及其他危害性的废物。

医疗废物的分类

根据医疗废物的危害性，原卫生部与国家环境保护总局共同颁布的《医疗废物分类目录》中，将医疗废物分为：

1. 感染性废物　是指携带病原微生物具有引发感染性疾病传播危险的医疗废物，包括被病人血液、体液、排泄物污染的物品，传染病病人产生的垃圾等。

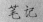笔记

2. 病理性废物　是指在诊疗过程中产生的人体废弃物和医学试验动物尸体,包括手术中产生的废弃人体组织、病理切片后废弃的人体组织、病理蜡块等。

3. 损伤性废物　是指能够刺伤或割伤人体的废弃的医用锐器,包括医用针、解剖刀、手术刀、玻璃试管等。

4. 药物性废物　是指过期、淘汰、变质或被污染的废弃药品,包括废弃的一般性药品,废弃的细胞毒性药物和遗传毒性药物等。

5. 化学性废物　是指具有毒性、腐蚀性、易燃易爆性的废弃化学物品,如废弃的化学试剂、化学消毒剂、汞血压计、汞温度计等。

2. 医疗废物监督　医疗废物的监督是指卫生监督主体对医疗废物的收集、运送、贮存、处置活动中的疾病防治工作和环境污染防治工作实施的卫生行政执法活动。

医疗废物的监督涉及多个部门,本节所涉的医疗废物监督仅指卫生监督机构所进行的监督,不涉及其他政府部门对医疗废物处理的有关监督管理活动。

二、医疗废物监督的内容

县级以上各级人民政府卫生行政主管部门,对医疗废物收集、运送、贮存、处置活动中的疾病防治工作实施统一监督管理。

医疗卫生机构收治的传染病病人或者疑似传染病病人产生的生活垃圾以及在计划生育技术服务、医学科研、教学、尸体检查和其他相关活动中产生的具有直接或者间接感染性、毒性及其他危害性废物的管理,均按照医疗废物进行管理和处置。

(一)对医疗废物的自身管理

医疗卫生机构和医疗废物集中处置单位,应加强自身管理,落实下面工作:①建立健全管理责任制、规章制度、设置监控机构;②采取有效的职业卫生防护措施;③实行医疗废物登记制度;④防止医疗废物流失、泄漏、扩散;⑤禁止转让、买卖、邮寄医疗废物;⑥严格按要求收集、贮存、运送、处置。

(二)对医疗废物管理的卫生监督

1. 县级以上地方人民政府卫生行政主管部门,应当对医疗卫生机构和医疗废物集中处置单位从事医疗废物的收集、运送、贮存、处置中的疾病防治工作以及工作人员的卫生防护等情况进行定期监督检查或者不定期的抽查,主要内容是:①医疗废物管理的规章制度及落实情况;②医疗废物分类收集、运送、暂时贮存及机构内处置的工作状况;③有关医疗废物管理的登记资料和记录;④医疗废物管理工作中,相关人员的安全防护工作;⑤发生医疗废物流失、泄漏、扩散和意外事故的上报及调查处理情况;⑥进行现场卫生学监测。

2. 卫生行政主管部门、环境保护行政主管部门应定期交换监督检查和抽查

笔记

结果。在监督检查或者抽查中发现医疗卫生机构和医疗废物集中处置单位存在隐患时,应当责令立即消除隐患。

3. 卫生行政主管部门接到对医疗卫生机构、医疗废物集中处置单位和监督管理部门及其工作人员违反本条例行为的举报、投诉、检举和控告后,应当及时核实,依法作出处理,并将处理结果予以公布。

4. 卫生行政主管部门履行监督检查职责时有权采取下列措施 ①对有关单位进行实地检查,了解情况,现场监测,调查取证;②查阅或者复制医疗废物管理的有关资料,采集样品;③责令违反本条例规定的单位和个人停止违法行为;④查封或者暂扣涉嫌违反本条例规定的场所、设备、运输工具和物品;⑤对违反本条例规定的行为进行查处;⑥发生因医疗废物管理不当导致传染病传播或者环境污染事故,或者有证据证明传染病传播或者环境污染的事故有可能发生时,卫生行政主管部门应当采取临时控制措施,疏散人员,控制现场,并根据需要责令暂停导致或者可能导致传染病传播或者环境污染事故的作业;⑦医疗卫生机构和医疗废物集中处置单位,对卫生行政主管部门的检查、监测、调查取证,应当予以配合,不得拒绝和阻碍,不得提供虚假材料。

三、法律责任

(一) 行政责任

1. 医疗卫生机构有下列情形之一的,由县级以上地方人民政府卫生行政主管部门责令限期改正,给予警告;逾期不改正的,处 2000 元以上 5000 元以下的罚款:①未建立、健全医疗废物管理制度,或者未设置监控部门或者专(兼)职人员的;②未对有关人员进行相关法律和专业技术、安全防护以及紧急处理等知识培训的;③未对医疗废物进行登记或者未保存登记资料的;④对使用后的医疗废物运送工具或者运送车辆未在指定地点及时进行消毒和清洁的;⑤自行建有医疗废物处置设施的医疗卫生机构未定期对医疗废物处置设施的污染防治和卫生学效果进行检测、评价,或者未将检测、评价效果存档、报告的。

2. 医疗卫生机构、医疗废物集中处置单位未对从事医疗废物收集、运送、贮存、处置等工作的人员和管理人员采取职业卫生防护措施的,由县级以上地方人民政府卫生行政主管部门责令限期改正,给予警告;逾期不改正的,处 2000 元以上 5000 元以下的罚款。

3. 医疗卫生机构有下列情形之一的,由县级以上地方人民政府卫生行政主管部门责令限期改正,给予警告,可以并处 5000 元以下的罚款,逾期不改正的,处 5000 元以上 3 万元以下的罚款:①贮存设施或者设备不符合环境保护、卫生要求的;②未将医疗废物按照类别分置于专用包装物或者容器的;③未使用符合标准的运送工具运送医疗废物的。

4. 医疗卫生机构有下列情形之一的,由县级以上地方人民政府卫生行政主管部门责令限期改正,给予警告,并处 5000 元以上 1 万元以下的罚款;逾期不改正的,处 1 万元以上 3 万元以下的罚款。①在医疗卫生机构内运送过程中丢弃医疗废物,在非贮存地点倾倒、堆放医疗废物或者将医疗废物混入其他废物和生活垃圾的;②未按照《医疗废物管理条例》的规定对污水、传染病病人或者疑似传染病病人的排泄物,进行严格消毒的,或者未达到国家规定的排放标准,排入医疗卫生机构内的污水处理系统的;③对收治的传染病病人或者疑似传染病病人产生的生活垃圾,未按照医疗废物进行管理和处置的。

5. 医疗卫生机构发生医疗废物流失、泄漏、扩散时,未采取紧急处理措施,或者未及时向卫生行政主管部门报告的,由县级以上地方人民政府卫生行政主管部门责令改正,给予警告,并处1万元以上3万元以下的罚款。

6. 不具备集中处置医疗废物条件的农村,医疗卫生机构未按照卫生行政主管部门有关疾病防治的要求处置医疗废物的,由县级人民政府卫生行政主管部门责令限期改正,给予警告;逾期不改正的,处1000元以上5000元以下的罚款。

7. 未按照《医疗废物管理条例》进行管理和处置医疗废物,造成传染病传播或者环境污染事故的,由县级以上地方人民政府卫生行政主管部门依法处罚,并由原发证的卫生行政主管部门暂扣或者吊销执业许可证件。

（二）民事责任

医疗卫生机构、医疗废物集中处置单位违反《医疗废物管理条例》规定,导致传染病传播,给他人造成损害的,依法承担民事赔偿责任。

（三）刑事责任

1. 县级以上各级人民政府卫生行政主管部门未按照《医疗废物管理条例》的规定履行监督检查职责,发现医疗卫生机构和医疗废物集中处置单位的违法行为不及时处理,发生或者可能发生传染病传播或者环境污染事故时未及时采取减少危害措施,以及有其他玩忽职守、失职、渎职行为,构成犯罪的,依法追究刑事责任。

2. 医疗卫生机构、医疗废物集中处置单位有下列情形之一,构成犯罪的,依法追究刑事责任。①在运送过程中丢弃医疗废物,在非贮存地点倾倒、堆放医疗废物或者将医疗废物混入其他废物和生活垃圾的;②未执行危险废物转移联单管理制度的;③将医疗废物交给未取得经营许可证的单位或者个人收集、运送、贮存、处置的;④对医疗废物的处置不符合国家规定的环境保护、卫生标准规范的;⑤未按照《医疗废物管理条例》的规定对污水、传染病病人或者疑似传染病病人的排泄物,进行严格消毒,或者未达到国家规定的排放标准,排入污水处理系统的;⑥对收治的传染病病人或者疑似传染病病人产生的生活垃圾,未按照医疗废物进行管理和处置的。

3. 医疗卫生机构违反《医疗废物管理条例》规定,将未达到国家规定标准的污水、传染病病人或者疑似传染病病人的排泄物排入城市排水管网,构成犯罪的,依法追究刑事责任。

4. 医疗卫生机构、医疗废物集中处置单位发生医疗废物流失、泄漏、扩散时,未采取紧急处理措施,或者未及时向卫生行政主管部门和环境保护行政主管部门报告,构成犯罪的,依法追究刑事责任。

5. 医疗卫生机构、医疗废物集中处置单位,无正当理由,阻碍卫生行政主管部门或者环境保护行政主管部门执法人员执行职务,拒绝执法人员进入现场,或

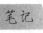
笔记

者不配合执法部门的检查、监测、调查取证,构成犯罪的,依法追究刑事责任。

6. 不具备集中处置医疗废物条件的农村,医疗卫生机构未按照《医疗废物管理条例》的要求处置医疗废物,构成犯罪的,依法追究刑事责任。

案例 12-2

医疗废物未按要求处置案

某区卫生局于 2009 年 4 月 15 日对 W 医疗机构进行监督检查,检查时正在执业活动中。在 W 医疗机构阳台上查见有一只脚踏塑料桶,桶上标有"医用废弃物"字样。打开该脚踏塑料桶,查见桶内套有一个蓝色塑料袋,塑料袋上无任何警示标志和文字说明,塑料袋内放置有使用后的一次性口罩、一次性手套、一次性围布等物品。某区卫生局对此予以立案调查,并最终认定 W 医疗机构未将医疗废物按照类别分置于专用包装物或者容器内,以上事实有现场检查笔录、当事人的陈述、书证等为证。

第六节　大型医用设备配置和使用监督

一、概念

1. 医学装备(medical device)　是指医疗卫生机构中用于医疗、教学、科研、预防、保健等工作,具有卫生专业技术特征的仪器设备、器械、耗材和医学信息系统等的总称。

2. 大型医用设备(large medical equipments)　是指列入国务院卫生行政部门管理品目的医用设备,以及尚未列入管理品目、省级区域内首次配置的整套单价在 500 万元人民币以上的医用设备。

大型医用设备管理品目由国务院卫生行政部门商有关部门确定、调整和公布。

大型医用设备管理品目分为甲、乙两类。资金投入量大、运行成本高、使用技术复杂、对卫生费用增长影响大的为甲类大型医用设备(以下简称甲类),由国务院卫生行政部门管理。管理品目中的其他大型医用设备为乙类大型医用设备(以下简称乙类),由省级卫生行政部门管理。

二、大型医用设备配置和使用监督的法律依据

实践证明,每一项新的医学装备或先进技术的出现都促进和推动着医学科学的发展,但也带来了临床服务成本的急剧上涨。为促进大型医用设备合理配置、安全与有效利用,提高使用效益,控制卫生费用过快增长,维护患者权益,促进卫生事业的健康发展。2004 年 12 月,原卫生部、国家发展和改革委员会、财政部联合颁布了《大型医用设备配置与使用管理办法》,明确将医疗卫生机构医学装备和大型医疗设备的配置和使用纳入监督管理,使医疗设备的监督实现有法可依,按章管理。

三、大型医用设备的配置规划

国家对大型医用设备的管理实行配置规划制度。配置大型医用设备必须适合我国国情、符合区域卫生规划原则，充分兼顾技术的先进性、适宜性和可及性，实现区域卫生资源共享，不断提高设备使用率。

国务院卫生行政部门会同国家发展和改革委员会，依据我国国民经济的发展、医学科学技术的进步，以及社会多层次医疗服务需求，编制甲类大型医用设备的配置规划和提出乙类大型医用设备配置规划指导意见。

省级卫生行政部门会同省级有关部门根据国务院卫生行政部门下发的乙类大型医用设备配置规划指导意见，结合本地区卫生资源配置标准制定乙类大型医用设备配置规划，报国务院卫生行政部门核准后实施。

四、大型医用设备的卫生监督

大型医用设备的卫生监督是指卫生行政部门依法对医疗卫生单位大型医用设备配置和使用情况进行监督检查；对大型医用设备使用和操作规范情况以及应用质量的安全、有效、防护进行监督和评审；对大型医用设备上岗人员取得资质情况进行的监督检查，对违反法规进行行政处罚的卫生行政执法行为。

（一）大型医用设备监督的机构及其职责

按照分级管理的原则，甲类大型医用设备配置和使用由国务院卫生行政部门及同级相关部门监管，乙类大型医用设备由省级卫生行政部门及同级相关部门监管。

（二）大型医用设备的配置审批

大型医用设备的管理实行配置证制度，大型医用设备的配置审批必须遵循科学、合理、公正、透明的原则，严格依据配置规划，经过专家论证，按管理权限分级审批。

1. 配置大型医用设备的程序　甲类大型医用设备的配置，由医疗机构按属地化原则向所在地卫生行政部门提出申请，逐级上报，经省级卫生行政部门审核后报国务院卫生行政部门审批；乙类大型医用设备的配置，由医疗机构按属地化原则向所在地卫生行政部门提出申请，逐级上报至省级卫生行政部门审批。

卫生行政部门按管理权限，从大型医用设备配置申请受理之日起60个工作日内，作出是否同意的批复。

2. 配置许可证的颁发　医疗机构获得《大型医用设备配置许可证》后，方可购置大型医用设备。甲类大型医用设备的配置许可证由国务院卫生行政部门颁发；乙类大型医用设备的配置许可证由省级卫生行政部门颁发。

3. 大型医用设备使用的监督

（1）大型医用设备上岗人员（包括医生、操作人员、工程技术人员等）要接受岗位培训，取得相应的上岗资质。

（2）大型医用设备必须达到计（剂）量准确，安全防护、性能指标合格后方可使用。

笔记

（3）严禁医疗机构购置进口二手大型医用设备。购置其他医疗机构更新替换下来的大型医用设备，必须按本办法规定的程序办理配置审批。

（4）严禁使用国家已公布的淘汰机型。

（5）医疗机构要及时向国家有关管理部门和大型医用设备的批准部门报告大型医用设备使用过程中发生的不良应用事件。

五、法律责任

对违反《大型医用设备配置与使用管理办法》规定，具有下列违法行为，应追究相应的法律责任。

1. 对超规划、越权审批大型医用设备配置的卫生行政部门，国务院卫生行政部门应对其主要负责人、经办人通报批评，并有权撤销其批准决定。

2. 对擅自购置大型医用设备的医疗机构，卫生行政部门要责令其停止使用、封存设备。处理情况应通过媒体公布。

3. 对使用淘汰机型和不合格的大型医用设备的医疗机构，卫生行政部门要及时封存该设备，吊销其《大型医用设备配置许可证》。情节严重，造成恶劣影响的，可以责令其停业整顿。

4. 对聘用不具备资质人员操作、使用大型医用设备的医疗机构，卫生行政部门应及时封存其大型医用设备，并吊销《大型医用设备配置许可证》。

第七节　医疗广告监督

为加强医疗广告管理，从根本上制止虚假违法医疗广告，净化医疗广告市场，保障人民身体健康，根据《广告法》、《医疗机构管理条例》、《中医药条例》等法律法规的规定，国家工商行政管理总局和原卫生部联合制定了《医疗广告管理办法》，明确规定医疗广告内容必须真实、健康、科学、准确，不得以任何形式欺骗和误导公众。

一、相关概念

1. 医疗广告（medical advertisement）　是指医疗机构通过一定的媒介或形式，向社会或者公众宣传其运用科学技术诊疗疾病的活动。

2. 医疗广告卫生监督　是指卫生监督主体对医疗机构发布的医疗广告的内容进行监督检查，对发布违反法律、法规医疗广告的医疗机构进行行政处理的卫生行政执法活动。

没有取得《医疗机构执业许可证》的医疗机构，不能发布医疗广告。禁止以解放军和武警部队名义（包括军队单位、军队个人和冠以与军队相关的任何称谓）、医疗机构内部科室名义发布医疗广告。

二、医疗广告的监督管理

根据《医疗广告管理办法》规定，工商行政管理机关负责医疗广告的监督管理,卫生行政部门、中医药管理部门负责医疗广告的审查,并对医疗机构进行监督管理。

(一)医疗广告内容的审查

1. 发布医疗广告的申请、审查与审查证明的核发

(1)申请时应提交的材料:医疗机构发布医疗广告,应当向其所在地省级卫生行政部门申请,并提交以下材料:《医疗广告审查申请表》;《医疗机构执业许可证》副本原件和复印件;医疗广告成品样件。电视、广播广告可以先提交镜头脚本和广播文稿。

中医、中西医结合、民族医医疗机构发布医疗广告,应当向其所在地省级中医药管理部门申请。

医疗广告内容需要改动或者医疗机构的执业情况发生变化,与经审查的医疗广告成品样件内容不符的,医疗机构应当重新提出审查申请。

(2)医疗广告的审查:省级卫生行政部门、中医药管理部门应当自受理之日起20日内对医疗广告成品样件内容进行审查。卫生行政部门、中医药管理部门需要请有关专家进行审查的,可延长10日。

(3)《医疗广告审查证明》的核发:对审查合格的医疗广告,省级卫生行政部门、中医药管理部门发给《医疗广告审查证明》,并将通过审查的医疗广告样件和核发的《医疗广告审查证明》予以公示;对审查不合格的医疗广告,应当书面通知医疗机构并告知理由。

省级卫生行政部门、中医药管理部门应对已审查的医疗广告成品样件和审查意见予以备案保存,保存时间自《医疗广告审查证明》生效之日起至少两年。

省级卫生行政部门、中医药管理部门应在核发《医疗广告审查证明》之日起五个工作日内,将《医疗广告审查证明》抄送本地同级工商行政管理机关。

(4)《医疗广告审查证明》的有效期:《医疗广告审查证明》的有效期为一年。到期后仍需继续发布医疗广告的,应重新提出审查申请。

2. 医疗广告的内容 广告内容仅限于医疗机构第一名称、医疗机构地址、所有制形式、医疗机构类别、诊疗科目、床位数、接诊时间、联系电话等八项内容。上述主要内容必须与其《医疗机构执业许可证》或其副本载明的内容一致。医疗广告的表现形式不得含有以下情形:①涉及医疗技术、诊疗方法、疾病名称、药物的;②保证治愈或者隐含保证治愈的;③宣传治愈率、有效率等诊疗效果的;④淫秽、迷信、荒诞的;⑤贬低他人的;⑥利用患者、卫生技术人员、医学教育科研机构及人员以及其他社会社团、组织的名义、形象作证明的;⑦使用解放军和武警部队名义的;⑧法律、行政法规规定禁止的其他情形。

(二)对医疗机构医疗广告的监督

1. 医疗机构医疗广告应取得《医疗广告审查证明》 医疗机构未取得《医疗广告审查证明》,不得发布医疗广告。

2. 禁止新闻形式、医疗资讯发布医疗广告。

3. 医疗机构应按核准的内容发布医疗广告。

笔记

4. 收回《医疗广告审查证明》的情形 有下列情况之一的,省级卫生行政部门、中医药管理部门应当收回《医疗广告审查证明》,并告知有关医疗机构:医疗机构受到停业整顿、吊销《医疗机构执业许可证》的;医疗机构停业、歇业或被注销的;其他应当收回《医疗广告审查证明》的情形。

5. 不得篡改《医疗广告审查证明》内容 篡改《医疗广告审查证明》内容的,省级卫生行政部门、中医药管理部门应当撤销《医疗广告审查证明》,并在一年内不受理该医疗机构的广告审批申请。

省级卫生行政部门、中医药管理部门撤销《医疗广告审查证明》后,应当自作出行政处理决定之日起5个工作日内通知同级工商行政管理机关,工商行政管理机关应当依法予以查处。

三、法律责任

医疗机构违反《医疗广告管理办法》规定发布医疗广告,县级以上地方卫生行政部门、中医药管理部门应责令其限期改正,给予警告;情节严重的,核发《医疗机构执业许可证》的卫生行政部门、中医药管理部门可以责令其停业整顿、吊销有关诊疗科目,直至吊销《医疗机构执业许可证》。

本 章 小 结

医疗机构提供的医疗卫生服务关系到人的生命安全与健康,依法对医疗机构实施监督管理、规范医疗卫生服务行为、为广大人民群众提供安全优质的医疗卫生服务、减少医疗损害、维护人民健康权益是卫生行政执法的重要内容。本章主要介绍了与医疗机构监督相关的基本概念,医疗机构与采供血机构的设置原则,卫生行政部门对医疗机构与采供血机构登记与执业、医疗保健专项技术服务、医疗安全、医疗废物的收集、储存、运送和处置、大型医用设备配置和使用、医疗广告监督的主要内容以及医疗机构违反相关法律、法规应承担的法律责任。

关键术语

医疗机构 medical institution
医疗安全 medical safety
医疗事故 medical incident
医院感染 hospital infection
医疗废物 medical rubbish
医学装备 medical device
大型医用设备 large medical equipments
医疗广告 medical advertisement

笔记

讨论题

1. 根据案例12-2,该医疗机构违反了医疗废物管理的哪些规定?

2. 根据章前案例:你认为:

(1) 该案例违法事实是否清楚?在取证方面,证据是否充分?程序是否合法?

(2) 该区行政机关做出的行政处罚是否使用准确?依据是什么?

(3) 如果你是监督员,你将如何进行监督处理?

思考题

1. 医疗机构执业的监督内容是什么?

2. 《医疗机构管理条例》对医疗机构的登记和校验是如何规定的?

3. 母婴保健技术服务执业许可的条件有哪些?

4. 如何开展医疗事故预防与处置的监督?

5. 医疗废物的监督包括哪些内容?

6. 医疗机构违规发布医疗广告应承担什么法律责任?

(方小衡　广东药学院公共卫生学院)

笔记

第十三章

卫生技术人员监督管理

学习目标

通过本章的学习，你应该能够：

掌握　卫生技术人员监督的概念，监督对象及分类，从业资质监督，诊疗行为监督。

熟悉　卫生技术人员监督的法律依据，医生、护士、药师注册制度。

了解　卫生技术人员的类型，执业医师、护士、药师资格考试制度，专项技术服务资格监督，法律责任。

章前案例

2008年6月，某市卫生监督所对某门诊部例行检查。门诊部负责人马某正在为患者静脉输液。现场无执业护士、药剂人员、内科执业医师和口腔执业医师，但门诊部内设有治疗室、诊断室、观察室、药房和口腔科，口腔科内还设置了2台牙科综合治疗椅，治疗椅的治疗盘中放有已使用过的丁香油、生理盐水、一次性注射器等，在技工室的操作台上有2个已制作了一半的前门牙具等。

经查，马某无医师资格证、医师执业证、护士执业证等。

根据现场检查的情况，市卫生监督所立案调查。7月，在报请监督所合议组合议后依法作出"责令改正、罚款4800元"的行政处罚决定。

行政处罚决定下达后，门诊部负责人马某不服，向市卫生局提出听证申请。市卫生局依法组织了听证会。经听证，市卫生局认为，本案违法事实清楚，证据确凿，适用法律正确，程序合法，遂作出了维持原行政处罚决定的决定。

第一节　概　　述

一、卫生技术人员监督的概念

卫生技术人员监督是指卫生监督主体依据卫生管理法律规范对卫生技术人员进行监督检查、追究违法行为人责任的行政执法活动。

笔记

二、卫生技术人员的范围

卫生技术人员（medical personnel），即从事卫生技术工作的人员，简称卫技人员，是指受过高等或中等医药卫生教育或培训，掌握医药卫生知识，经卫生行政部门审查合格，从事医疗、预防、药剂、护理或其他卫生技术工作的专业技术人员。

卫生技术人员应该同时符合四个条件：①接受过医药卫生教育；②掌握医药卫生知识；③具备政府规定的从事特定医药卫生工作的各项条件；④从事医药卫生工作。据此，医生、护士、药剂师是典型的卫生技术人员，但不包括未经执业注册的医务人员、护理员、卫生监督员、卫生协管员、医疗机构的管理人员和工勤人员。

卫生技术人员通常被分为下列四大类：

1. 医师（士）类卫生技术人员　医生是掌握医药知识、以治病为业人员的统称，包括医师、医士、乡村医生。医师是指依法取得执业医师、执业助理医师资格，经注册在医疗机构从事医疗、预防、保健等工作的人员。医士是指受过中等医学教育或具有同等能力、经国家卫生行政部门审查合格的负医疗责任的医务工作者。乡村医生是指经注册在村医疗卫生机构从事预防、保健和一般医疗服务的工作人员。

2. 护师（士）类卫生技术人员　护士是从事护理技术工作人员的统称，指经执业注册取得护士执业证书，依法在医疗机构从事护理工作的人员，其专业技术职称分为护师和护士两大类。

3. 药师（士）类卫生技术人员　药师，也称药剂师，是药学专业技术人员的统称，指受过高等药学教育或在医疗预防机构、药事机构和制药企业从事药品调剂、制备、检定和生产等工作并经卫生行政部门审查合格的药学技术人员。药师的专业技术职称包括初级的药士和药师、中级的主管药师、高级的副主任药师和主任药师。

4. 技师（士）类卫生技术人员　技师是技能工程师的简称，指具备相关技术，掌握或精通某一类技巧、技能的人员。从事医疗卫生服务的技术人员通常被称为医技人员。根据国家卫生和计划生育委员会发布的《医疗机构从业人员行为规范》，医技人员被定义为医疗机构内除医师、护士、药学技术人员之外从事其他技术服务的卫生专业技术人员。通常认为，医技人员包括检验科、影像科、B超室、心电图、脑电图等辅助检查科室的技工人员，口腔技师和医疗器械维护人员。基于盲人医疗按摩被定性为医疗行为，盲人医疗按摩人员也应被归类于医技人员。

卫生技术人员类型划分的历史变迁

卫生技术人员是一个约定俗成的概念，1949年的统计年鉴就采用了这一概念，并将卫生技术人员细分为医生、护（师）士、药剂人员和检验人员。1979年，卫生部颁布《卫生技术人员职称及晋升条例（试行）》，列举了四类卫

笔记

生技术人员：①医疗防疫人员（含中医、西医，卫生防疫，寄生虫、地方病防治，工业卫生，妇幼保健等）的技术职称为：主任医师、副主任医师、主治（主管）医师、医师（住院医师）、医士（助产士）、卫生防疫员（妇幼保健员）；②药剂人员（含中药、西药）的技术职称为：主任药师、副主任药师、主管药师、药师、药剂士、药剂员；③护理人员的技术职称为：主任护师、副主任护师、护师、护士、护理员；④其他技术人员（含检验、理疗、病理、口腔、同位素、放射、营养、生物制品生产等）的技术职称为：主任技师、副主任技师、主管技师、技师、技士、见习员。1986年《卫生技术人员职务试行条例》延续了上述分类，将卫生技术人员分为医、药、护、技四类，分为师（高级和中级职称）和士（初级职称）两级，卫生技术人员同时具备专业技术资格和专业技术职务。至此，我国大陆地区卫生技术人员的类型确定，即医师（士）、药师（士）、护师（士）、技师（士）。

三、卫生技术人员监督的法律依据

（一）医师（士）类卫生技术人员监督的法律依据

1998年6月26日，第九届全国人大常委会第3次会议通过了《中华人民共和国执业医师法》(以下简称《执业医师法》)，原卫生部相继发布了《医师资格考试暂行办法》、《医师执业注册暂行办法》、《关于医师执业注册中执业范围的暂行规定》、《医师外出会诊管理暂行规定》、《医师定期考核管理办法》、《处方管理办法》等配套规章，2004年国务院发布了《乡村医生从业管理条例》。

（二）护士（师）类卫生技术人员监督的法律依据

2008年国务院发布了《护士条例》，2010年发布了《护士执业资格考试办法》，2010年原卫生部发布了《住院患者基础护理服务项目（试行）》、《基础护理服务工作规范》和《常用临床护理技术服务规范》，2011年，原卫生部修订了《临床护理实践指南》。

（三）药师（士）类卫生技术人员监督的法律依据

1994年，原国家医药管理局与人事部联合颁布了《执业药师资格制度暂行规定》，1995年，原国家中医药管理局与人事部联合颁布了《执业中药师资格制度暂行规定》，自此，开始了我国执业药师资格制度。1999年《执业药师资格制度暂行规定》、《执业药师资格考试实施办法》修订，随后，《执业药师资格考试实施办法》、《执业药师注册管理办法》、《执业药师资格认定办法》、《执业药师岗位设置和职责规范》、《执业药师资格认定办法》等一系列规范性文件相继出台。2006年，原卫生部发布《处方管理办法》，对药品调剂行为进行了规范，2010年《静脉用药集中调配质量管理规范》进一步规范了静脉用药集中调配工作，2010年的《医疗机构药事管理规定》对医疗机构内的药事管理提出了全面要求。

（四）技师（士）类卫生技术人员监督的法律依据

由于医技人员指除医、护、药外从事医疗技术工作的所有人员，范围广泛，其提供的技术服务性质各异,至今未出台统一的规范性文件。2012年原卫生部发布的《医疗机构从业人员行为规范》对医技人员进行了原则性的规范,规范检验人员的主要是2006年发布的《医疗机构临床实验室管理办法》、2004年发布的《病原微生物实验室生物安全管理条例》,规范放射诊疗工作人员的主要是2006年发布的《放射诊疗管理规定》、2007年发布的《放射工作人员职业健康管理办法》、2012年发布的《放射卫生技术服务机构管理办法》,规范盲人医疗按摩的是2009年发布的《盲人医疗按摩管理办法》。

第二节　卫生技术人员从业资格监督

一、卫生技术人员从业资格取得的条件和程序

卫生技术人员从业资格是指为公众提供特定卫生技术服务的人员所应该具有的学识、技术、能力和身份。

就卫生技术人员来说,获得相应从业资格往往需要经过一系列程序、通过一系列审查。一般来说,从业资格的获得从考试或考核开始,在卫生行政部门注册或登记后结束。通过考试或者考核,并不意味着获得为公众提供技术服务的法律资格,而是获得该资格的前提条件,因此,考试或者考核通过也被称为获得准从业资格,在卫生行政部门登记注册才是严格意义上的从业资格,即登记注册后才获得了为公众提供特定卫生技术服务的法律资格。

卫生技术人员主要指医生、护士、药剂师,对于上述人员,我国大陆地区均建立了执业资格考试制度。通过执业资格考试,说明考生掌握了相应的卫生专业知识和技能,具备为社会提供卫生专业技术服务初步条件。由于专业知识和技能相对稳定,准从业资格一经获得终生有效。

在通过执业资格考试——专业知识和技能的考察之后,申请人可以申请执业注册。国家卫生行政部门对申请人的精神状况、违法犯罪记录、执业地点、执业类别等进行审查,以决定是否允许申请人在特定的执业地点、特定的执业范围进行执业活动。相对而言,本阶段审查的事项通常处于变动之中,因此,每隔一定时间,需要另行审查一次,其外在表现是每隔一定年限从业人员需申请国家重新审查,以延续从业资格。

我国大陆地区建立了规范的执业医师、执业护士、执业药师资格考试制度,但考试却不是获得医生、护士、药师资格的唯一途径,某些人员可不经考试直接获得,某些人员通过卫生行政部门组织的考核获得,医技人员范围广泛,从业资格通常通过考核取得。

二、卫生技术人员从业资格考试

(一)执业医师资格考试

执业医师是指依法取得执业医师资格或者执业助理医师资格,经注册在医

笔记

疗、预防、保健机构中执业的专业医务人员。

在我国大陆地区，获得医师资格的途径有两条，一是《执业医师法》实施之前符合医师资格的，卫生行政部门直接认定，二是通过医师资格考试后获得。目前，医师资格直接认定工作已经截止，除极特殊情况外不会再启动，因此，获取医师资格的途径仅剩通过考试一条。

根据考生的知识结构及拟从事工作的要求，医师资格考试被分为临床医师、中医（包括中医、民族医、中西医结合）师、口腔医师、公共卫生医师四个类别，报考人员需要按照本人取得学历的医学专业和与之一致的试用期考核合格证明报考相应类别的医师资格。其中，中医、中西医结合和民族医医学专业毕业的报考人员，按照取得学历的医学专业报考中医类别相应的医师资格。执业助理医师报考执业医师资格的，报考类别应当与执业助理医师资格类别一致。

1. 医师资格考试的报考条件 医师资格考试分为执业医师资格考试和执业助理医师资格考试。

报考执业医师资格考试的需要具备下列条件之一：①具有高等学校医学专业本科以上学历，在执业医师指导下，在医疗、预防、保健机构中试用期满一年的；②取得执业助理医师执业证书后，具有高等学校医学专科学历，在医疗、预防、保健机构中工作满2年的，或者具有中等专业学校医学专业学历，在医疗、预防、保健机构中工作满五年的；③以师承方式学习传统医学满三年或者经多年实践医术确有专长的，经县级以上人民政府卫生行政部门确定的传统医学专业组织或者医疗、预防、保健机构考核合格并推荐的。

报考执业助理医师资格考试的需要具备下列条件之一：①具有高等学校医学专科学历或者中等专业学校医学专业学历，在执业医师指导下，在医疗、预防、保健机构中试用期满一年的；②以师承方式学习传统医学满三年或者经多年实践医术确有专长的，经县级以上人民政府卫生行政部门确定的传统医学专业组织或者医疗、预防、保健机构考核合格并推荐的。

《执业医师法》原则性地规定了传统医学学习、实践人员通过考核可参加执业医师资格考试，《传统医学师承和确有专长人员医师资格考核考试办法》对考核程序、结果等事项进行了细化。其中，以师承方式学习的人员，须通过省级中医药管理部门组织的出师考核，取得《传统医学师承出师证书》，确有专长人员须通过设区的市级卫生行政部门和中医药管理部门共同组织的考核，获得《传统医学医术确有专长证书》。《传统医学师承出师证书》、《传统医学医术确有专长证书》的法律效力相当于医学院校的毕业证书。

为解决农村地区卫生技术人员不足的问题，国家卫生和计划生育委员会设置了中等职业学校农村医学专业，培养村卫生室及边远贫困地区乡镇卫生院的执业助理医师。该专业毕业生报名参加执业助理医师资格考试，还须同时符合以下两个条件：①按照省级教育行政部门和卫生行政部门批准的招生计划入学的；②户籍和毕业学校在同一省、自治区、直辖市的。

在校医学生有权参加医师资格考试

为适应临床教学需要、解决长学制医学院校在校生行医资格的问题,卫生部出台了相关文件,目前,研究生可以本科学历或专业学位研究生学历报考。原则上科学学位研究生不得以研究生学历报考,但经教育部批准举办的临床医学、口腔医学、中医学(含民族医)、中西医结合医学专业等专业七年制及以上长学制医学教育毕业生,可以按照规定以科学学位研究生学历报考。本科为临床医学专业,研究生为中医学类或中西医临床医学类专业的,可以本科学历或研究生学历报考。以研究生学历报考时,应当按照规定报考中医类别医师资格。临床医学、口腔医学、中医学(含民族医)、中西医结合医学专业的专业学位研究生,以及已取得符合规定条件本科学历的七年制及以上长学制研究生,取得本科学历后具有1年以上的临床实践训练经历的,可以以本科学历报考;在学期间不具备1年以上的临床实践训练经历的,可以按照规定在毕业当年报考。

2. 医师资格考试的考核方式 医师资格考试的目的是评价申请医师资格者是否具备执业所必需的专业知识与技能,专业知识通过笔试的方式考核,专业技能通过实际操作来考察,前者称为医学综合笔试,后者被命名为实践技能考试。实践技能考试由省级医师资格考试领导小组负责,考试合格的,发给由主考签发的实践技能考试合格证明。实践技能考试合格者方能参加医学综合笔试。医学综合笔试考试成绩合格的,授予执业医师资格或执业助理医师资格,由省级卫生行政部门颁发国家卫生和计划生育委员会统一印制的《医师资格证书》。

3. 医师资格证书的换领 原则上《医师资格证书》终生有效,无须更换,但军队医师转业、复员或者退休,须到地方换领《医师资格证书》。根据相关规定,换取地方《医师资格证书》时,申请人应提交解放军总后勤部卫生部出具的有关其核发执业资格的证明材料,包括:由大军区级单位联(后)勤机关卫生部门出具的换领《医师资格证书》介绍信;转业、复员或退休移交地方人民政府安置证明;原持有的军队《医师资格证书》和复印件。

案例 13-1

无证行医被判非法行医罪

没有输液架,在墙上钉个钉子就凑合用,没有病床,将家里的床收拾下就供病人休息,这就是某家无名黑诊所的情况。这个无名诊所的主人是35岁的伍某,她已在此经营了近两年。

经调查,伍某中专文化,卫校毕业后也参加了医师资格证书的考试,但没能考上。从2010年10月起,伍某在未取得《医师资格证书》、《医师执业证书》,未办理《医疗机构执业许可证》的情况下,在出租屋内开设诊所行医,已被某区卫

笔记

生局行政处罚过两次。2012年7月30日,市民李某来到伍某所开的诊所看病,伍某给李某开了药,并让其在诊所内打点滴。正在输液之时,区卫生局工作人员上门调查,现场查获相关证据。

因非法行医被行政处罚过两次的伍某再次非法行医,区卫生局根据行刑衔接的规定将此案移送检察院,检察院提起公诉。法院审理后认为,被告人伍某未取得医师执业资格而非法行医,且被卫生行政部门处罚两次后再犯,情节严重,已构成非法行医罪,判处有期徒刑十个月,并处罚金五千元。

（二）执业护士资格考试

护士,是指经执业注册取得护士执业证书,依照《护士条例》规定从事护理活动,履行保护生命、减轻痛苦、增进健康职责的卫生技术人员。护士执业资格考试是评价申请护士执业资格者是否具备执业所必需的护理专业知识与工作能力的考试。根据现行法律、法规,护士执业资格考试与护理专业技术职称考试合二为一,获得护士执业资格,同时获得护理专业初级专业技术职称。护士执业资格考试包括专业知识和实践能力两个科目。一次考试通过两个科目为考试成绩合格。

申请参加护士执业资格考试应当具备以下条件:在中等职业学校、高等学校完成国务院教育主管部门和国务院卫生主管部门规定的普通全日制3年以上的护理、助产专业课程学习,包括在教学医院、综合医院完成8个月以上护理临床实习,并取得相应学历证书。

（三）执业药师资格考试

执业药师(licensed pharmacist)是指经全国统一考试合格,取得《执业药师资格证记》,经注册登记,在药品生产、经营、使用单位执业的药学技术人员。执业药师考试科目为药学(中药学)专业知识(一)、药学(中药学)专业知识(二)、药事管理与法规、综合知识与技能四个科目。

根据《执业药师资格制度暂行规定》和《执业药师资格考试实施办法》,凡中华人民共和国公民和获准在我国境内就业的其他国籍的人员具备以下条件之一者,均可申请参加执业药师资格考试:①取得药学、中药学、化学、医学、生物学专业中专学历,从事药学或中药学专业工作满七年;②取得药学、中药学、化学、医学、生物学专业大专学历,从事药学或中药学专业工作满五年;③取得药学、中药学、化学、医学、生物学专业大学本科学历,从事药学或中药学专业工作满三年;④取得药学、中药学或化学、医学、生物学专业第二学士学位、研究生班结业或取得硕士学位,从事药学或中药学专业工作满一年;⑤取得药学、中药学、化学、医学、生物学专业博士学位。

按照国家有关规定评聘为高级专业技术职务,并具备下列条件之一者,可免试药学(或中药学)专业知识(一)、药学(或中药学)专业知识(二)两个科目,只参加药事管理与法规、综合知识与技能两个科目的考试:①中药学徒、药学或中药学专业中专毕业,连续从事药学或中药学专业工作满20年;②取得药学、中药学专业或相关专业大专以上学历,连续从事药学或中药学专业工作满15年。

笔记

执业药师资格考试合格者,由各省、自治区、直辖市人事部门颁发人事部统一印制的、人事部与国家药品监督管理局用印的中华人民共和国《执业药师资格证书》。

三、卫生技术人员执业注册监督

通过专业资格考试,只是获得了从业的初步资格。从业资格的最终获得,需要在有关国家机关登记注册。注册的本意是将名字记入簿册,就卫生技术人员来说,注册标志着正式获得为社会公众提供特定卫生技术服务的资格。

(一)医师执业注册的事项、条件和程序

1. 医师执业注册　获得医师资格证书的人员拟申请执业注册的,县级以上卫生行政部门应予办理,除非具有下列情形之一:①不具有完全民事行为能力的;②因受刑事处罚的,自刑罚执行完毕之日起至申请注册之日止不满2年的;③受吊销医师执业证书行政处罚,自处罚决定之日起至申请注册之日止不满2年的;④有国务院卫生行政部门规定不宜从事医疗、预防、保健业务的其他情形的。

执业注册的主要事项有三:执业类别、执业范围和执业地点。

执业类别,是指临床、中医(包括中医、民族医和中西医结合)、口腔、公共卫生。医师进行执业注册的类别必须以取得医师资格的类别为依据。医师依法取得两个或两个类别以上医师资格的,除以下两种情况之外,只能选择一个类别及其中一个相应的专业作为执业范围进行注册:①在县及县级以下医疗机构(主要是乡镇卫生院和社区卫生服务机构)执业的临床医师,从事基层医疗卫生服务工作,确因工作需要,经县级卫生行政部门考核批准,报设区的市级卫生行政部门备案,可申请同一类别至多三个专业作为执业范围进行注册。②在乡镇卫生院和社区卫生服务机构中执业的临床医师因工作需要,经过国家医师资格考试取得公共卫生类医师资格,可申请增加公共卫生类别专业作为执业范围进行注册;在乡镇卫生院和社区卫生服务机构中执业的公共卫生医师因工作需要,经过国家医师资格考试取得临床类医师资格,可申请增加临床类别相关专业作为执业范围进行注册。

执业范围,是医师依法有权从事医疗活动的领域,即诊疗服务被限定于特定一级诊疗科目或二级诊疗科目之内。医师不得从事执业注册范围以外其他专业的执业活动。在计划生育技术服务机构中执业的临床医师,其执业范围为计划生育技术服务专业。在医疗机构中执业的临床医师以妇产科专业作为执业范围进行注册的,其范围含计划生育技术服务专业。取得全科医学专业技术职务任职资格者,方可申请注册全科医学专业作为执业范围。

执业地点,是指医师执业的医疗、预防、保健机构及其登记注册的地址。需要注意的是,获得执业助理医师资格的农村医学专业毕业生,其执业地点、执业机构受到严格限制,依法只能到村卫生室和边远贫困地区乡镇卫生院执业,申请到其他医疗机构执业的,卫生行政部门不予受理。

医师多点执业正在试点

医师多点执业是指医师在两个以上医疗机构从事诊疗活动，但不包括医师外出会诊。卫生部正在进行多点执业试点工作，在试点地区，符合条件的医师可以申请增加两个执业地点，分别作为第二和第三执业地点，其原执业地点为第一执业地点。同时符合下列条件的医师可以申请多点执业：①具有中级以上医学专业技术职务任职资格；②第一执业地点同意其多点执业；③身体健康，能够胜任多点执业工作；④试点地区卫生行政部门规定的其他条件。

卫生行政部门在收到符合规定的全部材料后，按照规定程序和时限予以批准，并在其《医师执业证书》"变更注册记录"中增加执业地点，《医师执业证书》编号不变。多点执业医师接受每一个执业地点的卫生行政部门及所执业的医疗机构的监督、管理和考核。多点执业医师注册的各个卫生行政部门之间应当及时相互通报该医师在本辖区内违法、违规、违纪行为及处理情况。医师在任一执业地点接受处罚的，作出处罚决定的卫生行政部门应当及时通知其他卫生行政部门。第一执业地点医疗机构负责综合其他执业地点的考核意见制作该医师定期考核档案。

医师注册后有下列情形之一的，其所在的医疗、预防、保健机构应当在 30 日内报告准予注册的卫生行政部门，卫生行政部门应当注销注册，收回医师执业证书：①死亡或者被宣告失踪的；②受刑事处罚的；③受吊销医师执业证书行政处罚的；④因考核不合格，暂停执业活动期满，经培训后再次考核仍不合格的；⑤中止医师执业活动满 2 年的；⑥身体健康状况不适宜继续执业的；⑦有出借、出租、抵押、转让、涂改《医师执业证书》行为的；⑧有国务院卫生行政部门规定不宜从事医疗、预防、保健业务的其他情形的。

有下列情形之一的，医师应当重新申请注册：①中止医师执业活动 2 年以上的；②规定不予注册的情形消失的。重新申请注册的人员，应当首先到县级以上卫生行政部门指定的医疗、预防、保健机构或组织，接受 3 至 6 个月的培训，并经考核合格，方可依照有关规定重新申请执业注册。

医师变更执业地点、执业类别、执业范围等注册事项的，应当到注册主管部门办理变更注册手续，并提交医师变更执业注册申请审核表、《医师资格证书》、《医师执业证书》以及省级以上卫生行政部门规定提交的其他材料。

2. 乡村医生执业注册的事项、条件和程序 符合下列条件之一的，县级人民政府卫生行政部门应予注册为乡村医生：①已经取得中等以上医学专业学历的；②在村医疗卫生机构连续工作 20 年以上的；③按照省、自治区、直辖市人民政府卫生行政主管部门制定的培训规划，接受培训取得合格证书的。

乡村医生有下列情形之一的，不予注册：①不具有完全民事行为能力的；②受刑事处罚，自刑罚执行完毕之日起至申请执业注册之日止不满 2 年的；③受吊销乡村医生执业证书行政处罚，自处罚决定之日起至申请执业注册之日止不

笔记

满 2 年的。

乡村医生有下列情形之一的,由原注册的卫生行政主管部门注销执业注册,收回乡村医生执业证书:①死亡或者被宣告失踪的;②受刑事处罚的;③中止执业活动满 2 年的;④考核不合格,逾期未提出再次考核申请或者经再次考核仍不合格的。

3. 港、澳、台医师内地短期行医注册的事项、条件和程序　港、澳、台医师内地短期行医,是指具有港、澳、台地区合法资格的医师应聘在内地医疗机构从事不超过 3 年的临床诊疗活动。港、澳、台医师在内地短期行医应当按照规定进行执业注册,取得《港澳医师短期行医执业证书》或《台湾医师短期行医执业证书》。港、澳、台医师短期行医许可证有效期最长 3 年。有效期满后,如拟继续执业的,应当重新办理短期行医执业注册手续。

港、澳、台医师在内地短期行医必须在执业证有效期内按照注册的执业地点、执业类别、执业范围从事相应的诊疗活动。

港、澳、台医师在内地短期行医应当按照《医师定期考核管理办法》和国家卫生和计划生育委员会有关规定接受定期考核。港、澳、台医师短期行医执业注册后有下列情形之一的,聘用的医疗机构应当在 30 日内报告准予其执业注册的卫生行政部门,卫生行政部门应当注销注册,收回执业许可证:①医疗机构和港、澳、台医师解除聘用关系的;②身体健康状况不适宜继续执业的;③在考核周期内因考核不合格,被责令暂停执业活动,并在暂停执业活动期满经培训后再次考核仍不合格的;④违反《执业医师法》有关规定,被吊销《短期行医执业证书》的;⑤出借、出租、抵押、转让、涂改《短期行医执业证书》的;⑥死亡或者被宣告失踪的;⑦受刑事处罚的;⑧被公安机关取消内地居留资格的;⑨国家卫生和计划生育委员会规定不宜从事医疗、预防、保健业务的其他情形的。港、澳、台医师因上述③、④、⑦、⑧的情形而被注销执业注册的,2 年内不得再次申请在内地短期行医。

4. 外籍医师短期行医注册的事项、条件和程序　外国医师来华短期行医是指在外国取得合法行医权的外籍医师,应邀、应聘或申请来华从事不超过一年期限的临床诊断、治疗业务活动。外国医师来华短期行医必须经过注册,取得《外国医师短期行医许可证》。外国医师来华短期行医注册的有效期不超过一年。注册期满需要延期的,须按照规定重新办理。

(二)护士执业注册的事项、条件和程序

申请护士执业注册的应当具备下列条件:①具有完全民事行为能力;②在中等职业学校、高等学校完成国务院教育主管部门和国务院卫生主管部门规定的普通全日制 3 年以上的护理、助产专业课程学习,包括在教学、综合医院完成 8 个月以上护理临床实习,并取得相应学历证书;③通过国务院卫生主管部门组织的护士执业资格考试;④符合国务院卫生主管部门规定的健康标准。

护士执业注册有效期为 5 年。护士执业注册有效期届满需要继续执业的,应当在护士执业注册有效期届满前 30 日向执业地省、自治区、直辖市人民政府卫生主管部门申请延续注册。收到申请的卫生主管部门对具备法定条件的,准予延续,延续执业注册有效期为 5 年;对不具备法定条件的,不予延续,并书面说明理由。

护士被吊销执业证书的,自执业证书被吊销之日起 2 年内不得申请执业注册。

护士在其执业注册有效期内变更执业地点的,应当向拟执业地省、自治区、直辖市人民政府卫生主管部门报告。收到报告的卫生主管部门应当自收到报告之日起 7 个工作日内为其办理变更手续。护士跨省、自治区、直辖市变更执业地点的,收到报告的卫生主管部门还应当向其原执业地省、自治区、直辖市人民政府卫生主管部门通报。

(三)药师执业注册的事项、条件和程序

申请药师注册者必须同时具备下列条件:①取得《执业药师资格证书》;②遵纪守法,遵守药师职业道德;③身体健康,能坚持在执业药师岗位工作;④经所在单位考核同意。

执业药师按照执业类别、执业范围、执业地区注册,执业类别分为药学、中药学,执业范围分为药品生产、药品经营、药品使用,执业地区是省、自治区或者直辖市。

执业药师注册有效期为 3 年,有效期满前 3 个月,持证者须到注册机构办理再次注册手续。执业药师变更执业地区、执业范围应及时办理变更注册手续。

执业药师有下列情形之一的,由所在单位向注册机构办理注销注册手续:①死亡或被宣告失踪的;②受刑事处罚的;③受取消执业资格处分的;④因健康或其他原因不能或不宜从事执业药师业务的。

四、执业医师定期考核

医师定期考核是指受县级以上地方人民政府卫生行政部门委托的机构或组织按照医师执业标准对医师的业务水平、工作成绩和职业道德进行的考核。业务水平包括医师掌握医疗卫生管理相关法律、法规、部门规章和应用本专业的基本理论、基础知识、基本技能解决实际问题的能力以及学习和掌握新理论、新知识、新技术和新方法的能力。工作成绩包括医师执业过程中,遵守有关规定和要求,一定阶段完成工作的数量、质量和政府指令性工作的情况。职业道德包括医师执业中坚持救死扶伤,以病人为中心,以及医德医风、医患关系、团结协作、依法执业状况等。

医师在考核周期内有下列情形之一的,考核机构应当认定为考核不合格:①在发生的医疗事故中负有完全或主要责任的;②未经所在机构或者卫生行政部门批准,擅自在注册地点以外的医疗、预防、保健机构进行执业活动的;③跨执业类别进行执业活动的;④代他人参加医师资格考试的;⑤在医疗卫生服务活动中索要患者及其亲友财物或者牟取其他不正当利益的;⑥索要或者收受医疗器械、药品、试剂等生产、销售企业或其工作人员给予的回扣、提成或者谋取其他不正当利益的;⑦通过介绍病人到其他单位检查、治疗或者购买药品、医疗器械等收取回扣或者提成的;⑧出具虚假医学证明文件,参与虚假医疗广告宣传和药品医疗器械促销的;⑨未按照规定执行医院感染控制任务,未有效实施消毒或者无害化处置,造成疾病传播、流行的;⑩故意泄露传染病人、病原携带者、疑

笔记

似传染病病人、密切接触者涉及个人隐私的有关信息、资料的;⑪疾病预防控制机构的医师未依法履行传染病监测、报告、调查、处理职责,造成严重后果的;⑫考核周期内,有一次以上医德考评结果为医德较差的;⑬无正当理由不参加考核,或者扰乱考核秩序的;⑭违反《执业医师法》有关规定,被行政处罚的。

卫生行政部门应当将考核结果记入《医师执业证书》的"执业记录"栏,并录入医师执业注册信息库。对考核不合格的医师,卫生行政部门可以责令其暂停执业活动3至6个月,并接受培训和继续医学教育;暂停执业活动期满,由考核机构再次进行考核。对考核合格者,允许其继续执业,但该医师在本考核周期内不得评优和晋升;对考核不合格的,由卫生行政部门注销注册,收回医师执业证书。

第三节　专项技术服务资格监督

经执业注册或者考核登记后,卫生技术人员获得了为社会提供某一领域卫生技术服务的资格。在某一特定领域之内,卫生技术服务项目众多,各项目的危险性、复杂性不一,因此,在法定情况下,卫生技术人员还需进一步取得实施特定专项卫生技术服务的资格。

一、抗菌药物临床应用资格监督

根据《抗菌药物临床应用管理办法》,抗菌药物分为三级,非限制使用级、限制使用级与特殊使用级。具有高级专业技术职务任职资格的医师,可授予特殊使用级抗菌药物处方权;具有中级以上专业技术职务任职资格的医师,可授予限制使用级抗菌药物处方权;具有初级专业技术职务任职资格的医师,在乡、民族乡、镇、村的医疗机构独立从事一般执业活动的执业助理医师以及乡村医生,可授予非限制使用级抗菌药物处方权。药师经培训并考核合格后,方可获得抗菌药物调剂资格。

二级以上医院应当定期对医师和药师进行抗菌药物临床应用知识和规范化管理的培训。医师经本机构培训并考核合格后,方可获得相应的处方权。其他医疗机构依法享有处方权的医师、乡村医生和从事处方调剂工作的药师,由县级以上地方卫生行政部门组织相关培训、考核。经考核合格的,授予相应的抗菌药物处方权或者抗菌药物调剂资格。

二、母婴保健技术服务资格监督

母婴保健技术服务人员是指从事《中华人民共和国母婴保健法》规定的婚前医学检查、遗传病诊断、产前诊断、施行结扎手术和终止妊娠手术以及家庭接生技术服务的人员。

凡从事《中华人民共和国母婴保健法》规定的婚前医学检查、遗传病诊断、产前诊断、施行结扎手术和终止妊娠手术以及家庭接生技术服务的人员,必须符合《母婴保健专项技术服务基本标准》的有关规定,经考核合格,取得《母婴保健技术考核合格证书》或《家庭接生员技术合格证书》。

从事婚前医学检查、施行结扎手术和终止妊娠手术的人员以及从事家庭接生的人员,必须经过县级以上地方人民政府卫生行政部门的考核,并取得相应的合格证书。

从事由于遗传因素先天形成、患者全部或者部分丧失自主生活能力、后代再现风险高、医学上认为不宜生育的遗传性疾病诊断的人员和对胎儿进行先天性缺陷和遗传性疾病诊断的人员,必须经过省、自治区、直辖市人民政府卫生行政部门的考核,并取得相应的合格证书。

从事产前诊断技术服务临床医师首先必须是执业医师,其次,需要具备下列条件之一:①医学院校本科以上学历,且具有妇产科或其他相关临床学科 5 年以上临床经验,接受过临床遗传学专业技术培训;②从事产前诊断技术服务 10 年以上,掌握临床遗传学专业知识和技能,这些知识和技能包括:遗传咨询的目的、原则、步骤和基本策略,常见染色体病及其他遗传病的临床表现、一般进程、预后、遗传方式、遗传风险及可采取的预防和治疗措施,常见的致畸因素、致畸原理以及预防措施,常见遗传病和先天畸形的检测方法及临床意义,胎儿标本采集(如绒毛膜、羊膜腔或脐静脉穿刺技术)及其术前术后医疗处置。

从事产前诊断的超声诊断医师首先也必须是执业医师,且接受过超声产前诊断的系统培训,已经熟练掌握胎儿发育各阶段脏器的正常与异常超声图像及羊膜腔穿刺定位技术,能够鉴别常见的严重体表畸形和内脏畸形,其次,需要具备下列条件之一:①大专以上学历,且具有中级以上技术职称;②在本岗位从事妇产科超声检查工作 5 年以上。

三、人类辅助生殖技术服务资格监督

生殖医学机构的在编专职技术人员包括临床医师、实验室专业技术人员、护理人员三类,且上述全部人员须接受国家卫生和计划生育委员会指定医疗机构进行生殖医学专业技术培训。

生殖医学机构的在编专职技术人员不得少于 12 人,其中临床医师不得少于 6 人(包括男科执业医师 1 人),实验室专业技术人员不得少于 3 人,护理人员不得少于 3 人。临床医师须满足下列要求:①专职临床医师必须是具备医学学士学位并已获得中级以上技术职称或具备生殖医学硕士学位的妇产科或泌尿男科专业的执业医师;②临床负责人须由从事生殖专业具有高级技术职称的妇产科执业医师担任;③临床医师必须具备以下方面的知识和工作能力:掌握女性生殖内分泌学临床专业知识,特别是促排卵药物的使用和月经周期的激素调控;掌握妇科超声技术,并具备卵泡超声监测及 B 超介导下阴道穿刺取卵的技术能力,具备开腹手术的能力;具备处理人类辅助生殖技术各种并发症的能力;④机构中应配备专职男科临床医师,掌握男性生殖医学基础理论和临床专业技术。

实验室技术人员须符合下列要求:①胚胎培养实验室技术人员必须具备医学或生物学专业学士以上学位或大专毕业并具备中级技术职称;②实验室负责人须由医学或生物学专业高级技术职称人员担任,具备细胞生物学、胚胎学、遗传学等相关学科的理论及细胞培养技能,掌握人类辅助生殖技术的实验室技能,

具有实验室管理能力;③至少一人具有按世界卫生组织精液分析标准程序处理精液的技能;④至少一人在国家卫生和计划生育委员会指定的机构接受过精子、胚胎冷冻及复苏技术培训,并系统掌握精子、胚胎冷冻及复苏技能;⑤开展卵胞浆内单精子显微注射技术的机构,至少有一人在国家卫生和计划生育委员会指定机构受过本技术的培训,并具备熟练的显微操作及体外受精与胚胎移植实验室技能;⑥开展植入前胚胎遗传学诊断的机构,必须有专门人员受过极体或胚胎卵裂球活检技术培训,熟练掌握该项技术的操作技能,掌握医学遗传学理论知识和单细胞遗传学诊断技术,所在机构必须具备遗传咨询和产前诊断技术条件。

护理人员须符合以下要求:具有护士执业证书;受过生殖医学护理工作的培训;护理工作的负责人必须具备中级技术职称。

四、放射诊疗技术服务资格监督

放射诊疗工作是指使用放射性同位素、射线装置进行临床医学诊断、治疗和健康检查的活动。在放射工作单位从事放射职业活动中受到电离辐射照射的人员被称为放射工作人员。放射工作人员应当具备的基本条件见第十六章。

按照诊疗风险和技术难易程度,放射诊疗工作分为四类:放射治疗;核医学;介入放射学;X射线影像诊断。开展不同类别的放射诊疗医师应符合下列条件:①开展放射治疗工作的应当是具有中级以上专业技术职务任职资格的放射肿瘤医师;②开展核医学诊疗工作的应当是具有中级以上专业技术职务任职资格的核医学医师;③开展介入放射学治疗的应当是具有大学本科以上学历或中级以上专业技术职务任职资格的放射影像医师;④开展X射线影像诊断工作的应当是放射影像医师。

五、肿瘤消融治疗技术服务资格监督

肿瘤消融治疗医师需要具备以下条件:①取得《医师执业证书》,执业范围为开展本技术应用相关专业的本院在职医师;②有3年以上肿瘤诊疗的临床工作经验,具有主治医师及以上专业技术职务任职资格;③经过相应的肿瘤消融治疗技术系统培训并考核合格。

参与肿瘤消融治疗的其他相关卫生专业技术人员需经过肿瘤消融治疗技术相关专业系统培训并考核合格。

六、心血管介入诊疗技术服务资格监督

心血管疾病介入诊疗医师需要具备以下条件:①取得《医师执业证书》,执业范围为内科专业或者外科专业;②有3年以上心血管内科、心脏大血管外科或者胸外科临床诊疗工作经验,具有主治医师以上专业技术职务任职资格;③经过国家卫生和计划生育委员会认定的心血管疾病介入诊疗培训基地系统培训并考核合格;④经2名以上具有心血管疾病介入诊疗技术临床应用能力、具有主任医师专业技术职务任职资格的医师推荐,其中至少1名为外院医师。

心血管疾病介入诊疗其他相关卫生专业技术人员需要经过心血管疾病介入

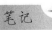

诊疗相关专业系统培训并考核合格。

七、妇科内镜诊疗技术服务资格监督

诊疗医师需要具备以下条件：①取得《医师执业证书》，执业范围为妇产科专业；②有5年以上妇科诊疗工作经验，具有主治医师以上专业技术职务任职资格；③经过省级以上卫生行政部门认定的妇科内镜诊疗技术培训基地系统培训并考核合格；④拟开展四级妇科内镜手术的妇科内镜诊疗医师还应当满足以下要求：具有副主任医师以上专业技术职务任职资格，经国家卫生和计划生育委员会妇科内镜诊疗技术培训基地系统培训并考核合格。

妇科内镜诊疗其他相关卫生专业技术人员应当经过妇科内镜诊疗技术相关专业系统培训并考核合格。

八、非血缘外周血造血干细胞采集与移植专业技术服务资格监督

非血缘外周血造血干细胞采集医师需要具备以下条件：①取得《医师执业证书》，执业范围为内科；②有主治医师以上专业技术职务任职资格；③有3年以上血液内科工作经验和造血干细胞采集经验；④负责造血干细胞采集工作的医师有副主任医师以上专业技术职务任职资格，有5年以上血液内科工作经验和造血干细胞采集经验。

非血缘外周血造血干细胞采集其他技术人员需要具备的条件：能够胜任造血干细胞采集相关工作，能熟练掌握血细胞分离机的操作、相关仪器设备使用和电脑操作。

非血缘外周血造血干细胞移植医师需要具备以下条件：①取得《医师执业证书》，执业范围为内科；②经过国家卫生和计划生育委员会认定的造血干细胞移植培训基地系统培训并考核合格；③负责造血干细胞移植工作的医师还应当有高级专业技术职务任职资格，有10年以上血液内科工作经验、参与血缘造血干细胞移植工作5年以上，有造血干细胞移植合并症的诊断和处理能力。

非血缘外周血造血干细胞移植护士需要具备以下条件：①取得《护士执业证书》；②经过国家卫生和计划生育委员会认定的造血干细胞移植培训基地系统培训并考核合格；③造血干细胞移植护理工作负责人还应当有3年以上造血干细胞移植患者护理经验。

九、器官移植技术服务资格监督

人体器官移植，是指摘取人体器官捐献人具有特定功能的心脏、肺脏、肝脏、肾脏或者胰腺等器官的全部或者部分，将其植入接受人身体以代替其病损器官的过程。

从事器官移植工作的医师需要具备以下条件：执业类别为临床医师，执业范围为外科，执业地点为三级甲等医院；从事本专业临床工作15年以上具有副主任医师以上专业技术职务任职资格；作为人体器官移植手术的手术者，近3年未发生二级以上与人体器官移植相关的医疗事故；申请肝脏移植医师执业资格认

笔记

定的，近 3 年作为术者完成肝脏移植手术 50 例以上；申请肾脏移植医师执业资格认定的，累计完成肾脏移植手术 50 例以上；申请心脏移植医师执业资格认定的，近 3 年作为术者完成心脏移植手术 10 例以上；申请肺脏移植医师执业资格认定的，近 3 年作为术者完成肺脏移植手术 10 例以上；无违反医疗卫生管理相关法律、法规、规章及相关规定的行为。

十、医疗美容技术服务资格监督

医疗美容，是指运用手术、药物、医疗器械以及其他具有创伤性或者侵入性的医学技术方法对人的容貌和人体各部位形态进行的修复与再塑。外科、口腔科、眼科、皮肤科、中医科等相关临床学科在疾病治疗过程中涉及的相关医疗美容活动不受此限制。

负责实施医疗美容项目的主诊医师必须同时具备下列条件：①具有执业医师资格，经执业医师注册机关注册；②具有从事相关临床学科工作经历。其中，负责实施美容外科项目的应具有 6 年以上从事美容外科或整形外科等相关专业临床工作经历；负责实施美容牙科项目的应具有 5 年以上从事美容牙科或口腔科专业临床工作经历；负责实施美容中医科和美容皮肤科项目的应分别具有 3 年以上从事中医专业和皮肤病专业临床工作经历；③经过医疗美容专业培训或进修并合格，或已从事医疗美容临床工作 1 年以上；④省级人民政府卫生行政部门规定的其他条件。

从事医疗美容护理工作的人员应同时具备下列条件：①具有护士资格，并经护士注册机关注册；②具有两年以上护理工作经历；③经过医疗美容护理专业培训或进修并合格，或已从事医疗美容临床护理工作 6 个月以上。

十一、变性手术专业技术服务资格监督

变性手术，是指通过整形外科手段（组织移植和器官再造）使易性癖病患者的生理性别与其心理性别相符，即切除其原有的性器官并重建新性别的体表性器官和第二性征。变性手术的实施应满足下列要求：①手术组由整形外科医师为主组成，必要时可有其他相关科室医师参与；②手术者：取得《医师执业证书》的本院在职医师，执业范围为整形外科，具有副主任医师及以上专业技术职务任职资格；从事整形外科临床工作 10 年以上，其中有 5 年以上参与变性手术临床工作的经验，曾独立完成 10 例以上的生殖器再造术；③第一助手：从事整形外科临床工作 5 年以上的整形外科医师，或者其他相关科室具有主治医师以上专业技术职务任职资格的医师。

第四节　卫生技术人员从业行为监督

卫生技术服务主要指诊疗服务，原则上非卫生技术人员不得实施，但在校学生、尚未通过执业医师资格考试的人员在上级医师指导下可以实施一定范围的医疗服务。

按照现行法律、法规，须在医疗机构之内、由医务人员实施的卫生技术行为包括：理疗；利用药物和穴位按摩治疗近视、弱视等眼部疾病；以治疗疾病为目的、在疾病诊断的基础上、按照中医理论和诊疗规范等实施中医推拿、按摩、刮痧、拔罐等。需要注意的是，有创性的文身技术并未纳入医疗技术范畴进行管理。

卫生技术人员的行为往往直接或者间接关系到患者的生命健康，世界范围内，几乎所有的国家和地区都会对卫生技术人员严格监管。监管的主要手段之一是资质许可，即在行业准入方面严加管理，甚至细化到具体诊疗行为的准入。在获得一般性的行业准入资格之后，卫生监督的重点转为卫生技术人员的具体行为，其中，从业范围、诊疗行为是监督的重点。

一、卫生技术人员从业范围监督

（一）医生从业范围监督

1. 医师执业范围监督　执业范围是医师依法有权从事医疗活动的领域，理论上，医师违反执业范围规定的行为既有可能是超出执业范围行医，也有可能是因为未实施执业范围内应实施的医疗行为。前者通常被定性为超范围执业，后者往往被认定为违反诊疗规范。另外，医师的执业范围与医疗机构诊疗科目密切相关，诊疗科目的范围往往能从另外一个角度反映医师的执业范围。

根据《医师执业注册暂行办法》、《关于医师执业注册中执业范围的暂行规定》，医师即可根据一级诊疗科目注册，也可按照二级诊疗科目注册，如，某医师注册的执业范围为内科，另一医师可能注册的执业范围是消化内科、呼吸内科、神经内科等，但是，内科与其分支学科、分支学科之间的界限，往往来源于历史传统，并无法定的清晰界限，因此，医师的超范围执业问题变得复杂起来。

> #### 执业范围确认的难题
>
> 乳腺外科手术是否属于预防保健科（乳腺保健科）医师的执业范围？《卫生部关于乳腺外科手术项目相关执业登记事宜的批复》指出："根据《中华人民共和国母婴保健法实施办法》第五条有关规定，妇幼卫生工作的基本方针是以保健为中心，以保障生殖健康为目的，实行保健与临床相结合，面向群体，面向基层和预防为主。因此，妇幼保健机构内的乳腺保健科应主要开展群体预防、保健服务，适度开展临床医疗工作。《医疗机构管理条例》第二十七条明确规定：'医疗机构必须按照核准登记的诊疗科目开展诊疗活动'。据此，妇幼保健院必须申请并经卫生行政部门核准登记'外科'诊疗科目后，方可开展'乳腺外科手术'"。据此类推，乳腺外科手术应归入外科医师的执业范围。在另外一起非常相似的案件中，某省卫生行政部门根据专家论证意见认定"脑细胞移植术"属于神经外科的诊疗范畴，如果执业范围为外科的医师实施，则属于超范围执业。因此，医师的行为是否超出了登记注册的执业范围，关键在对该诊疗行为进行归类，归类的主要依据是医学常规，而常规的确定往往需要医学专家的帮助。

笔记

2. 医生从业范围监督 《乡村医生从业管理条例》规定,乡村医生只能提供一般医疗服务,进行一般医学处置,且使用的药物必须在各省制定的乡村医生基本用药目录之内。对超出一般医疗服务范围的病人需及时转诊。尽管该《条例》并未明确规定何为一般医疗服务,但药品目录应能起到一定的补充作用。另外,乡村医生是执业医师和执业助理医师尚无法覆盖乡村情况下的权宜之计,因此,乡村医师的执业范围不应超出执业助理医师。至于执业助理医师至多能够从事哪个层级的诊疗服务,《卫生部关于对执业助理医师行医有关问题的批复》具有指导意义:"剖腹探查手术面临的情况复杂多变,不应视为'一般执业活动'。在患者病情紧急,危及生命安全,且有剖腹探查手术指征,现场没有执业医师,会诊医师不能及时到达情况下,执业助理医师方可在乡村级医疗机构中实施剖腹探查手术。

全科医生的执业范围也受到特别约束,根据《城市社区卫生服务机构管理办法》,临床类别、中医类别执业医师注册相应类别的全科医学专业为执业范围,可从事社区预防保健以及一般常见病、多发病的临床诊疗,不得从事专科手术、助产、介入治疗等风险较高、不适宜在社区卫生服务机构开展的专科诊疗,不得跨类别从事口腔科诊疗。另外,全科医疗诊疗科目的服务范围也从侧面重申了这一规则。根据《卫生部关于全科医疗科诊疗范围的批复》,全科医疗科从事五大诊疗行为:一般常见病、多发病诊疗、护理和诊断明确的慢性病治疗;社区现场应急救护;家庭出诊、家庭护理、家庭病床等家庭医疗服务;康复医疗服务;政府卫生行政部门批准的其他适宜医疗服务。该批复还明确规定,医疗机构核准登记的诊疗科目仅为全科医疗科,却设置了外科、妇产科、口腔科等诊疗科目的,属于超范围执业。总之,全科医生提供的服务,不可介入专科医疗领域。

中医坐堂医,即在零售药店设置的坐堂医诊所行医的医师,中医坐堂医诊所配备的医师必须取得中医执业医师资格后从事 5 年以上临床工作。中医坐堂医诊所只允许提供中药饮片处方服务,不得随意改变或扩大执业范围。

3. 不属于超范围执业的情形 对病人实施紧急医疗救护的不受执业范围的限制,而且根据首诊负责制的要求,接诊医师必须提供力所能及的急救服务。

临床医师依据《住院医师规范化培训规定》和《全科医师规范化培训试行办法》等进行临床转科的,学员可以按照取得的医师资格类别,根据培训计划在培训基地不同科室及基层医疗卫生机构轮转,其执业地点和执业范围不受限制。

依据国家有关规定,经医疗、预防、保健机构批准的卫生支农、会诊、进修、学术交流、承担政府交办的任务和卫生行政部门批准的义诊等,不受执业范围的限制,在必要情况下,省级以上卫生行政部门有权规定其他不属于超范围执业的情形。

笔记

中医执业类别带来的困惑

2001 年 6 月 20 日卫生部和中医药管理局联合颁布《关于医师执业注册中执业范围的暂行规定》，其中中医执业医师的执业范围只是模糊的"中医"二字，并缺乏进一步的补充说明。由此中医执业医师不但在综合医院的临床科室行医存在困难，即使在中医院的某些临床科室、医技科室行医也有违反执业类别行医的嫌疑。

2009 年 7 月，《中国青年报》发表了分析这一现象的报道《中医毕业生就业遇法律障碍》。2009 年 4 月，一名中医师抢救一名病人时，病人因医治无效死亡，而这名注册了的中医执业医师最终被该县卫生局认定为非法行医。

为解决中医类别医师从事西医诊疗活动的法律障碍，同时方便西医实施中医诊疗技术，部分省、市出台了地方性规定，允许符合条件的医师从事相应的诊疗活动。如 2011 年甘肃省卫生行政部门下发通知，允许符合条件的中医开展西医临床诊疗活动、临床类别执业医师开展中医诊疗活动。

（二）护士执业范围监督

作为医生的主要辅助人，护士的工作内容从属于医生的诊疗行为。基于护理工作的从属性质，护士本身并无执业范围，自然也无超范围执业的可能。但是，护理工作范围广泛，服务项目众多，正确界定医疗护理、防止生活护理人员从事护理技术工作是护士执业范围监督的重点。

根据 2010 年原卫生部《住院患者基础护理服务项目（试行）》、《基础护理服务工作规范》、《常用临床护理技术服务规范》以及《临床护理实践指南（2011版）》，护理工作主要包括以下内容：临床护理工作中的清洁与舒适管理；营养与排泄护理；身体活动管理；常见症状护理；皮肤、伤口、造口护理；气道护理；引流护理；围手术期护理；常用监测技术与身体评估；急救技术；常用标本采集；给药治疗与护理；化学治疗、生物治疗及放射治疗的护理；孕产期护理；新生儿及婴幼儿护理；血液净化专科护理操作；心理护理等。

护理技术工作主要包括以下三部分：①对患者进行全面的健康评估和分析，并作出专业判断；②根据评估结果，正确实施护理措施和执行医嘱；③对患者及家属或照顾者进行指导或告知。

护工从事生活护理工作，属于临床护理工作中的清洁与舒适管理、营养与排泄护理、身体活动管理的范畴，具体内容包括：负责照顾病人的生活起居，协助病员自身的清洁工作，如洗脸、漱口、洗头、洗脚、洗澡等；帮助病人进食、饮水、大小便、翻身等；负责清洁消毒病人的脸盆、茶具、痰盂、便盆等生活用具等；满足病人的基本生活要求。

（三）医技人员从业范围监督

1. **实验室医技人员从业范围监督** 医疗机构临床实验室是指对取自人体的各种标本进行生物学、微生物学、免疫学、化学、血液免疫学、血液学、生物物理学、细胞学等检验，并为临床提供医学检验服务的实验室。医疗机构临床实验室专业技术人员应当具有相应的专业学历,并取得相应专业技术职务任职资格。二级以上医疗机构临床实验室负责人应当经过省级以上卫生行政部门组织的相关培训。

实验室检验结果需要形成书面报告,根据《医疗机构临床实验室管理办法》,诊断性临床检验报告应当由执业医师出具,乡、民族乡、镇的医疗机构临床实验室诊断性临床检验报告可以由执业助理医师出具。根据《卫生部关于医技人员出具相关检查诊断报告问题的批复》(卫政法发〔2004〕163 号),诊断性报告是指影像、病理、超声、心电图等诊断性报告,相关专业的医技人员可出具数字、形态描述等客观描述性的检查报告。

2. 盲人医疗按摩人员从业范围监督 盲人医疗按摩人员不得开展推拿以外的医疗、预防、保健活动,不得开具药品处方,不得出具医学诊断证明,不得签署与盲人医疗按摩无关的医学证明文件,且非盲人不得在盲人医疗按摩所从事医疗、预防、保健活动。

案例 13-2

擅自变更执业地点行医被判刑案

被告人徐某持有 A 县颁发的核准其在甲村执业的乡村医生执业证书,在未经 B 区卫生行政部门批准、也未办理变更登记的情况下,其在核准行医的地域之外——B 区乙村的出租屋开设私人诊所,自 2004 年以来长期为附近的街坊和老乡治疗一些简单的疾病。2009 年 1 月,患者舒某接受治疗后突然病危,抢救无效死亡。经法医鉴定,舒某死因为冠心病合并重度脂肪肝所致急性心功能紊乱,与徐某的诊疗行为无因果关系。B 区法院审理认为,被告人徐某虽然持有乡村医生执业证书,在未完成新的变更执业地点许可前,依法不得从事执业活动。其在案发地 B 区从事医疗活动,必须将其所持有的乡村医生执业证书办理变更注册手续,而其未予以办理,属未取得乡村医生执业证书而非法行医的情形。被告人长期非法行医,属情节严重,依法判处有期徒刑一年六个月,并处罚金三千元。

二、卫生技术人员执业地点监督

执业地点是指卫生技术人员执业的医疗、预防、保健机构及其登记注册的地址。

一般来说,执业证书标明的执业地点是所属医疗机构的名称,但执业地点并不限于登记的医疗机构所在地。在下列情形下,医师有权在执业地点之外行医:①外出会诊:据《医师外出会诊管理暂行规定》要求,医师外出会诊应经医师所在医疗机构批准,会诊事项应在其登记注册的执业范围之内;②社区卫生技术人员家庭诊疗服务:根据《城市社区卫生服务机构管理办法》,社区卫生服务中心的医务人员有义务提供家庭出诊、家庭护理、家庭病床等家庭医疗服务。某省卫生厅曾专门下发通知,要求社区医生应根据居民作息习惯,定期上门"家访",并在服务区域内实行预约出诊和急诊上门服务等;③规范化培训:根据《卫生部关于住院医师规范化培训期间医师执业注册有关问题的批复》,规范化培训期间,学员可以按照取得的医师资格类别，根据培训计划在培训基地不同科室及基层医疗卫生机构轮转，其执业地点不受限制。全科医师规范化培训可类推适用该规则；④义诊、进修、学术交流、支农等活动：根据《关于医师执业注册中执业范围的暂行规定》，医师依据国家有关规定，经医疗、预防、保健机构批准的卫生支农、会诊、进修、学术交流、承担政府交办的任务和卫生行政部门批准的义诊等不属于超范围执业，自然也不能按照超执业地点定性。

三、卫生技术人员诊疗行为监督

（一）医师诊疗行为监督

医师应规范行医，须严格遵循临床诊疗技术规范，使用适宜诊疗技术和药物，因病施治，合理医疗，不隐瞒、误导或夸大病情，不过度医疗。另外，在实施特定医疗行为时，医师的行为还需符合某些特别要求。

1. 胎儿性别鉴定　实施医学需要的胎儿性别鉴定的，应当由实施机构三人以上的专家组集体审核。经诊断，确需终止妊娠的，由实施机构为其出具医学诊断结果，并通报县级人民政府计划生育行政部门。

2. 产前诊断　孕妇有下列情形之一的，经治医师应当书面建议其进行产前诊断：①羊水过多或者过少的；②胎儿发育异常或者胎儿有可疑畸形的；③孕早期时接触过可能导致胎儿先天缺陷的物质的；④有遗传病家族史或者曾经分娩过先天性严重缺陷婴儿的；⑤年龄超过35周岁的。

在发现胎儿异常的情况下，经治医师必须将继续妊娠和终止妊娠可能出现的结果以及进一步处理意见，以书面形式明确告知孕妇，由孕妇夫妻双方自行选择处理方案，并签署知情同意书。若孕妇缺乏认知能力，由其近亲属代为选择。涉及伦理问题的，应当交医学伦理委员会讨论。

开展产前诊断技术的医疗保健机构出具的产前诊断报告，应当由2名以上经资格认定的执业医师签发。

3. 终止妊娠　符合省、自治区、直辖市人口与计划生育条例规定生育条件，已领取生育服务证，拟实行中期以上（妊娠14周以上）非医学需要的终止妊娠手术的，需经县级人民政府计划生育行政部门或所在乡（镇）人民政府、街道办事处计划生育工作机构批准，并取得相应的证明。承担施行终止妊娠手术的医务人员，应在手术前查验、登记受术者身份证，并查验医学诊断结果或相应的证明。

4. 气功治疗　运用气功方法治疗疾病构成医疗行为的人员必须同时具备《医师执业证书》、具有执业医师或者执业助理医师资格、《医疗气功技能合格证书》三个条件，且其行为须符合《执业医师法》的各项规定。另外，从事医疗气功诊疗的医师不得使用、制作、经营或者散发宣称具有医疗气功效力的物品，如果开展大型气功讲座或者大型现场医疗气功活动还需经过省级以上人民政府中医药行政管理机构审核批准。

（二）护士诊疗行为监督

护士应正确执行临床护理实践和护理技术规范，全面履行医学照顾、病情观察、协助诊疗、心理支持、健康教育和康复指导等护理职责，为患者提供安全优质的护理服务。

县级以上地方人民政府卫生主管部门应建立护士执业信息记录系统。执业信息记录分良好记录和不良记录,护士执业良好记录包括护士受到的表彰、奖励以及完成政府指令性任务的情况等内容。护士执业不良记录包括护士因违反条例以及其他卫生管理法律、法规、规章或者诊疗技术规范的规定受到行政处罚、处分的情况等内容。

(三)药学专业技术人员诊疗行为监督

医疗机构内的药学专业技术人员的主要工作是药品调剂。

根据《处方管理办法》,具有药师以上专业技术职务任职资格的人员负责处方审核、评估、核对、发药以及安全用药指导——药品调剂工作,药士只能从事处方调配——调和、配合工作。处方调剂的基本规则是非经医师处方不得调剂,除此而外,还须遵守以下规则:①处方审核:药师首先要逐项检查处方前记、正文和后记书写是否清晰、完整,其次,要审核处方是否合法、用药是否适当,如规定必须做皮试的药品,处方医师是否注明过敏试验及结果的判定;处方用药与临床诊断的相符性;剂量、用法的正确性;选用剂型与给药途径的合理性;是否有重复给药现象;是否有潜在临床意义的药物相互作用和配伍禁忌;其他用药不适宜情况。对于不规范处方或者不能判定其合法性的处方,不得调剂。药师经处方审核后,认为存在用药不适宜时,应当告知处方医师,请其确认或者重新开具处方。药师发现严重不合理用药或者用药错误,应当拒绝调剂,及时告知处方医师,并应当记录,按照有关规定报告。②调配药品:药师调配药品要准确,且具体调配工作可由药士负责。另外,随着静脉用药集中调配工作的广泛开展,集中调配工作需要遵守原卫生部《静脉用药集中调配质量管理规范》的各项要求。③书写药袋或粘贴标签:药师应正确书写药袋或粘贴标签,注明患者姓名和药品名称、用法、用量。④用药指导:向患者交付药品时,按照药品说明书或者处方用法,进行用药交代与指导,包括每种药品的用法、用量、注意事项等。

(四)医技人员诊疗行为监督

实验室医技人员有权出具非诊断性临床检验报告。临床检验报告应当使用中文或者国际通用的、规范的缩写。规范的临床检验报告内容应当包括以下内容:①实验室名称、患者姓名、性别、年龄、住院病历或者门诊病历号;②检验项目、检验结果和单位、参考范围、异常结果提示;③操作者姓名、审核者姓名、标本接收时间、报告时间;④其他需要报告的内容。

四、病历书写情况监督

病历是指医务人员在医疗活动过程中形成的文字、符号、图表、影像、切片等资料的总和,包括门(急)诊病历和住院病历。门(急)诊病历内容包括门(急)诊病历首页[门(急)诊手册封面]、病历记录、化验单(检验报告)、医学影像检查资料等。住院病历内容包括住院病案首页、入院记录、病程记录、手术同意书、麻醉同意书、输血治疗知情同意书、特殊检查(特殊治疗)同意书、病危(重)通知书、医嘱单、辅助检查报告单、体温单、医学影像检查资料、病理资料等。

笔记

病历书写应当使用中文，通用的外文缩写和无正式中文译名的症状、体征、疾病名称等可以使用外文；病历书写过程中出现错字时，应当用双线划在错字上，保留原记录清楚、可辨，并注明修改时间，修改人签名。不得采用刮、粘、涂等方法掩盖或去除原来的字迹；病历书写一律使用阿拉伯数字书写日期和时间，采用 24 小时制记录。

五、急救义务履行情况监督

《执业医师法》规定：对急危患者，医师应当采取紧急措施进行诊治；不得拒绝急救处置。2008 年原卫生部《社区卫生工作管理制度》明确规定了首诊负责制制度，2009 年原卫生部《急诊科建设与管理指南（试行）》也重申了首诊负责制。

对于医生来说，首诊负责制意味着以下内容：①首先接诊的科室为首诊责任科室，接诊医师为首诊责任人；②首诊医师对病人进行初步诊断，并做出相应处理，不允许任何推诿或变相推诿现象；③遇到需要急诊抢救的危重病人，应就地抢救治疗，如设备、条件有限，首诊医师在应急对症处理的同时，与上级医院或120 联系，并护送病人到上级医院；④遇危重、疑难病人处理困难时，应及时请上级医师会诊、它科会诊，或转诊，并上报业务主管部门；⑤病人病情涉及多个科室，原则上首诊科室先处理，必要时请其他科室协同处理，各科室经治医师均应详细记录处理经过；⑥病人因病情需要住院或观察室留观，门诊医师须与有关科室医师取得联系并做好交接，以保证医疗安全；⑦危重病人进行检查、转科、留观、住院，均需有医护人员护送。

护士在执业活动中，发现患者病情危急，应当立即通知医师；在紧急情况下为抢救垂危患者生命，应当先行实施必要的紧急救护。

六、其他义务履行情况监督

《医疗机构管理条例》、《执业医师法》、《护士条例》等还规定了卫生技术人员应履行的其他义务，如不得利用职务之便索取、非法收受患者财物或者牟取其他不正当利益，遇有自然灾害、传染病流行、突发重大伤亡事故及其他严重威胁人民生命健康的紧急情况时服从政府调遣，发现传染病疫情、职业病患者、药品不良反应等情况时及时报告，另外，根据《医疗机构管理条例》，医疗机构工作人员上岗工作必须佩戴载有本人姓名、职务或职称的标牌，目前，这一规定也已延伸至从事义诊活动的医务人员。

第五节　法　律　责　任

一、考生违反考试纪律的法律责任

根据《医师资格考试暂行办法》，考生有下列情形之一的，县级以上卫生行政部门视情节给予警告、通报批评、取消单元考试资格、取消当年考试资格的处罚或处分，构成犯罪的依法追究刑事责任：①违反考场纪律、影响考场秩序；②由

笔记

他人代考、偷换答卷;③假报姓名、年龄、学历、工龄、民族、身份证明、学籍等;④伪造有关资料弄虚作假;⑤其他严舞弊行为。

二、医生违规行医的法律责任

医师在执业活动中,有下列行为之一的,由县级以上地方人民政府卫生行政部门给予警告或者责令暂停六个月以上一年以下执业活动,情节严重的,吊销执业证书:①违反卫生行政规章制度或技术操作规范,造成严重后果的;②由于不负责任延误急危患者的抢救和诊治,造成严重后果的;③造成医疗责任事故的;④未经亲自诊查、调查,签署诊断、治疗、流行病学等证明文件或有关出生、死亡等证明文件的;⑤隐匿、伪造或者擅自销毁医学文书及有关资料的;⑥使用未经批准使用的药品、消毒药剂和医疗器械的;⑦不按照规定使用麻醉药品、医疗用毒性药品、精神药品和放射性药品的;⑧未经患者或其家属同意,对患者进行实验性临床医疗的;⑨泄露患者隐私,造成严重后果的;⑩利用职务之便,索取、非法收受患者财物或牟取其他不正当利益的;⑪发生自然灾害、传染病流行、突发重大伤亡事故以及其他严重威胁人民生命健康的紧急情况时,不服从卫生行政部门调遣的;⑫发生医疗事故或发现传染病疫情及患者涉嫌伤害事件或非正常死亡,不按照规定报告的。

乡村医生违反规定使用乡村医生基本用药目录以外的处方药品的,由县级人民政府卫生行政主管部门责令限期改正,给予警告;逾期不改正的,责令暂停3个月以上6个月以下执业活动;情节严重的,由原发证部门暂扣乡村医生执业证书。

超范围行医的类型

①超许可类别行医:口腔、检验专业的人员擅自从事临床工作,显属超出行政许可的类别,反之亦然;②超许可层级行医:层级或者是法定的,如执业医师和执业助理医师、执业医师和乡村医生,或者是行业公认的,如医师和护士。倘若层级低的擅自从事高一级的诊疗活动,应按非卫生技术人员行医论处,相反的情形如何处理存在争议,一观点认为应参照《执业医师法》及其《实施细则》的规定,以非卫生技术人员论处,另一观点以临床医师实施肌肉注射或静脉点滴为例,认为护士遵医嘱开展工作并接受医师的技术指导,且临床医师受到的专业知识教育要远多于护士,应予允许;③超许可地点行医:除了《医师外出会诊管理暂行规定》等规范性文件允许的医师外出会诊、有组织的下乡支农、经批准的义诊等情形外,医师、护士变更执业地点应办理相应手续,但违反该规定如何处理医务人员本人却无明文规定,一种观点认为既然法律对变更注册已作了强制性规定,未经注册不能从事医师执业活动。因此,擅自变更执业地点应按照非医师或非卫生技术人员行医论处,另有一种观点认为应不予处罚,理由是未经变更注册擅自异地执业不属非医师行医,更不能认定为非卫生技术人员行医。

笔记

三、非法行医的法律责任

未经批准擅自开办医疗机构行医或者非医师行医的,由县级以上人民政府卫生行政部门予以取缔,没收其违法所得及其药品、器械,并处十万元以下的罚款;对医师吊销其执业证书;构成犯罪的,依法追究刑事责任。

刑法上的非法行医罪与行政法上的非法行医

非法行医罪,是指未取得医生执业资格的人擅自从事医疗活动,情节严重的行为。情节严重的判定标准:①造成就诊人轻度残疾、器官组织损伤导致一般功能障碍的;②造成甲类传染病传播、流行或者有传播、流行危险的;③使用假药、劣药或不符合国家规定标准的卫生材料、医疗器械,足以严重危害人体健康的;④非法行医被卫生行政部门行政处罚两次以后,再次非法行医的。

行政法的非法行医,即指未取得《医疗机构执业许可证》擅自开展诊疗活动,也包括登记注册的医疗机构使用非卫生技术人员行医。非卫生技术人员行医即指完全无行医资格者行医—典型的非卫生技术人员行医,也包括行医者具有一定限度内的行医资格、但不具有其所实施诊疗行为的行医资格或者专业技术职称—按照非卫生技术人员行医论处。一般来说,下列情形按照非卫生技术人员行医论处:①有资格未注册行医,即执业医师(含执业助理医师)、执业护士和乡村医生未经执业注册开展诊疗活动,包括许可到期未及时申请延续;②超执业许可行医,具有行医资格,但其行为超出了执业许可,可包括超出注册的执业类别、执业地点、执业范围行医,也包括未获专项技术服务资格而提供专项技术服务的情形;③医学院校在校学生和毕业后尚未执业注册者独立从事临床活动。

四、护士违规的法律责任

护士在执业活动中有下列情形之一的,由县级以上地方人民政府卫生主管部门依据职责分工责令改正,给予警告;情节严重的,暂停其六个月以上一年以下执业活动,直至由原发证部门吊销其护士执业证书:①发现患者病情危急未立即通知医师的;②发现医嘱违反法律、法规、规章或者诊疗技术规范的规定,未依照本条例第十七条的规定提出或者报告的;③泄露患者隐私的;④发生自然灾害、公共卫生事件等严重威胁公众生命健康的突发事件,不服从安排参加医疗救护的。

本 章 小 结

卫生技术人员是指受过高等或中等医药卫生教育或培训,掌握医药卫生知识,经卫生行政部门审查合格,从事医疗、预防、药剂、护理或其他卫生技术

笔记

工作的专业技术人员。卫生技术人员通常被分为医、药、护、技四大类。为保障公众健康,对卫生技术人员必须严加监管。监管卫生技术人员的手段有二,一是资质监督,二是行为监督。首先,国家设置种种条件,使得达到相应条件的人员才能进入卫生技术服务领域,部分人员经过统一考试后经注册获得执业资格,部分人员直接通过相关考核后进入卫生技术服务领域。在进入卫生技术服务领域之后,如从事特定的技术服务工作,还要再经过资格审查、培训或者考核,合格者获得从事专项技术服务资格,目前,主要的专项技术服务资格有抗菌药物临床应用、母婴保健服务、放射诊疗、肿瘤消融治疗、心血管介入诊疗、妇科内镜诊疗、人类辅助生殖技术、非血缘外周血造血干细胞治疗、器官移植、医疗美容技术服务等。在获得相应的从业资格之后,监管的重点转为具体的卫生技术行为。首先,卫生技术人员必须在核准注册的执业范围内执业,医、药、护、技之间或者同一类别不同级别的卫生技术人员之间不得超范围执业,其次,卫生技术人员应在登记注册的执业地点、遵照诊疗规范执业,最后,卫生技术人员应遵守卫生管理法律规范,避免违法行为的发生。

关键术语

卫生技术人员　medical personnel
医　师　physician
药　师　pharmacist
护　士　nurse
资　格　qualification
监　督　supervision

思考题

1. 卫生技术人员监督的概念是什么?
2. 经治医师应书面建议产前检查的情形是什么?
3. 检验报告出具资格的具体规定是什么?
4. 什么是医师首诊负责制?具体负责哪些工作?

讨论题

1. 卫生技术人员监督的难点是什么?为什么?
2. 非法行医行为与非法行医罪有何区别?
3. 执业范围监督的难点是什么?

(马　辉　首都医科大学卫生管理与教育学院)

笔记

传染病防治监督

通过本章的学习,你应该能够:

掌握 传染病防治监督的概念、主体和范围;传染病疫情报告、通报和公布的监督;消毒隔离的卫生监督。

熟悉 传染病经常性预防措施和重点预防措施的监督;传染病控制措施的监督;突发传染病控制的监督以及病原微生物实验室安全监督。

了解 传染病防治监督的特征;传染病防治监督的法律依据;违法行为的法律责任。

章前案例

2007年5月15日上午10时许,县疾病预防控制中心接到某卫生院报告,称某中心学校有80多名学生出现不明原因的皮疹。当日县疾病预防控制中心赶赴现场调查核实,对88名皮疹患者进行了流行病学个案调查,并采集了部分患者血样,根据流行病学调查和实验室检测结果,证实发生在某中心学校不明原因皮疹疫情为一起风疹暴发疫情。

县疾病预防控制中心对现场调查时学生反映就诊较多的某村卫生室进行了调查核实,发现该卫生室门诊日志未能按要求规范登记,登记凌乱,字迹潦草,难以辨认。经仔细核对,自2007年4月12日至5月15日该卫生室共登记"麻疹"病例约50例,但一直未向有关部门报告。遂请县卫生局对该卫生室的违法行为进行查处。

县卫生监督所调查发现,该卫生室持有《医疗机构执业许可证》,诊疗科目为全科医疗科,负责人为A某,从业人员只有A某1人,其执业资质为乡村医生;未制定传染病疫情报告管理制度;未建立传染病登记册;未领取传染病报告卡。该卫生室2007年门诊日志共登记"麻疹"、"疑似麻疹"病例53例。其中最早发病的2例"疑似麻疹"病例登记时间为2007年3月24日。从3月25日至4月8日门诊日志中无"麻疹"、"疑似麻疹"病例记录,自4月9日到5月17日门诊日志中陆续登记了51例"麻疹"、"疑似麻疹"病例。

该卫生室负责人A某承认他自2007年3月24日以来未曾向有关医疗卫生机构报告过传染病疫情,知道自己所诊治的"麻疹"、"疑似麻疹"患儿均为某学区中心学校学生。

笔记

卫生监督员还对该中心学校、卫生院和县疾病预防控制中心进行了调查。对上述单位和有关人员调查时,卫生监督员制作了《现场检查笔录》《询问笔录》等相关证据。

该村卫生室诊治 50 多例法定传染病病例均未报告,依照《中华人民共和国传染病防治法》第三十七条,定性为瞒报。

依据《突发公共卫生事件与传染病疫情监测信息报告管理办法》第四十条及第四十一条,对某卫生室作出停业整改,责令其暂停六个月以上一年以下执业活动,并罚款 1990 元的行政处罚。

如果该卫生室在 2007 年 3 月 24 日诊治 2 例"疑似麻疹"后于当天或者第二天向卫生院或县疾病预防控制中心报告,并且有关单位及时采取恰当的预防控制措施,某某学校发生的风疹暴发疫情是完全可以避免的。

因此,做好传染病疫情报告的监督工作,才能有效预防、控制传染病的发生和流行。

第一节 概　述

一、传染病防治监督的概念和特征

1. 传染病防治监督的概念　传染病防治监督(health supervision for control and prevention of infection diseases)是政府和卫生行政部门依据卫生法律、法规的规定对个人、法人和组织从事与传染病防治有关的事项许可,对执行传染病防治法律规范的情况进行监督检查,并对其行为做出处理的行政执法活动。其目的是有效预防、控制和消除传染病的发生和流行,保障人民健康,维护国家卫生法规的统一和尊严。

2. 传染病防治监督的特征

(1)预防为主:预防为主是我国卫生工作的方针,也是传染病防治监督的首要特征。多年来,我国在贯彻预防为主的传染病防治策略实践中,建立和完善了各项具体预防措施和制度,通过监督这些预防措施与制度,对违反传染病防治法律、法规的行为追究其法律责任,才能有效地落实传染病防治的各项措施,遏制传染病的发生、传播和流行,使预防为主这一方针在实践中能够得以切实贯彻。

(2)综合性:由于传染病预防采取包括健康教育、预防接种和改善卫生条件等需要整个社会参与才能到位的综合性措施,由于承担传染病防治监督的机构不仅分布在卫生系统,而且分布在社会多个部门,所以传染病防治的监督必须由政府领导,社会各部门参与,共同努力,相互配合,才能提高防治监督水平。

(3)经常性:传染病发生和流行涉及的环节众多、影响因素复杂多样,若对干预这些环节和因素的措施监督不严,就可能导致传染病的发生,如性传播疾病和血吸虫病的卷土重来。因此传染病预防监督应保持经常性,常抓不懈。

笔记

（4）科学性和全面性：依据传染病防治理论和实践，传染病防治法律规范对传染源、传播途径的管理和易感人群的保护，以及自然因素的控制和社会各界的保障等都作了明确的规定，政府和卫生行政部门依法针对传染病流行"三环节"和"两因素"的措施进行监督，保证各项措施的真正落实，体现了监督的科学性和全面性原则。

（5）点面结合：不同传染病，由于其病原体、宿主的差异，传染源种类和数量的不同，传播途径实现的难易、易感人群的多寡以及自然因素和社会因素影响程度上的差别，在所采取的预防措施上有所侧重，有的侧重于管理传染源，有的侧重于切断传播途径，有的侧重于保护易感人群。因此，针对某个传染病的预防监督，不仅要开展一般性预防措施的监督，更要加大对重点措施的监督管理力度，做到点面结合，突出重点。

（6）分级管理：疾病预防控制机构和医疗保健机构对传染病的疫情处理实行分级分工管理，即对甲类、乙类和丙类传染病实行不同的级别管理和监督。

（7）内部监督与外部监督：在传染病防治监督中，既有内部监督，即县级以上人民政府卫生行政部门对下级人民政府卫生行政部门、疾病预防控制机构、医疗机构、采供血机构等部门和机构的传染病防治方面的监督，又有外部监督，即卫生行政部门及其工作人员履行职责，应当自觉接受社会和公民的监督，体现了内部监督与外部监督相结合的原则。

二、传染病防治监督的法律依据

1.《中华人民共和国传染病防治法》(2004年修订)及其实施细则　1989年《中华人民共和国传染病防治法》通过并实施，1991年原卫生部发布了《中华人民共和国传染病防治法实施办法》。十届全国人大常委会第11次会议于2004年8月8日表决通过了《中华人民共和国传染病防治法》修订案(以下简称《传染病防治法》)，新修订的传染病防治法自2004年12月1日起施行。

2. 其他法律规范　除了《传染病防治法》及其实施细则外，我国还发布了一系列有关传染病预防与控制的法律规范。主要包括：《传染病防治日常卫生监督工作规范》(2010年)、《人间传染的病原微生物菌(毒)种保藏机构管理办法》(2009年)、《艾滋病防治条例》(2006年)、《疫苗储存和运输管理规范》(2006年)、《医疗机构传染病预检分诊管理办法》(2005年)、《疫苗流通和预防接种管理条例》(2005年)、《预防接种工作规范》(2005年)、《医疗废物管理行政处罚办法》(2004年)、《病原微生物实验室生物安全管理条例》(2004年)、《突发公共卫生事件与传染病疫情监测信息报告管理办法》(2003年)、《传染性非典型肺炎防治管理办法》(2003年)、《突发公共卫生事件应急条例》(2003年)、《医疗废物管理条例》(2003年)、《消毒管理办法》(2002年)等。

三、传染病防治监督的主体及范围

（一）传染病防治监督的主体

传染病防治监督的主体是各级政府和县级以上地方人民政府卫生行政部

门。《传染病防治法》第五条规定：各级人民政府领导传染病防治工作；县级以上人民政府制定传染病防治规划并组织实施，建立健全传染病防治的疾病预防控制、医疗救治和监督管理体系；《传染病防治法》第六条规定：国务院卫生行政部门主管全国传染病防治及其监督管理工作。县级以上地方人民政府卫生行政部门负责本行政区域内的传染病防治及其监督管理工作。

（二）传染病防治监督的对象

《传染病防治法》第十二条规定，在中华人民共和国领域内的一切单位和个人，都是传染病监督的对象，一切单位，包括我国的一切机关、企事业单位、社会团体，也包括在我国领域内的一切外资、中外合资、合作企业等，一切个人即在我国领域内的一切自然人，包括中国人、外国人和无国籍人，外交人员也不例外。

（三）监督病种的限定

我国法定管理的传染病病种有 39 种，分为甲、乙、丙 3 类，其中甲类 2 种，乙类 26 种，丙类 11 种，实行分类管理。同时，对乙类传染病中甲型 H1N1 流感、传染性非典型肺炎、炭疽中的肺炭疽和人感染高致病性禽流感，采取甲类传染病的预防、控制措施。

甲类、乙类和丙类传染病

《传染病防治法》第三条规定：传染病分为甲类、乙类和丙类。

甲类传染病是指：鼠疫、霍乱。

乙类传染病是指：传染性非典型肺炎、艾滋病、病毒性肝炎、脊髓灰质炎、人感染高致病性禽流感、麻疹、流行性出血热、狂犬病、流行性乙型脑炎、登革热、炭疽、细菌性和阿米巴性痢疾、肺结核、伤寒和副伤寒、流行性脑脊髓膜炎、百日咳、白喉、新生儿破伤风、猩红热、布鲁氏菌病、淋病、梅毒、钩端螺旋体病、血吸虫病、疟疾。

丙类传染病是指：流行性感冒、流行性腮腺炎、风疹、急性出血性结膜炎、麻风病、流行性和地方性斑疹伤寒、黑热病、包虫病、丝虫病，除霍乱、细菌性和阿米巴性痢疾、伤寒和副伤寒以外的感染性腹泻病。

上述规定以外的其他传染病，根据其暴发、流行情况和危害程度，需要列入乙类、丙类传染病的，由国务院卫生行政部门决定并予以公布。

卫生部分别于 2008 年和 2009 年将手足口病和甲型 H1N1 流感纳入《传染病防治法》管理，其中手足口病归为丙类传染病，甲型 H1N1 流感为乙类传染病。

省、自治区、直辖市人民政府对本行政区域内常见、多发的其他地方性传染病，可以根据情况决定按照乙类或者丙类传染病管理并予以公布，报国务院卫生行政部门备案。

笔记

第二节 传染病预防监督

一、经常性预防措施的监督

（一）健康教育

为使健康教育落到实处，倡导文明健康的生活方式，提高人群对传染病的防治意识和应对能力，应督促检查各级政府开展的预防传染病的健康教育计划、内容与措施效果。

（二）消除各种传播媒介、切断传播途径

了解各级政府消除鼠害和蚊、蝇等病媒生物以及其他传播传染病的或者患有人畜共患传染病的动物的计划和实施情况，重点检查：①铁路、交通、民用航空行政部门负责组织消除交通工具以及相关场所的鼠害和蚊、蝇等病媒生物的危害情况；②各级人民政府农业、水利、林业行政部门组织消除农田、湖区、河流、牧场、林区的鼠害与血吸虫危害的情况。

（三）加强管理和大力改善公共卫生状况

1. 总体规划 督促和检查地方各级政府是否将建设和改造公共卫生设施纳入城乡建设的总体规划中。

2. 城市厕所的修建和粪便无害化处理 督促和检查城市公共厕所的修建、垃圾粪便的无害化处理场和污水、雨水排放处理系统等公共卫生设施的兴建计划和实施情况，以及农村厕所改造，粪便无害化处理情况。

3. 公共生活用水 检查城乡公共生活用水的卫生管理情况，包括：①饮用水水源附近是否有污水池、粪堆（坑）等污染源，是否在饮用水水源附近洗刷便器和运输粪便的工具；②各单位自备水源未经城市建设部门和卫生行政部门批准，是否与城镇集中式供水系统连接。

（四）各项卫生制度和卫生标准

按照以下内容与规定监督各项卫生制度和卫生标准的执行情况：①定期检查从事饮水、饮食、整容、保育、浴池等易使传染病扩散工作的从业人员的健康检查制度的执行情况。②检查医疗保健机构、疾病预防控制机构和从事致病性微生物实验的单位的管理制度、操作规程、消毒隔离制度的执行情况，医源性感染、医院内感染、实验室感染的现状和控制措施实施情况。③美容、整容等单位和个人是否执行国务院卫生行政部门的有关规定。④生物制品是否由各省、自治区、直辖市疾病预防控制中心统一向生物制品生产单位订购并且在疾病控制中心监督指导下使用。⑤血站（库）、生物制品生产单位是否严格执行国务院卫生行政部门的有关规定，保证血液、血液制品的质量，防止因输入血液、血液制品引起病毒性肝炎、艾滋病、疟疾等疾病的发生；任何单位和个人是否使用国务院卫生行政部门禁止进口的血液和血液制品。⑥对招用流动人员 200 人以上的用工单位，检查其是否向当地政府卫生行政部门指定的卫生防疫机构报告，是否按要求采取预防控制传染病的卫生措施。⑦饮用水供水单位从事生产或者供应

活动是否依法取得卫生许可证,供应的饮用水和涉及饮用水卫生安全的产品,是否符合国家卫生标准和卫生规范。⑧检查消毒药剂和消毒器械、卫生用品、卫生材料、一次性医疗器材、隐形眼镜、人造器官等国家有关标准执行情况;⑨定期检查集中式供水是否符合国家《生活饮用水卫生标准》。

二、重点预防措施的监督

(一)传染源管理

1. 传染病病人、病原携带者等的管理　检查传染病病人、病原携带者和疑似传染病病人,在治愈前或者在排除传染病嫌疑前,不得从事法律、法规和国务院卫生行政部门规定禁止从事的易使该传染病扩散的工作。

2. 人畜共患传染病动物的管理　同人畜共患传染病有关的野生动物、家畜家禽的出售或者运输应按下列规定和要求接受监督:①与人畜共患传染病有关的野生动物、家畜家禽,经检疫合格后,方可出售、运输;②传染病流行区的家畜家禽,未经畜牧兽医部门检疫不得外运;畜牧、兽医、公安、卫生等部门要共同加强与人畜共患传染病有关的野生动物、家养动物的管理,如进入鼠疫自然疫源地捕猎旱獭应执行国家有关规定,狂犬病防治中养犬的有关规定亦应执行;③在国家确认的自然疫源地计划兴建水利、交通、旅游、能源等大型建设项目开工前,应当事先由省级以上疾病预防控制机构对施工环境进行卫生调查和实施卫生防疫措施。工程竣工后,疾病预防控制机构应对可能发生的传染病进行监测。

3. 传染病菌(毒)种管理的监督　见本章第五节中病原微生物菌(毒)种、样本的采集、运输、储存的监督。

(二)特殊人群的防护措施

对从事传染病预防、医疗、科研、教学、现场处理疫情等特殊人员是否实施防护措施应进行监督,内容包括:①疾病预防控制机构和从事致病性微生物的科研、教学、实验和生产等单位是否建立、健全并严格执行防止致病性微生物扩散和人体防护制度;②对从事传染病预防、医疗、科研、教学、现场处理疫情的人员,以及在生产、工作中接触传染病病原体的其他人员,有关单位是否按照国家规定,采取有效的卫生防护措施和医疗保健措施,并给予适当的津贴。

三、免疫规划的监督

免疫规划(immunization program)是根据疫情监测和人群免疫状况分析,按照规定的免疫程序,有计划地利用生物制品进行人群预防接种,以提高人群免疫水平,达到控制以至最终消灭相应传染病的目的。通过对免疫规划依法监督,保证免疫规划工作质量。

疫苗及其分类

《疫苗流通和预防接种管理条例》规定:疫苗是指为了预防、控制传染病的发生、流行,用于人体预防接种的疫苗类预防性生物制品。

笔记

疫苗分为两类。第一类疫苗，是指政府免费向公民提供，公民应当依照政府的规定受种的疫苗，包括国家免疫规划确定的疫苗，省、自治区、直辖市人民政府在执行国家免疫规划时增加的疫苗，以及县级以上人民政府或者其卫生主管部门组织的应急接种或者群体性预防接种所使用的疫苗；第二类疫苗，是指由公民自费并且自愿受种的其他疫苗。

2007年卫生部发布的《扩大国家免疫规划实施方案》规定，在现行全国范围内使用的乙肝疫苗、卡介苗、脊灰疫苗、百白破疫苗、麻疹疫苗、白破疫苗6种国家免疫规划疫苗基础上，以无细胞百白破疫苗替代百白破疫苗，将甲肝疫苗、流脑疫苗、乙脑疫苗、麻腮风疫苗纳入国家免疫规划，对适龄儿童进行常规接种。

接种第一类疫苗由政府承担费用。接种第二类疫苗由受种者或者其监护人承担费用。国务院卫生主管部门根据全国范围内的传染病流行情况、人群免疫状况等因素，制定国家免疫规划；会同国务院财政部门拟订纳入国家免疫规划的疫苗种类，报国务院批准后公布。

省、自治区、直辖市人民政府在执行国家免疫规划时，根据本行政区域的传染病流行情况、人群免疫状况等因素，可以增加免费向公民提供的疫苗种类，并报国务院卫生主管部门备案。

（一）对预防接种的监督

国家实行有计划的预防接种制度，对此应按下列规定进行监督：①国务院卫生主管部门制定国家免疫规划，会同国务院财政部门拟订纳入国家免疫规划的疫苗种类，报国务院批准后公布；省、自治区、直辖市人民政府在执行国家免疫规划时，可以增加免费向公民提供的疫苗种类，并报国务院卫生主管部门备案；②中华人民共和国居民均应按规定接受预防接种，需要接种第一类疫苗的受种者应当受种，用于预防接种的疫苗必须符合国家质量标准；③国家对儿童实行预防接种证制度。在儿童出生后1个月内，其监护人应当到儿童居住地承担预防接种工作的接种单位为其办理预防接种证。接种单位对儿童实施接种时，应当查验预防接种证，并做好记录。儿童离开原居住地期间，由现居住地承担预防接种工作的接种单位负责对其实施接种。儿童入托、入学时，托幼机构、学校应当查验预防接种证，发现未依照国家免疫规划受种的儿童，应当向所在地的县级疾病预防控制机构或者儿童居住地承担预防接种工作的接种单位报告，并配合疾病预防控制机构或者接种单位督促其监护人在儿童入托、入学后及时到接种单位补种；④接种第一类疫苗由政府承担费用。

（二）对免疫规划实施情况的监督

1. 免疫规划保障措施的监督　对免疫规划保障措施的落实情况进行监督，内容包括：①检查县级以上人民政府是否将与国家免疫规划有关的预防接种工作纳入本行政区域的国民经济和社会发展计划，是否对预防接种工作所需经费予以保障；②省、自治区、直辖市人民政府是否对购买、运输第一类疫苗所需经

笔记

费予以保障,并保证本行政区域内疾病预防控制机构和接种单位冷链系统的建设、运转;③各级财政安排用于预防接种的经费是否专款专用。

2. 对各级疾病预防控制中心的免疫规划工作的监督 按以下内容进行监督:①省级疾病预防控制机构是否制定本地区第一类疫苗的使用计划,并按规定逐级分发,分发第一类疫苗,不得收取任何费用;②各级疾病预防控制机构是否依照各自职责,根据国家免疫规划或者接种方案,开展与预防接种相关的宣传、培训、技术指导、监测、评价、流行病学调查、应急处置等工作,并依照国务院卫生主管部门的规定做好记录。

3. 对预防接种单位的监督 对预防接种单位进行监督,内容包括:①是否具有医疗机构执业许可证件;②是否具有经过县级人民政府卫生主管部门组织的预防接种专业培训并考核合格的执业医师、执业助理医师、护士或者乡村医生;③是否具有符合疫苗储存、运输管理规范的冷藏设施、设备和冷藏保管制度;④承担预防接种工作的城镇医疗卫生机构,是否设立预防接种门诊;⑤接种单位接收第一类疫苗或者购进第二类疫苗,是否建立并保存真实、完整的接收、购进记录;⑥接种单位接种疫苗,应当遵守预防接种工作规范、免疫程序、疫苗使用指导原则和接种方案,并在其接种场所的显著位置公示第一类疫苗的品种和接种方法;⑦接种单位接种第一类疫苗不得收取任何费用。

案例 14-1

泗县疫苗事件

2005 年 6 月 16 至 17 日,安徽省泗县大庄镇防保所未经批准,擅自组织数名乡村医生,组成 8 个接种组,对该镇 19 所中小学的 2500 多名学生接种甲肝疫苗,6 月 17 日上午,个别学生在接种时出现头晕、胸闷、恶心等症状,随即被送入当地医院观察治疗。随后,有异常反应者不断增加,截至 6 月 30 日,接种疫苗反应住院人数累计达到 311 人,事件中有 1 名患儿死亡,造成直接经济损失达 51 万余元,社会影响极其恶劣。

经卫生部、国家食品药品监督管理局、安徽省卫生厅、南京军区总医院等专家认定,这是一起严重违规集体接种甲肝疫苗所引起的群体性心因性反应。当地有关部门对泗县卫生局、防疫站 4 名主要负责人分别给予了党纪和行政处分;以滥用职权罪分别判处事件的 3 名直接责任人 2 年、2 年及 1 年 6 个月的有期徒刑。

有关部门对本次事件中疫苗采购、储运、接种等环节进行了调查。据查,大庄镇防保所使用的 4000 支甲肝疫苗中,1000 支来自泗县疾病预防控制中心,另 3000 支购自安徽省滁州市一个名叫张鹏的个体户,用装有空调和冰块的救护车,经过 3 个多小时跋涉,运回大庄镇防保所。这批甲肝疫苗不是张鹏生产的,而是他从浙江普康公司购买的。张鹏 2004 年被取缔经销许可证,不具备任何经营疫苗的资质,但被普康公司聘用,从事疫苗经销活动。在甲肝疫苗的接种环节,大庄镇防保所事前没有经过县卫生、教育主管部门和大庄镇政府同意,擅自与学校联系,临时组织数名不具备接种疫苗资质的乡村医生对该镇 19 所学校的

笔记

2480余名学生集体接种甲肝疫苗。在接种时,对发放疫苗的批次、数量等未进行登记。

四、传染病监测制度和预警制度的监督

(一)传染病监测制度的监督

国家建立传染病监测制度,对此应按下列规定进行监督:①国务院卫生行政部门制定国家传染病监测规划和方案。省、自治区、直辖市人民政府卫生行政部门根据国家传染病监测规划和方案,制订本行政区域的传染病监测计划和工作方案;②各级疾病预防控制机构对传染病的发生、流行以及影响其发生、流行的因素,进行监测;对国外发生、国内尚未发生的传染病或者国内新发生的传染病,进行监测;③国家、省级疾病预防控制机构负责对传染病发生、流行以及分布进行监测,对重大传染病流行趋势进行预测,提出预防控制对策,参与并指导对暴发的疫情进行调查处理,开展传染病病原学鉴定,建立检测质量控制体系,开展应用性研究和卫生评价;④设区的市和县级疾病预防控制机构负责本地区疫情和突发公共卫生事件监测、报告,开展流行病学调查和常见病原微生物检测。

(二)传染病预警制度的监督

国家建立传染病预警制度,对此应按下列规定进行监督:①国务院卫生行政部门和省、自治区、直辖市人民政府根据传染病发生、流行趋势的预测,及时发出传染病预警,根据情况予以公布;②县级以上地方人民政府应当制定传染病预防、控制预案,报上一级人民政府备案;③地方人民政府和疾病预防控制机构接到国务院卫生行政部门或者省、自治区、直辖市人民政府发出的传染病预警后,应当按照传染病预防、控制预案,采取相应的预防、控制措施;④传染病预防、控制预案应当包括《传染病防治法》规定的内容。

五、法律责任

(一)违反《疫苗流通和预防接种管理条例》的法律责任

1. 县级以上人民政府未依照《疫苗流通和预防接种管理条例》(本节以下简称《条例》)规定履行预防接种保障职责的,由上级人民政府责令改正,通报批评;造成传染病传播、流行或者其他严重后果的,对直接负责的主管人员和其他直接责任人员依法给予行政处分。

2. 县级以上人民政府卫生主管部门、药品监督管理部门违反《条例》规定,有下列情形之一的,由本级人民政府、上级人民政府卫生主管部门、药品监督管理部门依据各自职责给予相应处分;造成受种者人身损害,传染病传播、流行或者其他严重后果的,对有关人员依法给予行政处分;构成犯罪的,依法追究刑事责任:①未依照《条例》规定履行监督检查职责,或者发现违法行为不及时查处的;②未及时核实、处理对下级卫生主管部门、药品监督管理部门不履行监督管理职责的举报的;③接到发现预防接种异常反应或者疑似预防接种异常反应的相关报告,未立即组织调查处理的;④擅自进行群体性预防接种的;⑤违反《条

例》的其他失职、渎职行为。

3. 疾病预防控制机构、接种单位有下列情形之一的,由县级以上地方人民政府卫生主管部门责令改正,给予警告;有违法所得的,没收违法所得;拒不改正的,对有关责任人员依法给予警告、降级的处分;造成受种者人身损害或者其他严重后果的,对有关责任人员依法给予撤职、开除的处分,并由原发证部门吊销负有责任的医疗卫生人员的执业证书:①从不具有疫苗经营资格的单位或者个人购进第二类疫苗的;②接种疫苗未遵守预防接种工作规范、免疫程序、疫苗使用指导原则、接种方案的;③发现预防接种异常反应或者疑似预防接种异常反应,未依照规定及时处理或者报告的;④擅自进行群体性预防接种的;⑤未依照规定建立并保存真实、完整的疫苗接收或者购进记录的;⑥未在其接种场所的显著位置公示第一类疫苗的品种和接种方法的;⑦医疗卫生人员在接种前,未依照《条例》规定告知、询问受种者或者其监护人有关情况的;⑧实施预防接种的医疗卫生人员未依照规定填写并保存接种记录的;⑨未依照规定对接种疫苗的情况进行登记并报告的;⑩疾病预防控制机构未按照使用计划将第一类疫苗分发到下级疾病预防控制机构、接种单位、乡级医疗卫生机构的;⑪ 设区的市级以上疾病预防控制机构违反《条例》规定,直接向接种单位供应第二类疫苗的;⑫ 疾病预防控制机构未依照规定建立并保存疫苗购进、分发、供应记录的。

4. 疾病预防控制机构、接种单位在疫苗分发、供应和接种过程中违反《条例》规定收取费用的,由所在地的县级人民政府卫生主管部门监督其将违法收取的费用退还给原缴费的单位或者个人,并由县级以上人民政府价格主管部门依法给予处罚。

5. 儿童入托、入学时,托幼机构、学校未依照规定查验预防接种证,或者发现未依照规定受种的儿童后未向疾病预防控制机构或者接种单位报告的,由县级以上地方人民政府教育主管部门责令改正,给予警告;拒不改正的,对有关责任人员依法给予处分。

(二)违反《传染病防治法》的法律责任

1. 非法采集血液或者组织他人出卖血液的,由县级以上人民政府卫生行政部门予以取缔,没收违法所得,可以并处十万元以下的罚款。

2. 违反《传染病防治法》,出现以下情形,导致或者可能导致传染病传播、流行的,由县级以上人民政府卫生行政部门责令限期改正,没收违法所得,可以并处罚款;已取得许可证的,原发证部门可以依法暂扣或者吊销许可证:①饮用水供水单位供应的饮用水不符合国家卫生标准和卫生规范的;②涉及饮用水卫生安全的产品不符合国家卫生标准和卫生规范的;③用于传染病防治的消毒产品不符合国家卫生标准和卫生规范的;④出售、运输疫区中被传染病病原体污染或者可能被传染病病原体污染的物品,未进行消毒处理的;⑤生物制品生产单位生产的血液制品不符合国家质量标准的。

3. 未经检疫出售、运输与人畜共患传染病有关的野生动物、家畜家禽的,由县级以上地方人民政府畜牧兽医行政部门责令停止违法行为,并依法给予行政处罚。在国家确认的自然疫源地兴建水利、交通、旅游、能源等大型建设项目,

笔记

未经卫生调查进行施工的,或者未按照疾病预防控制机构的意见采取必要的传染病预防、控制措施的,由县级以上人民政府卫生行政部门责令限期改正,给予警告,并处罚款;逾期不改正的,加大罚款力度,并可以提请有关人民政府依据职责权限,责令停建、关闭。

4. 有下列情形之一的,由县级以上人民政府卫生行政部门责令限期改正,通报批评,给予警告;对负有责任的主管人员和其他直接责任人员,依法给予降级、撤职、开除的处分,并可以依法吊销有关责任人员的执业证书:①疾病预防控制机构未依法履行传染病监测职责的;②采供血机构未执行国家有关规定,导致因输入血液引起经血液传播疾病发生的;③医疗机构未按照规定承担本单位的传染病预防、控制工作、医院感染控制任务和责任区域内的传染病预防工作的。

(三)其他法律责任

1. 危害公共卫生罪 《中华人民共和国刑法》第三百三十条规定,违反《传染病防治法》的规定,有下列情形之一,引起甲类传染病传播或者有传播严重危险的,处三年以下有期徒刑或者拘役;后果特别严重的,处三年以上七年以下有期徒刑:①供水单位供应的饮用水不符合国家规定的卫生标准的;②准许或者纵容传染病病人、病原携带者和疑似传染病病人从事国务院卫生行政部门规定禁止从事的易使该传染病扩散的工作的;③拒绝执行卫生防疫机构依照传染病防治法提出的预防措施的。单位犯前款罪的,对单位判处罚金,并对其直接负责的主管人员和其他直接负责人员,依照前款规定处罚。

2. 传播性病罪 《中华人民共和国刑法》第三百六十条规定,明知自己患有梅毒、淋病等严重性病卖淫、嫖娼的,处五年以下有期徒刑、拘役或者管制,并处罚金。

第三节 传染病控制监督

一、传染病控制措施的监督

(一)控制传染源、切断传播途径的措施的监督

传染病疫情发生时,应采取以隔离治疗和医学观察为主的措施控制传染源,采取以消毒等卫生处理措施切断传播途径,这些措施的监督见本章第四节消毒隔离卫生监督。此外,在监督中,还应检查媒介昆虫和可能染疫动物的杀灭和消除情况。

(二)易感人群保护措施的监督

对于传染病的密切接触者和受到传染病威胁的人群,重点检查是否对其实施了应急性预防接种和药物预防措施。

(三)控制传染病所采取的紧急措施的监督

1. 传染病疫区的宣布及封锁 检查传染病疫区的宣布、封锁是否符合下列规定和要求:①甲类、乙类传染病暴发、流行时,县级以上地方人民政府报经上

笔记

一级人民政府决定,可以宣布本行政区域部分或者全部为疫区,国务院可以决定并宣布跨省、自治区、直辖市的疫区;②自治区、直辖市人民政府可以决定对本行政区域内的甲类传染病疫区实施封锁,但是,封锁大、中城市的疫区或者封锁跨省、自治区、直辖市的疫区,以及封锁疫区导致中断干线交通或者封锁国境的,由国务院决定。

2. 紧急控制措施的规定及实施　根据传染病暴发、流行情况,必要时,县级以上地方人民政府报经上一级人民政府决定,可以采取下列紧急措施并予以公告:①限制或者停止集市、影剧院演出或者其他人群聚集的活动;②停工、停业、停课;③封闭或者封存被传染病病原体污染的公共饮用水源、食品以及相关物品;④控制或者扑杀染疫野生动物、家畜家禽;⑤封闭可能造成传染病扩散的场所。

3. 疫区封锁解除　检查疫区封锁的解除是否达到下列条件:①甲类传染病病人、病原携带者全部治愈,乙类传染病病人、病原携带者得到有效的隔离治疗;②病人的尸体得到严格消毒处理;③污染的物品及环境已经过消毒等卫生处理;④有关病媒昆虫、染疫动物基本消除;⑤暴发、流行的传染病,经过最长潜伏期后,未发现新的传染病病人,疫情得到有效的控制。可由原决定机关宣布疫区封锁的解除。

（四）传染病疫情控制保障措施的监督

检查根据疫情控制的需要,相关部门是否采取相应的配合措施并提供了相关保障措施,内容包括:①发生传染病疫情时,疾病预防控制机构和省级以上人民政府卫生行政部门指派的其他与传染病有关的专业技术机构,是否被允许进入传染病疫点、疫区进行调查、采集样本、技术分析和检验;②相关部门是否配合国务院、县级以上地方人民政府紧急调集人员或者调用储备物资;③药品和医疗器械生产、供应单位是否及时生产、供应防治传染病的药品和医疗器械;④铁路、交通、民用航空经营单位是否优先运送处理传染病疫情的人员以及防治传染病的药品和医疗器械;⑤县级以上人民政府有关部门是否做好组织协调工作。

（五）传染病医疗救治的监督

检查传染病医疗救治工作开展情况,内容包括:①县级以上人民政府是否指定具备传染病救治条件和能力的医疗机构承担传染病救治任务,或者根据传染病救治需要设置传染病医院;②医疗机构的基本标准、建筑设计和服务流程,是否符合预防传染病医院感染的要求;③医疗机构是否按照规定对使用的医疗器械进行消毒;对按照规定一次使用的医疗器具,是否在使用后予以销毁;④医疗机构是否按照国务院卫生行政部门规定的传染病诊断标准和治疗要求,采取相应措施,提高传染病医疗救治能力;⑤医疗机构是否对传染病病人或者疑似传染病病人提供医疗救护、现场救援和接诊治疗,书写病历记录以及其他有关资料,并妥善保管;⑥医疗机构是否实行传染病预检、分诊制度;对传染病病人、疑似传染病病人,是否引导至相对隔离的分诊点进行初诊;医疗机构不具备相应救治能力的,是否将患者及其病历记录复印件一并转至具备相应救治能力的医疗机构。

笔记

二、突发传染病控制的监督

突发传染病（emergency infectious disease）是指突然发生，造成或者可能造成社会公众健康严重损害的重大传染病，如 2003 年流行的传染性非典型肺炎。突发传染病发生后，应依据《传染病防治法》和《突发公共卫生事件应急条例》，采取应急处理措施，及时控制疫情，消除危害，保障公众身体健康与生命安全，维护正常的社会秩序。对应急处理措施的落实情况进行督促和管理，是突发传染病控制监督的主要内容。

（一）对应急预案的监督

1. 对应急预案启动的监督　检查启动应急预案是否符合下列规定：①卫生行政主管部门应组织专家对突发传染病进行综合评估，并提出是否启动应急预案的建议；②在全国范围内或者跨省、自治区、直辖市范围内启动全国突发事件应急预案，由国务院行政主管部门报国务院批准后实施；③省、自治区、直辖市范围内启动全国突发事件应急预案，由省、自治区、直辖市人民政府决定，并向国务院报告。

2. 法定传染病宣布的监督　国务院卫生行政主管部门对新发现的突发传染病，应根据危害程度、流行强度并依据《传染病防治法》的规定，将其及时宣布为法定传染病。

（二）对实施应急措施的监督

1. 对组织措施的监督　检查组织措施的落实情况，内容包括：①全国突发事件应急处理指挥部对突发传染病应急处理工作进行监督和指导；②突发传染病发生地的人民政府、医疗卫生机构、监测机构和科学研究机构，是否服从突发事件应急处理指挥部的统一指挥并采取相关的控制措施；③国务院卫生行政主管部门是否尽快组织力量制定相关的技术标准、规范和控制措施；④参加突发事件应急处理的工作人员，是否按照预案的规定，采取卫生防护措施，并在专业人员的指导下进行工作；⑤街道、乡镇以及居民委员会、村民委员会组织力量，协助卫生行政主管部门和其他有关部门、医疗卫生机构做好疫情信息的收集和报告、人员的分散隔离、公共卫生措施的落实情况，以及向居民、村民宣传传染病防治的相关知识情况。

2. 对保障措施的监督　对保障措施监督的内容包括：①国务院有关部门和县级以上地方人民政府及其有关部门，是否保证突发事件应急处理所需的医疗救护设备、救治药品、医疗器械等物资的生产、供应；②铁路、交通、民用航空行政主管部门是否保证及时运送；③县级以上各级人民政府是否提供必要资金，保障因突发事件致病、致残的人员得到及时、有效的救治。

3. 对交通部门采取的措施的监督　检查交通部门是否及时采取措施，内容包括：①交通工具上发现根据国务院卫生行政主管部门的规定需要采取应急控制措施的传染病病人、疑似传染病病人时，其负责人应当以最快的方式通知前方停靠点，并向交通工具的营运单位报告；②交通工具的前方停靠点和营运单位应当立即向交通工具营运单位行政主管部门和县级以上地方人民政府卫生行政

笔记

主管部门报告；③交通工具上的传染病病人密切接触者，由交通工具停靠点的县级以上各级人民政府卫生行政主管部门或者铁路、交通、民用航空行政主管部门采取控制措施；④涉及国境口岸和入出境的人员、交通工具、货物、集装箱、行李、邮包等需要采取传染病应急控制措施的，依照国境卫生检疫法律、法规的规定办理。

4. 对医疗卫生机构所采取的措施的监督　检查医疗卫生机构是否按照规定及时采取措施。对突发传染病做到早发现、早报告、早隔离、早治疗，切断传播途径，防止扩散，内容包括：①是否对突发传染病患者提供医疗救护和现场救援；②是否按规定接诊就诊病人，并书写详细、完整的病历记录；③对需要转送的病人，是否按照规定将病人及其病历记录的复印件转送至接诊的或者指定的医疗机构；④是否采取卫生防护措施，防止交叉感染和污染；⑤是否对传染病病人密切接触者采取医学观察措施；⑥医疗机构收治传染病病人、疑似传染病病人，是否依法报告所在地的疾病预防控制机构。

5. 对传染病病人、疑似病人和突发传染病发生地流动人口的管理的监督　应按下列规定进行监督：①对传染病病人和疑似传染病病人，采取就地隔离、就地观察、就地治疗以及转诊措施；需要接受隔离、治疗、医学观察措施的病人、疑似病人和传染病病人密切接触者在卫生行政主管部门或者有关机构采取医学措施时应当予以配合，拒绝配合的，由公安机关强制执行；②对传染病暴发、流行区域内流动人口，突发事件发生地的县级以上地方人民政府应当开展预防工作，落实有关卫生控制措施。

三、传染病疫情报告、通报和公布的监督

传染病疫情报告（epidemic situation report）、通报和公布是预防传染病发生和控制其流行的重要措施，应根据《传染病防治法》、《突发公共卫生事件应急条例》、《突发公共卫生事件与传染病疫情监测信息报告管理办法》以及《传染病信息报告管理规范》的规定，对传染病疫情报告各环节进行监督。

（一）对传染病疫情报告的监督

1. 对法定疫情报告人的监督　按下列规定对法定疫情报告人及其责任进行监督：①各级各类医疗机构、疾病预防控制机构、采供血机构均为责任报告单位；其执行职务的人员和乡村医生、个体开业医生均为责任疫情报告人；②疾病预防控制机构、医疗机构和采供血机构及其执行职务的人员发现《传染病信息报告管理规范》规定的传染病疫情时，应当遵循疫情报告属地管理原则，填写传染病报告卡，按照国务院规定的或者国务院卫生行政部门规定的内容、程序、方式和时限报告；③任何单位和个人发现传染病病人或者疑似传染病病人时，应当及时向附近的疾病预防控制机构或者医疗机构报告；④港口、机场、铁路疾病预防控制机构以及国境卫生检疫机关发现甲类传染病病人、病原携带者、疑似传染病病人时，应当按照国家有关规定立即向国境口岸所在地的疾病预防控制机构或者所在地县级以上地方人民政府卫生行政部门报告并互相通报；⑤负有传染病疫情报告职责的单位和个人不得隐瞒、谎报、缓报传染病疫情。

笔记

2. 对疫情报告内容、程序、方式和时限的监督 按下列规定对疫情报告内容、程序、方式和时限进行监督：①传染病报告卡由首诊医生或其他执行职务的人员负责填写；现场调查时发现的传染病病例，由属地疾病预防控制机构的现场调查人员填写报告卡；采供血机构发现 HIV 两次初筛阳性检测结果也应填写报告卡；②传染病疫情信息实行网络直报，没有条件实行网络直报的医疗机构，在规定的时限内将传染病报告卡报告属地县级疾病预防控制机构；③责任报告单位和责任疫情报告人发现甲类传染病和乙类传染病中的肺炭疽、传染性非典型肺炎、脊髓灰质炎、人感染高致病性禽流感的病人或疑似病人时，或发现其他传染病和不明原因疾病暴发时，应于 2 小时内将传染病报告卡通过网络报告；未实行网络直报的责任报告单位应于 2 小时内以最快的通讯方式（电话、传真）向当地县级疾病预防控制机构报告，并于 2 小时内寄送出传染病报告卡；对其他乙、丙类传染病病人、疑似病人和规定报告的传染病病原携带者在诊断后，实行网络直报的责任报告单位应于 24 小时内进行网络报告；未实行网络直报的责任报告单位应于 24 小时内寄送出传染病报告卡；县级疾病预防控制机构收到无网络直报条件责任报告单位报送的传染病报告卡后，应于 2 小时内通过网络直报；④疾病预防控制机构应当主动收集、分析、调查、核实传染病疫情信息；接到甲类、乙类传染病疫情报告或者发现传染病暴发、流行时，应当立即报告当地卫生行政部门，由当地卫生行政部门立即报告当地人民政府，同时报告上级卫生行政部门和国务院卫生行政部门；省级政府卫生行政部门接到甲类传染病和发生传染病暴发、流行的报告后，应当于 6 小时内报告国务院卫生行政部门；⑤突发事件监测机构、医疗卫生机构和有关单位发现突发传染病时，应当在 2 小时内向所在地县级人民政府卫生行政主管部门报告；接到报告的卫生行政主管部门应当在 2 小时内向本级人民政府报告，并同时向上级人民政府卫生行政主管部门和国务院卫生行政主管部门报告；省、自治区、直辖市人民政府应当在接到报告 1 小时内，向国务院卫生行政主管部门报告；⑥流动人员中的传染病病人、病原携带者和疑似传染病病人的传染病报告、处理、疫情登记、统计，由诊治地负责。

（二）对传染病疫情通报的监督

应按下列规定对传染病疫情通报进行监督：①县级以上地方人民政府卫生行政部门应当及时向本行政区域内的疾病预防控制机构和医疗机构通报传染病疫情以及监测、预警的相关信息，接到通报的疾病预防控制机构和医疗机构应当及时告知本单位的有关人员；②国务院卫生行政部门应当及时向国务院其他有关部门和各省、自治区、直辖市人民政府卫生行政部门通报全国传染病疫情以及监测、预警的相关信息；③毗邻的以及相关的地方人民政府卫生行政部门，应当及时互相通报本行政区域的传染病疫情以及监测、预警的相关信息；④县级以上人民政府有关部门发现传染病疫情时，应当及时向同级人民政府卫生行政部门通报；⑤动物防疫机构和疾病预防控制机构，应当及时互相通报动物间和人间发生的人畜共患传染病疫情以及相关信息；⑥国境口岸所在卫生行政部门指定的卫生防疫机构和港口、机场、铁路卫生防疫机构发现国境卫生检疫法规定的检疫传染病时，应当互相通报疫情；⑦突发传染病发生地的省、自治区、直辖市人民政府卫生行政主管部门,应当及时向毗邻省、自治区、直辖市人民政府卫生行政主管部门通报,接到通报的省、自治区、直辖市人民政府卫生行政主管部门,必要时应当及时通知本行政区域内的医疗卫生机构;国务院卫生行政主管部门应当根据突发传染病的情况,及时向国务院有关部门和各省、自治区、直辖市人民政府卫生行政主管部门以及军队有关部门通报。

(三)对传染病疫情公布的监督

应按下列规定对传染病疫情的公布进行监督:①国家建立传染病疫情信息公布制度;②国务院卫生行政部门定期公布全国传染病疫情信息;③省、自治区、直辖市人民政府卫生行政部门定期公布本行政区域的传染病疫情信息;④传染病暴发、流行时,国务院卫生行政部门负责向社会公布传染病疫情信息,并可以授权省、自治区、直辖市人民政府卫生行政部门向社会公布本行政区域的传染病疫情信息;⑤突发传染病发生时,国务院卫生行政主管部门负责向社会发布突发事件的信息,必要时,可以授权省、自治区、直辖市人民政府卫生行政主管部门向社会发布本行政区域内突发事件的信息;⑥公布传染病疫情信息应当及时、准确;⑦医务人员未经县级以上政府卫生行政部门批准,不得将就诊的淋病、梅毒、麻风病、艾滋病病人和病原携带者及其家属的姓名、住址和个人病史公开。

四、法律责任

(一)政府和卫生行政部门的法律责任

地方各级人民政府、县级以上人民政府卫生行政部门未依照《传染病防治法》的规定履行报告职责,或者隐瞒、谎报、缓报传染病疫情,或者在传染病暴发、流行时,未及时组织救治、采取控制措施的;县级以上人民政府有关部门未依照《传染病防治法》的规定履行传染病防治和保障职责的,由人民政府或上级人民政府有关部门依照《传染病防治法》给予相应处罚。此外,县级以上人民政府卫生行政部门具有下列行为之一的,亦应给予相应处罚:①未履行监督检查职责,或者发现违法行为不及时查处的;②未及时调查、处理单位和个人对下级卫生行政部门不履行传染病防治职责的举报的;③县级以上人民政府有关部门未依照《传染病防治法》的规定履行传染病防治和保障职责的。

(二)医疗卫生机构等的法律责任

1. 有下列情形之一的,由县级以上人民政府卫生行政部门按《传染病防治法》给予相应处罚。

(1)疾病预防控制机构:①未依法履行传染病监测职责的;②未依法履行传染病疫情报告、通报职责,或者隐瞒、谎报、缓报传染病疫情的;③未主动收集传染病疫情信息,或者对传染病疫情信息和疫情报告未及时进行分析、调查、核实的;④发现传染病疫情时,未依据职责及时采取《传染病防治法》规定的措施的;⑤故意泄露传染病病人、病原携带者、疑似传染病病人、密切接触者涉及个人隐私的有关信息、资料的。

(2)医疗机构:①未按照规定报告传染病疫情,或者隐瞒、谎报、缓报传染病疫情的;②在医疗救治过程中未按照规定保管医学记录资料的;③发现传染病疫情时,未按照规定对传染病病人、疑似传染病病人提供医疗救护、现场救援、接诊、转诊的,或者拒绝接受转诊的;④故意泄露传染病病人、病原携带者、疑似传染病病人、密切接触者涉及个人隐私的有关信息、资料的。

（3）采供血机构:未按照规定报告传染病疫情,或者隐瞒、谎报、缓报传染病疫情,或者未执行国家有关规定,导致因输入血液引起经血液传播疾病发生的。

2. 国境卫生检疫机关、动物防疫机构未依法履行传染病疫情通报职责的;铁路、交通、民用航空经营单位未依照《传染病防治法》的规定优先运送处理传染病疫情的人员以及防治传染病的药品和医疗器械的,由有关部门在各自职责范围内按《传染病防治法》给予相应处罚。

第四节　消毒隔离卫生监督

一、传染病防治的消毒产品及其生产单位的监督

消毒是指用化学、物理、生物的方法杀灭或者消除环境中的致病性微生物,是预防和控制传染病的重要措施,目的是切断传染病的传播途径。消毒产品包括消毒剂、消毒器械(含生物指示物、化学指示物、灭菌物品包装物)、卫生用品和一次性使用医疗用品。这些直接关系到消毒的效果,故应加强对消毒产品及其生产单位的监督。

（一）对传染病防治的消毒产品的监督

主要按照下列规定进行监督:①消毒产品应当符合国家有关规范、标准和规定;②消毒产品的命名、标签(含说明书)应当符合国家卫生和计划生育委员会的有关规定;③禁止生产经营无生产企业卫生许可证、产品备案凭证或卫生许可批件的消毒产品以及产品卫生质量不符合要求的消毒产品;④医疗机构购进消毒产品必须建立并执行进货检查验收制度。

（二）对消毒产品生产单位的监督

对消毒产品生产单位按照下列规定监督:①消毒剂、消毒器械、卫生用品和一次性使用医疗用品的生产企业或消毒服务机构应当取得所在地省级卫生行政部门发放的卫生许可证后,方可从事消毒产品的生产或提供消毒服务;②消毒产品生产企业迁移厂址或者另设分厂(车间),变更企业名称、法定代表人或者生产类别的,应当按规定申请消毒产品生产企业卫生许可证或换发新证;③卫生用品和一次性使用医疗用品在投放市场前应当向省级卫生行政部门备案,进口卫生用品和一次性使用医疗用品在首次进入中国市场销售前应当向国家卫生和计划生育委员会备案;④生产消毒剂、消毒器械应按照《消毒管理办法》规定取得国家卫生和计划生育委员会颁发的消毒剂、消毒器械卫生许可批件;⑤消毒产品生产企业必须遵守《消毒产品生产企业卫生规范》;⑥经营者采购消毒产品时,应当索取加盖原件持有者印章的生产企业卫生许可证复印件、产品备案凭证或者卫生许可批件复印件;⑦消毒服务机构应当向省级卫生行政部门提出申请,取得省级卫生行政部门发放的卫生许可证后方可开展消毒服务。消毒服务机构应当符

笔记

合《消毒管理办法》规定的要求。

二、场所、物品以及医疗废物消毒的监督

（一）对场所消毒的监督

1. 对医疗卫生机构消毒的监督　按下列规定进行监督：①应当建立消毒管理组织，制定消毒管理制度，执行国家有关规范、标准和规定，定期开展消毒与灭菌效果检测工作；②工作人员应当接受消毒技术培训、掌握消毒知识，并按规定严格执行消毒隔离制度；③发生感染性疾病暴发、流行时，应当及时报告当地卫生行政部门，并采取有效消毒措施。医疗卫生机构运送传染病病人及其污染物品的车辆、工具必须随时进行消毒处理；④医疗机构对本单位内被传染病病原体污染的场所，必须依照法律、法规的规定实施消毒和无害化处理。

2. 对其他场所消毒的监督　按下列规定进行监督：①疾病预防控制机构对疫点和疫区是否进行了卫生处理；②托幼机构应当健全和执行消毒管理制度，对室内空气、餐（饮）具、毛巾、玩具和其他幼儿活动的场所及接触的物品定期进行消毒；③招用流动人员 200 人以上的用工单位，应当对流动人员集中生活起居的场所及使用的物品定期进行消毒；④疫源地、公共场所的消毒管理按照有关法律、法规的规定执行。

（二）物品消毒的监督

对物品的消毒应按下列规定进行监督：①医疗卫生机构使用的进入人体组织或无菌器官的医疗用品必须达到灭菌要求，各种注射、穿刺、采血器具应当一人一用一灭菌；②疫区中被传染病病原体污染或可能被传染病病原体污染的物品，经消毒可以使用的，应当在疾病预防控制机构的指导下，进行消毒处理后，方可使用、出售或运输；③出售、运输被传染病病原体污染或者来自疫区可能被传染病病原体污染的皮毛、旧衣物及生活用品等，必须按照卫生防疫机构的要求进行必要的卫生处理；④县级以上地方人民政府卫生行政部门在履行监督检查职责时，发现被传染病病原体污染的公共饮用水源、食品以及相关物品，予以检验或者进行消毒；⑤出租衣物及洗涤衣物的单位和个人，应当对相关物品及场所进行消毒；⑥从事致病微生物实验的单位应当执行有关的管理制度、操作规程，对实验的器材、污染物品等按规定进行消毒，防止实验室感染和致病微生物的扩散；⑦殡仪馆、火葬场内与遗体接触的物品及运送遗体的车辆应当及时消毒；⑧食品、生活饮用水、血液制品的消毒管理，按有关法律规范的规定执行。

（三）对医疗废物消毒的监督

按下列规定进行监督：①医疗废物的暂时贮存设施、设备应当定期消毒和清洁；②医疗机构运送医疗废物的工具使用后应当在医疗卫生机构内指定的地点及时消毒和清洁；医疗废物集中处置单位运送医疗废物的专用车辆使用后，应当在医疗废物集中处置场所内及时进行消毒和清洁；③医疗废物中病原体的培养基、标本和菌种、毒种保存液等高危险废物，在交医疗废物集中处置单位处置前应当就地消毒；④医疗卫生机构产生的污水、传染病病人或者疑似传染病病人的排泄物，应当按照国家规定严格消毒，达到国家规定的排放标准后，方可排入污

笔记

水处理系统;⑤自行处置医疗废物的,应当符合下列基本要求:使用后的一次性医疗器具和容易致人损伤的医疗废物,应当消毒并作毁形处理;不能焚烧的,消毒后集中填埋。

三、隔离的卫生监督

传染病疫情发生后,隔离治疗是控制疫情的重要措施,为保证隔离治疗的有效执行,可按下列规定进行监督:①在传染病暴发、流行区域,当地政府应当根据传染病疫情控制的需要,组织相关部门对病人进行抢救、隔离治疗;②医疗机构发现甲类传染病时,对病人和病原携带者,予以隔离治疗,隔离期限根据医学检查结果确定;对疑似病人,确诊前在指定场所单独隔离治疗;拒绝隔离治疗或者隔离期未满擅自脱离隔离治疗的,可以由公安部门协助治疗单位采取强制隔离治疗措施;③对已经发生甲类传染病病例的场所或者该场所内的特定区域的人员,所在地的县级以上地方人民政府可以实施隔离措施,并同时向上一级人民政府报告;④在隔离期间,实施隔离措施的人民政府应当对被隔离人员提供生活保障;被隔离人员有工作单位的,所在单位不得停止支付其隔离期间的工作报酬;⑤隔离措施是有期限的,当达到了规定的隔离期限后,在没发生疫情的前提下,应当及时解除隔离措施,隔离措施的解除,由原决定机关决定并宣布。

四、法律责任

(一)消毒产品生产经营单位和消毒服务机构的法律责任

1. 消毒产品生产经营单位违反《消毒管理办法》,具有下列行为之一的,由县级以上地方卫生行政部门给予相应处罚:①消毒产品的命名、标签(含说明书)不符合国家卫生和计划生育委员会的有关规定;②消毒产品的标签(含说明书)和宣传内容不真实;③生产经营无生产企业卫生许可证、产品备案凭证或卫生许可批件的消毒产品;④生产经营产品卫生质量不符合要求的消毒产品。

2. 消毒服务机构违反《消毒管理办法》规定,消毒后的物品未达到卫生标准和要求的;未取得卫生许可证从事消毒服务业务的,由县级以上地方卫生行政部门给予相应处罚。

(二)医疗卫生机构和医疗废物集中处置单位的法律责任

1. 医疗卫生机构违反《消毒管理办法》下列规定的,由县级以上地方卫生行政部门给予相应处罚:①未建立消毒管理组织、制定消毒管理制度、定期开展消毒与灭菌效果检测工作的;②未接受消毒技术培训、严格执行消毒隔离制度的;③使用的进入人体组织或无菌器官的医疗用品未达到灭菌要求的,一次性使用医疗用品用后未及时进行无害化处理的;④购进消毒产品未执行进货检查验收制度的;⑤发生感染性疾病暴发、流行时,未及时报告当地卫生行政部门,并采取有效消毒措施的。

2. 医疗卫生机构、医疗废物集中处置单位违反《消毒管理办法》规定,对使用后的医疗废物运送工具或者运送车辆未在指定地点及时进行消毒和清洁的;未按规定对污水、传染病病人或者疑似传染病病人的排泄物进行严格消毒,或者未达到国家规定的排放标准,排入污水处理系统的;对收治的传染病病人或者疑似传染病病人产生的生活垃圾,未按照医疗废物进行管理和处置的,由县级以上地方人民政府卫生行政主管部门或者环境保护行政主管部门按照各自的职责给予相应处罚。

（三）其他法律责任

违反《传染病防治法》,具有下列情形之一的,由县级以上卫生行政部门给予相应处罚:①加工、出售、运输被传染病病原体污染或者来自疫区可能被传染病病原体污染的皮毛,未按国家有关规定进行消毒处理的;②甲类传染病病人、病原携带者或者疑似传染病病人,乙类传染病中艾滋病、肺炭疽病人拒绝进行隔离治疗的。

第五节　病原微生物实验室安全监督

一、病原微生物及病原微生物实验室的分类

（一）病原微生物的分类

《病原微生物实验室生物安全管理条例》(本节以下简称《条例》)规定,国家根据病原微生物的传染性、感染后对个体或者群体的危害程度,将病原微生物分为四类:第一类病原微生物,是指能够引起人类或者动物非常严重疾病的微生物,以及我国尚未发现或者已经宣布消灭的微生物;第二类病原微生物,是指能够引起人类或者动物严重疾病,比较容易直接或者间接在人与人、动物与人、动物与动物间传播的微生物;第三类病原微生物,是指能够引起人类或者动物疾病,但一般情况下对人、动物或者环境不构成严重危害,传播风险有限,实验室感染后很少引起严重疾病,并且具备有效治疗和预防措施的微生物;第四类病原微生物,是指在通常情况下不会引起人类或者动物疾病的微生物。

第一类、第二类病原微生物统称为高致病性病原微生物,见农业部及原卫生部发布的《动物病原微生物分类名录》(2005年)和《人间传染的病原微生物分类名录》(2006年)。

（二）病原微生物实验室的分类

国家根据实验室对病原微生物的生物安全防护水平(biosafety level, BSL),并依照实验室生物安全国家标准的规定,根据所操作的生物因子的危害程度和采取的防护措施,将实验室分为一级、二级、三级、四级。一级防护水平最低,四级防护水平最高,以 BSL-1、BSL-2、BSL-3、BSL-4 表示。动物实验室的生物安全防护设施参照 BSL-1~BSL-4 实验室的相应要求分为四级,以 ABSL-1、ABSL-2、ABSL-3、ABSL-4 表示。

二、病原微生物菌(毒)种、样本的采集、运输、储存的监督

《传染病防治法》规定,国家建立传染病菌种、毒种库;对传染病菌种、毒种和传染病检测样本的采集、保藏、携带、运输和使用实行分类管理,建立健全严

格的管理制度。

（一）病原微生物菌（毒）种、样本采集的监督

应按下列规定进行监督：①具有与采集病原微生物样本所需要的生物安全防护水平相适应的设备；②具有掌握相关专业知识和操作技能的工作人员；③具有有效的防止病原微生物扩散和感染的措施；④具有保证病原微生物样本质量的技术方法和手段；⑤采集高致病性病原微生物样本的工作人员在采集过程中应当防止病原微生物扩散和感染，并对样本的来源、采集过程和方法等作详细记录。

（二）病原微生物菌（毒）种、样本运输的监督

1. 对运输的批准的监督　检查运输高致病性病原微生物菌（毒）种或者样本是否经省级以上人民政府卫生主管部门或者兽医主管部门批准，出入境检验检疫机构在检验检疫过程中需要运输病原微生物样本的，是否由国务院出入境检验检疫部门批准，并同时向国务院卫生主管部门或者兽医主管部门通报。

2. 对运输方式的监督　检查运输方式是否执行下列规定：①运输高致病性病原微生物菌（毒）种或者样本，应当通过陆路运输；没有陆路通道，必须经水路运输的，可以通过水路运输；紧急情况下或者需要将高致病性病原微生物菌（毒）种或者样本运往国外的，可以通过民用航空运输；②有关单位或者个人不得通过公共电（汽）车和城市铁路运输病原微生物菌（毒）种或者样本。

3. 对运输条件的监督　检查运输条件是否执行下列规定：①高致病性病原微生物运输目的、用途和接收单位应当符合国务院卫生主管部门或者兽医主管部门的规定；②高致病性病原微生物菌（毒）种或者样本的容器应当密封，容器或者包装材料还应当符合防水、防破损、防外泄、耐高（低）温、耐高压的要求；容器或者包装材料上应当印有国务院卫生主管部门或者兽医主管部门规定的生物危险标识、警告用语和提示用语；③运输高致病性病原微生物菌（毒）种或者样本，应当由不少于 2 人的专人护送，承运单位应当与护送人共同采取措施，确保所运输的高致病性病原微生物菌（毒）种或者样本的安全，严防发生被盗、被抢、丢失、泄漏事件。

（三）病原微生物菌（毒）种、样本储存的监督

病原微生物菌（毒）种、样本储存通常称为保藏，是指保藏机构依法以适当的方式收集、检定、编目、储存菌（毒）种或样本，维持其活性和生物学特性，并向合法从事病原微生物相关实验活动的单位提供菌（毒）种或样本的活动。

病原微生物菌（毒）种、样本储存应遵守下列规定：①国务院卫生主管部门或者兽医主管部指定的菌（毒）种保藏机构，承担集中储存病原微生物菌（毒）种和样本的任务，保藏机构以外的机构和个人不得擅自保藏菌（毒）种或样本；②保藏机构应当依照国务院卫生主管部门或者兽医主管部门的规定，储存实验室送交的病原微生物菌（毒）种和样本，并向实验室提供病原微生物菌（毒）种和样本；③保藏机构应当制定严格的安全保管制度，作好病原微生物菌（毒）种和样本进出和储存的记录，建立档案制度，并指定专人负责；对高致病性病原微生物菌（毒）种和样本应当设专库或者专柜单独储存；保藏机构储存、提供病原微

笔记

生物菌(毒)种和样本,不得收取任何费用,其经费由同级财政在单位预算中予以保障。

(四)病原微生物菌(毒)种、样本的保管的监督

按照下列规定进行监督:①高致病性病原微生物菌(毒)种或者样本在运输、储存中被盗、被抢、丢失、泄漏的,承运单位、护送人、保藏机构应当采取必要的控制措施,并在2小时内分别向承运单位的主管部门、护送人所在单位和保藏机构的主管部门报告,同时向所在地的县级人民政府卫生主管部门或者兽医主管部门报告,发生被盗、被抢、丢失的,还应当向公安机关报告;接到报告的卫生主管部门或者兽医主管部门应当在2小时内向本级人民政府报告,并同时向上级人民政府卫生主管部门或者兽医主管部门和国务院卫生主管部门或者兽医主管部门报告。②县级人民政府应当在接到报告后2小时内向设区的市级人民政府或者上一级人民政府报告;设区的市级人民政府应当在接到报告后2小时内向省、自治区、直辖市人民政府报告。省、自治区、直辖市人民政府应当在接到报告后1小时内,向国务院卫生主管部门或者兽医主管部门报告。③任何单位和个人发现高致病性病原微生物菌(毒)种或者样本的容器或者包装材料,应当及时向附近的卫生主管部门或者兽医主管部门报告;接到报告的卫生主管部门或者兽医主管部门应当及时组织调查核实,并依法采取必要的控制措施。

三、病原微生物实验室设立及实验室感染控制的监督

(一)病原微生物实验室的设立的监督

1. 新建、改建或者扩建各类实验室的监督　应按下列规定进行监督:①新建、改建或者扩建一级、二级实验室,应当向设区的市级人民政府卫生主管部门或者兽医主管部门备案;②新建、改建、扩建三级、四级实验室或者生产、进口移动式三级、四级实验室应当遵守《条例》中的有关规定;三级、四级实验室应当通过实验室国家认可;国务院认证认可监督管理部门确定的认可机构应当依照实验室生物安全国家标准以及有关规定,对三级、四级实验室进行认可;实验室通过认可的,颁发相应级别的生物安全实验室证书;已经建成并通过实验室国家认可的三级、四级实验室应当向所在地的县级人民政府环境保护主管部门备案;③实验室的设立单位负责实验室的生物安全管理,实验室负责人为实验室生物安全的第一责任人;④三级、四级实验室应当在明显位置标示国务院卫生主管部门和兽医主管部门规定的生物危险标识和生物安全实验室级别标志。

2. 对实验室相关制度的监督　对高致病性病原微生物相关实验室活动的,应按下列规定进行监督:①实验室应当建立健全安全保卫制度,采取安全保卫措施,严防高致病性病原微生物被盗、被抢、丢失、泄漏。实验室发生高致病性病原微生物被盗、被抢、丢失、泄漏的,实验室的设立单位应当依法进行报告;②从事高致病性病原微生物相关实验活动的实验室,还应当对实验室工作人员进行健康监测,每年组织对其进行体检,并建立健康档案。必要时,应当对实验室工

作人员进行预防接种；③应当每年定期对工作人员进行培训。每半年将培训、考核其工作人员的情况和实验室运行情况向省、自治区、直辖市人民政府卫生主管部门或者兽医主管部门报告；④实验室应当建立实验档案，记录实验室使用情况和安全监督情况。实验室从事高致病性病原微生物相关实验活动的实验档案保存期，不得少于 20 年；⑤实验室应当依照环境保护的有关法律、行政法规和国务院有关部门的规定，对废水、废气以及其他废物进行处置，并制定相应的环境保护措施，防止环境污染；⑥从事高致病性病原微生物相关实验活动的实验室应当制定实验室感染应急处置预案，并向该实验室所在地的省、自治区、直辖市人民政府卫生主管部门或者兽医主管部门备案。

3. 对各类实验室从事的实验活动的监督　应按下列规定进行监督：①在同一个实验室的同一个独立安全区域内，只能同时从事一种高致病性病原微生物的相关实验活动；②一级、二级实验室不得从事高致病性病原微生物实验活动，三级、四级实验室从事高致病性病原微生物实验活动，应当具备《条例》规定的条件，并取得国务院卫生主管部门或者兽医主管部门发给的从事高致病性病原微生物实验活动的资格证书；③取得从事高致病性病原微生物实验活动资格证书的实验室，需要从事某种高致病性病原微生物或者疑似高致病性病原微生物实验活动的，应当依照国务院卫生主管部门或者兽医主管部门的规定报省级以上人民政府卫生主管部门或者兽医主管部门批准，实验活动结果以及工作情况应当向原批准部门报告；④从事高致病性病原微生物相关实验活动应当有 2 名以上的工作人员共同进行。

（二）实验室感染控制的监督

1. 设立感染控制机构的监督　实验室的设立单位应当指定专门的机构或者人员承担实验室感染控制工作。

2. 感染者处置的监督　实验室工作人员出现与本实验室从事的高致病性病原微生物相关实验活动有关的感染临床症状或者体征时，实验室负责人应当向负责实验室感染控制工作的机构或者人员报告，同时派专人陪同及时就诊。

3. 高致病性病原微生物泄漏的监督　实验室发生高致病性病原微生物泄漏时，实验室工作人员应当立即采取控制措施，防止高致病性病原微生物扩散，并同时向负责实验室感染控制工作的机构或者人员报告。负责实验室感染控制工作的机构或者人员，应当立即启动实验室感染应急处置预案，并组织人员对该实验室生物安全状况等情况进行调查；确认发生实验室感染或者高致病性病原微生物泄漏的，应当依照《条例》第十七条的规定进行报告，并同时采取控制措施，对有关人员进行医学观察或者隔离治疗，封闭实验室，防止扩散。卫生主管部门或者兽医主管部门接到关于实验室发生工作人员感染事故或者病原微生物泄漏事件的报告，或者发现实验室从事病原微生物相关实验活动造成实验室感染事故的，应当立即组织相关机构采取预防、控制措施。

4. 感染的报告的监督　医疗机构或者兽医医疗机构及其执行职务的医务人员发现由于实验室感染而引起的与高致病性病原微生物相关的传染病病人、疑似传染病病人或者患有疫病、疑似患有疫病的动物，诊治的医疗机构或者兽医

笔记

医疗机构应当在 2 小时内报告所在地的县级人民政府卫生主管部门或者兽医主管部门；接到报告的卫生主管部门或者兽医主管部门应当在 2 小时内通报实验室所在地的县级人民政府卫生主管部门或者兽医主管部门。接到通报的卫生主管部门或者兽医主管部门应当采取上述预防、控制措施。发生病原微生物扩散，有可能造成传染病暴发、流行时，县级以上人民政府卫生主管部门或者兽医主管部门应当依照有关法律、行政法规的规定以及实验室感染应急处置预案进行处理。

四、法律责任

（一）卫生主管部门、兽医主管部门及其他相关部门的法律责任

1. 卫生主管部门或者兽医主管部门违反《条例》规定，准予不符合规定条件的实验室从事高致病性病原微生物相关实验活动的；对符合法定条件的实验室不颁发从事高致病性病原微生物实验活动的资格证书，或者对出入境检验检疫机构为了检验检疫工作的紧急需要，申请在实验室对高致病性病原微生物或者疑似高致病性病原微生物开展进一步检测活动，不在法定期限内作出是否批准决定的，由作出批准决定的卫生主管部门或者兽医主管部门撤销原批准决定，责令有关实验室立即停止有关活动，并监督其将用于实验活动的病原微生物销毁或者送交保藏机构，对直接负责的主管人员和其他直接责任人员依法给予相应处罚。

2. 县级以上人民政府有关主管部门，未依照《条例》的规定履行实验室及其实验活动监督检查职责的，由有关人民政府在各自职责范围内给予处罚。

3. 认可机构对不符合实验室生物安全国家标准以及《条例》规定条件的实验室予以认可，或者对符合实验室生物安全国家标准以及《条例》规定条件的实验室不予认可的，由国务院认证认可监督管理部门给予相应处罚。

（二）病原微生物实验室的法律责任

1. 违反《条例》规定，有下列情形之一，由县级以上地方人民政府卫生主管部门、兽医主管部门依照各自职责给予处罚，造成传染病传播、流行或者其他严重后果的，由实验室的设立单位对相关人员进行处分；有资格证书的，应当吊销其资格证书：①三级、四级实验室未依照《条例》的规定取得从事高致病性病原微生物实验活动的资格证书，或者已经取得相关资格证书但是未经批准从事某种高致病性病原微生物或者疑似高致病性病原微生物实验活动的；②在不符合相应生物安全要求的实验室从事病原微生物相关实验活动的；③未依照规定在明显位置标示国务院卫生主管部门和兽医主管部门规定的生物危险标识和生物安全实验室级别标志的；④未向原批准部门报告实验活动结果以及工作情况的；⑤未依照规定采集病原微生物样本，或者对所采集样本的来源、采集过程和方法等未作详细记录的；⑥新建、改建或者扩建一级、二级实验室未向设区的市级人民政府卫生主管部门或者兽医主管部门备案的；⑦未依照规定定期对工作人员进行培训，或者工作人员考核不合格允许其上岗，或者批准未采取防护措施的人员进入实验室的；⑧实验室工作人员未遵守实验室生物安全技术规范和操作规

笔记

程的;⑨未依照规定建立或者保存实验档案的;⑩未依照规定制定实验室感染应急处置预案并备案的。

2. 经依法批准从事高致病性病原微生物相关实验活动的实验室的设立单位未建立健全安全保卫制度,或者未采取安全保卫措施的,由县级以上地方人民政府卫生主管部门、兽医主管部门依照各自职责,责令限期改正;逾期不改正,导致高致病性病原微生物菌(毒)种、样本被盗、被抢或者造成其他严重后果的,由原发证部门吊销该实验室从事高致病性病原微生物相关实验活动的资格证书;造成传染病传播、流行的,该实验室设立单位的主管部门还应当对该实验室的相关人员依法给予处分。

3. 有下列行为之一的,由实验室所在地的设区的市级以上地方人民政府卫生主管部门、兽医主管部门依照各自职责给予相应处罚;造成传染病传播、流行或者其他严重后果的,由其所在单位或者其上级主管部门对相关人员给予相应处分,有许可证件的,并由原发证部门吊销有关许可证件:①实验室在相关实验活动结束后,未依照规定及时将病原微生物菌(毒)种和样本就地销毁或者送交保藏机构保管的;②实验室使用新技术、新方法从事高致病性病原微生物相关实验活动未经国家病原微生物实验室生物安全专家委员会论证的;③未经批准擅自从事在我国尚未发现或者已经宣布消灭的病原微生物相关实验活动的;④在未经指定的专业实验室从事在我国尚未发现或者已经宣布消灭的病原微生物相关实验活动的;⑤在同一个实验室的同一个独立安全区域内同时从事两种或者两种以上高致病性病原微生物的相关实验活动的;⑥实验室工作人员出现该实验室从事的病原微生物相关实验活动有关的感染临床症状或者体征,以及实验室发生高致病性病原微生物泄漏时,实验室负责人、实验室工作人员、负责实验室感染控制的专门机构或者人员未依照规定报告,或者未依照规定采取控制措施的;⑦拒绝接受卫生主管部门、兽医主管部门依法开展有关高致病性病原微生物扩散的调查取证、采集样品等活动或者依照本条例规定采取有关预防、控制措施的。

(三)运输、储存、保管高致病性病原微生物菌(毒)种或者样本的法律责任

1. 未经批准运输高致病性病原微生物菌(毒)种或者样本,或者承运单位经批准运输高致病性病原微生物菌(毒)种或者样本未履行保护义务,导致高致病性病原微生物菌(毒)种或者样本被盗、被抢、丢失、泄漏的,由县级以上地方人民政府卫生主管部门、兽医主管部门依照各自职责给予相应处罚。

2. 保藏机构未依照规定储存实验室送交的菌(毒)种和样本,或者未依照规定提供菌(毒)种和样本的,由其指定部门给予相应处罚;造成传染病传播、流行或者其他严重后果的,由其所在单位或者其上级主管部门对相关人员给予处分。

3. 发生病原微生物被盗、被抢、丢失、泄漏,承运单位、护送人、保藏机构和实验室的设立单位未依照《条例》的规定报告的,由所在地的县级人民政府卫生主管部门或者兽医主管部门给予警告;造成传染病传播、流行或者其他严重后果的,由实验室的设立单位或者承运单位、保藏机构的上级主管部门对相关人员给予处分。

（四）危害公共卫生罪

《中华人民共和国刑法》第三百三十一条规定：从事实验、保藏、携带、运输传染病菌种、毒种的人员，违反国务院卫生行政部门的有关规定，造成传染病菌种、毒种扩散，后果严重的，处三年以下有期徒刑或者拘役；后果特别严重的，处三年以上七年以下有期徒刑。

本 章 小 结

传染病防治监督是政府和卫生行政部门依据卫生法律、法规的规定对个人、法人和组织从事与传染病防治有关的事项许可，对执行传染病防治法律规范的情况进行监督检查，并对其行为做出处理的行政执法活动。本章以《中华人民共和国传染病防治法》等法律规范为准绳，围绕传染病的预防及控制，针对传染源、传播途径和易感人群的措施进行监督，在介绍传染病防治监督的概念、特征、法律依据、主体和范围之后，提出应着重从经常性预防措施、重点预防措施、免疫规划、传染病监测制度和预警制度几方面来开展传染病预防的监督，而传染病控制的监督则应包括传染病控制措施、突发传染病控制的监督以及传染病疫情报告、通报和公布的监督。传染病防治的监督还应做好传染病防治的消毒产品及其生产单位的监督，相关场所、物品以及医疗废物消毒的监督；隔离的卫生监督；此外病原微生物实验室安全的监督也是传染病防治监督的重要组成部分，主要包括病原微生物菌（毒）种、样本的采集、运输、储存的监督和病原微生物实验室设立、实验室感染控制的监督。本章还介绍了主要违法行为的法律责任。

关键术语

传染病防治监督　health supervision for control and prevention of infectious diseases

突发传染病　emergency infectious disease

免疫规划　immunization program

疫情报告　epidemic situation report

消毒　disinfection

隔离　isolation

高致病性传染病菌（毒）种　high pathogenic bacteria, virus

病原微生物实验室生物安全　biosafety of pathogenic microorganism lab

讨论题

请结合我国传染病流行态势，分析我国传染病防治监督的重点和难点？

笔记

思考题

1. 传染病预防监督中,针对各项卫生制度和卫生标准,监督的内容有哪些?
2. 简述预防接种单位的监督内容?
3. 简述隔离的卫生监督?
4. 病原微生物分几类?根据生物安全防护水平可将实验室分几类?

(张冬梅 安徽医科大学卫生管理学院)

笔记

第十五章

职业卫生监督

学习目标

通过本章的学习,你应该能够:

掌握 职业卫生监督法律依据和框架,工作场所职业卫生监督的主要内容,职业卫生服务机构监督的主要内容,职业健康监护中职业病危害因素和人群界定、种类、周期以及结果报告与评价的监督。

熟悉 职业病危害项目申报制度,建设项目职业病危害"三同时"的监督管理,用人单位和职业健康检查机构在职业健康监护中的责任和义务,职业健康监护档案管理,职业病诊断过程及诊断依据的监督,职业病鉴定的申请等。

了解 职业卫生服务机构资质审批,职业病报告的监督,职业健康监护的目的,职业健康监护工作程序、资料运用、目标疾病的监督,职业病鉴定过程和专家的监督,职业病病人保障的监督,法律责任等。

章前案例

2012 年 10 月,某公司找到了一处合适的地块,经当地政府有关部门的同意,拟创办一家生产企业,可按以下要求开展企业职业病防治的相关工作。

首先,在该项目的可行性论证阶段,该公司要委托安全生产监督管理部门认可的有资质的职业卫生技术服务机构进行"建设项目职业病危害预评价",目的是对建设项目可能产生的职业病危害因素、危害程度、健康影响、防护措施等进行预测性卫生评价,以了解建设项目在职业病防治方面是否可行,也为职业病防治管理的分类提供科学依据。然后委托具有相应资质的设计单位编制职业病防护设施设计专篇,确保该项目职业病防护设施与主体工程能"同时设计、同时施工、同时投入生产"。建设项目完工后,可进行试运行,时间一般不少于 30 日,最长不超过 180 日,同时委托具有相应资质的职业卫生技术服务机构进行职业病危害控制效果评价,并根据项目的"职业病危害风险分类"情况向安全生产监督管理部门申请"建设项目职业病防护设施竣工备案或竣工验收",备案同意或者验收合格后才可投入生产或者使用。

与此同时,在招聘员工时,还须委托省级卫生行政部门批准的有资质的职业健康机构对可能接触职业病危害的操作人员进行"上岗前健康检查",目的是发现有无职业禁忌证,建立接触职业病危害因素人员的基础健康档案。

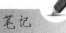

笔记

之后,还应进行在岗期间的定期健康检查,目的主要是早期发现职业病病人或疑似职业病病人或劳动者的其他健康异常改变;及时发现有职业禁忌证的劳动者;通过动态观察劳动者群体健康变化,评价工作场所职业病危害因素的控制效果。劳动者在准备调离或脱离所从事的职业病危害的作业或岗位前,还应进行离岗时健康检查,主要目的是确定其在停止接触职业病危害因素时的健康状况,如最后一次在岗期间的健康检查是在离岗前的90日内,可视为离岗时检查。

在正式开展生产后,若发现有疑似职业病病人应安排其进行诊断并承担相应费用;在疑似职业病病人诊断或者医学观察期间,不得解除或者终止与其订立的劳动合同,同时按照国家有关规定,安排职业病病人进行治疗、康复和定期检查,职业病病人的诊疗、康复费用,伤残以及丧失劳动能力的职业病病人的社会保障,按照国家有关工伤保险的规定执行,职业病病人除依法享有工伤保险外,依照有关民事法律,尚有获得赔偿的权利的,有权向用人单位提出赔偿要求。

因此,作为一个用人单位,必须为劳动者提供符合要求的工作场所,配备劳动防护用品,同时建立职业卫生管理机构和管理制度,委派专或兼职人员进行职业卫生管理和培训等,用人单位是职业卫生的第一责任人。

第一节 概 述

一、职业卫生监督的概念

职业卫生监督(occupational health supervision)是职业卫生监督主体依据国家职业病防治法律法规的规定,运用行政管理的手段和医学技术方法,对用人单位的职业卫生和职业病防治活动,对职业卫生技术服务机构的职业卫生服务活动进行监督检查,并对其行为做出处理的行政执法活动。

二、职业卫生监督法律依据

2001年10月27日,中华人民共和国第九届全国人民代表大会常务委员会第二十四次会议通过了《中华人民共和国职业病防治法》(以下简称《职业病防治法》),自2002年5月1日起施行。该法是我国职业卫生与职业病防治领域一部最基本的法律,是开展职业卫生和职业病防治监督的主要法律依据。随即,原卫生部与国家有关部门制定了与之相应的配套规章和职业卫生标准,如与劳动和社会保障部共同制定的《职业病目录》《职业病危害因素分类目录》《职业病健康监护管理办法》《职业病诊断与鉴定管理办法》和《国家职业卫生标准管理办法》等十余项职业病防治配套规章和文件、300余项职业卫生标准。

2011年12月31日中华人民共和国第十一届全国人民代表大会常务委员会

笔记

第二十四次会议通过《全国人民代表大会常务委员会关于修改〈中华人民共和国职业病防治法〉的决定》，国家主席胡锦涛签署第 52 号主席令予以公布，自公布之日起施行。《中华人民共和国职业病防治法》根据本决定作了相应修改，重新公布。随即，国家安全生产监督管理总局于 2012 年第二季度发布了第 47～51 号总局令和（2012）第 73 号文，分别为《工作场所职业卫生监督管理规定》、《职业病危害项目申报办法》、《用人单位职业健康监护监督管理办法》、《职业卫生技术服务机构监督管理暂行规定》、《建设项目职业卫生"三同时"监督管理暂行办法》、《建设项目职业病危害风险分类管理目录（2012 年版）》。这些配套规章对用人单位的职业卫生管理提出了明确而具体的要求，现成为职业卫生监督的主要依据。

三、职业卫生监督制度

《职业病防治法》明确规定，国家实行职业卫生监督制度，即由法律授权的国家机关对全国的职业卫生工作依法实施具有国家强制力的监督制度，是一种国家监督制度。

职业病防治监督管理体制，是国家对职业病防治实施监督管理采取的组织形式和基本制度。它是国家职业病防治法律规范得以贯彻落实的组织保障和制度保障。但是由于历史的原因，我国职业病防治监督管理工作长期以来存在不同程度的体制障碍，职能重叠，影响了职业病防治监督管理工作的法制力度。对此，《关于修改〈中华人民共和国职业病防治法〉的决定》修正中明确指出："国务院安全生产监督管理部门、卫生行政部门、劳动保障行政部门依照本法和国务院确定的职责，负责全国职业病防治的监督管理工作。国务院有关部门在各自的职责范围内负责职业病防治的有关监督管理工作。县级以上地方人民政府安全生产监督管理部门、卫生行政部门、劳动保障行政部门依据各自职责，负责本行政区域内职业病防治的监督管理工作。县级以上地方人民政府有关部门在各自的职责范围内负责职业病防治的有关监督管理工作。县级以上人民政府安全生产监督管理部门、卫生行政部门、劳动保障行政部门（以下统称职业卫生监督管理部门）应当加强沟通，密切配合，按照各自职责分工，依法行使职权，承担责任。"其目的在于理顺我国的职业病防治卫生监督管理体制，分清国务院安全生产监督管理部门、卫生行政部门与国务院其他有关部门的职责，在加强全国职业病防治的统一监督管理的同时，充分发挥国务院各有关部门依照法定职责的有关监督管理作用，使国家统一监督管理与部门分工监督管理紧密结合，以增强职业病防治工作法制力度，有效保障劳动者的职业健康。

四、职业卫生监督的框架

是在"企业自律、行业管理、政府监管、社会监督"的卫生监督管理框架下，建立用人单位负责、行政机关监管、行业自律、职工参与和社会监督的机制，全面推行"教育、服务、处罚"并重的职业卫生监督管理模式，多渠道开展卫生监督相关法律、法规和标准的教育、宣传和指导，而同时加大对严重危害人民群众健康权益的违法行为的打击力度。

笔记

1. 企业自律 是指用人单位是职业病防治的第一责任人,自身应制定相应的内部管理制度,进行职业病防治工作的内部监督和质量保证并进行自身的工作评估。

2. 行业管理 是指相关的行业协会(包括中介组织)应制定行业中的职业病防治相关准则、执业规则,进行资质认定、质量认证、质控检测、指导培训、法律咨询等,并在本行业中进行评估、信息公示等。

3. 政府监管 是指政府部门按照法律法规、技术规范和标准对职业病防治工作进行许可备案、监督检查、案件查处、监督监测、应急处置和教育服务等,同时进行预警报告、信息发布等。

4. 社会监督 是指公众(包括劳动者)、媒体等对存在职业病危害的隐患、信息及时发现、及时报告相关部门,已达到及时防范、及时处理,及时减小或消除危害等。

根据上述原则,职业卫生监督按照前期预防、劳动过程中的防护与管理(包括职业健康监护)、职业病发生后的诊断治疗与职业病病人的保障几个阶段,从致害源头抓起,实施全过程监督。

第二节 预防性卫生监督

一、职业病危害项目申报制度

职业病危害项目是指存在或者产生职业病危害(occupational diseases hazard)因素的项目。职业病危害因素按照《职业病危害因素分类目录》确定。

> **职业病危害因素**
> 是指对从事职业活动的劳动者可能导致疾病或其他不良健康效应的各种危害因素,包括各种有害的化学物质、物理、生物因素以及在作业过程中产生的其他职业有害因素。

1. 职业病危害项目申报的目的 职业病危害项目申报目的是使职业卫生监督管理部门及时掌握危害项目的情况,有利于加强对职业病危害项目的"源头"管理。

2. 申报内容 职业病危害项目申报的主要内容是:①用人单位的基本情况;②工作场所职业病危害因素种类、浓度和强度;③产生职业病危害因素的生产技术、工艺和材料;④职业病危害防护设施和应急救援设施。

3. 申报程序 新建、改建、扩建、技术改造、技术引进项目(以下统称建设项目)在竣工验收之日起30日内向所在地安全生产监督管理部门申报职业病危害项目。因采用的生产技术、工艺、材料等变更导致所申报的职业病危害因素及其相关内容发生改变的,自发生改变之日起15日内向原申报机关申报变更内容。

4. 监督管理 安全生产监督管理部门在收到职业病危害项目申报材料后5个

笔记

工作日之内,出具《职业病危害项目申报回执》,并建立职业病危害项目管理档案。

安全生产监督管理部门对用人单位申报的情况应进行抽查,并对职业病危害项目实施监督管理。

二、建设项目职业病危害的监督管理

(一)建设项目职业病危害风险分类管理

职业病危害风险分类

是指在综合考虑《职业病危害因素分类目录》所列各类职业病危害因素及其可能产生的职业病和建设项目可能产生职业病危害的风险程度的基础上,将可能产生职业病危害的建设项目按照《国民经济行业分类》(GB/T 4754—2011)中的行业分为职业病危害一般的建设项目、职业病危害较重的建设项目和职业病危害严重的建设项目,即制定《建设项目职业病危害风险分类管理目录》。在实际运用中,如果建设项目拟采用的原材料、主要生产工艺和产品等可能产生的职业病危害的风险程度,与其在《目录》中所列行业职业病危害的风险程度有明显区别的,建设单位和职业卫生技术服务机构可以通过职业病危害预评价作出综合判断,根据评价结果确定该建设项目职业病危害的风险类别。

国家根据建设项目可能产生职业病危害的风险程度实行分类监督管理。

1. 职业病危害一般的建设项目 其职业病危害预评价报告向安全生产监督管理部门备案,职业病防护设施由建设单位自行组织竣工验收,并将验收情况报安全生产监督管理部门备案。

2. 职业病危害较重的建设项目 其职业病危害预评价报告应报安全生产监督管理部门审核;职业病防护设施竣工后,由安全生产监督管理部门组织验收。

3. 职业病危害严重的建设项目 其职业病危害预评价报告应报安全生产监督管理部门审核,职业病防护设施设计应报安全生产监督管理部门审查,职业病防护设施竣工后,由安全生产监督管理部门组织验收。

(二)建设项目职业病危害预评价的管理

建设项目职业病危害预评价

是可能产生职业病危害的建设项目,在可行性论证阶段,对建设项目可能产生的职业病危害因素、危害程度、健康影响、防护措施等进行预测性卫生评价,以了解建设项目在职业病防治方面是否可行,也为职业病防治管理的分类提供科学依据。因此,建设项目在可行性论证阶段必须进行职业病危害预评价。

笔记

建设项目职业病危害预评价报告的主要内容

建设项目职业病危害预评价报告的主要内容包括：①建设项目概况；②建设项目可能产生的职业病危害因素及其对劳动者健康危害程度的分析和评价；③建设项目职业病危害的类型分析；④建设项目拟采取的职业病防护设施的技术分析和评价；⑤职业卫生管理机构设置和职业卫生管理人员配置及有关制度建设的建议；⑥建设项目职业病防护措施的建议；⑦职业病危害预评价的结论。

预评价的分析、评价结论和对策措施可为职业卫生监督管理部门审批建设项目的职业病防护设施设计提供依据，也可为建设单位职业卫生管理的系统化、标准化和科学化提供依据，以及建设项目投产后的职业卫生管理提供目标和方向。

因为建设单位对职业病危害预评价报告的真实性、合法性负责。所以，职业病危害预评价报告编制完成后，建设单位应组织有关职业卫生专家，对职业病危害预评价报告进行评审。按照规定向安全生产监督管理部门申请职业病危害预评价备案或者审核。

预评价报告的备案或审核程序是：安全生产监督管理部门在收到报告备案或者审核申请后，应对申请文件、资料是否齐全进行核对，并自收到申请之日起5个工作日内作出是否受理的决定或者出具补正通知书。对已经受理的报告备案申请，安全生产监督管理部门应对申请文件、资料进行形式审查。符合要求的，自受理之日起20个工作日内予以备案，并向申请人出具备案通知书；不符合要求的，不予备案，书面告知申请人并说明理由。对已经受理的报告审核申请，安全生产监督管理部门应对申请文件、资料的合法性进行审核，审核同意的，自受理之日起20个工作日内予以批复；审核不同意的，书面告知建设单位并说明理由。因情况复杂，20个工作日不能作出批复的，经本部门负责人批准，可以延长10个工作日，并将延长期限的理由书面告知申请人。建设项目职业病危害预评价报告经安全生产监督管理部门备案或者审核同意后，建设项目的选址、生产规模、工艺或者职业病危害因素的种类、职业病防护设施等发生重大变更的，建设单位应当对变更内容重新进行职业病危害预评价，办理相应的备案或者审核手续。

建设单位未提交建设项目职业病危害预评价报告或者建设项目职业病危害预评价报告未经安全生产监督管理部门备案、审核同意的，有关部门不得批准该建设项目。

（三）建设项目职业病防护设施设计管理

对存在职业病危害的建设项目，建设单位应当委托具有相应资质的设计单位编制职业病防护设施设计专篇。设计单位、设计人应当对其编制的职业病防护设施设计专篇的真实性、合法性和实用性负责。

建设项目职业病防护设施设计专篇的内容

建设项目职业病防护设施设计专篇的内容：①设计的依据；②建设项目概述；③建设项目产生或者可能产生的职业病危害因素的种类、来源、理化性质、毒理特征、浓度、强度、分布、接触人数及水平、潜在危害性和发生职业病的危险程度分析；④职业病防护设施和有关防控措施及其控制性能；⑤辅助用室及卫生设施的设置情况；⑥职业病防治管理措施；⑦对预评价报告中职业病危害控制措施、防治对策及建议采纳情况的说明；⑧职业病防护设施投资预算；⑨可能出现的职业病危害事故的预防及应急措施；⑩可以达到的预期效果及评价。

专篇的审核程序是：建设单位在职业病防护设施设计专篇编制完成后，组织有关职业卫生专家，对职业病防护设施设计专篇进行评审。建设单位应当会同设计单位对职业病防护设施设计专篇进行完善，并对其真实性、合法性和实用性负责。

对职业病危害一般和职业病危害较重的建设项目，建设单位应当在完成职业病防护设施设计专篇评审后，按照有关规定组织职业病防护设施的施工。对职业病危害严重的建设项目，建设单位在完成职业病防护设施设计专篇评审后，应当按照规定向安全生产监督管理部门提出建设项目职业病防护设施设计审查的申请。安全生产监督管理部门收到审查申请后，应当对申请文件、资料是否齐全进行核对，并自收到申请之日起5个工作日内作出是否受理的决定或者出具补正通知书。对已经受理的职业病危害严重的建设项目职业病防护设施设计审查申请，安全生产监督管理部门应当对申请文件、资料的合法性进行审查。审查同意的，自受理之日起20个工作日内予以批复；审查不同意的，书面通知建设单位并说明理由。因情况复杂，20个工作日不能作出批复的，经本部门负责人批准，可以延长10个工作日，并将延长期限的理由书面告知申请人。

职业病危害严重的建设项目，其职业病防护设施设计未经审查同意的，建设单位不得进行施工，应当进行整改后重新申请审查。

建设项目职业病防护设施设计经审查同意后，建设项目的生产规模、工艺或者职业病危害因素的种类等发生重大变更的，建设单位应当根据变更的内容，重新进行职业病防护设施设计，并在变更之日起30日内按照规定办理相应的审查手续。

（四）职业病危害控制效果评价与防护设施竣工验收管理

建设项目职业病防护设施应当由取得相应资质的施工单位负责施工，并与建设项目主体工程同时进行。

1. 施工及监理的职责 施工单位应按照职业病防护设施设计和有关施工技术标准、规范进行施工，并对职业病防护设施的工程质量负责。

工程监理单位、监理人员应按照法律法规和工程建设强制性标准，对职业病

笔记

防护设施施工工程实施监理,并对职业病防护设施的工程质量承担监理责任。

2. 建设单位的职责 建设项目职业病防护设施建设期间,建设单位应对其进行经常性的检查,对发现的问题及时进行整改。建设项目完工后,需要进行试运行的,其配套建设的职业病防护设施必须与主体工程同时投入试运行。试运行时间应当不少于 30 日,最长不得超过 180 日,国家有关部门另有规定或者特殊要求的行业除外。建设项目试运行期间,建设单位应当对职业病防护设施运行的情况和工作场所的职业病危害因素进行监测,并委托具有相应资质的职业卫生技术服务机构进行职业病危害控制效果评价 [effect assessment of occupational hazard(s) in construction project]。建设项目没有进行试运行的,应当在其完工后委托具有相应资质的职业卫生技术服务机构进行职业病危害控制效果评价。

建设单位应当为评价活动提供符合检测、评价标准和要求的受检场所、设备和设施。建设单位在职业病危害控制效果评价报告编制完成后,应当组织有关职业卫生专家对职业病危害控制效果评价报告进行评审。建设单位对职业病危害控制效果评价报告的真实性和合法性负责。

3. 备案或验收程序 职业病危害一般的建设项目竣工验收时,由建设单位自行组织职业病防护设施的竣工验收,并自验收完成之日起 30 日内按照规定向安全生产监督管理部门申请职业病防护设施竣工备案。职业病危害较重和严重的建设项目竣工验收时,建设单位应当按照规定向安全生产监督管理部门申请建设项目职业病防护设施竣工验收。

安全生产监督管理部门收到备案或者竣工验收申请后,应对申请文件、资料是否齐全进行核对,并自收到申请之日起 5 个工作日内作出是否受理的决定或者出具补正通知书。对已经受理的备案申请,安全生产监督管理部门应自受理之日起 20 个工作日内对申请文件、资料的合法性进行审查。符合要求的,予以备案,出具备案通知书;不符合要求的,不予备案,书面通知建设单位说明理由。对已经受理的竣工验收申请,安全生产监督管理部门应对建设项目职业病危害控制效果评价报告等申请文件、资料进行合法性审查,对建设项目职业病防护设施进行现场验收,并自受理之日起 20 个工作日内作出是否通过验收的决定。通过验收的,予以批复;未通过验收的,书面告知建设单位并说明理由。因情况复杂,20 个工作日不能作出批复的,经本部门负责人批准,可以延长 10 个工作日,并将延长期限的理由书面告知申请人。

分期建设、分期投入生产或者使用的建设项目,其配套的职业病防护设施应当分期与建设项目同步进行验收。建设项目职业病防护设施竣工后未经安全生产监督管理部门备案同意或者验收合格的,不得投入生产或者使用。

三、职业卫生服务机构资质审批

职业卫生服务机构包括职业卫生技术服务机构、职业健康检查机构和职业病诊断机构等。职业卫生技术服务机构包括为建设项目提供职业病危害预评价、职业病危害控制效果评价,为用人单位提供职业病危害因素检测、职业病危害现状评价、职业病防护设备设施与防护用品的效果评价等技术服务的机构,由安全生产监督管理部门认可并颁发证书。

职业健康检查机构和职业病诊断机构由省级卫生行政部门批准并颁发证书。

（一）职业卫生技术服务机构的审批

1. 各级机构的认可及颁发证书　职业卫生技术服务机构的资质从高到低分为甲级、乙级、丙级三个等级。甲级资质由国家安全生产监督管理总局认可及颁发证书。乙级资质由省、自治区、直辖市人民政府安全生产监督管理部门（以下简称省级安全生产监督管理部门）认可及颁发证书，并报国家安全生产监督管理总局备案。丙级资质由设区的市级人民政府安全生产监督管理部门（以下简称市级安全生产监督管理部门）认可及颁发证书，并报省级安全生产监督管理部门备案，由省级安全生产监督管理部门报国家安全生产监督管理总局进行登记。

2. 各级机构应具备的条件　各级机构应具备的条件如下：

（1）甲级资质：具有法人资格；注册资金 800 万元以上，固定资产 700 万元以上；工作场所面积不少于 700 平方米；有健全的内部管理制度和质量保证体系；有不少于 25 名经培训合格的专职技术人员；有专职技术负责人和质量控制负责人，专职技术负责人具有与所申报业务相适应的高级专业技术职称和 5 年以上工作经验；具有与所申请资质、业务范围相适应的检测、评价能力；法律、行政法规、规章规定的其他条件。

（2）乙级资质：具有法人资格；注册资金 500 万元以上，固定资产 400 万元以上；工作场所面积不少于 400 平方米；有健全的内部管理制度和质量保证体系；有不少于 20 名经培训合格的专职技术人员；有专职技术负责人和质量控制负责人，专职技术负责人具有与所申报业务相适应的高级专业技术职称和 3 年以上工作经验；具有与所申请资质、业务范围相适应的检测、评价能力；法律、行政法规、规章规定的其他条件。

（3）丙级资质：具有法人资格；注册资金 300 万元以上，固定资产 200 万元以上；工作场所面积不少于 200 平方米；有健全的内部管理制度和质量保证体系；有不少于 10 名经培训合格的专职技术人员；有专职技术负责人和质量控制负责人，专职技术负责人具有与所申报业务相适应的中级以上专业技术职称和 1 年以上工作经验；具有与所申请资质、业务范围相适应的检测、评价能力；法律、行政法规、规章规定的其他条件。

3. 服务范围的改变　卫生技术服务机构取得资质 1 年以上，需要增加业务范围的，应当向发证机关提出申请。发证机关应当按照本办法的规定进行认可。

职业卫生技术服务机构的资质证书遗失的，应当及时在有关电视、报刊等媒体上予以声明，并向原发证机关申请补发。

职业卫生技术服务机构甲级、乙级、丙级资质证书有效期均为 3 年。资质证书有效期满需要延续的，职业卫生技术服务机构应当于期满前 3 个月向原发证机关提出申请，经复审合格后予以办理延续手续；不合格的，不予办理延续手续，并向申请人书面说明理由。

职业卫生技术服务机构变更名称、法定代表人、注册地址的，应当自变更之日起 30 日内向原发证机关申请办理资质证书变更手续。

笔记

315

职业卫生技术服务机构分立、合并的,应当申请办理资质证书变更手续或者重新申请职业卫生技术服务机构资质认可。

(二)职业健康检查机构和职业病诊断机构的审批

符合规定的公立医疗卫生机构可以申请开展职业病诊断工作。设区的市没有医疗卫生机构申请开展职业病诊断的,省级卫生行政部门应当根据职业病诊断工作的需要,指定公立医疗卫生机构承担职业病诊断工作,并使其在规定时间内达到规定的条件。

1. 机构应具备的条件　机构应具备的条件包括:①持有《医疗机构执业许可证》;②具有与开展职业病诊断或职业健康检查相适应的医疗卫生技术人员;③具有与开展职业病诊断或职业健康检查相适应的仪器、设备;④具有健全的职业病诊断或职业健康检查质量管理制度。

2. 申请时提交的资料　申请时应提交的文件和资料包括:①职业病诊断机构(或职业健康检查机构)申请表;②《医疗机构执业许可证》及副本的复印件;③与申请开展的职业病诊断(职业健康检查)项目相关的诊疗科目及相关资料;④与申请项目相适应的职业病诊断医师等相关医疗卫生技术人员情况;⑤与申请项目相适应的场所和仪器、设备清单;⑥职业病诊断(或职业健康检查)质量管理制度有关资料;⑦省级卫生行政部门规定提交的其他资料。

3. 办理程序　省级卫生行政部门收到申请材料后,应当在五个工作日内作出是否受理的决定,不受理的应当说明理由并书面通知申请单位;决定受理的,省级卫生行政部门应当及时组织专家组进行技术评审。专家组应当自卫生行政部门受理申请之日起六十日内完成和提交技术评审报告,并对提交的技术评审报告负责。省级卫生行政部门应当自收到技术评审报告之日起二十个工作日内,作出是否批准的决定。

4. 颁发证书　对批准的申请单位颁发职业病诊断机构批准证书;不批准的应当说明理由并书面通知申请单位。职业病诊断机构批准证书有效期为五年。

四、职业病诊断医师资质审批

从事职业病诊断的医师应当具备以下条件,并取得省级卫生行政部门颁发的资格证书。

职业病诊断医师的基本条件是:①具有医师执业证书;②具有中级以上卫生专业技术职务任职资格;③熟悉职业病防治法律规范和职业病诊断标准;④从事职业病诊断、鉴定相关工作3年以上;⑤按规定参加职业病诊断医师相应专业的培训、并考核合格。

第三节　经常性卫生监督

一、工作场所职业卫生的监督

产生职业病危害的用人单位的工作场所(Workplace)应当符合下列基本要

求：①生产布局合理，有害作业与无害作业分开；②工作场所与生活场所分开，工作场所不得住人；③有与职业病防治工作相适应的有效防护设施；④职业病危害因素的强度或者浓度符合国家职业卫生标准；⑤有配套的更衣间、洗浴间、孕妇休息间等卫生设施；⑥设备、工具、用具等设施符合保护劳动者生理、心理健康的要求；⑦法律、法规、规章和国家职业卫生标准的其他规定。

安全生产监督管理部门依法对用人单位执行有关职业病防治的法律、法规、规章和国家职业卫生标准的情况进行监督检查，检查的主要内容如下：

（一）设置或者指定职业卫生管理机构或者组织，配备专职或者兼职的职业卫生管理人员情况

职业病危害严重的用人单位，应当设置或者指定职业卫生管理机构或者组织，配备专职职业卫生管理人员。

其他存在职业病危害的用人单位，劳动者超过100人的，应当设置或者指定职业卫生管理机构或者组织，配备专职职业卫生管理人员；劳动者在100人以下的，应当配备专职或者兼职的职业卫生管理人员，负责本单位的职业病防治工作。

（二）职业卫生管理制度和操作规程的建立、落实及公布情况

存在职业病危害的用人单位应制订职业病危害防治计划和实施方案，建立、健全以下职业卫生管理制度和操作规程：①职业病危害防治责任制度；②职业病危害警示与告知制度；③职业病危害项目申报制度；④职业病防治宣传教育培训制度；⑤职业病防护设施维护检修制度；⑥职业病防护用品管理制度；⑦职业病危害监测及评价管理制度；⑧建设项目职业卫生"三同时"管理制度；⑨劳动者职业健康监护及其档案管理制度；⑩职业病危害事故处置与报告制度；⑪职业病危害应急救援与管理制度；⑫岗位职业卫生操作规程；⑬法律、法规、规章规定的其他职业病防治制度。

（三）主要负责人、职业卫生管理人员和职业病危害严重的工作岗位的劳动者职业卫生培训情况

用人单位的主要负责人和职业卫生管理人员应具备与本单位所从事的生产经营活动相适应的职业卫生知识和管理能力，并接受职业卫生培训。

用人单位主要负责人、职业卫生管理人员的职业卫生培训主要内容：①职业卫生相关法律、法规、规章和国家职业卫生标准；②职业病危害预防和控制的基本知识；③职业卫生管理相关知识；④国家安全生产监督管理总局规定的其他内容。

用人单位应对劳动者进行上岗前的职业卫生培训和在岗期间的定期职业卫生培训，普及职业卫生知识，督促劳动者遵守职业病防治的法律、法规、规章、国家职业卫生标准和操作规程。

用人单位应对职业病危害严重的工作岗位的劳动者，进行专门的职业卫生培训，经培训合格后方可上岗作业。

因变更工艺、技术、设备、材料，或者岗位调整导致劳动者接触的职业病危害因素发生变化的，用人单位应重新对劳动者进行上岗前的职业卫生培训。

（四）建设项目职业卫生"三同时"制度落实情况

新建、改建、扩建的工程建设项目和技术改造、技术引进项目可能产生职业

笔记

病危害的,建设单位应按照《建设项目职业卫生"三同时"监督管理暂行办法》的规定,向安全生产监督管理部门申请备案、审核、审查和竣工验收。

（五）工作场所职业病危害项目申报情况

用人单位工作场所存在职业病目录所列职业病的危害因素的,应当按照《职业病危害项目申报办法》的规定,及时、如实向所在地安全生产监督管理部门申报职业病危害项目,并接受安全生产监督管理部门的监督检查。

（六）工作场所职业病危害因素监测、检测、评价及结果报告和公布情况

存在职业病危害的用人单位,应委托具有相应资质的职业卫生技术服务机构,每年至少进行一次职业病危害因素检测。职业病危害严重的用人单位,还需委托具有相应资质的职业卫生技术服务机构,每三年至少进行一次职业病危害现状评价。

存在职业病危害的用人单位,有下述情形之一的,应及时委托具有相应资质的职业卫生技术服务机构进行职业病危害现状评价:①初次申请职业卫生安全许可证,或者职业卫生安全许可证有效期届满申请换证的;②发生职业病危害事故的;③国家安全生产监督管理总局规定的其他情形。

产生职业病危害的用人单位,应当在醒目位置设置公告栏,公布有关职业病防治的规章制度、操作规程、职业病危害事故应急救援措施和工作场所职业病危害因素检测结果。

（七）职业病防护设施、应急救援设施的配置、维护、保养情况,以及职业病防护用品的发放、管理及劳动者佩戴使用情况

用人单位应为劳动者提供符合国家职业卫生标准的职业病防护用品,并督促、指导劳动者按照使用规则正确佩戴、使用,不得发放钱物替代发放职业病防护用品。

用人单位应对职业病防护用品进行经常性的维护、保养,确保防护用品有效,不得使用不符合国家职业卫生标准或者已经失效的职业病防护用品。

在可能发生急性职业损伤的有毒、有害工作场所,用人单位应当设置报警装置,配置现场急救用品、冲洗设备、应急撤离通道和必要的泄险区。

现场急救用品、冲洗设备等应当设在可能发生急性职业损伤的工作场所或者临近地点,并在醒目位置设置清晰的标识。

在可能突然泄漏或者逸出大量有害物质的密闭或者半密闭工作场所,用人单位还应当安装事故通风装置以及与事故排风系统相连锁的泄漏报警装置。

（八）职业病危害因素及危害后果警示、告知情况

职业病危害告知的主要内容:①在签订劳动合同时,用人单位应当将工作过程中可能产生的职业病危害及其后果、职业病防护措施和待遇等如实告知劳动者,并在劳动合同中写明,不得隐瞒或者欺骗;②产生职业病危害的用人单位,应当在醒目位置设置公告栏,公布有关职业病防治的规章制度、操作规程、职业病危害事故应急救援措施和工作场所职业病危害因素检测、评价结果;③存在或产生职业病危害的工作场所、作业岗位、设备、设施,应按照《工作场所职业病危害警示标识》的规定,在醒目位置设置图形、警示线、警示语句等警示标识和中文警示说明；④存在或产生高毒物品的作业岗位，应按照《高毒物品作业岗位职业病危害告知规范》的规定，在醒目位置设置高毒物品告知卡，告知卡应当载明高毒物品名称、理化特性、健康危害、防护措施及应急处理等告知内容和警示标识。

（九）劳动者职业健康监护、放射工作人员个人剂量监测情况

用人单位应根据劳动者所接触的职业病危害因素，定期安排劳动者进行在岗期间的职业健康检查。对在岗期间的职业健康检查，用人单位应当按照《职业健康监护技术规范》等国家职业卫生标准的规定和要求，确定接触职业病危害的劳动者的检查项目和检查周期。需要复查的，应当根据复查要求增加相应的检查项目。

出现下列情况之一的，用人单位应当立即组织有关劳动者进行应急职业健康检查：①接触职业病危害因素的劳动者在作业过程中出现与所接触职业病危害因素相关的不适症状的；②劳动者受到急性职业中毒危害或者出现职业中毒症状的。

对准备脱离所从事的职业病危害作业或者岗位的劳动者，用人单位应当在劳动者离岗前30日内组织劳动者进行离岗时的职业健康检查。劳动者离岗前90日内的在岗期间的职业健康检查可以视为离岗时的职业健康检查。用人单位对未进行离岗时职业健康检查的劳动者，不得解除或者终止与其订立的劳动合同。用人单位应当及时将职业健康检查结果及职业健康检查机构的建议以书面形式如实告知劳动者。

从事放射工作的人员必须接受个人剂量监测，并佩戴具有资质的个人剂量监测技术服务机构提供的个人剂量计。

（十）职业病危害事故报告情况

发生或者可能发生急性职业病危害事故时，用人单位应当立即采取应急救援和控制措施，并及时报告所在地安全生产监督管理部门和有关部门。

此外，当发生职业病危害事故或者有证据证明危害状态可能导致职业病危害事故发生时，安全生产监督管理部门可采取临时控制措施：①责令暂停导致职业病危害事故的作业；②封存造成职业病危害事故或者可能导致职业病危害事故发生的材料和设备；③组织控制职业病危害事故现场。

对遭受或者可能遭受急性职业病危害的劳动者，用人单位应当及时组织救治、进行健康检查和医学观察，所需费用由用人单位承担。卫生行政部门应当组织做好医疗救治工作。

职业病危害事故

是指用人单位在职业病防治活动中违反职业病防治法律、法规、规章的规定，造成劳动者在工作或者其他职业活动中，因接触粉尘、放射线和其他有毒、有害物质等职业病危害因素而引起的急性疾病事故，如急性中毒、急性放射病事故等。

笔记

按一次职业病危害事故所造成的危害严重程度,职业病危害事故分为3类:

(1)一般事故:发生急性职业病10人以下的。

(2)重大事故:发生急性职业病10人以上50人以下或者死亡5人以下的,或者发生职业性炭疽5人以下的。

(3)特大事故:发生急性职业病50人以上或者死亡5人以上,或者发生职业性炭疽5人以上的。

(十一)提供劳动者健康损害与职业史、职业病危害接触关系等相关资料的情况

安全生产行政执法人员、劳动者或者其近亲属、劳动者委托的代理人有权查阅、复印劳动者的职业健康监护档案。

劳动者离开用人单位时,有权索取本人职业健康监护档案复印件,用人单位应当如实、无偿提供,并在所提供的复印件上签章。

(十二)依法应当监督检查的其他情况

用人单位不得安排未经上岗前职业健康检查的劳动者从事接触职业病危害的作业,不得安排有职业禁忌的劳动者从事其所禁忌的作业。不得安排未成年工从事接触职业病危害的作业,不得安排孕期、哺乳期的女职工从事对本人和胎儿、婴儿有危害的作业。

用人单位对有职业禁忌的劳动者,调离或者暂时脱离原工作岗位;对健康损害可能与所从事的职业相关的劳动者,进行妥善安置;对需要复查的劳动者,按照职业健康检查机构要求的时间安排复查和医学观察;对疑似职业病病人,按照职业健康检查机构的建议安排其进行医学观察或者职业病诊断等。

二、职业卫生服务机构的监督

(一)职业卫生技术服务机构的监督

安全生产监督管理部门对职业卫生技术服务机构的技术服务工作及专职技术人员进行监督检查,督促职业卫生技术服务机构公平、公正、客观、科学地开展职业卫生技术服务。重点监督检查内容:①职业卫生专职技术人员是否具备从业能力;②是否按照职业卫生技术服务工作规范开展工作;③出具的报告是否符合规范标准;④职业卫生技术服务档案是否完整;⑤内部质量保证体系文件是否健全;⑥实际操作中是否存在违规现象;⑦依法应当监督检查的其他内容。

安全生产监督管理部门对取得资质的职业卫生技术服务机构每年进行评估检查的同时还可征求服务对象的意见。

(二)职业健康检查机构和职业病诊断机构的监督

卫生行政部门依法对职业健康检查机构和职业病诊断机构及职业病诊断医

师进行监督检查。职业健康检查机构监督的主要监督内容如下：①职业健康检查的资质，从事职业健康检查工作的机构，必须获得《职业健康检查批准证书》；②专业人员及仪器设备配置情况；③工作场所情况；④是否在《职业健康检查批准证书》批准的范围内开展职业健康检查工作；⑤管理制度；⑥开展的职业健康检查工作是否符合法律法规及标准的要求；⑦职业健康检查结果告之情况；⑧职业病、疑似职业病的报告情况；⑨职业健康检查档案情况；⑩职业健康检查信息汇总和上报情况等。

职业病诊断机构监督的主要内容如下：①职业病诊断资质，从事职业病诊断工作的机构，必须获得《职业病诊断批准证书》；②专业人员及仪器设备的配备情况；③开展职业病诊断的工作场所情况；④是否在《职业病诊断批准证书》批准的范围内开展职业病诊断工作；⑤开展职业病诊断工作的管理制度；⑥开展的职业病诊断工作是否符合法律法规及标准的要求；⑦出具的《职业病诊断证明书》；⑧检查机构的职业病、疑似职业病报告情况；⑨职业病诊断档案等。

三、职业病报告的监督

用人单位或医疗卫生机构发现职业病病人或者疑似职业病病人时，应及时向所在地卫生行政部门和安全生产监督管理部门报告。确诊为职业病的，用人单位还应向所在地的劳动保障部门报告。

（一）职业病报告种类及要求

依据 1988 年原卫生部颁布的《职业病报告办法》和修订后的《职业病诊断鉴定管理办法》的规定，职业病报告（notification occupational diseases）应符合下列要求：

1. 急性职业病报告具体要求　急性职业病报告具体要求包括：①任何医疗卫生机构接诊的急性职业病均在 12～24 小时之内向患者所在地卫生行政部门和职业卫生监督管理部门报告；②凡有死亡或同时发生 3 名以上急性职业中毒以及发生 1 名职业性炭疽，初诊医疗机构应当立即电话报告卫生行政部门和职业卫生监督管理部门；③有关用人单位也应当按照规定的时限和程序进行报告。

2. 非急性职业病报告具体要求　非急性职业病报告具体要求是：①用人单位和医疗卫生机构（包括没有取得职业病诊断资质的综合医院）在发现或怀疑为职业病的患者时，均应及时向卫生行政部门和职业卫生监督管理部门报告；②对发现或怀疑为职业病的非急性职业病或急性职业病紧急救治后的患者应根据规定及时转诊到取得职业病诊断资质的医疗卫生机构明确诊断，并按规定报告；③对确诊的非急性职业病患者如尘肺病、慢性职业中毒和其他慢性职业病，应及时按卫生行政部门和职业卫生监督管理部门规定的程序逐级上报。

（二）职业病报告程序及要求

1. 职业病报告责任主体　职业病报告责任主体包括：①用人单位；②接诊急性职业病的综合医疗卫生机构；③承担职业病诊断的医疗卫生机构。

2. 报告时限要求　报告时限要求有：①3 人以上急性职业中毒或发生死亡的急性职业病应立即电话报告；②发生 3 人以下的急性职业病应在 12～24 小时

内电话报告或《职业病报告卡》报告;③非急性职业病如尘肺病、慢性职业中毒和其他慢性职业病以及尘肺病死亡患者应在 15 日内报告,分别填报《尘肺病报告卡》和《职业病报告卡》。

3. 其他要求　包括:①地方各级卫生行政部门指定的劳动卫生职业病防治机构或疾病预防控制机构或卫生监督机构负责职业病报告工作,并指定专职人员或兼职人员负责;②负责职业病报告工作的省级机构应按《职业病报告办法》的要求,填报《职业病年报表》和《尘肺病年报表》;③国家卫生和计划生育委员会指定的全国职业卫生职业病防治中心负责全国职业病统计、分析、报告工作。

(三)职业病报告及处理

职业病报告工作是国家统计工作的一部分,各级负责职业病报告工作的单位和人员,必须树立法制观念,不得虚报、漏报、拒报、迟报、伪造和篡改。

(四)职业病统计报告

职业病统计报告管理工作是职业病防治监督工作的组成部分。县级以上地方人民政府卫生行政部门应按规定,指定专门机构负责职业病报告及职业病报告的管理工作,按程序及时、准确报告管理区域内所发生的职业病病例,做好现场调查表的填报。

县级以上地方人民政府卫生行政部门必须认真履行监督职能,对本管辖区域内职业病报告责任人和职业病报告管理单位加强监管,确保不发生职业病的漏报、误报、瞒报或拒报现象。

第四节　职业健康监护监督

从"经常性卫生监督"一节中可看出,不论是对用人单位,还是职业卫生服务机构,主要监督管理的内容之一是"职业健康监护"。因此,有必要在本节中了解职业监护有关的法律法规知识,才能按照相关的法律法规、技术规范和标准开展监督检查工作。

一、相关概念

职业健康监护(occupational health surveillance):是指以预防为目的,根据劳动者的职业接触史,通过定期或不定期的医学健康检查和健康相关资料的收集,连续性地监测劳动者的健康状况,分析劳动者健康变化与所接触的职业病危害因素的关系,并及时地将健康检查和资料分析结果报告给用人单位和劳动者本人,以便及时采取干预措施,保护劳动者健康。职业健康监护主要包括职业健康检查和职业健康监护档案管理等内容。职业健康检查包括上岗前、在岗期间、离岗时和离岗后医学随访以及应急健康检查。

职业病(occupational disease):是指企业、事业单位和个体经济组织(以下统称用人单位)的劳动者在职业活动中,因接触粉尘、放射性物质和其他有毒、有害物质等因素而引起的疾病。

职业禁忌证(occupational contraindication)：是指劳动者从事特定职业或者接触特定职业病危害因素时，比一般职业人群更易于遭受职业病危害和罹患职业病或者可能导致原有自身疾病病情加重，或者在作业过程中诱发可能导致对他人生命健康构成危险的疾病的个人特殊生理或病理状态。

二、职业健康监护的目的

职业健康监护的目的是：①早期发现职业病、职业健康损害和职业禁忌；②跟踪观察职业病及职业健康损害的发生、发展规律及分布情况；③评价职业健康损害与作业环境中职业病危害因素的关系及危害程度；④识别新的职业病危害因素和高危人群；⑤进行目标干预，包括改善作业环境条件，改革生产工艺，采用有效的防护设施和个人防护用品，对职业病患者及疑似职业病和有职业禁忌人员的处理与安置等；⑥评价预防和干预措施的效果；⑦为制定或修订卫生政策和职业病防治对策服务。

三、职业健康监护中的责任和义务

(一) 用人单位的责任和义务

用人单位的职责包括：①应根据国家有关法律、法规，结合生产劳动中存在的职业病危害因素，建立职业健康监护制度，保证劳动者能够得到与其所接触的职业病危害因素相应的健康监护；②要建立职业健康监护档案，由专人负责管理，并按照规定的期限妥善保存，要确保医学资料的机密和维护劳动者的职业健康隐私权、保密权；③应保证从事职业病危害因素作业的劳动者能按时参加安排的职业健康检查，劳动者接受健康检查的时间应视为正常出勤；④应安排即将从事接触职业病危害因素作业的劳动者进行上岗前的健康检查，但应保证其就业机会的公正性；⑤应根据企业文化理念和企业经营情况，鼓励制定更高的健康监护实施细则，以促进企业可持续发展，特别是人力资源的可持续发展。

(二) 劳动者的权利和义务

劳动者的权利和义务包括：①劳动者有权了解所从事的工作对他们的健康可能产生的影响和危害；劳动者或其代表有权参与用人单位建立职业健康监护制度和制订健康监护实施细则的决策过程；劳动者代表和工会组织也应与职业卫生专业人员合作，为预防职业病、促进劳动者健康发挥应有的作用。②劳动者应学习和了解相关的职业卫生知识和职业病防治法律、法规；应掌握作业操作规程，正确使用、维护职业病防护设备和个人使用的防护用品，发现职业病危害事故隐患应及时报告。③劳动者应参加用人单位安排的职业健康检查，并在其实施过程中与职业卫生专业人员和用人单位合作。如果该健康检查项目不是国家法律法规制定的强制性进行的项目，劳动者参加应本着自愿的原则。④劳动者有权对用人单位违反职业健康监护有关规定的行为进行投诉。⑤劳动者若不同意职业健康检查的结论，有权根据有关规定投诉。

(三) 职业健康检查机构的责任和义务

职业健康检查机构的责任和义务包括：①机构应保证其从事职业健康工作

笔记

的主检医师具备相应的专业技能,同时还应熟悉工作场所可能存在的职业病危害因素,以便分析劳动者的健康状况与其所从事的职业活动的关系,判断其是否适合从事该工作岗位。②机构应维护和保证其工作的独立性,包括不受用人单位、劳动者和其他行政意见的影响和干预。当机构或专业人员开展工作的独立性受到干扰或破坏时,可向其主管卫生行政部门提出申诉。③机构应客观真实地报告职业健康检查结果,对其所出示的检查结果和总结报告承担责任。④专业人员应遵守职业健康监护的伦理道德规范,保护劳动者的隐私,采取一切必要的措施防止职业健康检查结果被用于其他目的。⑤专业人员在进行职业健康检查时,应将检查的目的和每项检查的意义向被检者解释清楚,并应说明接受或拒绝该项检查可能产生的利弊。⑥专业人员有义务接受劳动者对健康检查结果的询问或咨询,要如实地向劳动者解释检查结果和提出的问题,解释时应考虑劳动者的文化程度和理解能力。⑦在保护劳动者健康的广义的职权范围内,职业健康检查专业人员必要时可以向用人单位建议进行除国家法律、法规规定的最低要求之外的健康监护项目。

四、职业健康监护的工作程序

(一)用人单位的工作程序

用人单位应根据《职业病防治法》和《职业健康监护监督管理办法》的有关规定,制订本单位的职业健康监护工作计划。应选择并委托具有职业健康检查资质的机构对本单位接触职业病危害因素的劳动者进行职业健康检查。在委托职业健康检查机构对本单位接触职业病危害的劳动者进行职业健康检查的同时,应提供以下材料:①用人单位的基本情况;②工作场所职业病危害因素种类和接触人数、职业病危害因素监测的浓度或强度资料;③产生职业病危害因素的生产技术、工艺和材料;④职业病危害防护设施,应急救援设施及其他有关资料。

(二)职业健康检查机构的工作程序

职业健康检查机构对职业健康检查结果进行汇总,并按照委托协议要求,在规定的时间内向用人单位提交健康检查结果报告。报告内容包括:①所有受检者的检查结果;②检出的患有疑似职业病的劳动者、有职业禁忌及出现异常情况人员的名单和处理建议;③根据需要,结合作业环境监测资料,分析发生健康损害的原因,提出相应的干预措施、建议和需要向用人单位说明的其他问题等。对发现有健康损害的劳动者,还应给劳动者个人出具检查报告,并明确载明检查结果和建议。

五、职业健康监护资料的应用

职业健康监护资料主要是指职业健康检查记录、健康评价和健康监护报告及所有相关的原始资料和档案(包括电子档案)。职业健康监护工作中收集的劳动者健康资料只能用于以保护劳动者个体和群体的健康为目的的相关活动,应防止资料的滥用和扩散。职业健康监护资料应遵循医学资料的保密性和安全性

笔记

的原则,应注意维护资料的完整和准确并及时更新。劳动者有权了解自己的健康资料,并有权得到资料的复印件。职业健康检查机构应以适当的方式向用人单位、劳动者提供和解释个体和群体的健康信息,以促进他们能从保护劳动者健康和维护就业方面考虑提出切实可行的改进措施。在应用健康监护资料评价劳动者对某一特定作业或某类型工作是否适合时,应首先建议改善作业环境条件和加强个体防护,在此前提下才能评价劳动者是否适合该工作。同时劳动者健康状况和工作环境都在随时发生变化,所以判定是否适合不应只是一次性的。

六、职业健康监护目标疾病

为有效地开展职业健康监护,每个健康监护项目应明确规定监护的目标疾病。职业健康监护目标疾病分为职业病和职业禁忌证。在确定职业禁忌证时,应注意为劳动者提供充分就业机会的原则。从这个意义上讲,应强调有职业禁忌的人员在从事接触特定职业病危害因素作业会更易导致健康损害的必然性。一般对能致劳动能力永久丧失的疾病不列为职业禁忌证。

确定目标疾病的原则:①目标疾病如果是职业禁忌证,应确定监护的职业病危害因素和所规定的职业禁忌证的关系及相关程度;②目标疾病如果是职业病,应是国家职业病目录中规定的疾病,应和监护的职业病危害因素有明确的因果关系,并要有一定的发病率;③有确定的监护手段和医学检查方法,能够做到早期发现目标疾病;④早期发现后采取干预措施能对目标疾病的转归产生有利的影响。

七、开展职业健康监护的职业病危害因素界定

职业健康检查 [occupational health(medical)examination] 分为强制性和推荐性两种,在《职业健康监护技术规范》中,除了在各种职业病危害因素相应的项目标明为推荐性健康检查外,其余均为强制性。

1. 强制性的　已列入国家颁布的职业病危害因素分类目录的危害因素,符合以下条件者应实行强制性职业健康检查:①该危害因素有确定的慢性毒性作用,并能引起慢性职业病或慢性健康损害,或有确定的致癌性,在暴露人群中所引起的职业性癌症有一定的发病率,或有明确的急性毒性,从事该作业有明确的职业禁忌证;②有一定数量的暴露人群。有特殊健康要求的特殊作业人群亦应实行强制性健康监护。

2. 推荐性的　已列入国家颁布的职业病危害因素分类目录,对人的慢性毒性作用和健康损害或致癌作用尚不能肯定,但有动物实验或流行病学调查的证据,有可靠的技术方法,通过系统地健康监护可以提供进一步明确的证据,在岗定期健康检查执行推荐性职业健康检查。

3. 其他　对职业病危害因素分类目录以外的危害因素开展健康监护,需通过专家评估后确定,评估标准是:①这种物质在国内正在使用或准备使用,且有一定量的暴露人群;②要查阅相关文献,主要是毒理学研究资料,确定其是否符合国家规定的有害化学物质的分类标准及其对健康损害的特点和类型;③查阅

笔记

流行病学资料及临床资料,有证据表明其存在损害劳动者健康的可能性或有理由怀疑在预期的使用情况下会损害劳动者健康;④对这种物质可能引起的健康损害,是否有开展健康监护的正确、有效、可信的方法,需要确定其敏感性、特异性和阳性预计值;⑤健康监护能够对个体或群体的健康产生有利的结果。对个体可早期发现健康损害并采取有效的预防或治疗措施;对群体健康状况的评价可以预测危害程度和发展趋势,采取有效的干预措施;⑥健康监护的方法是劳动者可以接受的,检查结果有明确的解释;⑦符合医学伦理道德规范。

八、职业健康监护人群的界定

接触需要开展强制性健康监护的职业病危害因素的人群,都应接受职业健康监护;接触需要开展推荐性健康监护的职业病危害因素的人群,原则上应根据用人单位的安排接受健康监护;虽不是直接从事接触需要开展职业健康监护的职业病危害因素作业,但在工作中受到与直接接触人员同样的或几乎同样的接触,应视同职业性接触,需和直接接触人员一样接受健康监护;根据不同职业病危害因素暴露和发病的特点及剂量–效应关系,应确定暴露人群或个体需要接受健康监护的最低暴露水平,其主要根据是工作场所有害因素的浓度或强度以及个体累计暴露的时间;离岗后健康监护的随访时间,主要根据个体累积暴露量和职业病危害因素所致健康损害的流行病学和临床的特点决定。

九、职业健康监护的种类和周期

职业健康监护分为上岗前检查、在岗期间定期检查、离岗时检查、离岗后医学随访和应急健康检查五类。

1. 上岗前检查　上岗前健康检查的主要目的是发现有无职业禁忌证,建立接触职业病危害因素人员的基础健康档案。上岗前健康检查均为强制性职业健康检查,应在开始从事有害作业前完成。以下人员应进行上岗前健康检查:①拟从事接触职业病危害因素作业的新录用人员,包括转岗到该种作业岗位的人员;②拟从事有特殊健康要求作业的人员,如高处作业、电工作业、驾驶作业等。

2. 在岗期间定期健康检查　长期从事规定的需要开展健康监护的职业病危害因素作业的劳动者,应进行在岗期间的定期健康检查。定期健康检查的目的主要是早期发现职业病病人或疑似职业病病人或劳动者的其他健康异常改变;及时发现有职业禁忌证的劳动者;通过动态观察劳动者群体健康变化,评价工作场所职业病危害因素的控制效果。定期健康检查的周期根据不同职业病危害因素的性质、工作场所有害因素的浓度或强度、目标疾病的潜伏期和防护措施等因素决定。

3. 离岗时健康检查　劳动者在准备调离或脱离所从事的职业病危害的作业或岗位前,应进行离岗时健康检查;主要目的是确定其在停止接触职业病危害因素时的健康状况。如最后一次在岗期间的健康检查是在离岗前的 90 日内,可视为离岗时检查。

4. 离岗后医学随访检查　如接触的职业病危害因素具有慢性健康影响,或

笔记

发病有较长的潜伏期,在脱离接触后仍有可能发生职业病,需进行医学随访检查。

尘肺病患者在离岗后需进行医学随访检查。随访时间的长短应根据有害因素致病的流行病学及临床特点、劳动者从事该作业的时间长短、工作场所有害因素的浓度等因素综合考虑确定。

5. 应急检查 当发生急性职业病危害事故时,对遭受或者可能遭受急性职业病危害的劳动者,应及时组织健康检查。依据检查结果和现场劳动卫生学调查,确定危害因素,为急救和治疗提供依据,控制职业病危害的继续蔓延和发展。应急健康检查应在事故发生后立即开始。

从事可能产生职业性传染病作业的劳动者,在疫情流行期或近期密切接触传染源者,应及时开展应急健康检查,随时监测疫情动态。

十、职业健康检查结果报告与评价

职业健康检查机构根据《职业健康监护管理办法》和与用人单位签订的职业健康检查委托协议书,按时向用人单位提交职业健康检查报告。必要时可根据用人单位的要求进行健康监护评价。健康监护评价是根据职业健康检查结果和工作场所监测资料,对职业病危害因素的危害程度、防护措施效果等进行综合评价,并提出改进建议。职业健康检查报告和评价应遵循法律严肃性、科学严谨性和客观公正性。职业健康检查机构应按统计年度汇总职业健康检查结果,并将汇总资料和患有职业禁忌证的劳动者名单报告所在地职业卫生监督管理部门。

职业健康检查报告包括总结报告和体检结果报告:

1. 总结报告 主要内容包括:受检单位、应检人数、受检人数、检查时间和地点,发现的疑似职业病、职业禁忌证和其他疾病的人数和汇总名单、处理建议等。

2. 体检结果报告 主要内容包括:对每个受检对象的体检表,应由主检医师审阅后填写体检结论并签名。体检发现有可疑职业病、职业禁忌证、需要复查者和有其他疾病的劳动者要出具体检结果报告,包括受检者姓名、性别、接触有害因素名称、检查异常所见、结论、建议等。

3. 个体体检结论 根据职业健康检查结果,对劳动者个体的健康状况结论可分为5种:

(1)目前未见异常:本次职业健康检查各项检查指标均在正常范围内。

(2)复查:检查时发现单项或多项异常,需要复查确定者,应明确复查的内容和时间。

(3)疑似职业病:检查发现疑似职业病或可能患有职业病,需要提交职业病诊断机构进一步明确诊断者。

(4)职业禁忌证:检查发现有职业禁忌证的患者,需写明具体疾病名称。

(5)其他疾病或异常:除目标疾病之外的其他疾病或某些检查指标的异常。

十一、职业健康监护档案管理

用人单位应根据职业病防治法的要求,建立职业健康监护档案。健康监护

笔记

档案是健康监护全过程的客观记录料,是系统地观察劳动者健康状况的变化,评价个体和群体健康损害的依据,其特征是资料的完整性、连续性。

用人单位应建立劳动者职业健康监护档案,并按规定妥善保存,与职业健康监护相关的资料应按照职业卫生档案统一管理。

1. 档案和资料内容 职业健康监护档案内容包括:①劳动者职业史、既往史和职业病危害接触史;②相应工作场所职业病危害因素监测结果;③职业健康检查结果及处理情况;④职业病诊疗等健康资料。

资料内容包括:①职业健康监护委托书;②职业健康检查结果报告和评价报告;③职业病报告卡;④用人单位对职业病患者和职业禁忌证者处理和安置的记录;⑤用人单位在职业健康监护中提供的其他资料和职业健康检查机构记录整理的相关资料;⑥卫生行政部门要求的其他资料。

2. 职业健康监护档案管理 职业健康监护档案应由用人单位建立和管理,并按照国家档案法律法规的规定移交保管。劳动者有权查阅、复印其本人的职业健康监护档案。职业健康监护档案应有专人严格管理。

第五节 职业病诊断与鉴定的监督

职业卫生监督工作除了大量的监督检查、案件查处外,还有更多的是服务教育、提供咨询、处理相关投诉举报和纠纷等工作,尤其是职业接触史的提供,在职业病诊断管理中尤其重要。"法定"职业病的诊断与鉴定具有"技术和政策"两方面的因素,因此,在本节中应了解职业病诊断与鉴定中有关法律法规、技术规范和标准的相关知识,才有可能做好监督管理工作。

一、职业病诊断的监督

(一)诊断机构及人员条件

1. 机构资质 承担职业病诊断的机构必须是具有医疗机构执业许可证的医疗卫生机构并经省级以上卫生行政部门批准具有职业病诊断资格。

2. 人员资质 职业病诊断人员必须为执业医师并依法取得职业病诊断资格。

(二)职业病诊断过程

1. 选择诊断机构 劳动者有选择诊断的权利,劳动者可以在用人单位所在地、本人户籍所在地或者经常居住地选择依法承担职业病诊断的医疗卫生机构进行职业病诊断。

2. 作出诊断 职业病诊断机构在进行职业病诊断时,应当组织 3 名以上取得职业病诊断资格的执业医师进行集体诊断。《诊断证明书》必须由诊断医师共同签署,并经承担职业病诊断的医疗卫生机构审核盖章。承担职业病诊断的医疗卫生机构不得拒绝劳动者进行职业病诊断的要求。

(三)职业病诊断依据

1. 诊断原则

(1)综合诊断:职业病诊断应当依据职业病诊断标准,结合劳动者的职业

笔记

史、职业病危害接触史和工作场所职业病危害因素情况、临床表现以及辅助检查结果等,进行综合分析,作出诊断结论。

(2)排除诊断:在没有证据否定职业病危害因素与病人临床表现之间的必然联系的,在排除其他致病因素后,应当诊断为职业病。

(3)参考依据诊断:职业病诊断、鉴定过程中,用人单位不提供工作场所职业病危害因素检测结果等资料的,诊断、鉴定机构应当结合劳动者的临床表现、辅助检查结果和劳动者的职业史、职业病危害接触史,并参考劳动者的自述、安全生产监督管理部门提供的日常监督检查信息等,作出职业病诊断、鉴定结论。

2. 提供职业病危害接触史

(1)用人单位提供:用人单位应当如实提供职业病诊断、鉴定所需的劳动者职业史(occupational history, employment history)和职业病危害接触史、工作场所职业病危害因素检测结果等资料;安全生产监督管理部门应当监督检查和督促用人单位提供上述资料;劳动者和有关机构也应当提供与职业病诊断、鉴定有关的资料。

(2)安监部门提供:劳动者对用人单位提供的工作场所职业病危害因素检测结果等资料有异议,或者因劳动者的用人单位解散、破产,无用人单位提供上述资料的,诊断、鉴定机构应当提请安全生产监督管理部门进行调查,安全生产监督管理部门应当自接到申请之日起三十日内对存在异议的资料或者工作场所职业病危害因素情况作出判定;其他有关部门也应当配合。

(3)劳动仲裁提供:职业病诊断、鉴定过程中,在确认劳动者职业史、职业病危害接触史时,当事人对劳动关系、工种、工作岗位或者在岗时间有争议的,可以向当地的劳动人事争议仲裁委员会申请仲裁;接到申请的劳动人事争议仲裁委员会应当受理,并在三十日内作出裁决。

(4)仲裁证据提供:当事人在仲裁过程中对自己提出的主张,有责任提供证据。劳动者无法提供由用人单位掌握管理的与仲裁主张有关的证据的,仲裁庭应当要求用人单位在指定期限内提供;用人单位在指定期限内不提供的,应当承担不利后果。

(5)法院诉讼:劳动者对仲裁裁决不服的,可以依法向人民法院提起诉讼。

用人单位对仲裁裁决不服的,可以在职业病诊断、鉴定程序结束之日起十五日内依法向人民法院提起诉讼;诉讼期间,劳动者的治疗费用按照职业病待遇规定的途径支付。

(6)诊断机构调查:职业病诊断、鉴定机构需要了解工作场所职业病危害因素情况时,可以对工作场所进行现场调查,也可以向安全生产监督管理部门提出,安全生产监督管理部门应当在十日内组织现场调查。用人单位不得拒绝、阻挠。

(四)职业病诊断档案

职业病诊断机构应当建立职业病诊断档案并永久保存,档案内容包括:①职业病诊断证明书;②职业病诊断过程记录:包括参加诊断的人员、时间、地点、讨论内容及诊断结论;③用人单位、劳动者和相关部门、机构提交的有关资料;④临床检查与实验室检验等资料;⑤与诊断有关的其他资料。

笔记

二、职业病鉴定的监督

（一）鉴定的申请

当事人对职业病诊断机构作出的职业病诊断结论有异议的，可以在接到职业病诊断证明书之日起三十日内，向职业病诊断机构所在地设区的市级卫生行政部门申请鉴定。

当事人对设区的市级职业病诊断鉴定（appraisal of diagnosis for occupational diseases）不服的，可以在接到鉴定书之日起十五日内，向原鉴定组织所在地省级卫生行政部门申请再鉴定。

职业病鉴定实行两级鉴定制，省级职业病鉴定结论为最终鉴定。

（二）鉴定的过程

卫生行政部门可以指定办事机构，具体承担职业病鉴定的组织和日常性工作。职业病诊断机构不能作为职业病鉴定办事机构。

职业病鉴定办事机构应当自收到申请资料之日起五个工作日内完成资料审核，对资料齐全的发给受理通知书。资料不全的，应当书面通知当事人补充；资料补充齐全的，应当受理申请并组织鉴定。

职业病鉴定办事机构收到当事人鉴定申请之后，根据需要可以向原职业病诊断机构或者首次职业病鉴定的办事机构调阅有关的诊断、鉴定资料。原职业病诊断机构或者首次职业病鉴定办事机构应当在接到通知之日起十五日内提交。

职业病鉴定办事机构应在受理鉴定申请之日起六十日内组织鉴定、形成鉴定结论，并在鉴定结论形成后十五日内出具职业病鉴定书。

（三）鉴定的专家

省级卫生行政部门设立职业病鉴定专家库，专家应当具备下列条件：①具有良好的业务素质和职业道德；②具有相关专业的高级专业技术职务任职资格；③熟悉职业病防治法律法规和职业病诊断标准；④身体健康，能够胜任职业病鉴定工作。

三、职业病病人的保障

用人单位应当及时安排对疑似职业病病人进行诊断，在疑似职业病病人诊断或者医学观察期间，不得解除或者终止与其订立的劳动合同。疑似职业病病人在诊断、医学观察期间的费用，由用人单位承担；职业病诊断、鉴定费用由用人单位承担。用人单位应当保障职业病病人依法享受国家规定的职业病待遇。用人单位应当按照国家有关规定，安排职业病病人进行治疗、康复和定期检查。用人单位对不适宜继续从事原工作的职业病病人，应当调离原岗位，并妥善安置。用人单位对从事接触职业病危害的作业的劳动者，应当给予适当岗位津贴。

职业病病人的诊疗、康复费用，伤残以及丧失劳动能力的职业病病人的社会保障，按照国家有关工伤保险的规定执行。职业病病人除依法享有工伤保险外，依照有关民事法律，尚有获得赔偿的权利的，有权向用人单位提出赔偿要求。劳动者被诊断患有职业病，但用人单位没有依法参加工伤保险的，其医疗和生活保障由该用人单位承担。职业病病人变动工作单位，其依法享有的待遇不变。

笔记

用人单位在发生分立、合并、解散、破产等情形时，应当对从事接触职业病危害的作业的劳动者进行健康检查，并按照国家有关规定妥善安置职业病病人。用人单位已经不存在或者无法确认劳动关系的职业病病人，可以向地方人民政府民政部门申请医疗救助和生活等方面的救助。

地方各级人民政府应当根据本地区的实际情况，采取其他措施，使职业病病人获得医疗救治。

第六节　法律责任

一、建设单位的法律责任

建设单位违反《职业病防治法》的规定，有下列行为之一的，安全生产监督管理部门将给予相应处罚：未按照规定进行职业病危害预评价或者未提交职业病危害预评价报告，或者职业病危害预评价报告未经安全生产监督管理部门审核同意，开工建设的；建设项目的职业病防护设施未按照规定与主体工程同时投入生产和使用的；职业病危害严重的建设项目，其职业病防护设施设计未经安全生产监督管理部门审查，或者不符合国家职业卫生标准和卫生要求施工的；未按照规定对职业病防护设施进行职业病危害控制效果评价、未经安全生产监督管理部门验收或者验收不合格，擅自投入使用的。

二、用人单位的法律责任

用人单位违反《职业病防治法》的规定，有下列行为之一的，安全生产监督管理部门将给予相应处罚：工作场所职业病危害因素检测、评价结果没有存档、上报、公布的；未采取相应职业病防治管理措施的；未按照规定公布有关职业病防治的规章制度、操作规程、职业病危害事故应急救援措施的；未按照规定组织劳动者进行职业卫生培训，或者未对劳动者个人职业病防护采取指导、督促措施的；国内首次使用或者首次进口与职业病危害有关的化学材料，未按照规定报送毒性鉴定资料以及经有关部门登记注册或者批准进口的文件的；未按照规定及时、如实向安全生产监督管理部门申报产生职业病危害的项目的；未实施由专人负责的职业病危害因素日常监测，或者监测系统不能正常监测的；订立或者变更劳动合同时，未告知劳动者职业病危害真实情况的；未按照规定组织职业健康检查、建立职业健康监护档案或者未将检查结果书面告知劳动者的；未依照规定在劳动者离开用人单位时提供职业健康监护档案复印件的；工作场所职业病危害因素的强度或者浓度超过国家职业卫生标准的；未提供职业病防护设施和个人使用的职业病防护用品，或者提供的职业病防护设施和个人使用的职业病防护用品不符合国家职业卫生标准和卫生要求的；对职业病防护设备、应急救援设施和个人使用的职业病防护用品未按照规定进行维护、检修、检测，或者不能保持正常运行、使用状态的；未按照规定对工作场所职业病危害因素进行检测、评价的；工作场所职业病危害因素经治理仍然达不到国家职业卫生标准和卫生要求

笔记

331

时，未停止存在职业病危害因素的作业的；未按照规定安排职业病病人、疑似职业病病人进行诊治的或者未及时报告的；发生或者可能发生急性职业病危害事故时，未立即采取应急救援和控制措施或者未按照规定及时报告的；未按照规定在产生严重职业病危害的作业岗位醒目位置设置警示标识和中文警示说明的；拒绝职业卫生监督管理部门监督检查的；隐瞒、伪造、篡改、毁损职业健康监护档案、工作场所职业病危害因素检测评价结果等相关资料，或者拒不提供职业病诊断、鉴定所需资料的；未按照规定承担职业病诊断、鉴定费用和职业病病人的医疗、生活保障费用的；隐瞒技术、工艺、设备、材料所产生的职业病危害而采用的；隐瞒本单位职业卫生真实情况的；可能发生急性职业损伤的有毒、有害工作场所、放射工作场所或者放射性同位素的运输、贮存不符合规定的；使用国家明令禁止使用的可能产生职业病危害的设备或者材料的；将产生职业病危害的作业转移给没有职业病防护条件的单位和个人，或者没有职业病防护条件的单位和个人接受产生职业病危害的作业的；擅自拆除、停止使用职业病防护设备或者应急救援设施的；安排未经职业健康检查的劳动者、有职业禁忌的劳动者、未成年工或者孕期、哺乳期女职工从事接触职业病危害的作业或者禁忌作业的；违章指挥和强令劳动者进行没有职业病防护措施的作业的。

三、职业卫生服务机构的法律责任

未取得职业卫生技术服务资质认可擅自从事职业卫生技术服务的，或者医疗卫生机构未经批准擅自从事职业健康检查、职业病诊断的，由安全生产监督管理部门和卫生行政部门依据职责分工按《职业病防治法》给予相应处罚。

职业卫生技术服务机构和职业健康检查、职业病诊断机构违反《职业病防治法》的规定，有下列行为之一的，安全生产监督管理部门和卫生行政部门将依据职责分工给予相应处罚：超出资质认可或者批准范围从事职业卫生技术服务或者职业健康检查、职业病诊断的；不按照规定履行法定职责的；出具虚假证明文件的；未按照规定报告职业病、疑似职业病的。

本 章 小 结

本章重点阐述了职业卫生监督法律依据和框架；预防性卫生监督中的职业病危害项目申报制度，建设项目职业病危害"三同时"的监督管理和职业卫生服务机构资质审批；经常性卫生监督中的工作场所职业卫生监督的主要内容，职业卫生服务机构监督的主要内容和职业病报告的监督；职业健康监护监督中的职业健康监护的目的，用人单位和职业健康检查机构在职业健康监护中的责任和义务，职业健康监护工作程序、资料运用、目标疾病的监督；在职业健康监护中职业病危害因素和人群界定、种类和周期以及结果报告与评价的监督，职业健康监护档案管理等；职业病诊断监督中的职业病诊断过程及诊断依据的监督，职业病鉴定的申请，职业病鉴定过程和专家的监督，职业病病人保障的监督等内容。

笔记

关键术语

职业卫生监督　occupational health supervision

职业病危害　occupational diseases hazard

建设项目职业病危害预评价 preliminary assessment of occupational hazard（s）in construction project

建设项目职业病危害控制效果评价　effect assessment of occupational hazard（s）in construction project

工作场所　workplace

职业病报告　notification occupational diseases

职业健康监护　occupational health（medical）surveillance

职业病　occupational diseases

职业禁忌证　occupational contraindications

职业健康检查　occupational health（medical）examination

职业病诊断　diagnosis of occupational diseases

职业史　occupational history，employment history

职业病诊断鉴定　appraisal of diagnosis for occupational diseases

讨论题

谈谈你对我国职业卫生监督体制的认识与思考？

思考题

1. 职业卫生监督的框架是什么？

2. 工作场所职业卫生监督的主要内容是什么？

3. 职业卫生服务机构监督的主要内容是什么？

4. 职业健康监护中职业病危害因素和人群界定的原则是什么？

5. 职业健康监护的种类有哪些？

6. 职业健康监护的结果报告有哪几种？

7. 各种个体职业健康检查结论的意义是什么？

（张蓓蕾　上海市卫生局卫生监督所）

笔记

第十六章

放射卫生监督

学习目标

通过本章的学习,你应该能够:

掌握 放射卫生监督概念,放射卫生防护基本原则,放射卫生监督主要内容。

熟悉 放射卫生监督法律依据及法律体系,放射事故卫生监督内容。

了解 放射卫生防护方法,放射卫生监督程序。

章前案例

某辐射新技术公司的辐照装置,装源活度为 $1.11pBq(3\times10^5Ci)$,该辐照装置采用自动悬挂链输送方式进行辐照。1998 年 1 月 28 日凌晨,悬挂链发生故障停车,当时的值班人员刘××、王××2 人立即到现场进行故障处理。

刘 ×× 去控制室开通风机排风,王 ×× 去辐照室排除故障,既未佩戴个人剂量计也未佩戴报警仪,并且均未注意辐照室门外上方的红灯警示。刘 ×× 打开排风机后,也未注意控制台上的辐射仪表的指示,此时已进辐照室的王 ×× 未观察源的位置,2 人均以为只要悬挂链发生故障,源肯定会降到贮源井下。直到王 ×× 排除故障后叫刘 ×× 启动悬挂链升源。刘 ×× 升源后,2 人要返回值班室时,方觉得升源时警铃未响。因进入时未注意红灯警示,意识到源可能在工作位置,王 ×× 怀疑自己受照,但不能肯定。早晨,悬挂链再次发生故障,这次 2 人都注意到辐照室门外是红灯警示,到控制室检查后,发现源在工作位置,然后手动操作将源降到进井内,2 人未进辐照室。但这时已意识到王 ×× 受照,6 点钟开始呕吐,立即报告单位领导。

原卫生部有关专家对受照者做了血液染色体和微核检查,生物剂量为 5Gy,确诊为重度骨髓型急性放射病。在放射病诊断治疗专家的指导下,后经医务人员二十多天的精心治疗才脱离危险。

第一节 概 述

一、放射卫生监督的概念

放射卫生监督是指卫生监督主体,依据放射卫生法律规范,对放射卫生管理相对人实施监督,检查其履行法定义务的具体行政行为。

笔记

放射卫生是研究天然辐射（natural radiation）或人工辐射（Artificial radiation）对人体健康影响及其防护方法的学科。辐射一般分为致电离辐射和非电离辐射。X、γ射线与其他可以导致物质电离并产生离子对的带电或非带电粒子射线属于致电离辐射，简称电离辐射。本章节中所使用的辐射、放射、射线等术语如无特别说明，均指电离辐射。

电离辐射在工业、农业、医疗卫生、科研等各个领域获得了广泛的应用。核能发电、辐射育种、工业探伤是射线在国民经济中得到广泛应用的技术，核技术与辐射技术与计算机、影像技术相结合开发出的集高科技技术于一体的CT机、γ刀、PET和集装箱检测装置等射线技术的应用促进了国民经济发展，提高了人民的生活质量。但是射线在给人类带来巨大经济利益的同时，由于辐射防护和质量控制问题并没有完全解决，部分产品存在较大的防护安全隐患。

知识拓展

1. γ辐照加工装置（γ Radiation processing device） 指用于医疗用品辐射消毒、农业育种、化工产品加工、食品保鲜、以及辐射研究用的γ放射源装置属于高放射性活度、高能量的大型辐照装置。

2. 放射性活度（radioactivity） 是表示放射性核素特征的物理量。它的定义为处于特定能态的一定量的放射性核素，在dt时间内发生核跃迁数的期望值除以dt（放射性同位素每秒衰变的原子数）。国际单位为贝克〔勒尔〕，符号为Bq，1贝克等于1秒$^{-1}$，非法定专用单位是居里（Ci）。$1Ci=3.7\times10^{10}Bq$。

3. 吸收剂量（absorbed dose） 电离辐射授与某一体积元中的物质的总能量除以该体积的质量的商。吸收剂量的SI（国际）单位是焦耳每千克（J/kg），即戈瑞（Gy）。1Gy=1J/kg。

4. 比释动能（kerma）K dE_{tr}是不带电电离粒子在质量为dm的某一物质内释出的全部带电电离粒子的初始动能的总和。比释动能的SI单位是焦耳每千克（J/kg），单位的专用名称是戈瑞（Gy）。

二、放射卫生监督法律依据

（一）放射卫生相关法律

《中华人民共和国职业病防治法》是适应新形势、保护劳动者职业健康和相关权益的重要法律，是我国第一部调整职业病防治法律关系的专门法律，也是进行放射卫生监督的主要依据。

为了防治放射性污染，保护环境，促进核能、核技术的开发与和平利用，2003年发布的《中华人民共和国放射性污染防治法》同样也是进行放射卫生监督的主要依据。放射卫生突发事件的预防与处置应当遵守《中华人民共和国突发事件应对法》《突发公共卫生事件应急条例》的有关规定。除国务院卫生行政部

笔记

门和环保部门外,其他行政部门也根据各自管理工作的需要制定了与职业健康与生产安全相关的部门规章,其中部分条款也是放射卫生法律体系的组成部分。

相关的法律有《宪法》《劳动法》《工会法》《妇女权益保障法》《行政处罚法》《行政复议法》《行政诉讼法》《国家赔偿法》《执业医师法》。

(二)放射卫生法律、法规体系(图 16-1)

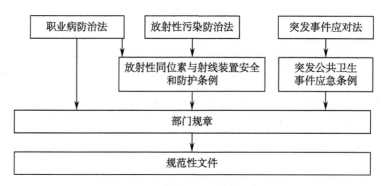

图 16-1 放射卫生法律体系框架

我国已加入与放射性污染防治有关的国际公约主要有 6 项:《核安全公约》《防止倾倒废物及其他物质污染海洋公约》《放射性物质越境运输公约》《核材料实物保护公约》《核事故或辐射紧急援助公约》《及早通报核事故公约》。

三、放射卫生防护标准

放射卫生防护标准是卫生标准中的一大类,其主要内容包括各类人员在不同实践情况下接受辐射照射的限值、控制水平和放射防护要求一级与此相应的行为规范;在放射所致应急照射和一些持续照射情况下必须采取的干预原则、方法和要求等是卫生行政执法的技术依据。我国的放射卫生防护标准是参考或等效国际放射防护委员会(international commission on radiological protection, ICRP)等国际组织或国际原子能机构(the International atomic energy agency, IAEA)的有关出版物中先进的管理方式及要求,结合国情和既往管理经验制定的。

到目前为止,我国已发布涉及放射卫生防护的标准(含放射病诊断标准)140 余项。放射卫生监督应用的主要标准按其性质和使用范围分类,可分为以下 10 类:

1. 基本标准和基础标准《电离辐射防护与辐射源安全基本标准》(GB 18871—2002)是最重要的基本标准,是制定其他相关标准的重要依据。

2. 职业照射的防护标准 由于放射性同位素和射线装置种类繁多,应用方式各式各样,行业遍及国民经济各领域,防护要求不尽相同,均需有相应的标准保护放射工作人员与公众免受射线的危害,所以职业照射(occupational exposure)的防护标准是放射卫生标准中数量较多的一类。

3. 公众照射的防护标准 这部分标准包括食品中放射性浓度限制标准、地热水应用中的放射卫生防护标准、建筑材料中放射性限量标准、含放射性物质消费品放射卫生防护标准以及室内及地下建筑物氡浓度等有关标准。

4. 医疗照射防护标准 包括医用电子加速器卫生防护标准、医用 X 射线诊断卫生防护标准、临床核医学放射卫生防护标准、医用 X 射线诊断受检者放射卫生防护等有关标准。

5. 放射病诊断标准及核与放射事故医学应急处理原则　包括外照射慢性放射病诊断标准、外照射事故受照人员的医学处理和治疗方案。

6. 监测规范和方法标准　包括外照射个人剂量系统性能检测规范、核电厂职业照射监测规范、生物样品中放射性核素的 γ 能谱分析方法。

7. 应急准备与响应　包括放射事故医学应急预案编制规范,核事故场外医学应急计划与准备。

8. 防护设施与器材　包括放射治疗机房的辐射屏蔽规范、医用 X 射线 CT 机房的辐射屏蔽规范,医用诊断 X 射线个人防护材料及用品标准等。

9. 管理　建设项目职业病危害放射评价报告编制规范化和医学放射工作人员卫生防护培训的规范化以及医用放射性废物卫生防护管理等。

10. 其他。

氡的发现及同位素氡的危害

1899 年欧文(R.B.Owens)研究钍放射性时发现 ^{220}Rn;1900 年道恩(F.Dorn)发现 ^{222}Rn。氡是自然界唯一的天然放射性气体,由镭衰变产生。

氡(Rn)位于元素周期表第 Ⅵ 周期零族,为惰性气体元素,其化学性质不活泼。氡溶于煤油、甲苯、血、水、CS_2;易被脂肪、橡胶、硅胶、活性炭吸附。常温下氡及子体在空气中能形成放射性气溶胶而污染空气。

氡对人类的健康影响表现为确定性效应(determination effect)和随机效应(stochastic effect)。确定性效应表现为:在高浓度氡的暴露下,机体出现血细胞的变化如外周血液中红细胞增加,中性白细胞减少,淋巴细胞增多,血管扩张,血压下降,并可见到血凝增加和高血糖。流行病学研究表明:氡及其衰变子体的吸入是矿工肺癌发病的重要原因。美国估计每年有 7000~10 000 例肺癌由于是室内氡所引起的,即除吸烟以外引起肺癌的第二大因素。荷兰认为由氡引肺癌为交通事故的 2/3。在瑞典,氡在所有癌症诱因中排第五位。氡是 ICRP 推荐的慢性照射行动水平具体数据的唯一核素,被 WHO(世界卫生组织)公布为 19 种主要的环境致癌物质之一。1987 年氡被国际癌症研究机构列入室内重要致癌物质。不过目前对由居室内氡引起的照射的潜在健康的认识仍然有限。

第二节　放射卫生防护基本原则和方法

一、放射防护的基本原则

放射防护的目的是控制照射剂量,减少因不合理照射引起的随机性效应发

笔记

生的概率,防止确定性效应,事故性照射的发生。为此,对放射防护需要遵循下述几项原则:

(一)辐射实践正当化

在引进伴有辐射照射的实践以前,应当进行正当性判断和利益、代价分析,只有这种实践使个人和社会从中获取的利益大于其可能造成的危害(包括对职业人员、受照者和公众)时,这项实践才是正当的,值得进行的,否则,就不应当从事这项实践活动。

(二)辐射防护的最优化

对于来自一项实践中的任一特定源的照射,应使防护与安全最优化,在考虑了经济和社会因素之后,个人受照剂量的大小、受照射的人数以及受照射的可能性均保持在可合理达到的尽量低水平;这种最优化应以该源所致个人剂量和潜在照射危险分别低于剂量约束和潜在照射危险约束为前提条件(治疗性医疗照射除外)。

(三)个人剂量限值

应对个人所受到的潜在照射危险加以限制,使来自各项获准实践的所有潜在照射所致的个人危险与正常照射剂量限值所相应的健康危险处于同一数量级水平。

以上放射防护基本原则通常称为放射防护三原则。在放射防护三原则运用中,应当认识到每项原则都是放射防护体系的重要组成部分,不可偏废或片面强调某项原则并忽视其他原则。辐射实践的正当化是放射防护的最优化的前提,个人剂量限值是放射防护的最优化的约束条件,实施放射防护的最优化的措施是降低受照剂量的关键(见文末彩图16-2)。

知识链接

图 16-2　IAEA 新的电离辐射警示标志

2007 年 2 月 15 日一个新的电离辐射警示标志出台,以作为传统的三角三叶形国际辐射标志的补充。该标志由辐射波、骷髅头加交叉的股骨图形以及一个奔跑的人形组成。国际原子能机构(IAEA)和国际标准化组织(ISO)启用上述新标志是帮助减少大型辐射源事故性照射造成的不必要死亡和严重伤害。

笔记

新标志旨在警示任何地方的任何人注意靠近大型电离辐射源的潜在危险，这是在全世界 11 个国家实施的一个为期五年的项目所取得的成果。目的是确保其"危险－远离"的信息清晰，并为所有人所理解。

二、放射防护的方法

（一）外照射防护

外照射（external irradiation）是指体外放射源对人体造成的照射，主要是由 X 射线、γ 射线、中子、高能带电离子和 β 射线所引起。

外照射防护的基本方法一般包括四种：时间防护、距离防护、屏蔽防护、控制照射强度和面积。

1. 时间防护　工作人员在辐射场停留的时间越长，他所受的总剂量也必然越大。反之，就越小。时间防护就是以减少工作人员受照射的时间为手段的一种防护方法。

减少受照时间的方法有：提高操作技术的熟练程度，采用机械化、自动化操作，严格遵守规章制度以及减少在辐射场的不必要停留等。为此，在操作放射性物质的工作中，对于每项新的操作，必须先反复做模拟实验，并证明切实可行之后才能正式进行。

2. 距离防护　从严格的物理、数学意义上考虑，只有当电离辐射源可以视为点状源，且周围介质对电离辐射的吸收很小，甚至可以忽略时，人体受到的照射量率是与离源的距离的平方成反比的。这就是说，距离增加一倍，照射量率则将降为原来的四分之一。此规律简称为距离平方反比定律。因此，离源越远，照射量率越低，在相同时间内受到的照射量也越小。在实际工作中，采用机械操作或使用长柄的工具操作等，就是距离防护的具体应用。

时间防护和距离防护虽然是最经济的，但毕竟是有限的，因为有时空间没有这样大，或操作时必须接近辐射源等，因而屏蔽防护就成为最常用的防护方法。

3. 屏蔽防护　屏蔽防护是在辐射源和工作人员之间设置由一种或数种能减弱射线的材料构成的物体，从而使穿透屏蔽物入射到工作人员的射线减少，以达到降低工作人员所受剂量的目的。屏蔽防护中的主要技术问题是屏蔽材料的选择、屏蔽体厚度的计算和屏蔽体结构的确定。

4. 控制照射强度和面积　是指放射工作人员在不影响照射目的的情况下，尽可能控制射线装置的出束面积和出束条件，降低工作人员及患者的受照剂量，达到防护的目的。这与时间防护和距离防护一样，同样是不需要花费防护代价的有效防护措施。

各种射线在物质中的相互作用形式是有区别的。所以选择屏蔽材料时要注意材料之间的差别，材料选择不当，不但在经济上造成浪费，有时还会在屏蔽效果上适得其反。例如，要屏蔽 β 射线，必须先用轻材料，然后视情况再附加重物质防护。如将其次序颠倒，因 β 射线在重物质中比在轻物质中能产生更多的韧

笔记

致辐射,就会形成一个相当大的 γ 辐射场。各类射线的屏蔽材料选择原则列于表 16-1。

表 16-1 屏蔽材料的选择原则

射线种类	与物质作用的主要形式	屏蔽材料的种类	屏蔽材料
α	电离和激发	一般物质	一张纸
β	电离和激发,轫致辐射	轻物质+重物质	铝或有机玻璃+铁
γ	光电效应,康普顿效应	重物质	铅、铁
	电子对效应		普通混凝土
中子	弹性散射、非弹性散射	轻物质	水、石蜡

知识拓展

1. 电离和激发 电离辐射可以使受照物质中的原子或其所组成的分子释放一个或多个电子,结果形成正离子和负离子构成的离子对,这种现象称为电离。电离辐射还可以将其能量转移给原子使其从较低能态上升到较高能态,称为激发。

2. 轫致辐射(bremsstrahlung) 高速运动的电子在原子核的电场中掠过时,由于和原子核库仑场间的强烈相互作用,电子被减速,同时将其一部分能量转为电磁辐射,即为轫致辐射。

3. 光电效应(photoelectric effect) 物质受 X 或 γ 光子辐照后释放出电子的效应。

4. 康普顿效应(compton effect) X 或 γ 光子的能量被部分吸收而产生散射的过程。

5. 电子对效应(electron pair effect) 一个具有足够能量的光子,在与靶物质的原子核发生相互作用时,光子完全被吸收,将它的能量转化为正、负两个电子,此过程即电子对效应。

(二)内照射防护

内照射(internal exposure)是指进入体内的放射性核素作为辐射源对人体的照射。可造成内照射的辐射源为非密封源(开放型放射源)。虽然放射性核素放出的 α 射线、β 射线、γ 射线等都有可能造成内照射,但是内照射防护更为重视能使器官和组织产生严重损伤的 α 射线和 β 射线。

1. 放射性核素进入体内的途径 包括吸入、食入和经皮肤黏膜或伤口等途径。

(1)吸入:放射性气体(例如 ^3H、^{133}Xe、^{222}Rn 等)、放射性气溶胶(例如 ^{99m}Tc 硫化胶体、^{133m}In 胶体)、含放射性核素的微尘(例如吸烟时烟雾中的 ^{210}Po)以及易升华或挥发的放射性核素主要通过呼吸器官吸入体内。

(2)食入:食入被放射性物质污染的水和食品,或通过被污染的手间接污染食物,通过消化器官进入体内。

笔记

（3）经皮肤黏膜或伤口：完好的皮肤可阻止放射性物质进入体内，但蒸汽态或液态的氧化氚和碘蒸气、碘溶液或碘化合物溶液等放射性核素，能通过皮肤被组织吸收。当皮肤出现伤口时，即失去天然屏障作用，放射性物质通过伤口进入体内。

2. 内照射防护原则　放射性核素进入体内后，机体本身无法消除其放射性而摆脱射线的照射，其受照剂量只能靠放射性核素的衰变及人体的新陈代谢将其不断排出体外而逐渐降低。

防护原则包括：①防止放射性物质对空气、水和食品、工作场所的污染；②阻断放射性物质进入体内的途径。

3. 防护方法　非密封型放射性工作场所应当按照《电离辐射防护与辐射源安全基本标准》的规定进行分级。

（1）合理选址：选择人口密度小，地势高的地区，要布置在居住区常年风向的上风侧。地震区要有可靠地安全措施，同时要放射性"三废"的贮存与排放，条件容许要考虑选址的前瞻性。

（2）合理设计工作场所：非密封放射性工作场所应当独立或与非放射性工作场所分开设置；不同放射性水平操作室应当按照由低到高的顺序排列，日等效最大操作活度的不同将工作场所分三级。

放射工作场所的高活性区和清洁区之间要有卫生通过间，高活性区要设置在平面的末端，室内人工通风系统的气流方向要由低放射性区流向高放射性区。墙壁、地板、水槽、操作台用易于清洗去污的材料制作；并有放射性污染检测仪表。

（3）非密封放射性物质的安全操作：①操作前，应作充分准备，拟定出周密的工作计划和熟悉操作规程，检查仪器是否正常；②穿戴个人防护用品，如防护衣、帽、防护口罩和手套；③高活度放射性物质的操作在手套箱或热室中进行；④开瓶、分装或可能产生放射性气体和气溶胶的操作必须在通风橱或操作箱内进行；⑤进行放射性液体的转移、稀释、滴定、搅拌时，容器应放在铺有吸水纸的瓷盘内进行，严禁用口吸移液管转移放射性液体，不能以裸露的手直接拿取放射性样品或有放射性沾染的物件；⑥操作 4×10^7Bq 以上的 β、γ 核素，应使用有机玻璃屏或佩戴防护眼镜；⑦非密封源工作场所要保持清洁，应每天进行湿式清扫，场所内的设备和操作工具，使用后应进行清洗，不得随意携带出去，用具不能与清洁区用的相混；⑧对于难度较大的操作及采用新技术和操作方法时，经反复试验切实可行后，并采用非放射性物质作空白实验，操作熟练后，才可进行正式操作。

第三节　预防性放射卫生监督

预防性放射卫生监督是指卫生监督主体根据国家法律规范的要求，对新建、改建、扩建放射工作场所工程项目的卫生防护，放射性污染及生产安全、职业病危害因素的监督管理。

笔记

国家对放射源和射线装置实行分类管理。根据放射源、射线装置对人体健康和环境的潜在危害程度，从高到低将放射源分为Ⅰ类、Ⅱ类、Ⅲ类、Ⅳ类、Ⅴ类，将射线装置分为Ⅰ类、Ⅱ类、Ⅲ类，具体分类办法由国务院环境保护主管部门商国务院卫生主管部门制定。

一、监督依据

《职业病防治法》和《放射污染防治法》规定：新建、改建、扩建放射工作场所的放射防护设施，应当与主体工程同时设计、同时施工、同时投入使用。放射防护设施应当与主体工程同时验收；验收合格的，主体工程方可投入生产或者使用。

放射卫生预评价包括建设项目的可行性研究阶段、初步设计阶段、施工设计阶段的审查，施工过程中的监督检查、建设项目竣工验收以及竣工验收中对放射防护设施效果的监测和评价。

二、建设项目的管理

根据建设项目可能产生的辐射危害程度将其分为三类：

A类：是指职业病危害严重的建设项目。包括核设施、甲级非密封源工作场所、辐照加工、放射治疗、使用或贮存单个密封源活度大于 3.7×10^{10} Bq 的建设项目。

B类：是指产生职业病危害一般的建设项目。包括乙级非密封源工作场所、单个密封源活度大于 $3.7 \times 10^{8} \sim 3.7 \times 10^{10}$ Bq 的建设项目、深部 X 射线治疗机的设施、CT 扫描装置机房、诊断 X 射线机房、行 X 射线检查。

C类：是指能产生职业病危害轻微的建设项目。包括丙级非密封源工作场所、核子计应用设施、单个密封源活度不大于 3.7×10^{8} Bq 的设施、含 X 射线发生器的分析仪表使用设施。

三、设计审查

建设项目放射防护预评价是对可能产生职业病危害及对环境产生放射污染的建设项目，在可行性论证阶段，对建设项目可能产生的职业病危害因素、危害程度、放射污染水平、健康影响、防护措施等进行预防性卫生学评价，以了解建设项目在放射防护防治方面是否可行。为放射防护的管理提供科学依据，从而降低发生放射事故的危险性，消除和减少对放射工作人员，受检者及公众的健康损害。

国家对存在或可能产生职业病危害和放射性污染的建设项目的职业病危害评价报告、放射性污染环境影响报告书实行专家审查制度。职业卫生技术服务机构和环境保护主管部门认可的有相应资质的评价机构在完成报告书后，在相应主管行政部门参与下组织专家对评价报告书进行技术审查。

（一）辐照装置

1. 选址与屏蔽 在确定辐照装置地址时，必须提出环境影响分析报告。辐照室一般不宜设在人口密度较大的居民区,必须设置在单独建筑物内,并有足够的建筑面积。各类型辐照装置一般包括以下组成部分:放射源、源的贮存和远距离操作系统、辐照室、安全保护系统、观察系统、通风系统、辐照材料传送系统和其他辅助系统。辐照室屏蔽墙必须采取有效的屏蔽设计并严格按着设计进行施工,辐照室不同位置的屏蔽厚度均须专门计算设计,以保证各个区域内的放射工作人员和公众受照剂量不超过各自限值。

2. γ源的贮存与操作 γ辐照装置的源贮存分干法和湿法。大中型辐照装置几乎都采用湿法贮存,即用水作屏蔽材料,停止辐照期间将源贮存在水池或水井中。

3. 辐射安全联锁控制系统

(1)安全设计原则:辐照装置的安全设计必须符合国家相关标准和技术规范,并遵守纵深防御、冗余、独立作用、多样性、安全分析等原则。

(2)辐照室入口处管制:①在辐照室的入口管制中,应至少设置2~3道安全联锁装置,封住入口,防止有人误入;②辐照室入口处均应设置警示标识和工作状态指示灯;辐照室的门(人员入口门、货物进出口门、源进出口防护塞)均应与辐射源的控制系统联锁,当辐射源处于辐照状态或升降过程中(或加在高电压状态下),辐照室门不能从外面打开;在辐照室内应设置固定式辐射水平监测仪,并与辐照室门联锁,当辐射水平超过预定值时,辐照室门不能从外面打开;③在辐照室的迷道入口处应设置防止人员误入的防护措施,如光电开关、脚踏板、安全绳索等,并将它们与辐射源的控制系统联锁;④要用两种或两种以上的独立手段判明辐射源的位置(或工作状态)进入辐照室的人员必须佩戴个人剂量报警仪和手持巡测仪;⑤必须设置断电保护装置,断电时,辐射源能自动进入安全状态,但入口门不能从外面打开。

4. 防止人员误留辐照室的防护措施

(1)为防止有人留在辐照室内时辐射源被提升(或加高压给束流),应在辐照前给出声光报警信号。

(2)辐照室内四角应设置复位开关,这些开关与辐照控制系统联锁,强制工作人员在辐照前进入辐照室内四周进行检查,只有按下这些开关,走出辐照室,锁好门,才能启动辐射源进行辐照。

(3)误留辐照室内人员的应急措施:①在辐照室内的四周和迷道内墙壁上(及在加速器上)应设置拉线降源(或停止辐照)开关;②在辐照室出入门的内侧应设开门按钮,以供误留人员从里面打开门走出辐照室时使用。

(4)γ辐照装置的其他安全防护措施:①辐射源要符合密封源出厂设计要求;②贮源井及其贮源井水要求,源架故障报警装置。

(5)火灾报警装置 辐照室内发生火灾,由于传感器与控制台联锁,源可立即降到井下,并开动内部灭火系统,同时关闭通风系统。

(6)停电自动降源装置 当辐照室在运行时出现断电超过10秒时,源应自动降至安全位置。

5. 应急响应与准备 辐射加工企业需要编制自己的辐射事故应急预案,并

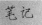

笔记

上报监督部门备案。

6. 放射防护管理　包括安全机构的设置和人员落实,工作人员安全教育培训,以及安全防护制度。

7. 辐射监测　包括个人剂量监测、工作场所监测、流出物监测、环境监测等的监测计划。

(二)γ工业探伤

1. 选址　γ探伤室应尽量设在单独的房间内,其主屏蔽墙的厚度应根据所用辐射的活度大小和射线能量决定,要保证室外公众人员所受的剂量不超过相应的限值。在估计公众人员所受的剂量时要同时考虑到穿透防护墙和天空散射引起的照射。探伤室门口要有醒目的电离辐射警示标示并安装灯光、声光报警、门机联锁装置。

2. 安全装置　γ探伤机的控制台应具有工作信号、源位置显示、联锁装置和紧急终止照射开关,并应保证终止照射后放射源能自动回复到安全状态。源处在探伤状态时,应保证探伤室内没有人,外面的人员进不去。辐射水平的监测仪表,探头应设在探伤室内,辐射水平仪表与入口的门要联锁。

3. 源和源容器　必须符合国家相关标准。

4. 辐射监测　包括个人剂量监测、使用个人剂量报警仪、源返回安全位置的监测。

(三)其他密封型放射源的应用

核子秤、料位计、测厚仪、密度湿度仪、油田测井、地质勘探参考相关的标准进行审查。

(四)非密封型放射源的应用

1. 工作单位的选址　对于生产、使用Ⅰ类和Ⅱ类非密封源的放射工作单位不应设于市区(经有关主管行政部门批准的例外)、第Ⅲ类单位及属于Ⅱ类的医疗机构可设于市区。

2. 工作场所布局　工作场所布局应符合以下要求。

(1)甲级工作场所的布局应遵循以下原则:①按"三区"原则布局:甲级工作场所一般分三个区域:一区包括办公室、休息室、非放射性实验室和低活性实验室等;二区包括屏蔽室或密封容器的操作室、中活性和高活性实验室;三区包括可在其中打开屏蔽室或密封容器进行检修、装卸和去污的场所;②一区和二区之间应设有更衣、淋浴和污染监测装置的卫生通过间;③工作场所内部应合理布局,人员在各区域之间的通道,进入时只能从放射性较低的区域到较高的区域,出来时则相反;④运送放射性物质的通道尽可能与工作人员的通道分开。

(2)乙级非密封型放射工作场所一般可以分为一区和二区两个区域。放射性物质的运送通道与工作人员通道可不截然分开。其他布局要求与甲级工作场所基本相同。

(3)丙级非密封型放射工作场所只包含一区,但应合理布局,防止污染扩散。

3. 防护设施　非密封型放射源防护设施包括以下内容:①甲、乙级工作场所建筑物的结构材料应具有较好的耐火性能。屏蔽室的墙壁、地面及天棚应有一定有效防护厚度。墙壁、天棚应全部以易去污的表面材料装修，地面应覆盖耐酸碱、光滑易去污的材料，要求平整无缝隙。工作场所的墙壁与地面和天棚交接处应做成圆角，以便去污。工作台面应铺以光滑、耐酸碱的材料。②产生大量放射性废水的单位应设专用下水道和废水贮存、处理设施。有临时收集、存放放射性固体废物、废水的设施。③产生放射性气体、气溶胶或粉尘的工作场所，应根据工作性质配备通风橱、操作箱等设备。放射性废气的排气口应超过周围（50米范围内）最高屋脊 3 米以上。甲级工作场所一般采用集中式排风，烟囱高度由设计部门根据排放量、排出的放射性核素和当地气象条件等确定。④工作的场所必须有良好的通风，保证气流从危险程度低的区域流向危险程度高的区域。一、二区的换气次数为每小时 2～5 次，三区为每小时 10 次。⑤甲、乙级工作场所的水、电管线力求暗装和密封，采暖设备应便于去污，水龙头最好采用长臂肘动或脚踏开关。

（五）射线装置

1. 场所要求　不同类型、不同规模的射线装置的工作场所要求如下：

（1）X 射线衍射仪和荧光分析仪、一般行李通过式和样本透视式 X 射线安全检查仪等射线装置，可以安装在普通的工作室内，人员可以在工作室内操作设备及进行其他的有关工作。

（2）现场用便携式 X 射线探伤机，可以在室外工作场圈出控制管理区域，有限制地使用。

（3）固定式和移动式 X 射线工业探伤设备、高产额中子发生器、高功率离子束注入机、生产超短寿命放射性核素如核医学用正电子断层扫描装置所需的小型加速器以及不以生产放射性同位素为目的的各种加速器，可以设在市区专用室内，并应设在单独建筑内或多层建筑物的底层，但应考虑所需要的建筑屏蔽负荷能力，并应对辐射防护与安全设置进行利益与代价综合分析。甚至还要考虑到辐射对周围人员心理负担。

2. 剂量控制设计指标　射线装置室的屏蔽设计必须满足国家规定的剂量限值要求，并符合"最优化"设计原则。一般情况下，设计中对职业人员受照剂量的控制指标不应高于其年剂量限值的十分之一。

3. 屏蔽防护材料　射线装置室的防护材料不得使用空心材料。对于 150kV 以下的 X 射线机，普通砖可以作为机房的防护材料；对于空心隔板室的改造，可以用砖、水泥、铅或含铅、钡类复合材料。对于 200kV 以上的射线装置室，水泥是通常适用的建筑材料，苛求用铅或含铅、钡类重材料（尤其对 300kV 以上的射线装置），往往不是经济、合理的设计。

4. 防护墙与迷路　射线装置有用线束可直接照射到的主防护墙按屏蔽有用线束设计，其他次防护墙按屏蔽射线装置的泄漏辐射及散射辐射设计。

5. 门、窗设计　200kV 以上的射线装置室，一般不设采光窗；射线装置的观察窗应与同方位的墙有等效的防护性能。当使用周向探伤机时，门与各面防护墙一样，必须按防护有用线束设计。

笔记

6. 室顶与管孔 对因使用工艺要求不能设置室顶的射线装置室(建在焊接厂房内的无顶探伤室),需要考虑"天空散射"及厂房顶面的反散射问题。射线装置室的通风管道和穿过防护墙的电缆线孔,多采用曲路式,防止射线泄漏。

7. 安全装置 射线装置室应设置工作状态指示灯、防止工作人员在射线装置工作时误入照射室的多重安全联锁设备、应急安全设备、通风设备和必要的固定安装的剂量监测仪表。

(六)医用电离辐射

1. X射线诊断与放射治疗设备

(1)工作场所选址:医用诊断设备及放射治疗设备应设于单独的建筑物内或设于高层建筑物底层一端。

(2)工作场所布局:诊断设备及治疗设备的控制室、暗室、候诊室、阅片室,应合理布局,有利于工作人员操作和受检者防护。治疗设备的控制室必须与照射室分开,γ治疗机和加速器照射室入口应采用迷路形式。

(3)机房面积:200mA以上的X射线机房一般不应小于36m²。治疗设备照射室面积一般不小于30m²。

(4)防护措施:医用诊断X射线机、透视机房的墙壁应有1mPb当量的防护厚度;摄影机房中有用线束朝向的墙壁应有2mPb当量的防护厚度,其他侧墙和天棚应有1mPb当量防护厚度。

医用加速器(medical accelerator)有用线束直接投照的防护墙按初级辐射防护屏蔽设计,其余墙壁按次级辐射防护屏蔽设计。X射线标称能量超过10MeV的加速器屏蔽设计应考虑中子辐射防护。

各类照射室的门、窗、观察窗必须按需要合理设置,其防护要求等同同侧墙壁。

(5)使用单位的自主管理

案例 16-1

某医疗机构放射治疗装置未进行预防性卫生监督审查案

在对某大学的附属医院进行经常性卫生监督中发现,该医院外科楼医用加速器放射工作场所放射性职业病防护设施,未经卫生行政部门验收仍然继续使用。一个月前,在监督中已发现该违法行为,已责令限其三十日内改正。该医院不能提供改正违法行为的相关证明,监督员制作了"现场检查笔录"和"询问笔录",对现场进行了拍照取证,当事人对违法事实均当场确认签字。次日,对此案制作了"立案报告"并上报审批。监督员在履行了处罚程序后,最后卫生行政机关作出对该医院进行罚款45万元的经济处罚。

2. 核医学设备 核医学诊治场所分为控制区、监督区与非控制区三区,布局合理;具备与诊治项目相适应的核医学仪器设备、防护用品及放射性污染监测仪等;开展体内诊断检验或治疗工作时必须配备活度计,具有放射性废物的贮存容器。

四、批复与竣工验收

（一）批复

建设单位在可行性论证阶段或建设项目开工前完成建设项目《职业病危害预评价报告》和环境影响评价文件后，分别向行政主管部门提交报告和专家审查意见，行政主管部门应当对建设单位提交的有关材料进行审核，同意的予以批复；属于备案管理的项目，符合要求的予以备案。

（二）竣工验收

建设项目在竣工验收前，应当委托有资质的技术服务机构及有相应资质的环境辐射监测机构，进行职业病危害控制效果评价和环境污染监测。依据技术服务机构编写的《职业病危害控制效果评价报告》，对该建设项目防护设施是否符合国家标准要求等进行现场核实、验收。内容主要包括控制效果评价报告中提出的问题或建议、意见是否整改落实、防护设施或诊疗工作场所辐射水平是否符合卫生要求、防护设施的运行情况及各项规章制度的落实和执行情况等。

对预评价报告提出的意见和建议是否在建设完工后得到有效落实进行现场核实、验收，合格的予以批复。

五、许可制度

拟从事生产、使用、销售放射性同位素与射线装置工作的单位，在开展放射工作前，按《条例》的要求，向所在省、自治区、直辖市的环境保护主管部门申请办理许可手续，取得辐射安全许可证后，方可从事许可范围内的放射工作。从事放射诊疗工作的单位，还应向卫生行政部门申请办理《放射诊疗许可证》。

（一）申办许可证的基本条件

1. 专业技术人员　具备与所从事的放射工作相适应的专业知识和执业资质、防护知识及健康条件。

2. 放射工作场所　有符合国家环保标准、职业卫生标准和安全防护要求的场所、设施和设备。

3. 安全防护管理组织　有专门的安全和防护管理机构或专兼职的防护管理人员，并配备工作中所必需的符合国家标准的防护用品和监测仪器。

4. 规章制度　有健全的防护管理规章制度、放射事故应急预案。

5. 放射性"三废"处理　产生放射性废气、废液、固体废物的，具有确保放射性废气、废液、固体废物达标排放的处理能力和可行性的处理方案。

（二）辐射安全许可证的申办程序

1. 申请　具备上述5条基本申办条件的放射工作单位，除提供相应的资料外，应根据辐射源的分类分别向环保主管部门提出申请。

（1）生产放射性同位素、销售和使用Ⅰ类放射源、销售和使用Ⅰ类射线装置的辐射工作单位的许可证，由国务院环境保护主管部门审批颁发。

（2）前款规定之外的辐射工作单位的许可证，由省、自治区、直辖市人民政府环境保护主管部门（以下简称"省级环境保护主管部门"）审批颁发。

（3）一个辐射工作单位生产、销售、使用多类放射源、射线装置或者非密封放射性物质的，只需要申请一个许可证。

（4）国务院环境保护主管部门负责对列入限制进出口目录的放射性同位素的进口进行审批。

2. 受理　环境保护主管部门应当自受理申请之日起 20 个工作日内完成审查，符合条件的，颁发许可证，并予以公告；不符合条件的，书面通知申请单位并说明理由。

3. 变更与校验　辐射工作单位变更单位名称、地址和法定代表人的，应当自变更登记之日起 20 日内，向原发证机关申请办理许可证变更手续。

4. 注销　辐射工作单位部分终止或者全部终止生产、销售、使用放射性同位素与射线装置活动的，应当向原发证机关提出部分变更或者注销许可证申请，由原发证机关核查合格后，予以变更或者注销许可证。

5. 遗失　辐射工作单位因故遗失许可证的，应当及时到所在地省级报刊上刊登遗失公告，并于公告 30 日后的 1 个月内持公告到原发证机关申请补发。

（三）放射诊疗许可证的申办程序

1. 申请　具备上述（一）项中 5 条基本申办条件的放射工作单位，除提供相应的资料外，应根据辐射源的分类分别向卫生行政部门提出申请。

（1）使用 X 射线 CT 机、计算机 X 线成像（CR）、直接数字 X 射线摄影系统（DR）、普通 X 射线机、牙科和乳腺 X 射线机等的医疗机构，向县级卫生行政部门提出申请。

（2）开展数字减影血管造影（DSA）：介入放射诊疗或其他介入放射诊疗工作的医疗机构，向设区的市级卫生行政部门提出申请。

（3）使用正电子发射型计算机断层显像（PET）、单光子发射计算机断层成像术（SPECT）、γ 相机、γ 骨密度仪、放射性药物等进行核医学工作的医疗机构，向省级卫生行政部门提出申请；使用 γ 刀、X 刀、医用加速器、质子治疗装置、中子治疗装置、钴 60 机、深部 X 射线机、敷贴治疗源等的医疗机构，向省级卫生行政部门提出申请。

2. 受理　申请的放射诊疗项目属于本行政机关审批范围的，对材料齐全符合法定形式的应当在 5 个工作日内受理并向申请单位出具受理通知书。

项目不属于本行政机关审批范围的应作出不予受理的决定，申请材料存在可当场更正的错误的，可允许当场更正；对材料不齐全、不符合法定形式或不能当场更正的，应在 5 个工作日内一次告知申请人需要补正的全部内容，并填写补正通知书。

3. 审查与审批　卫生行政部门接到申请受理后，应对医疗机构提供的材料和现场进行审查，申请材料的审查是现场审查的基础，因此，申请材料必须完整齐全项目内容填写清楚准确，没有涂改，符合法律法规和标准的规定。

现场审查完毕后，审核人员给出"建议批准"、"建议整改"或"建议不批准"的结论。

4. 放射诊疗许可的校验　取得《放射诊疗许可证》的医疗机构到达校验期的应当向卫生行政部门申请校验，《放射诊疗许可证》和《医疗机构执业许可证》

同时校验。

5. 变更、注销、补办和撤销

（1）医疗机构的诊疗工作场所发生改变时，应向卫生行政部门申请变更手续。

（2）有下列情况之一的，由原发放许可的卫生行政部门注销其《放射诊疗许可证》：①逾期不申请校验或擅自变更放射诊疗科目的；②校验或者变更时不符合相关要求而逾期不整改或整改后仍不符合要求的；③被依法吊销《医疗机构执业许可证》或大型医疗设备配置许可的。

（3）《放射诊疗许可证》丢失的，应及时在发证机关所在地的主要报刊上刊登遗失公告，并在公告30日后的1个月内向原发证机关申请补办。

（4）有下列情形之一的，作出许可决定的卫生行政部门或其上级卫生行政部门应当撤销《放射诊疗许可证》：①以欺骗、贿赂等不正当手段取得《放射诊疗许可证》的；②卫生行政部门工作人员滥用职权超越职权发放《放射诊疗许可证》的。

（四）技术服务机构资质认证

凡从事职业卫生技术服务的机构，必须取得卫生行政部门及安全生产监督管理部门颁发的《职业卫生技术服务资质证书》，并按照资质证书规定的项目，从事职业卫生技术服务工作。

取得建设项目职业病危害评价资质（甲级和乙级）的技术服务机构，同时取得职业病危害因素检测与评价的资质。

1. 资质审定　卫生行政部门和安全生产监督管理局分别设立国家和省级职业卫生技术服务机构资质审定专家库（以下简称专家库），专家库专家承担相应的职业卫生技术服务机构资质审定的技术评审。技术评估工作采取资料审查和现场考核相结合的方法。

2. 受理　卫生行政部门和安全生产监督管理局，分别应当自接到职业卫生技术服务机构资质审定申请表之日起15日内，做出是否受理的决定。同意受理的，应当在60日内由办事机构组织专家组，对申请单位进行技术评估。专家组应当由从相关专家库抽取的5名或者7名专家组成。

3. 技术审查　资质审定技术评估工作现场考核的程序和内容为：申请单位负责人介绍有关情况，考核技术负责人及其他技术人员的专业知识和操作能力；进行现场核查、抽查原始工作记录、报告和总结；必要的盲样检测。

4. 批准　应当自收到专家组技术评估报告之日起30日内完成资质审核。对符合条件的，发给《职业卫生技术服务资质证书》，有效期为四年。对取得资质的职业卫生技术服务机构定期予以公告。

第四节　经常性放射卫生监督

一、放射性同位素的卫生监督

（一）生产、销售中的监督

1. 生产、销售单位应按规定办理辐射安全许可，不得向无许可登记或超越许可登记范围的单位或个人销售密封源。

2. 生产、销售单位应建立健全放射源的保管、销售登记制度,应建立放射性同位素产品台账,将年度生产和销售情况及产品台账和放射源编码清单向环境保护主管部门报告,同时接受检查。

3. 放射源出厂时应有明确的标志(注明放射源的化学符号、源标号、生产时间、活度及生产单位和说明文件),源的检验证明(应给出正式名称、编码、表面沾污与泄漏检验方法和结果等)。

(二)贮存中的监督

1. 存放密封源应有贮存库或贮存室(简称源库),如果是地下贮存,源库内设有贮存坑,应将密封源放入坑内,坑盖上要有标明源罐号、核素名称及活度等的标签。

2. 源库应有足够的面积,应有防盗、防火、防水措施,保持良好的通风和照明。库内不得存放易燃易爆和易腐蚀的危险品。

3. 源库应有专人看管,并应建立健全各项保管和安全防护制度,放射源的进出应及时登记,保管人和借还人要按规定进行签名认可。源库应上双锁,要有2名工作人员持有钥匙。并有辐射警告标志,源库外的周围剂量当量率不得大于 $2.5\mu Sv\cdot h^{-1}$。定期进行检查做到账物相符。

(三)放射源运输中的监督

1. 放射性物品运输容器的设计应符合安全标准,并有安全性能评价文件。

2. 托运放射性物品的,托运人应当持有生产、销售、使用或者处置放射性物品的有效证明,使用与所托运的放射性物品类别相适应的运输容器进行包装,配备必要的辐射监测设备、防护用品和防盗、防破坏设备,并编制运输说明书、核与辐射事故应急响应指南、装卸作业方法、安全防护指南。

3. 承运放射性物品应当取得国家规定的运输资质。

4. 通过道路运输放射性物品的,应当经公安机关批准,按照指定的时间、路线、速度行驶,并悬挂警示标志,配备押运人员,使放射性物品处于押运人员的监管之下。

(四)安装、换源和维修的监督

1. 安装前应仔细检查密封源的出厂资料,核对无误后方可安装。安装前后均应进行全面的外照射检测和表面污染的检查。

2. 对整套供应的仪表设备,如对安全防护方面已有周密考虑,可按说明书的要求安装或换源,否则应制订详细的防护方案,增加可靠的防护措施。

3. 换下的密封源应按有关规定妥善处理。

4. 对从事密封源安装、换源和维修人员,除应熟悉有关技术和熟练操作技能外,还应接受防护知识培训。

(五)使用中的监督

使用中的监督其目的是保证工作人员在使用过程中的安全,以防止发生误照事故。

1. 从业人员除具有熟练的操作技能,还要进行防护知识的培训,并经考核合格。按照防护最优化原则,采取有效措施,使受照剂量控制在合理达到的尽可能低的水平。

2. 对强放射源应设立单独的照射室,其屏蔽厚度应保证相邻区域人员的安全。室内、外设有声光报警装置及放射性危险标志,并根据需要设置安全联锁装置或监视装置。

3. 放射性工作单位使用的同位素的等效年用量和核素的最大等效日操作量应符合许可登记注册的单位类别和场所分级。甲级工作场所应按三区制布置,甲乙级工作场所应设立卫生通过间,并设置通风系统等。

4. 室外或野外工作时,应根据放射源的辐射水平划出控制区,设置围栏和警示标志或警告信号。必要时应设有守卫人员,禁止无关人员接近。

5. 定期对工作场所及其环境进行剂量监测,对工作人员的手、皮肤、工作服、鞋进行表面污染监测,并进行个人剂量监测。

6. 制定防止放射源丢失、被盗的安全防护制度,并制定有事故应急预案。

二、射线装置的卫生监督

(一)射线装置使用的卫生监督

对使用射线装置的管理,其重点内容是对安全防护系统的卫生监督,应做到设计合理,运行可靠。一般要求使用射线装置的单位每半年检查一次,应有定期检修记录并有定期的监测报告。

使用单位应有严格的管理制度,监督人员应认真检查管理制度的实施情况和防护装置的实际工作状态。另外,监督员应对安全操作进行监督,内容包括防护设备和个人防护用品的正确使用。

(二)对工业探伤装置的监督

探伤作业可以在室内也可以根据需要在室外进行,固定式探伤应在探伤室内进行,照射室设置安全防护连锁装置并设有声光报警装置,以防止探伤过程中人员误入照射室。现场探伤时,应划定作业场所工作区域,并在相应的边界设置警示标识。将作业时被检物体周围的周围剂量当量率大于 $15\mu Sv\cdot h^{-1}$ 的范围划为控制区,并在边界上悬挂清晰可见的"禁止进入 X 射线区"警告牌,探伤作业人员应在控制区边界外操作,在控制区边界外将作业时周围剂量当量率大于 $1.5\mu Sv\cdot h^{-1}$ 的范围划为监督区,并在并在边界上悬挂清晰可见的"无关人员禁止入内"警告牌,必要时设专人警戒。在监督区边界附近不应有经常停留的公众成员。

三、对医疗卫生机构的监督

(一)对开展放射治疗工作的监督

1. 放射治疗场所防护门是否设有门机联锁,防护门应有防挤压及强制手动措施以及对讲和影像监视系统,检查机房内应急开关,其工作状态是否正常。

2. 检查质量保证方案的实施 在对患者实施放射治疗前,应由中级专业技术任职资格以上的放射肿瘤医师逐例进行正当性判断,仅当利大于弊时,方能进行放射治疗,放射肿瘤医师在放射治疗前应把可能的风险书面告知患者或家属。

放疗单位每年应委托有资质的技术服务机构对放射治疗装置进行一次状态检测,并按照有关规定要求定期进行稳定性检测和状态检测。

3. 放疗单位应配备相应的患者防护与质量控制检测仪器,并按照规定定期进行检定或校准,检查计量检定证书。

4. 放射治疗装置应配备固定式剂量报警装置和个人剂量报警仪,并对可能出现的故障和事故制定应急预案并进行培训和演练。

(二)对开展核医学工作的监督

1. 放射源储存和保管情况 查看放射源的存入、领取和归还登记制度,需做到账目清楚,账物符合,记录资料完整。

2. 是否配备活度计、放射性表面污染检测仪,并有检测记录。

3. 对开展临床核医学诊疗的要求 仅具有相应资格的执业医师才能对患者开具放射性药物治疗的处方,执业医师应逐例进行正当性判断,严格掌握适应证,在诊疗实施前,执业医师及相关人员有责任将可能得风险以口头或书面形式告知病人或其家属。

4. 放射防护最优化 执业医师在开具放射性药物处方时,应在能实现预期的诊断目标情况下,使患者接受的剂量尽可能低,避免一切不必要的重复照射,应有核医学实际的医疗照射与放射性药物诊疗处方相一致的验证程序。

5. 有关剂量约束 探视者和家庭成员在患者的诊断或治疗期间所受的剂量应不超过 5mSv。探视已食入放射性药物的患者的婴儿和儿童所受剂量应不超过 1mSv,接受了 ^{131} 碘治疗的患者,其体内放射性活度降至低于 400MBq 之前不得出院。

6. 质量控制要求 应制定全面的质量保证大纲;放射性药物及其质量控制;设备的质量控制。

7. 放射性废物处理应符合国家标准。

(三)对开展 X 射线影像诊断的监督

1. X 射线诊断检查中受检者所受的医疗照射应经过正当性判断,掌握好适应证并注意避免不必要的重复检查,对妇女、儿童的 X 射线诊断检查更应慎重进行判断。医院应配备患者防护用品,特别注意对儿童、孕妇的保护以及对患者重要组织和器官的保护。

2. 检查 X 线机房门外工作状态指示灯能否正常显示,门外电离辐射警示标识。

3. 以医学监护为目的的群体 X 射线检查,应针对不同群体实际,恰当控制 X 射线检查人数、部位和频率。不应将胸透列为群体体检的必检项目。严禁使用便携式 X 射线机进行检查。

4. 设备维修保养情况的监督 为获得高质量和稳定的 X 线影像,避免使受检者接受过多的照射剂量,必须对 X 射线诊断设备进行检测维护,达到质量保证要求。可通过查看维修记录和质量保证检验记录来判断其工作的开展情况。

笔记

四、放射工作人员职业健康监督管理

（一）放射工作人员具备的基本条件

放射工作人员应当符合：①年满 18 周岁；②经职业健康检查，符合放射工作人员的职业健康要求；③放射防护和有关法律知识培训考核合格；④遵守放射防护法规和规章制度，接受职业健康监护和个人剂量监测管理；⑤持有《放射工作人员证》。

（二）职业健康监护内容

1. 放射工作人员上岗前，应当进行上岗前的职业健康检查，符合放射工作人员健康标准的，方可参加相应的放射工作。

2. 放射工作单位不得安排未经职业健康检查或者不符合放射工作人员职业健康标准的人员从事放射工作。

3. 放射工作单位应当组织上岗后的放射工作人员定期进行职业健康检查，两次检查的时间间隔不应超过 2 年，必要时可增加临时性检查。

4. 放射工作人员脱离放射工作岗位时，放射工作单位应当对其进行离岗前的职业健康检查。

5. 从事放射工作人员职业健康检查的医疗机构应当经省级卫生行政部门批准。

（三）个人剂量监测

从事放射工作的人员必须接受个人剂量监测（personal dose monitoring），并佩戴具有资质的个人剂量监测技术服务机构提供的个人剂量计。

案例 16-2

某医疗机构放射工作人员未佩戴个人剂量计案

某地市在对某医院进行经常性卫生监督中发现，该医院 CT 室放射诊断场所未配备受检者防护用品，值班的放射工作人员 1 名，未佩戴个人剂量计。监督员制作了"现场检查笔录"。次日，对此案立案，制作了"立案报告"，并上报审批后制作了"案件调查终结报告"。监督员经合议制作了"合议记录"后，下达"行政处罚事先告知书"和"行政处罚听证告知书"，在法定期限内，该医院并未进行陈述和申辩，未申请复议并放弃听证。遂下达"行政处罚决定书"。依据《放射诊疗管理规定》给予该医院罚款 10 000 元的行政处罚。该医院自觉履行了行政处罚后，制作了"结案报告"结案。

五、含有（伴生）放射性产品与防护器材的卫生监督

（一）放射防护器材的卫生监督

放射防护器材是指对电离辐射进行屏蔽防护的材料以及用屏蔽材料制成的各种防护器械、装置、部件、用品、制品和设施。

主要品种有防护口罩、封闭式防护衣等。铅玻璃、铅橡胶、防护有机玻璃、X 线复合防护材料等，用于医用诊断 X 线、核医学和工业探伤等的屏蔽防护。其

笔记

质量的优劣,关系到放射工作人员、接受医疗照射的病人和周围人群的身体健康。放射防护器材,必须符合放射防护要求进行出厂进行检测,不合格的产品不得生产、销售、进口与使用。

(二)含有放射性产品的卫生监督

1. 概念 放射性产品是指含放射性物料、含放射性物质消费品、伴生 X 射线电器产品和国家卫生和计划生育委员会规定的其他含放射性产品。其中含放射性物料是指:①含放射性物质的材料,包括水泥、陶粒砖、煤灰砖、红砖等建筑材料;②天然石材;③含磷肥料;④室内装饰材料(各类贴墙瓷砖、铺地瓷砖、涂料等);⑤稀土矿石等材料。

含放射性物质消费品是指因产品功能或制造工艺需要,原料中添加放射性物质或者其装置内含有密封放射源结构或者采用技术途径使之具有放射性的消费品,如掺有独居石、锆英沙和稀土物质等。

2. 含放射性产品的监督内容

(1)检测:生产单位首次生产放射防护器材或者含放射性产品的,应当进行检测。有下列情况之一的,应当进行重新检测:①已连续生产两年的产品;②进口的每批产品;③停产逾一年再投产的产品;④设计、生产工艺和原料配比有改变的产品。未经检测或者经检测不符合有关标准和卫生要求的放射防护器材与含放射性产品,不得生产、销售、进口与使用。

(2)检测资质:出具检测报告的单位是否具备国家卫生和计划生育委员会认证的含放射性产品检测资质,检测报告除具备基本的内容外,还应当有检测依据、检测结果和检测结论。

(3)产品标签:①产品名称、型号;②生产企业名称及其地址;③检测单位名称及检测日期。个人防护用品的标签还应当标明铅当量。使用说明书应当同时载明防护性能、适用对象、使用方法及注意事项。进口放射防护器材与含放射性产品还应当标明生产国家(地区)名称,国内代理商名称与地址。

第五节 放射事故卫生监督

一、放射事故的分级与报告

(一)事故的分级

根据辐射事故的性质、严重程度、可控性和影响范围等因素,从重到轻将辐射事故分为特别重大辐射事故、重大辐射事故、较大辐射事故和一般辐射事故四个等级。

1. 特别重大辐射事故 是指 I 类、II 类放射源丢失、被盗、失控造成大范围严重辐射污染后果,或者放射性同位素和射线装置失控导致 3 人以上(含 3 人)急性死亡。

2. 重大辐射事故 是指 I 类、II 类放射源丢失、被盗、失控,或者放射性同位素和射线装置失控导致 2 人以下(含 2 人)急性死亡或者 10 人以上(含 10 人)

急性重度放射病、局部器官残疾。

3. 较大辐射事故　是指Ⅲ类放射源丢失、被盗、失控，或者放射性同位素和射线装置失控导致 9 人以下（含 9 人）急性重度放射病、局部器官残疾。

4. 一般辐射事故　是指Ⅳ类、Ⅴ类放射源丢失、被盗、失控，或者放射性同位素和射线装置失控导致人员受到超过年剂量限值的照射。

（二）事故的报告

1. 发生辐射事故时，生产、销售、使用放射性同位素和射线装置的单位应当立即启动本单位的应急方案，采取应急措施，并立即向当地环境保护主管部门、公安部门、卫生主管部门报告。

2. 环境保护主管部门、公安部门、卫生主管部门接到辐射事故报告后，应当立即派人赶赴现场，进行现场调查，采取有效措施，控制并消除事故影响，同时将辐射事故信息报告本级人民政府和上级人民政府环境保护主管部门、公安部门、卫生主管部门。

二、放射事故的处理

（一）放射事故的处理原则

1. 控制放射源或射线装置　应尽快控制事故源，使失控的放射源或射线装置立即回复到安全状态，以防蔓延乃至发生更大的事故。

2. 控制污染　包括：①立即撤离有关工作人员，封锁现场，切断一切可能扩大污染范围的环节，迅速开展检测，严防对食物、禽畜及水源的污染；②对可能受到放射性核素污染或放射损伤的人员，采取隔离和应急措施，并组织人员进行去污，实施医学救治；③迅速确定放射性核素种类、活度、污染范围和污染程；④污染现场未达到安全水平以前不得解除封锁。

3. 控制事故的不良影响　应判明事故的性质、影响范围、正确估计事故的可能后果，进行科学的宣传和解释，以减少或消除不良的社会影响。

（二）应急处理

辐射事故发生后，有关县级以上人民政府应当按照辐射事故的等级，启动并组织实施相应的应急预案。

1. 环境保护主管部门负责辐射事故的应急响应、调查处理和定性定级工作，协助公安部门监控追缴丢失、被盗的放射源。

2. 公安部门负责丢失、被盗放射源的立案侦查和追缴。

3. 卫生主管部门负责辐射事故的医疗应急。

三、放射事故的立案调查

环保主管部门会同公安机关和卫生行政部门对放射事故（radiation accident）应当立案调查，立案调查的基本内容如下：事故单位与放射工作有关的基本情况，如放射工作的种类、性质、规模、安全防护管理情况；事故基本情况，如发生事故的时间、地点、级别、性质、人员受照情况和财产损失情况等，并建立放射事故档案。

笔记

事故调查结束后，应依照法律、法规处理后结案，对构成犯罪的，依法追究刑事责任。

本 章 小 结

放射卫生监督是指卫生监督主体，依据放射卫生法律规范，对放射卫生管理相对人实施监督，检查其履行法定义务的具体行政行为。本章阐述了放射卫生的基本概念、放射卫生监督依据、放射防护的基本原则和方法、预防性和经常性放射卫生监督的内容和方法以及放射事故的卫生监督主要内容。通过知识拓展、知识链接和案例的介绍，使学生掌握理论知识的同时，更加熟悉监督工作的方法和程序。

关键术语

确定性效应 determination effect

随机效应 stochastic effect

外照射 external irradiation

轫致辐射 bremsstrahlung

光电效应 photoelectric effect

康普顿效应 compton effect

电子对效应 electron pair effect

内照射 internal exposure

医用加速器 medical accelerator

放射事故 radiation accident

讨论题

1. 结合案例16-1提供的资料，根据国家相关法律条款模拟制作处罚文书。

2. 根据章前案例提供的材料查找发生放射事故的原因，确定事故等级，并提出整改措施及应吸取的经验教训。

思考题

1. 放射工作人员职业健康检查机构应当具备哪些基本条件？

2. 控制医疗照射的剂量应当遵循的基本原则包括哪些？

（栾耀君 黑龙江省卫生监督所）

笔记

食品安全监督

通过本章的学习,你应该能够:

掌握 食品安全监督的概念、食品安全监督管理体系构成、食品生产安全监督、食品经营安全监督及餐饮业食品安全监督的内容。

熟悉 食品安全监督的依据、新资源食品、保健食品等特殊食品的监督与管理。

了解 食品安全风险监测和评估的概念、意义和管理,食品安全重大事故分级与应急响应。

第一节 概 述

一、食品安全监督的概念

食品安全(food safety)指食品无毒、无害,符合应当有的营养要求,对人体健康不造成任何急性、亚急性或者慢性危害。根据世界卫生组织的定义,食品安全是"食物中有毒、有害物质对人体健康影响的公共卫生问题"。

食品安全监督(food safety inspection)是指为了保证食品安全,防止食品污染和有害因素对人体的危害,保障人民身体健康,增强体质,由食品安全监督主体依据食品安全法律、法规授权在其管辖范围内,按法定程序对食品生产经营单位和个人在食品生产和加工、食品流通、餐饮服务等全过程中执行食品安全法律、法规、规章和标准的情况进行检查、监测、监督和处罚的行政执法活动。

二、食品安全监督的意义

食品安全监督是国家的一个重要法定制度,它是由《中华人民共和国食品安全法》所确立的,是有国家强制力作为保障的制度。开展食品安全监督才能严格地规范食品生产经营行为,督促食品生产经营者依据法律、法规和食品安全标准从事生产经营活动,从而改善食品安全状况,提高食品安全水平,预防和控制食源性疾病,维护消费者的合法权益,保障人民群众的身体健康;通过食品安全监督还能促进食品行业科技进步和科学管理,提高产品质量,推动食品行业健康发展;通过规范食品生产经营行为,保证食品质量安全,从而保障和促进食品的国际贸易,维护我国的国际信誉和合法权益,促进改革开放和国民经济的发展。

笔记

三、食品安全监督的依据

《食品安全法》是我国食品安全法律体系中法律效力层级最高的规范性文件,是制定从属性食品安全法规、规章的依据。

食品安全法规包括食品安全行政法规和地方性法规,食品安全行政规章包括部门规章和地方政府规章。与《食品安全法》配套的法规或规章包括有《中华人民共和国食品安全法实施条例》《食品生产许可管理办法》《食品流通许可证管理办法》《餐饮服务许可管理办法》《食品添加剂生产监督管理规定》《流通环节食品安全监督管理办法》《餐饮服务食品安全监督管理办法》《保健食品注册管理办法》《新资源食品管理办法》《食品添加剂新品种管理办法》《食品安全国家标准管理办法》《国家重大食品安全事故应急预案》等。

食品安全法律法规的实施有很强的技术性,因而需有适用的食品安全标准,作为判断食品、食品相关产品、食品生产经营过程等是否符合食品安全要求的技术规范。食品安全标准是食品安全法律体系中重要的组成部分。食品安全国家标准由国务院卫生行政部门负责制定、公布。我国所制定的食品安全标准主要包括下列内容:食品、食品相关产品中的致病性微生物、农药残留、兽药残留、重金属、污染物质以及其他危害人体健康物质的限量规定;食品添加剂的品种、使用范围、用量;专供婴幼儿和其他特定人群的主辅食品的营养成分要求;对与食品安全、营养有关的标签、标识、说明书的要求;食品生产经营过程的卫生要求;与食品安全有关的质量要求;食品检验方法与规程等。

上述食品安全法律、法规、规章、标准构成了我国食品安全法律体系,也是开展食品安全监督的法律依据。

> **知识链接**
>
> 2013 年 3 月,国务院进行了机构改革和职能转变,将国务院食品安全委员会办公室的职责、国家食品药品监管局的职责、质量监督检验检疫总局的生产环节食品安全监督管理职责、国家工商行政管理总局的流通环节食品安全监督管理职责整合,组建了国家食品药品监督管理总局,主要职责是对生产、流通、消费环节的食品安全和药品的安全性、有效性实施统一监督管理等。由于法律、法规暂时没有进行修订,本章的各监督管理职能仍按现行法律、法规进行阐述。

第二节 食品生产安全监督

一、食品生产许可

《食品安全法》规定国家对食品生产实行许可制度。实行食品生产许可(food production permit)的目的是通过这项预防性食品安全监督措施,把可能产生的食

笔记

品安全问题控制在食品生产开始之前。

《食品生产许可管理办法》自 2010 年 6 月 1 日起施行。该办法从生产经营场所和条件、生产设备或者设施、设备布局和工艺流程、食品安全专业技术人员和管理人员数量、食品安全的培训制度、从业人员健康检查和健康管理、进货查验和出厂检验记录、生产过程、食品安全管理制度等方面规定了申请许可证的必备条件。企业未取得食品生产许可,不得从事食品生产活动。国家质量检验检疫总局负责全国食品生产许可管理工作(目前,机构改革后,此部分职能转交给国家食品药品监督管理总局)。县级以上地方质量技术监督部门负责本行政区域内的食品生产许可管理工作。

1. 申请食品生产许可应提交的材料 申请食品生产许可应提交的材料包括食品生产许可申请书、申请人的身份证(明)或资格证明复印件、拟设立食品生产企业的《名称预先核准通知书》、食品生产加工场所及其周围环境平面图和生产加工各功能区间布局平面图、食品生产设备设施清单、食品生产工艺流程图和设备布局图、食品安全专业技术人员及管理人员名单、食品安全管理规章制度文本、产品执行的食品安全标准(执行企业标准的,须提供经卫生行政部门备案的企业标准)和相关法律法规定应当提交的其他证明材料等。

2. 许可机关核查发证和监督检查 许可机关受理申请后,应按规定对申请的资料和生产场所进行核查。经现场核查,生产条件符合要求的,依法作出准予生产的决定,向申请人发出《准予食品生产许可决定书》,并于作出决定之日起十日内颁发设立食品生产企业食品生产许可证书。经现场核查,生产条件不符合要求的,依法作出不予生产许可的决定,向申请人发出《不予食品生产许可决定书》,并说明理由。各级质量技术监督部门在各自职责范围内依法对企业食品生产活动进行定期或不定期的监督检查。

3. 食品添加剂的许可管理 国家对食品添加剂的生产也实行许可制度。申请食品添加剂生产许可的条件、程序,按照国家有关工业产品生产许可证管理的规定执行。申请利用新的食品原料从事食品生产或者从事食品添加剂新品种、食品相关产品新品种生产活动的单位或者个人,应当向国务院卫生行政部门提交相关产品的安全性评估材料。国务院卫生行政部门组织对相关产品的安全性评估材料进行审查,对符合要求的准予许可并予以公布,对不符合要求的不予许可并书面说明理由。食品生产者应当依照食品安全标准关于食品添加剂的品种、使用范围、用量的规定使用食品添加剂,不得在食品生产中使用食品添加剂以外的化学物质和其他可能危害人体健康的物质。

食品添加剂

食品添加剂(food additives),指为改善食品品质和色、香、味以及为防腐、保鲜和加工工艺的需要而加入食品中的人工合成或者天然物质。例如,小麦粉中加入的面粉处理剂,油脂中加入的抗氧化剂,豆制品中加入的凝固剂和消泡剂,酱油中加入的防腐剂,糕点、糖果和饮料中加入的着色剂和甜味剂等。

笔记

按《食品添加剂生产监督管理规定》中的定义，食品添加剂是指经国务院卫生行政部门批准并以标准、公告等方式公布的可以作为改善食品品质和色、香、味以及为防腐、保鲜和加工工艺的需要而加入食品的人工合成或者天然物质。该规定之外的其他物质，不得作为食品添加剂进行生产，不得作为食品添加剂实施生产许可。

二、食品生产过程的卫生监督

进行食品生产应该具备与所生产食品品种、数量相适应的生产场所和条件、生产设备或者设施、工艺流程等，相关监督部门应按《食品安全法》的规定及相应标准规范要求对食品生产进行定期或不定期的监督检查。监督检查内容主要包括：

1. 环境卫生 厂址的选择应防止环境对企业的污染，如厂区不应设于污染河流的下游等。保持生产厂房环境整洁，与污染源保持规定距离。食品原料处理和食品加工、包装、贮存等场所应与生产的食品品种、数量相适应。

2. 卫生设施 应监督检查食品生产是否具有与申请生产的食品品种、数量相适应的生产设备或者设施，是否具有相应的消毒、更衣、盥洗、采光、照明、通风、防腐、防尘、防蝇、防鼠、防虫、洗涤以及处理废水、存放垃圾和废弃物的设备或者设施。

3. 设备布局和工艺流程 为了防止食品在生产过程中受到污染，应具有合理的设备布局和工艺流程，防止待加工食品与直接入口食品、原料与成品交叉污染，避免食品接触有毒物、不洁物。合理的设备布局和工艺流程应当做到系列化、自动化、管道化，避免前道工序的原料、半成品污染后道工序的成品，防止食品与成品、生食品与熟食品的交叉污染。每道工序的容器、工具和用具必须固定，须有各自相应的标志，防止交叉使用。使用的清洗剂、消毒剂以及杀虫剂、灭鼠剂等必须远离食品，并由专人管理。

三、食品生产者的监督

1. 食品安全知识培训 食品生产企业的卫生状况是保证食品安全卫生、防止食品污染和食物中毒的最重要部分，必须明确责任、严格管理。因此，食品生产企业应当建立健全本单位的食品安全管理制度，加强对职工食品安全知识的培训，使其掌握有关的食品安全法规、标准和食品安全科学知识，提高法制观念和食品安全知识水平，进一步明确自身的安全责任，以促进其自身管理。食品安全生产知识培训对象包括食品生产单位的主要负责人、食品卫生管理员、食品生产关键环节操作人员和其他岗位食品生产人员。食品生产单位应当组织本单位食品生产人员参加上岗前的初次培训和在岗期间的每年再培训。相关部门要定期组织对培训工作进行考核。食品生产人员经培训合格后，方可上岗。食品生产企业应当对相关食品安全知识培训及学习情况建立培训档案。培训档案的建立可以推进食品生产企业食品安全知识培训的系统性和连续性，及时更新培训信息，及时改进实际生产中面临的问题。

2. 食品生产人员健康检查　为防止患有某些传染病的人员或病原携带者从事食品生产活动而导致食品污染进而传染消费者，造成食源性疾病流行或食物中毒暴发，应对食品生产人员的健康状况进行监督。食品生产人员每年必须进行健康检查，新参加工作和临时参加工作的食品生产人员也必须进行健康检查，取得健康证明后方可参加工作。食品生产单位应为员工建立健康档案，管理人员负责组织本单位员工的健康检查，员工患病及时申报等。在体检中凡发现患有痢疾、伤寒、病毒性肝炎等消化道传染病（包括病原携带者），活动性肺结核、化脓性或者渗出性皮肤病以及其他有碍食品安全的疾病的，不得从事接触直接入口食品的工作。已参加工作的必须及时调离，并督促其进行治疗，疾病痊愈后凭治疗单位出具康复证明才能恢复工作。按原卫生部颁发的《预防性健康检查管理办法》的要求，对食品生产人员的健康检查和出具健康证明必须由政府卫生行政部门指定的医疗卫生机构实施，非指定的医疗卫生机构出具的健康检查证明无效。

四、食品生产原料的监督

1. 进货查验　食品生产者生产食品，一般需要从上游市场购买食品原料、食品添加剂及其他食品相关产品。这些产品的品质如何，是否符合食品安全标准，直接决定了所生产的食品是否安全。因此，食品生产者采购食品原料、食品添加剂和食品相关产品时，应当查验供货者的许可证和产品合格证明文件。同时，食品生产企业应当建立进货查验记录制度，记录相关信息，有利于食品可追溯，确保监管链条不断。进货查验记录保存期限不得少于2年，以备查询。

2. 出厂检验　出厂检验是食品生产中的最后一道工序，食品生产者应该严格把关，以免不符合食品安全标准的食品流入市场。查验出厂食品，更是对消费者的身体健康负责。企业作为食品安全的第一责任人，有责任、有义务对自己生产的食品进行检验，确保出厂食品合格、安全。食品出厂检验记录包括食品的名称、规格、数量、生产日期、生产批号、检验合格证号、购货者名称及联系方式、销售日期等内容，记录应当真实。食品生产者不得凭空捏造、涂改食品出厂检验记录。为了日后查询方便，出现问题及时追溯，食品出厂检验记录的保存期限不得少于2年。

五、禁止生产食品的监督

食品本身含有毒素或食品受到污染都将对人类健康造成的危害。对于以下食品安全法明令禁止生产的食品，各级相关监管部门应依其性质分类进行监督管理。

1. 禁止用非食品原料生产食品、禁止生产添加食品添加剂以外的化学物质和其他可能危害人体健康物质的食品，禁止用回收食品作为原料生产食品。如用工业酒精兑制的假酒、用工业冰醋酸兑制的食醋、添加三聚氰胺的婴儿奶粉等,这些食品不符合食品标准,食用后会对人体健康造成损害,严重的甚至会导致死亡。对于这种违法行为,应严格予以查处。

2. 禁止生产致病性微生物、农药残留、兽药残留、重金属、污染物质以及其他危害人体健康的物质含量超过食品安全标准限量的食品。食品中的这些物质达到一定量,将损害人体健康。因此,要严格按食品安全标准来衡量,凡这些物质含量超过食品安全标准限量的,就应禁止生产。

3. 禁止生产营养成分不符合食品安全标准的专供婴幼儿和其他特定人群的主辅食品。婴幼儿时期是人类生长发育的关键时期,专供婴幼儿的食品应适应其生长发育的特点以及营养、消化和免疫特点。所以,专供婴幼儿的食品应有特定的标准。其他特定人群一般是指患有特殊疾病的人,如糖尿病人,或者身体有某种倾向的人,如易疲劳人群等,根据这些人体质的不同特点,应制定不同的食品标准。如果食品营养成分不符合相应的食品安全标准,婴幼儿和其他特定人群的健康就会受到影响。

4. 禁止生产腐败变质、油脂酸败、霉变生虫、污秽不洁、混有异物、掺假掺杂或者感官性状异常的食品。腐败变质食品一般含有大量的微生物,而且可能含有致病菌;"油脂酸败"指油脂或含油脂的食品,在储存过程中经微生物、酶等作用而发生变色、气味改变等变化;霉变食物,系霉菌污染繁殖,有时表面可见菌丝和霉变现象,有可能产生毒素。这几类食品常造成不良生理反应或食物中毒。这类食品一般凭感官检查可以肯定,一旦确定,不需再经实验室进一步鉴定即可根据实际情况采取相应控制或处罚措施。"掺假"食品是指食品中添加了廉价的或没有营养价值的物品,或从食品中抽去了有营养的物质或替换进次等物质,从而降低了食品质量。如蜂蜜中加入了转化糖、牛奶中掺水等;"掺杂"食品即指在食品中加入一些杂物,如腐竹中加入硅酸钠或硼砂、辣椒粉中加入红砖末等。掺假、掺杂、仿冒或伪造是少数不法分子在食品生产经营中的惯用手段,是对食品的营养和卫生质量的严重威胁,凡有这种情况的监督部门应依法进行处理。

5. 禁止生产病死、毒死或者死因不明的禽、畜、兽、水产动物肉类及其制品。人们若食用这类肉类及其制品会导致食物中毒,发生病患甚至死亡。

6. 禁止生产未经动物卫生监督机构检疫或者检疫不合格的肉类或肉类制品。肉及肉制品应按有关规程进行检疫,检疫合格的,允许进入市场销售;检疫不合格的,应当坚决制止其流入市场。

7. 禁止生产国家为防病等特殊需要明令禁止生产的食品。这类食品一般包括与某种疾病流行有关的食品、因某种原因不宜在某地区销售的食品、引起食物中毒的机会较多的食品、污染地域的食品等。这类禁售食品由相关部门依实际情况做出专门规定。

六、食品广告的监督

为规范食品广告,保护人民群众合法权益,食品安全法明确规定食品广告的内容应当真实合法,不得含有虚假、夸大的内容。各监管部门在日常广告监督检查和食品安全监督工作中,要加强联系,互通情况,协调配合,加大对虚假、违法食品广告宣传的查处力度。

1. 食品广告的审查　工商部门作为广告监管主体有责任指导广告发布者、广告经营者落实食品广告的审查责任。首先应会同有关部门指导媒体单位履行广告发布审查的法定责任和义务,加强对媒体单位落实食品广告发布审查制度的监督检查。其次,对广告审查人员要开展食品广告法律、法规培训,指导广告发布者、广告经营者建立和完善食品广告承接登记、相关证明文件审验、广告内容核实审查、客户档案管理等工作制度。此外,对由于广告审查措施不健全、不落实而造成发布涉及重大食品安全事件的违法广告媒体,建议有关部门追究媒体单位主管领导和有关责任人的相应责任。

2. 食品广告的监测　监测是监管的基础和重要内容。食品广告监测的重点是食品广告发布量大、传播范围广、社会影响力大的媒体,并根据实际情况和监管需要,对重点区域、部分媒体、个案广告实施跟踪监测。在监测中要坚持集中监测与日常监测相结合,广告监管机关与广告审查机关、媒体主管部门监测相结合,扩大食品广告监测覆盖面,实现监测信息共享。对监测发现、投诉举报、依法查处的严重虚假违法食品广告案件,要向社会公告,提醒消费者识别虚假违法食品广告。

3. 违法广告的查处　严厉打击发布虚假违法食品广告的行为是食品广告监管的首要任务,要重点查处的6种虚假违法食品广告如下:①含有虚假、夸大内容的食品广告特别是保健食品广告;②涉及宣传疾病预防、治疗功能的食品广告;③未经广告审查机关审查批准发布的保健食品广告;④含有使用国家机关及其工作人员、医疗机构、医生名义或者形象的食品广告及使用专家、消费者名义或者形象为保健食品功效做证明的广告;⑤利用新闻报道形式、健康资讯等相关栏(节)目发布或者变相发布的保健食品广告;⑥含有食品安全监督管理部门或者承担食品检验职责的机构、食品行业协会、消费者协会推荐内容的食品广告。

七、食品生产安全管理

(一)良好生产规范与食品生产安全管理

良好生产规范(good manufacturing practice, GMP)是一种特别注重在生产过程中实施对产品质量与卫生安全的自主性管理制度。GMP目前在国际上普遍用于食品生产管理,它要求食品生产企业应具备良好的生产设备、合理的生产过程、完善的质量管理和严格的检测系统,以确保终产品的质量符合标准。国家鼓励食品生产经营企业符合GMP要求,实施危害分析与关键控制点(hazard analysis critical control point, HACCP)体系,提高食品安全管理水平。

GMP的基本内容包括人员的要求、企业的设计与设施要求、质量管理、成品的贮存与运输、食品标识要求、成品售后意见处理等六个方面。1998年原卫生部颁布的《保健食品良好生产规范》（GB 17405—1998）和《膨化食品良好生产规范》（GB 17404—1998），是我国首批颁布的食品 GMP 强制性标准，全面体现了 GMP 的完整内容。推行食品 GMP 的主要目的是强化食品生产者的自主管理体制、提高食品的品质与卫生安全、保障消费者与生产者的权益、促进食品工业的健全发展。

（二）危害分析与关键控制点与食品生产安全管理

HACCP 即危害分析和关键控制点，是一个保证食品安全的预防性管理体系。其基本含义是：为了防止食物中毒或其他食源性疾病的发生，在食品原料种植（养殖）到食品食用的全过程中，对造成食品污染发生或发展的各种危害因素进行系统和全面的分析，在此分析的基础上，确定能有效地预防，减轻或消除各种危害的"关键控制点"，进而在"关键控制点"对危害因素进行控制，并同时监测控制效果，随时对控制方法进行校正和补充，从而达到消除食品污染的目的。

HACCP 是一个适用于各类食品企业的简便、易行、合理、有效的控制体系，在食品安全监督管理中运用 HACCP 可以达到以较低的成本保证较高的食品安全性的目的。HACCP 计划实施过程包括：①进行危害分析（hazard analysis）；②确定关键控制点；③建立每个关键控制点的关键限值；④建立起对每个关键控制点进行监测的系统；⑤建立纠偏措施；⑥建立验证程序；⑦建立文件和记录档案等七个方面，而良好生产规范（GMP）和卫生标准操作程序（sanitation standard operating Procedure, SSOP）是为实施 HACCP 体系提供基础的操作规范，是有效执行 HACCP 计划的前提条件。HACCP 系统通常由企业进行建立和实施，食品卫生监督部门对其进行检查和验证，从而达到保证食品安全的最终目的。由于 HACCP 概念已被认可为世界范围内生产安全食品的准则，在我国推广实施 HACCP，使我国的食品卫生管理水平能够与国际接轨，将提高我国食品企业的国际竞争力，保证出口食品的质量水平，促进我国食品的出口贸易，从而取得良好的社会效益和经济效益。

八、食品召回制度

（一）食品召回的概念和意义

食品召回（food recall），是指食品生产者按照规定程序，对由其生产原因造成的某一批次或类别的不安全食品，通过换货、退货、补充或修正消费说明等方式，及时消除或减少食品安全危害的活动。建立食品召回制度可以防患于未然，充分保障消费者的身体健康和生命安全；强化食品生产经营者作为食品安全第一责任人的责任，变被动为主动，提高政府监管效能。我国国家工商检验检疫总局在 2007 年发布了《食品召回管理规定》，新颁布的《食品安全法》中也正式确立了食品召回制度。国家工商检验检疫总局在职权范围内统一组织、协调全国食品召回的监督管理工作。省、自治区和直辖市质量技术监督部门在本行政区域内依法组织开展食品召回的监督管理工作。

笔记

（二）食品召回的实施

1. 食品安全危害调查和评估　为保证食品召回制度的实施,食品生产者应当建立完善的产品安全档案制度和相关管理制度,及时向监管部门报告所有相关的食品安全危害信息。监管部门应当加强食品召回信息管理,收集、分析与处理有关食品安全危害和食品召回信息,进行食品安全危害调查和食品安全危害评估,监督食品生产者及时召回不安全食品。

食品安全危害调查的主要内容包括:是否符合食品安全法律、法规或标准的安全要求;是否含有非食品用原辅料、添加非食品用化学物质或者将非食品当作食品;食品的主要消费人群的构成及比例;可能存在安全危害的食品数量、批次或类别及其流通区域和范围。食品安全危害评估的主要内容包括:该食品引发的食品污染、食源性疾病、或对人体健康造成的危害,或引发上述危害的可能性;不安全食品对主要消费人群的危害影响;危害的严重和紧急程度;危害发生的短期和长期后果。

2. 食品召回分级　根据食品安全危害的严重程度,将食品召回分为三级。一级召回指已经或可能诱发食品污染、食源性疾病等对人体健康造成严重危害甚至死亡的,或者流通范围广、社会影响大的不安全食品的召回;二级召回指已经或可能引发食品污染、食源性疾病等对人体健康造成危害,危害程度一般或流通范围较小、社会影响较小的不安全食品的召回;三级召回指已经或可能引发食品污染、食源性疾病等对人体健康造成危害,危害程度轻微的,或者含有对特定人群可能引发健康危害的成分,而在食品标签和说明书上未予以标示,或标示不全、不明确的不安全食品的召回。

3. 食品召回程序　根据食品召回程序的启动方式,食品召回可分为食品生产者主动召回和监管部门强制召回两种。

主动召回的程序:①食品生产者发现其生产的食品不符合食品安全标准,应当立即停止生产,召回已经上市销售的食品;②食品生产者应当及时通知相关生产经营者停止生产经营,通知消费者停止消费;③食品生产者应当记录召回和通知的情况,如食品召回的批次、数量,通知的方式、范围等;④食品生产者应当及时对召回的不安全食品根据具体情况采取补救、无害化处理、销毁等措施。根据有关规定应当销毁的食品,应当及时予以销毁,防止不安全食品再次流入市场;⑤食品生产者应当及时向监管部门报告食品召回和处理情况;⑥食品经营者发现其经营的食品不符合食品安全标准,应当立即停止经营,通知相关生产经营者和消费者,并记录停止经营和通知情况;⑦县级以上工商、工商行政管理部门应当依法对食品生产经营者食品召回和处理或者停止经营的情况进行监督。

责令召回的程序:①县级以上工商、工商行政管理部门发现食品生产经营者未依照本条规定召回或者停止经营不符合食品安全标准的食品的,可以责令其召回或者停止经营;②食品生产者在接到责令召回的通知后,应当立即停止生产,并按照本条规定的程序召回不符合食品安全标准的食品;③食品经营者在接到责令停止经营的通知后,应当立即停止经营。

笔记

第三节 食品经营安全监督

一、食品流通许可

2009 年 7 月经中华人民共和国国家工商行政管理总局局务会审议通过了《食品流通许可证管理办法》。食品流通许可(food circulation permit)管理办法规定,在流通环节从事食品经营的,应当依法取得食品流通许可。但已取得食品生产许可的食品生产者在其生产场所销售其生产的食品,不需要取得食品流通的许可;取得餐饮服务许可的餐饮服务提供者在其餐饮服务场所出售其制作加工的食品,不需要取得食品流通的许可。县级及其以上地方工商行政管理机关是食品流通许可的实施机关。

1. 申请食品流通许可的条件 申请领取《食品流通许可证》,应当符合食品安全标准,具有与经营的食品品种、数量相适应的食品原料处理和食品加工、包装、贮存等场所及相应设备或者设施;有食品安全专业技术人员、管理人员和保证食品安全的规章制度;具有合理的设备布局和工艺流程等。

2. 申请食品流通许可应提交的材料 应包括:《食品流通许可申请书》;《名称预先核准通知书》复印件;与食品经营相适应的经营场所的使用证明;负责人及食品安全管理人员的身份证明;与食品经营相适应的经营设备、工具清单;与食品经营相适应的经营设施空间布局和操作流程的文件;食品安全管理制度文本等。

3. 许可机关核查发证和监督检查 许可机关应核查相关材料,作出准予许可决定的,应当出具《准予许可通知书》,告知申请人自决定之日起十日内,领取《食品流通许可证》。食品流通许可的有效期为 3 年。食品经营者需要延续食品流通许可的有效期的,应当在《食品流通许可证》有效期届满三十日前向原许可机关提出申请,换发《食品流通许可证》。县级及其以上地方工商行政管理机关应当加强对食品经营者经营活动的日常监督检查,发现不符合食品经营要求情形的,应当责令立即纠正,并依法予以处理。不再符合食品流通许可条件的,应当依法撤销食品流通许可。

二、食品经营者食品安全知识培训和健康监督

1. 食品安全知识培训 食品经营企业应当建立健全本单位的食品安全管理制度,组织职工参加食品安全知识培训,学习食品安全法律、法规、规章、标准和其他食品安全知识,并建立培训档案;配备专职或者兼职食品安全管理人员,做好对所经营食品的检验工作,依法从事食品经营活动。

2. 健康监督 食品经营者应当建立并执行从业人员健康检查制度和健康档案制度。食品经营从业人员每年应当进行健康检查,取得健康证明后方可从事食品经营,其检查项目等事项应当符合所在地省、自治区、直辖市的规定。患有《食品安全法》、《食品安全法实施条例》规定的不得从事接触直接入口食品工作

笔记

疾病的从业人员,不得从事接触直接入口食品的工作。

三、对食品经营过程的监督管理

1. 食品贮存、运输和销售　食品经营者贮存、运输和装卸食品的容器、工具和设备应当安全、无害,保持清洁,防止食品污染,并符合保证食品安全所需的温度等特殊要求,不得将食品与有毒、有害物品一同运输。食品经营者对贮存、销售的食品应当定期进行检查,查验食品的生产日期和保质期,及时清理变质、超过保质期及其他不符合食品安全标准的食品,主动将其退出市场,并做好相关记录。

食品经营者贮存散装食品,应当在贮存位置标明食品的名称、生产日期、保质期、生产者名称及联系方式等内容。食品经营者销售散装食品,应当在散装食品的容器、外包装上标明食品的名称、生产日期、保质期、生产经营者名称及联系方式等内容。

食品经营者销售生鲜食品和熟食制品,应当符合食品安全所需要的温度、空间隔离等特殊要求,防止交叉污染。

2. 食品的进货查验监督　对于食品经营者,要实行食品进货查验制度,即对购进的食品质量进行检查,符合规定和约定的予以验收。食品经营者查验的内容,包括供货者的许可证和食品合格的证明文件。供货者是食品生产者的,应查验其食品生产许可证,是其他食品经营者的,应查验其食品经营许可证。食品合格的证明文件,包括合格证、合格印章等。食品经营企业应当建立食品进货查验记录制度,如实记录食品的名称、规格、数量、生产批号、保质期、供货者名称及联系方式、进货日期等内容。食品进货查验记录、批发记录或者票据应当真实,保存期限不得少于2年。

3. 禁止经营的食品　根据《流通环节食品安全监督管理办法》的规定,禁止食品经营者经营下列食品:①用非食品原料生产的食品或者添加食品添加剂以外的化学物质和其他可能危害人体健康物质的食品,或者用回收食品作为原料生产的食品;②致病性微生物、农药残留、兽药残留、重金属、污染物质以及其他危害人体健康的物质含量超过食品安全标准限量的食品;③营养成分不符合食品安全标准的专供婴幼儿和其他特定人群的主辅食品;④腐败变质、油脂酸败、霉变生虫、污秽不洁、混有异物、掺假掺杂或者感官性状异常的食品;⑤病死、毒死或者死因不明的禽、畜、兽、水产动物肉类及其制品;⑥未经动物卫生监督机构检疫或者检疫不合格的肉类,或者未经检验或者检验不合格的肉类制品;⑦被包装材料、容器、运输工具等污染的食品;⑧超过保质期的食品;⑨无标签的预包装食品;⑩国家为防病等特殊需要明令禁止经营的食品;⑪食品的标签、说明书不符合《食品安全法》第四十八条第三款规定的食品;⑫没有中文标签、中文说明书或者中文标签、中文说明书不符合《食品安全法》第六十六条规定的进口的预包装食品;⑬其他不符合食品安全标准或者要求的食品。

4. 监督管理　县级及其以上地方工商行政管理机关负责履行流通环节食品安全监督管理职责,应当严格落实监管责任,开展食品市场监督检查。要加强对

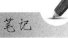

笔记

食品经营者经营活动的日常监督检查,发现不符合食品经营要求情形的,应当责令立即纠正,并依法予以处理。还可以依照《食品安全法》的有关规定和当地人民政府的食品监测计划,对流通环节食品进行定期或者不定期的抽样检验。

监管部门在监督检查中发现不符合食品安全标准的食品,责令食品经营者停止经营的,应当及时追查食品来源和流向;涉及其他地区的,应当及时报告上级工商行政管理机关,书面通报相关地工商行政管理机关依法查处。

县级及其以上地方工商行政管理机关应当建立食品经营者食品安全信用档案,记录许可证照颁发、日常监督检查结果、违法行为的查处和食品经营者停止经营不符合食品安全标准的食品等情况。将食品经营者的食品安全信用情况作为企业信用分类监管、个体工商户分层分类监管、市场信用分类监管制度的重要内容,对有不良信用记录的食品经营者增加监督检查频次,加强监督管理。

县级及其以上地方工商行政管理机关可以向社会公布下列食品安全日常监督管理信息:依照《食品安全法》实施行政许可的情况;责令停止经营的食品、食品添加剂、食品相关产品的名录;查处食品经营者违法行为的情况;专项检查整治工作情况;法律、行政法规规定的其他食品安全日常监督管理信息。

第四节 餐饮服务食品安全监督

餐饮业指通过即时加工制作、商业销售和服务性劳动等手段,向消费者提供食品、消费场所和设施的食品生产经营行业,包括餐馆、小吃店、快餐店、饮品店、食堂等。相对其他食品行业而言,餐饮业更加直接地面对消费者,也是食品安全风险最高、发生食物中毒最为集中的食品行业,历来都是食品安全监管的重点。目前,由国家食品药品监督管理总局负责全国餐饮服务监督管理工作。为规范餐饮服务经营行为,根据《食品安全法》、《食品安全法实施条例》等法律、法规,原卫生部和国家食品药品监督管理局于近期陆续颁布了《餐饮服务许可管理办法》、《餐饮服务食品安全监督管理办法》、《餐饮服务食品安全操作规范》、《重大活动餐饮服务食品安全监督管理规范》等规章,全方位地对餐饮业的食品安全监督管理提出具体的要求,让食品安全监督人员有章可循,便于开展有针对性的监管工作。

一、餐饮服务许可

《餐饮服务许可管理办法》自 2010 年 5 月 1 日起施行。餐饮服务提供者(从事餐饮服务的单位和个人)必须依法取得《餐饮服务许可证》,按照许可范围依法经营。

1. 申请餐饮服务许可的条件 申请人提出餐饮服务许可申请应当具备的条件包括具有与制作供应的食品品种数量相适应的食品原料处理和食品加工贮存等场所及相应的经营设备或者设施、经食品安全培训符合相关条件的食品安全管理人员和相应管理制度、合理的布局和加工流程等。

2. 申请餐饮服务许可应提交的材料 申请《餐饮服务许可证》应当提交的材料包括《餐饮服务许可证》申请书、名称预先核准证明、餐饮服务经营场所和设备布局、加工流程、卫生设施等示意图、法定代表人的身份证明(复印件)、食品安全管理人员相关材料、保证食品安全的规章制度等。

3. 餐饮服务许可证适用范围 餐饮服务提供者依法取得《餐饮服务许可证》后,应在就餐场所醒目位置悬挂或者摆放《餐饮服务许可证》,并按照许可范围依法经营。《餐饮服务许可证》有效期为 3 年。临时从事餐饮服务活动的,《餐饮服务许可证》有效期不超过 6 个月。《餐饮服务许可管理办法》不适用于食品摊贩和为餐饮服务提供者提供食品半成品的单位和个人。集体用餐配送单位纳入餐饮服务许可管理的范围。

二、加工经营场所和建筑设施的监督管理

1. 选址要求 餐饮业加工经营场所不得设在易受到污染的区域,应距离粪坑、污水池、垃圾场(站)、旱厕等污染源 25 米以上,并应设置在粉尘、有害气体、放射性物质和其他扩散性污染源的影响范围之外。

2. 加工场所的设置、布局等要求 ①食品处理区的面积应与就餐场所面积、供应的最大就餐人数相适应。②食品处理区布局应考虑工艺流程和功能分区:食品处理区均应设置在室内。应按照原料进入、原料处理、半成品加工、成品供应的流程合理布局,食品加工处理流程宜为生进熟出的单一流向,也即食品必须按照从粗加工区 – 食品加工区 – 烹调区 – 备餐区有次序的传送。各功能分区应相对独立,严格做到原料与成品、生食与熟食分开加工和存放以防交叉污染。③对顶面、墙壁、地面与门窗的卫生要求:食品处理区顶面、墙壁和地面应采用无毒、无异味、不透水、平滑、不易积垢的材料构筑。粗加工、切配、餐用具清洗消毒和烹调等需经常冲洗的场所应有 1.5m 以上的瓷砖或合金材料等制成的墙裙,各类专间应铺设到墙顶。地面应有一定的排水坡度及排水系统。食品处理区的门、窗应装配严密,与外界直接相通的门和可开启的窗应设有防蝇防尘设施。④应有足够的冷藏、洗刷、消毒、垃圾处理、防蝇、防鼠等设施;应根据需要配备冷藏和冷冻冰箱,大型餐饮业应配备冷库;配备合适的洗涤和消毒设施,为保证洗刷效果应供应冷热两种流动水。⑤经营冷菜必须设专用、封闭的冷菜间,冷菜间应配有紫外线消毒灯和专用的冷藏设施、洗涤消毒设施和冷菜加工专用工具。制作现榨果蔬汁和水果拼盘的,应设置相应的专用操作场所。集中备餐的食堂和快餐店应设备餐专间。

三、食品采购、加工及储存的监督管理

1. 建立食品采购查验和索证索票制度 餐饮服务提供者应当建立食品、食品原料、食品添加剂和食品相关产品的采购查验和索证索票制度。餐饮服务提供者从食品生产单位、批发市场等采购的,应当查验、索取并留存供货者的相关许可证和产品合格证明等文件;从固定供货商或者供货基地采购的,应当查验、索取并留存供货商或者供货基地的资质证明、每笔供货清单等;从超市、农贸市场、个体经营商户等采购的,应当索取并留存采购清单。餐饮服务企业应当建立食品、食品原料、食品添加剂和食品相关产品的采购记录制度。采购记录应当如

笔记

实记录产品名称、规格、数量、生产批号、保质期、供货者名称及联系方式、进货日期等内容，或者保留载有上述信息的进货票据。餐饮服务提供者应当按照产品品种、进货时间先后次序有序整理采购记录及相关资料，妥善保存备查。记录、票据的保存期限不得少于2年。

2. 食品的贮存要求　贮存食品的场所、设备应当保持清洁，无霉斑、鼠迹、苍蝇、蟑螂，不得存放有毒、有害物品（如：杀鼠剂、杀虫剂、洗涤剂、消毒剂等）及个人生活用品。食品应当分类、分架存放，距离墙壁、地面均在10cm以上，并定期检查。使用应遵循先进先出的原则，变质和过期食品应及时清除。食品冷藏、冷冻贮藏的温度应分别在要求的冷藏、冷冻温度范围以内。

3. 食品加工要求　①需要熟制加工的食品应当烧熟煮透，其加工时食品中心温度应不低于70℃。加工后的成品应与半成品、原料分开存放。需要冷藏的熟制品，应尽快冷却后再冷藏。②凉菜配制要求：在专间内由专人加工制作，操作人员进入专间前应更换洁净的工作衣帽，并将手洗净、消毒，工作时应戴口罩。专间内应使用专用的工具、容器，用前应消毒，用后应洗净并保持清洁。供加工凉菜用的蔬菜、水果等食品原料，未经清洗处理的，不得带入凉菜间。制作好的凉菜应尽量当餐用完。③现榨果蔬汁及水果拼盘制作要求：操作前应更衣、洗手并进行手部消毒，操作时佩戴口罩。现榨果蔬汁及水果拼盘制作的设备、工用具应专用。每餐次使用前应消毒，用后应洗净并在专用保洁设施内存放。用于现榨果蔬汁和水果拼盘的瓜果应新鲜，未经清洗处理的不得使用。制作的现榨果蔬汁和水果拼盘应当餐用完。④餐饮具要求：餐饮具使用后应及时洗净，定位存放，保持清洁。消毒后的餐用具应贮存在专用保洁柜内备用。应定期检查消毒设备、设施是否处于良好状态。采用化学消毒的应定时测量有效消毒浓度。

四、餐饮服务人员食品安全知识的培训管理

根据《餐饮服务单位食品安全管理人员培训管理办法》的要求，餐饮服务单位食品安全管理人员（指餐饮服务单位法定代表人或者协助其负责餐饮服务食品安全具体管理工作的人员）原则上每年应接受不少于40小时的餐饮服务食品安全集中培训，在取得餐饮服务食品安全培训合格证明后才能从事相关食品安全管理工作。培训内容包括与餐饮服务有关的食品安全法律、法规、规章、规范性文件、标准；餐饮服务食品安全基本知识；餐饮服务食品安全管理技能；食品安全事故应急处置知识等。食品药品监督管理部门应严格规范餐饮安全管理人员培训和考核工作。

其他餐饮服务从业人员也要接受食品安全教育和培训，合格后方能上岗。并且每两年还要定期接受复训。

五、餐饮服务人员的健康管理

案例 17-1

王大姐开了一家"香喷喷"烧烤店，主要经营烤鸡翅、烤肉串等各种食品。

她家的烧烤食品香味四溢，皮脆肉嫩，口感特别好，吸引了众多顾客，生意越来越红火。五一期间是营业的高峰期，王大姐觉得店里人手不够就新招了几个伙计来帮忙，但由于时间急促没有做身体检查。后来碰巧遇到监督部门临检，需要出示员工的健康证明，王大姐向监督部门的执法人员请求宽限几天，说忙完了这几天立即补上。但监督部门的执法人员勒令几名没有健康证明的员工不得再继续工作并对王大姐处以罚款。

讨论题：没有健康证明能直接从事餐饮服务吗？

餐饮从业人员每年至少进行一次健康检查，必要时接受临时检查。新参加或临时参加工作的人员，应经健康检查，取得健康合格证明后方可参加工作。凡患有痢疾、伤寒、病毒性肝炎等消化道传染病，活动性肺结核，化脓性或者渗出性皮肤病以及其他有碍食品安全疾病的，不得从事接触直接入口食品的工作。从业人员有发热、腹泻、皮肤伤口或感染、咽部炎症等有碍食品安全病症的，应立即脱离工作岗位，待查明原因并治愈后，方可重新上岗。应建立从业人员健康档案。

六、餐饮服务监督重点

1. 重点监督检查内容　食品安全监督检查人员对餐饮服务提供者进行监督检查时，应重点检查的内容包括：餐饮服务许可情况；从业人员健康证明、食品安全知识培训和建立档案情况；环境卫生、个人卫生、食品用工具及设备、食品容器及包装材料、卫生设施、工艺流程情况；餐饮加工制作、销售、服务过程的食品安全情况；食品、食品添加剂、食品相关产品进货查验和索票索证制度及执行情况、制定食品安全事故应急处置制度及执行情况；食品原料、半成品、成品、食品添加剂等的感官性状、产品标签、说明书及储存条件；餐具、饮具、食品用工具及盛放直接入口食品的容器的清洗、消毒和保洁情况；用水的卫生情况等。

2. 监督检查时注意事项　食品安全监督检查人员进行监督检查时，应当有2名以上人员共同参加，依法制作现场检查笔录，笔录经双方核实并签字。被监督检查者拒绝签字的，应当注明事由和相关情况，同时记录在场人员的姓名、职务等。

食品药品监督管理部门应当建立辖区内餐饮服务提供者食品安全信用档案，记录许可颁发及变更情况、日常监督检查结果、违法行为查处等情况。食品药品监督管理部门应当根据餐饮服务食品安全信用档案，对有不良信用记录的餐饮服务提供者实施重点监管。

七、重大活动餐饮服务的食品安全监督管理

重大活动是指各级政府确定的具有特定规模和影响的政治、经济、文化、体育以及其他重大活动。重大活动餐饮服务因人数多、层次高、影响大而受到社会的广泛关注。为规范重大活动餐饮服务食品安全管理，确保重大活动餐饮服务食品安全，根据《食品安全法》《食品安全法实施条例》《餐饮服务食品安全监督

笔记

管理办法》等法律、法规及规章，国家食品药品监督管理局组织制定了《重大活动餐饮服务食品安全监督管理规范》。

国家食品药品监督管理局负责对重大活动餐饮服务食品安全管理工作进行指导、协调和监督。地方各级餐饮服务食品安全监管部门负责对本辖区内重大活动餐饮服务食品安全工作进行监督管理。餐饮服务食品安全监管部门、重大活动主办单位、餐饮服务提供者应建立有效的食品安全信息沟通机制，共同做好重大活动餐饮服务食品安全保障工作。

重大活动主办单位主要承担的责任包括建立健全餐饮服务食品安全管理机构，负责重大活动餐饮服务食品安全管理；遴选合格的餐饮服务提供者承担保障任务；及时向监管部门通报重大活动相关信息；确保监管执法所必要的条件；协助监管部门加强监管，根据建议调整餐饮服务提供者；发生食物中毒或疑似食物中毒时及时报告。

餐饮服务提供者主要承担的责任包括在重大活动开展前，应与餐饮服务食品安全监管部门签订责任承诺书；建立重大活动餐饮服务食品安全工作管理机构，制订食品安全实施方案和食品安全事故应急处置方案；制定重大活动食谱并报监管部门审核；依法加强食品、食品添加剂和食品相关产品采购和检验管理，加强设施设备维护管理和餐饮具清洗消毒，加强餐饮从业人员健康管理和培训，满足重大活动的特殊需求。发生食物中毒或疑似食物中毒时及时报告；配合监管部门加强监管。

餐饮服务食品安全监管部门的责任是制定重大活动餐饮服务食品安全保障工作方案、食品安全事故应急预案和食品安全信息报告和通报制度，按照重大活动的特点，确定餐饮服务食品安全监管方式和方法；加强对重大活动餐饮服务提供者的事前监督检查，根据情况及时提出整改或更换要求；对重大活动餐饮服务提供者提供的食谱进行审定。

第五节 特殊食品安全监督

一般认为特殊食品包括新资源食品、保健食品、转基因食品、辐照食品、专供婴幼儿和其他特定人群的主辅食品等。国家对于特殊食品有严格的监督和管理制度。

一、新资源食品监督管理

1. 新资源食品的概念 新资源食品（new resources of food）系指在我国无食用习惯的动物、植物和微生物；从动物、植物、微生物中分离的在我国无食用习惯的食品原料；在食品加工过程中使用的微生物新品种；应采用新工艺生产导致原有成分或者结构发生改变的食品原料（如转基因食品）等4种类别。

2. 新资源食品的监督管理 目前我国新资源食品的监督管理主要依据原卫生部2007年7月2日发布，2007年12月1日起施行的《新资源食品管理办法》，该办法对新资源食品的申请、安全性评价和审批、生产经营管理等作出了具体的规定。

（1）新资源食品的申请：生产经营或者使用新资源食品的单位或者个人，在产品首次上市前应当报国家食品药品监督管理总局审核批准。申请新资源食品的，应当向国家食品药品监督管理总局提交下列材料：新资源食品卫生行政许可申请表；研制报告和安全性研究报告；生产工艺简述和流程图；产品质量标准；国内外的研究利用情况和相关的安全性资料；产品标签及说明书；有助于评审的其他资料。

申请进口新资源食品，还应当提交生产国（地区）相关部门或者机构出具的允许在本国（地区）生产（或者销售）的证明或者该食品在生产国（地区）的传统食用历史证明资料。

（2）安全性评价和审批：国家食品药品监督管理总局建立新资源食品安全性评价制度。新资源食品安全性评价采用危险性评估、实质等同等原则。国家食品药品监督管理总局制定和颁布新资源食品安全性评价规程、技术规范和标准。国家食品药品监督管理总局新资源食品专家评估委员会负责新资源食品安全性评价工作。评估委员会由食品卫生、毒理、营养、微生物、工艺和化学等方面的专家组成。评估委员会根据以下资料和数据进行安全性评价：新资源食品来源、传统食用历史、生产工艺、质量标准、主要成分及含量、估计摄入量、用途和使用范围、毒理学、微生物产品。国家食品药品监督管理总局根据评估委员会的技术审查结论、现场审查结果等进行行政审查，做出是否批准作为新资源食品的决定。

国家食品药品监督管理总局对批准的新资源食品以名单形式公告。根据不同新资源食品的特点，公告内容一般包括名称、种属、来源、生物学特征、采用工艺、主要成分、食用部位、使用量、使用范围、食用人群、食用量和质量标准等内容；对微生物类，同时公告其菌株号。根据新资源食品使用情况，国家食品药品监督管理总局适时公布新资源食品转为普通食品的名单。

（3）生产经营管理：根据食品安全法等法律法规的规定，企业生产经国家食品药品监督管理总局批准的新资源食品应当申请食品生产许可。企业申请新资源食品生产许可时，应提交经国家食品药品监督管理总局批准的新资源食品的工艺、质量标准、使用范围等相关资料，以及按照《食品生产许可管理办法》的要求提交生产新资源食品执行的标准等相关材料。

食品生产企业在生产或者使用新资源食品前，应当与国家食品药品监督管理总局公告的内容进行核实，保证该产品为国家食品药品监督管理总局公告的新资源食品或者与国家食品药品监督管理总局公告的新资源食品具有实质等同性。生产新资源食品的企业或者使用新资源食品生产其他食品的企业，应当建立新资源食品食用安全信息收集报告制度。发现新资源食品存在食用安全问题，应当及时报告当地食品药品监督管理部门。新资源食品以及食品产品中含有新资源食品的，其产品标签应当符合国家有关规定，标签标示的新资源食品名称应当与国家食品药品监督管理总局公告的内容一致。生产经营新资源食品，不得宣称或者暗示其具有疗效及特定保健功能。

二、保健食品监督管理

1. 保健食品的概念和特征　保健食品（health foods）是指表明具有特定保健功能的食品，即适宜于特定人群食用，具有调节机体功能，不以治疗为目的，并且对人体不产生任何急性、亚急性或者慢性危害的食品。保健食品具备两个基本特征：一是安全性，保健食品属于食品，必须具备食品的基本特征，对人体不产生任何急性、亚急性或慢性危害，符合应有的营养和卫生要求；二是功能性，必须具有特定的保健功能，对特定人群具有一定的调节作用。但与药品有严格的区分，不能治疗疾病，不能取代药物对病人的治疗作用。此外，保健食品是食品的一个种类，具有一般食品的共性，可以是普通食品的形态，也可以使用片剂、胶囊等特殊剂型。

目前，由国家食品药品监督管理局新颁布的《保健食品注册管理办法》，将营养素补充剂等以补充维生素、矿物质为目的的产品也纳入了保健食品注册管理的范畴。

2. 保健食品监督管理的法律法规　1996 年 3 月 15 日，原卫生部颁布了《保健食品管理办法》，并相继制定与之配套的技术规范包括《保健食品评审技术规程》,《保健食品功能学评价程序和检验方法》、《保健食品标识规定》、《保健食品通用卫生要求》、《保健（功能）食品通用标准》、《保健食品企业良好生产规范》、《保健食品功能学检验机构认定与管理办法》等，基本建立起我国保健食品法规体系，促进了我国保健食品市场的健康发展。

随着国家食品药品监督管理局的组建，2003 年 10 月 10 日起，保健食品审批职能由原卫生部划转到国家食品药品监督管理总局。国家食品药品监管局制定了《保健食品注册管理办法（试行）》，于 2005 年 7 月 1 日起施行。

3. 保健食品监督管理的内容

（1）保健食品注册申请与审批：保健食品注册，是指国家食品药品监督管理局根据申请人的申请，依照法定程序、条件和要求，对申请注册的保健食品的安全性、有效性、质量可控性以及标签说明书内容等进行系统评价和审查，并决定是否准予其注册的审批过程。国家食品药品监督管理局主管全国保健食品注册管理工作，负责对保健食品的审批。

国家食品药品监督管理局确定的检验机构负责申请注册的保健食品的安全性毒理学试验、功能学试验 [包括动物试验和（或）人体试食试验]、功效成分或标志性成分检测、卫生学试验、稳定性试验等；承担样品检验和复核检验等具体工作。

保健食品的审批分国家食品药品监督管理局和省食品药品监督管理局两级进行，省级进行初审，国家食品药品监督管理局在省级初审的基础上进行受理，组织由食品卫生、营养、药学、食品工业、中医等方面专家组成的评审委员会对申报资料进行技术评审，根据评审委员会的技术评价报告和技术评审结论对申报资料进行审查，对符合条件的产品予以注册，向申请人颁发《保健食品批准证书》。

（2）保健食品生产过程的监督：食品安全法确立了对保健食品实行严格监管的原则，有关监督管理部门应当依照相关法律法规，对保健食品实施严格监管。未经相关部门审查批准的企业，不得生产保健食品。

保健食品生产者必须按照批准的内容组织生产，不得改变产品的配方、生产工艺、企业产品质量标准以及产品名称、标签、说明书等。在生产工艺执行方面应重点监督原料的投放，包括是否按配方提供品种及数量，注意贵重或稀有原料使用情况以及有无滥加违禁物质现象。

保健食品的生产过程、生产条件除必须符合相应的食品生产企业卫生规范或其他有关卫生要求外，还必须达到其特殊的生产工艺和条件，以满足加工过程中功效成分不损失，不破坏，不转化和不产生有害的中间体的要求。保健食品的生产企业应按《保健食品企业良好生产规范》要求组织生产和管理，并逐步建立危害分析与关键控制点（HACCP）质量保证体系，以确保产品应当有的保健功能和卫生质量。

（3）对保健食品标签、说明书及广告宣传的要求：①对保健食品标签和说明书的要求：保健食品标签和说明书必须符合国家有关标准和要求，并标明产品名称、主要原（辅）料、功效成分/标志性成分及含量、保健功能、适宜人群、食用量与食用方法、规格、保质期、贮藏方法和注意事项等内容。所标明的内容必须与产品的真实状况相符，并与批准文书中的内容相一致。标签和说明书不得涉及疾病预防、治疗功能。生产者如果故意在保健食品的标签、说明书上标注虚假信息，则构成欺诈，应依法承担相应法律责任。②对保健食品广告宣传的要求：国家食品药品监督管理局2005年印发了《保健食品广告审查暂行规定》，要求各省、自治区、直辖市食品药品监督管理局对保健食品广告在发布前进行审查。从17个方面规定了保健食品广告中不得出现的内容，包括：含有表示产品功效的断言或者保证；含有使用该产品能够获得健康的表述；夸大疾病的危害来诱导患者购买保健品；利用和出现国家机关及其事业单位、医疗机构、学术机构、行业组织的名义和形象，或者以专家、医务人员和消费者的名义和形象为产品功效作证明；直接或者间接地宣传治疗作用，或者借助宣传某些成分的作用明示或者暗示该保健食品具有疾病治疗的作用等。对审查合格的保健食品广告申请，发给保健食品广告批准文号，保健食品广告批准文号有效期为一年。

三、转基因食品管理

1. 转基因食品的概念　转基因食品（genetically modified foods，GMF）系指利用基因工程技术改变基因组构成的动物、植物和微生物生产的食品和食品添加剂，包括：①转基因动植物、微生物产品；②转基因动植物、微生物直接加工品；③以转基因动植物、微生物或者其直接加工品为原料生产的食品和食品添加剂。

2. 我国对转基因食品的管理　2001年5月23日，国务院颁布了《农业转基因生物安全管理条例》，规定国务院农业行政部门负责全国农业转基因生物安全

笔记

的监督管理工作。条例对农业转基因生物的研究与试验、生产与加工、经营、进口与出口的管理做出了明确规定。2002年1月，农业部发布了与该条例相配套的《农业转基因生物安全评价管理办法》、《农业转基因生物标识管理办法》和《农业转基因生物进口安全管理办法》等。2002年原卫生部曾颁布《转基因食品卫生管理办法》，对转基因食品的食用安全性与营养质量评价、标识、申请与批准、监督做了具体规定。2007年原卫生部发布的《新资源食品管理办法》将转基因食品纳入其中，《转基因食品卫生管理办法》同时废止。

世界各国对转基因食品的管理

世界各国对转基因产品管理采取的措施主要包括安全性评估制度和标识管理。安全性评估制度指在转基因食品进入消费渠道前或进口前，必须对转基因产品或生物进行安全性评估，以决定是否允许该产品或生物进口或上市。采取这种措施的国家和地区有美国、加拿大、欧盟、瑞士、新西兰、澳大利亚、日本、韩国等。目前不同国家对转基因食品的标识管理存在多种模式。欧盟规定对含有超过1%转基因成分的产品采取强制性标签制度；日本的《转基因食品标识法》对已经通过安全性认证的大豆、玉米、马铃薯、油菜子、棉子等5种转基因农产品以及以这些农产品为主要原料的食品制订了具体标识方法；一些国家如美国、挪威和瑞士等对产品中转基因物质含量做出了规定，如转基因物质低于一定含量，则无须在标签中标明"GMO或转基因"字样。

四、专供婴幼儿和其他特定人群的主辅食品的监督管理

专供婴幼儿和其他特定人群的主辅食品属于特殊膳食用食品。由于婴幼儿和其他特定人群的身体条件、生理特点或职业需求，对食品的营养成分和含量要求与一般人不同。婴幼儿正处于生长发育的关键时期，身体的各种器官尚未完全发育成熟，自身的新陈代谢能力比较差，免疫力比较弱，因此其对食品营养的需求不同于成人；还有一些特定的人群，如孕产妇、运动员、航天员等，由于生理特点或职业的需要，也对食品的营养有特殊的要求。因此，对于专供婴幼儿和其他特定人群的主辅食品，应制定不同的食品营养标准。食品生产者在其标签上还应当特别标明该食品的主要营养成分及其含量，以保证其所生产的食品符合专供婴幼儿和其他特定人群主辅食品的营养要求。如果食品中声称具有某种营养成分而实际上没有或声称营养成分到了一定含量而实际上低于声称含量，就构成了虚假宣传，就不能满足婴幼儿和其他特定人群的需求，影响婴幼儿的健康成长和其他特定人群的身体健康。因此，专供婴幼儿和其他特定人群的主辅食品的标签管理也是监督管理工作的重点。如果消费者发现并证实其标签标注的营养成分及含量与实际不符，可以依法投诉并可获得赔偿。

笔记

特殊膳食用食品是指为满足某些特殊人群的生理需要，或某些疾病患者的营养需要，按特殊配方而专门加工的食品。这类食品的成分或成分含量，应与可类比的普通食品有显著不同。

特殊膳食用食品需具备两个条件：①某一种或某一类食品最适宜特定（特殊）人群食用，如婴儿、幼儿、糖尿病患者、严重缺乏某些营养素的人等。这类人群由于生理原因，需要的膳食结构与一般人群的膳食结构有明显区别；②为这类人群制作的食品与可类比的普通食品的营养成分有显著不同，有些营养素含量很低或很高。如无母乳喂养的婴儿需要的婴儿配方乳粉，其营养成分和含量与成年人食用的乳粉有显著不同。两个条件同时具备，才能称为特殊膳食用食品。

第六节　食品安全风险监测和评估

《食品安全法》规定，国家建立食品安全风险监测和评估制度，对食源性疾病、食品污染以及食品中的有害因素进行监测，对食品、食品添加剂中生物性、化学性和物理性危害进行风险评估。食品安全风险监测和评估制度的建立，标志着我国食品安全监管体系逐步从危机应对向风险监管评价预警转变，将对保障中国食品安全起很大促进作用。

一、食品安全风险监测

（一）食品安全风险监测的概念和意义

食品安全风险监测（surveillance of food safety risks），是通过系统和持续地收集食源性疾病、食品污染以及食品中有害因素的监测数据及相关信息，并进行综合分析和及时通报的活动。食品安全风险监测是政府实施食品安全监督管理的重要手段，承担着为政府提供技术决策、技术服务和技术咨询的重要职能。

建立食品安全风险监测制度，有利于及早发现食品安全风险，积累食品安全管理经验，较好地起到防范食品安全事故的作用，为进一步的食品安全风险评估和食品安全标准的制定等提供科学数据和实践经验，对于提高我国的食品安全水平、保障公众的生命健康权利能够发挥重大作用。

食源性疾病（food borne disease）　食源性疾病是指食品中致病因素进入人体引起的感染性、中毒性等疾病。包括常见的食物中毒、肠道传染病、人畜共患传染病、寄生虫病以及化学性有毒有害物质所引起的疾病。食源性疾病的发病率居各类疾病总发病率的前列，是当前世界上最突出的食品安全和公共卫生问题。

食品污染（food contamination） 食品污染是指根据国际食品安全管理的一般规则，在食品生产、加工或流通等过程中因非故意原因进入食品的外来污染物，一般包括金属污染物、农药残留、兽药残留、超范围或超剂量使用的食品添加剂、真菌毒素以及致病微生物、寄生虫等。食品一旦受污染，就极有可能危害公众的身体健康和生命安全。

食品中的有害因素 食品中有害因素指在食品生产、流通、餐饮服务等环节，除了食品污染以外的其他可能途径进入食品的有害因素，包括自然存在的有害物、违法添加的非食用物质以及被作为食品添加剂使用的对人体健康有害的物质。

（二）食品安全风险监测管理

2010年1月原卫生部、工业和信息化部、工商总局、质检总局、食品药品监管局等5部门联合制定了《食品安全风险监测管理规定（试行）》，以有效实施食品安全风险监测制度，规范国家食品安全风险监测工作。该规定明确由国家食品药品监督管理局会同国务院工商、工商行政管理和国家食品药品监督管理以及国务院工业和信息化等部门来制定、实施国家食品安全风险监测计划，建立覆盖全国各省、自治区、直辖市的国家食品安全风险监测网络。

1. 食品安全风险监测计划的制定 国家食品安全风险监测计划应根据食品安全风险评估、食品安全标准制定与修订和食品安全监督管理等工作的需要制定。国家食品安全风险评估专家委员会负责提出制订计划的建议，于每年6月底前报送国家食品药品监督管理局。国家食品药品监督管理局会同国务院有关部门于每年9月底以前制定并印发下年度国家食品安全风险监测计划。

国家食品安全风险监测应遵循优先选择原则，兼顾常规监测范围和年度重点，并将以下情况作为优先监测的内容：①健康危害较大、风险程度较高以及污染水平呈上升趋势的；②易于对婴幼儿、孕产妇、老年人、病人造成健康影响的；③流通范围广、消费量大的；④以往在国内导致食品安全事故或者受到消费者关注的；⑤已在国外导致健康危害并有证据表明可能在国内存在的。食品安全风险监测应包括食品、食品添加剂和食品相关产品。

制订国家食品安全风险监测计划的同时应制定国家食品安全风险监测计划实施指南，供相关技术机构参照执行。

2. 食品安全风险监测计划的实施 承担国家食品安全风险监测工作的技术机构应由国家食品药品监督管理局会同国务院工商、工商行政管理和国家食品药品监督管理等部门确定。承担机构应根据有关法律法规的规定和国家食品安全风险监测计划实施指南的要求，完成监测计划规定的监测任务，按时报送监测数据和分析结果，保证监测数据真实、准确、客观，目前，机构改革后，部分职能有所调整。

国家食品药品监督管理局指定的专门机构负责对获得的数据进行收集和汇总分析，向国家食品药品监督管理局提交数据汇总分析报告。国家食品药

笔记

378

品监督管理局应及时将食品安全风险监测数据和分析结果通报国务院农业行政、工商、工商行政管理和国家食品药品监督管理以及国务院商务、工业和信息化等部门。国家食品药品监督管理局会同国务院有关部门制定国家食品安全风险监测质量控制方案并组织实施，目前，机构改革后，部分职能有所调整。

省、自治区、直辖市卫生行政部门组织同级工商、工商行政管理、食品药品监督管理、工业和信息化等部门，根据国家食品安全风险监测计划，结合本地区人口特征、主要生产和消费食物种类、预期的保护水平以及经费支持能力等，制定和实施本行政区域的食品安全风险监测方案。

二、食品安全风险评估

（一）食品安全风险评估的概念和意义

食品安全风险评估（assessment of food safety risks），指对食品、食品添加剂中生物性、化学性和物理性危害对人体健康可能造成的不良影响所进行的科学评估，包括危害识别、危害特征描述、暴露评估、风险特征描述等。

开展食品安全风险评估是国际发展趋势，是应对日益严峻的食品安全形势的需要，是制定食品安全法规、标准和政策的重要基础。该制度的建立对于开展国际食品贸易也具有重大意义。开展食品安全风险评估，有利于提升公众的食品安全信心。有了食品安全风险评估工作作为基础，将有助于推动我国食品安全管理由末端控制向风险控制转变，由经验主导向科学主导转变，由感性决策向理性决策转变，从而提升食品安全的科学管理水平。

知识拓展

危害识别：指识别可能产生健康不良效果并且可能存在于某种或某类特别食品中的生物、化学和物理因素。

危害特征描述：指对与食品中可能存在的生物、化学和物理因素有关的健康不良效果的性质的定性和（或）定量评价。

暴露评估：指对于通过食品的可能摄入和其他有关途径暴露的生物、化学和物理因素的定性和（或）定量评价。

风险特征描述：指根据危害识别、危害描述和暴露评估，对某一给定人群的已知或潜在健康不良效果的发生可能性和严重程度进行定性和（或）定量的估计。

（二）食品安全风险评估管理

2010年1月原卫生部会同工业和信息化部、农业部、商务部、工商总局、质检总局和国家食品药品监管局制定了《食品安全风险评估管理规定（试行）》，以规范食品安全风险评估工作。该规定明确由国家卫生行政部门负责组织食品安全风险评估工作，并及时将食品安全风险评估结果通报国务院有关部门。国务

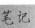
笔记

院有关部门按照有关法律法规要求提出食品安全风险评估的建议,并提供有关信息和资料。地方人民政府有关部门应当按照风险所在的环节协助国务院有关部门收集食品安全风险评估有关的信息和资料。

有下列情形之一的,由国家卫生行政部门审核同意后向国家食品安全风险评估专家委员会下达食品安全风险评估任务:①为制定或修订食品安全国家标准提供科学依据需要进行风险评估的;②通过食品安全风险监测或者接到举报发现食品可能存在安全隐患的,在组织进行检验后认为需要进行食品安全风险评估的;③国务院有关部门按照《中华人民共和国食品安全法实施条例》要求提出食品安全风险评估的建议,并按规定提出《风险评估项目建议书》;④国家食品药品监督管理局根据法律法规的规定认为需要进行风险评估的其他情形。

国家食品安全风险评估专家委员会依据《食品安全风险评估管理规定(试行)》的要求及国家食品安全风险评估专家委员会章程独立进行风险评估,保证风险评估结果的科学、客观和公正。受委托的有关技术机构应当在国家食品安全风险评估专家委员会要求的时限内提交风险评估相关科学数据、技术信息、检验结果的收集、处理和分析的结果。国家食品安全风险评估专家委员会进行风险评估,对风险评估的结果和报告负责,并及时将结果、报告上报国家食品药品监督管理局。国家食品药品监督管理局应当依法向社会公布食品安全风险评估结果。风险评估结果由国家食品安全风险评估专家委员会负责解释。

第七节 食品安全重大事故监督

2006年国务院发布了《国家重大食品安全事故应急预案》,明确规定重大食品安全事故应急工作应按照"全国统一领导、地方政府负责、部门指导协调、各方联合行动"的工作原则,根据食品安全事故的范围、性质和危害程度实行分级管理;对重大食品安全事故要作出快速反应,及时启动应急预案,严格控制事故发展,有效开展应急救援工作。

一、重大食品安全事故分级

按食品安全事故的性质、危害程度和涉及范围,将重大食品安全事故分为特别重大食品安全事故(Ⅰ级)、重大食品安全事故(Ⅱ级)、较大食品安全事故(Ⅲ级)和一般食品安全事故(Ⅳ级)四级。

二、重大食品安全事故应急处理指挥机构

1. 国家重大食品安全事故应急指挥部 特别重大食品安全事故发生后,根据需要成立国家重大食品安全事故应急指挥部(以下简称"国家应急指挥部"),负责对全国重大食品安全事故应急处理工作的统一领导和指挥。

2. 地方各级应急指挥部 重大食品安全事故发生后,事故发生地县级以上

笔记

地方人民政府应当按事故级别成立重大食品安全事故应急指挥部,在上级应急指挥机构的指导和本级人民政府的领导下,组织和指挥本地区的重大食品安全事故应急救援工作。

3. 重大食品安全事故日常管理机构 食品药品监管局负责国家重大食品安全事故的日常监管工作。地方各级食品安全综合监管部门,要结合本地实际,负责本行政区域内重大食品安全事故应急救援的组织、协调以及管理工作。

4. 专家咨询委员会 各级食品安全综合监管部门建立重大食品安全事故专家库,在重大食品安全事故发生后,从专家库中确定相关专业专家,组建重大食品安全事故专家咨询委员会对重大食品安全事故应急工作提出咨询和建议,进行技术指导。

三、重大食品安全事故监测、预警与应急响应

（一）监测、预警与报告

1. 监测系统 国家建立统一的重大食品安全事故监测、报告网络体系,加强食品安全信息管理和综合利用,构建各部门间信息沟通平台,实现互联互通和资源共享。建立畅通的信息监测和通报网络体系,形成统一、科学的食品安全信息评估和预警指标体系。设立全国统一的举报电话。加强对监测工作的管理和监督,保证监测质量。

2. 预警系统 卫生、工商、质检、农业、商务、海关等部门应当按照各自职责,加强对重点品种、重点环节、重点场所,尤其是高风险食品种植、养殖、生产、加工、包装、贮藏、经营、消费等环节的食品安全日常监管;建立健全重大食品安全信息数据库和信息报告系统,及时分析对公众健康的危害程度、可能的发展趋势,及时作出预警,并保障系统的有效运行。建立通报制度,接到重大食品安全事故报告后,应当在2小时内向与事故有关地区的食品安全综合监管部门和国务院有关部门通报,有蔓延趋势的还应向地方各级食品安全综合监管部门通报,加强预警预防工作。

（二）重大食品安全事故的应急响应

1. 分级响应 重大食品安全事故的应急响应分为4级,即特别重大食品安全事故的应急响应(Ⅰ级)、重大食品安全事故的应急响应(Ⅱ级)、较大食品安全事故的应急响应(Ⅲ级)、一般食品安全事故的应急响应(Ⅳ级)。

Ⅰ级应急响应由国家应急指挥部或办公室组织实施。其中,重大食物中毒的应急响应与处置按《国家突发公共卫生事件应急预案》实施。当组织实施Ⅰ级应急响应行动时,事发地人民政府应当按照相应的预案全力以赴地组织救援,并及时报告救援工作进展情况。Ⅱ级以下应急响应行动的组织实施由省级人民政府决定。各省(区、市)人民政府在国家应急指挥部的统一领导和指挥下,结合本地区的实际情况,组织协调市(地)、县(区)人民政府开展重大食品安全事故的应急处理工作。地方各级人民政府根据事故的严重程度启动相应的应急预案,超出本级应急救援处置能力时,及时报请上一级政府和有关部门启动相应的应急预案。重大食品安全事故发生后,地方各级人民政府及

有关部门应当根据事故发生情况，及时采取必要的应急措施，做好应急处理工作。

重大食品安全事故随时间发展进一步加重，食品安全事故危害特别严重，并有蔓延扩大的趋势，情况复杂难以控制时，应当上报指挥部审定，及时提升预警和反应级别；对事故危害已迅速消除，并不会进一步扩散的，应当上报指挥部审定，相应降低反应级别或者撤销预警。

2. 指挥协调　进入Ⅰ级响应后，国家应急指挥部办公室及有关专业应急救援机构立即按照预案组织相关应急救援力量，配合地方政府组织实施应急救援。国家应急指挥部办公室根据重大食品安全事故的情况协调有关部门及其应急机构、救援队伍和事发地毗邻省（区、市）人民政府应急救援指挥机构，相关机构按照各自应急预案提供增援或保障，有关应急队伍在现场应急救援指挥部统一指挥下，密切配合，共同实施救援和紧急处理行动。

事发地省级人民政府负责成立现场应急指挥机构，在国家应急指挥部或者指挥部工作组的指挥或指导下，负责现场应急处置工作；现场应急指挥机构成立前，先期到达的各应急救援队伍和事故单位的救援力量必须迅速、有效地实施先期处置；事故发生地人民政府负责协调，全力控制事态发展，防止次生、衍生和耦合事故（事件）发生，果断控制或切断事故危害链。

重大食品安全事故应急预案启动后，上一级应急指挥部办公室应当指导事故发生地人民政府实施重大食品安全事故应急处理工作。

3. 紧急处置　现场处置主要依靠本行政区域内的应急处置力量。重大食品安全事故发生后，发生事故的单位和当地人民政府按照应急预案迅速采取措施。事态出现急剧恶化的情况时，现场应急救援指挥部在充分考虑专家和有关方面意见的基础上，及时制定紧急处置方案，依法采取紧急处置措施。

4. 响应终结　重大食品安全事故隐患或相关危险因素消除后，重大食品安全事故应急救援终结，应急救援队伍撤离现场。应急指挥部办公室组织有关专家进行分析论证，经现场检测评价确无危害和风险后，提出终止应急响应的建议，报应急指挥部批准宣布应急响应结束。

四、重大食品安全事故信息发布管理

为规范食品安全信息公布行为，2010年11月原卫生部会同农业部、商务部、工商总局、质检总局、食品药品监管局发布了《食品安全信息公布管理办法》，明确了食品安全信息的分类并规范食品安全信息公布机制。

该办法规定，食品安全信息分为卫生行政部门统一公布的食品安全信息，和各有关监督管理部门依据各自职责公布的食品安全日常监督管理的信息。卫生部负责国家食品安全总体情况、食品安全风险评估信息、食品安全风险警示信息、重大食品安全事故及其处理信息（包括重大食品安全事故的发生地和责任单位基本情况、伤亡人员数量及救治情况、事故原因、事故责任调查情况、应急处置措施等）的统一发布，各省级卫生行政部门负责影响仅限于其辖区的食品安全相关信息的统一发布。各相关食品安全监管部门按各自职能依法发布

日常监管信息。

　　当发生重大食品安全事故后,负责食品安全事故处置的省级卫生行政部门会同有关部门,在当地政府统一领导下,在事故发生后第一时间拟定信息发布方案,由卫生行政部门公布简要信息,随后公布初步核实情况、应对和处置措施等,并根据事态发展和处置情况滚动公布相关信息。对涉及事故的各种谣言、传言,应当迅速公开澄清事实,消除不良影响。同时,在公布食品安全信息前,可以组织专家对信息内容进行研究和分析,提供科学意见和建议。在公布食品安全信息时,应当组织专家解释和澄清食品安全信息中的科学问题,加强食品安全知识的宣传、普及,倡导健康生活方式,增强消费者食品安全意识和自我保护能力。

第八节　法 律 责 任

一、行政责任

　　1. 行政处罚主体　根据食品安全法的规定,行政处罚由相关主管部门,2013 年 3 月,国务院机构改革和职能转变方案,国务院将组建国家食品药品监督管理总局,对生产、流通、消费环节的食品安全和药品的安全性、有效性实施统一监督管理。

　　2. 行政处罚内容　行政处罚的方式有:警告、责令改正、责令停产停业、没收违法所得、罚款、吊销许可证等。处罚的具体内容主要包括:①未经许可从事食品生产经营活动的行政处罚;②生产经营食品安全法所禁止生产经营的食品的行政处罚;③生产经营被包装材料污染食品等四种违法行为的行政处罚;④未建立查验制度等七种违法行为的行政处罚;⑤发生食品安全事故单位的行政处罚;⑥违反食品进出口管理的行政处罚;⑦集中交易市场的开办者等违反食品安全法的行政处罚;⑧违法从事食品运输活动的行政处罚;⑨对被吊销许可证的食品生产经营单位的主管人员的行政处罚;⑩对食品检验机构、食品检验人员出具虚假检验报告的行政处罚;⑪食品广告虚假宣传等的行政处罚;⑫对政府及监管部门违反食品安全法的行政处罚等。

二、民事责任

　　1. 违反食品安全法所应承担的民事责任　违反本法规定,造成人身、财产或者其他损害的,依法承担赔偿责任。生产不符合食品安全标准的食品或者销售明知是不符合食品安全标准的食品,消费者除要求赔偿损失外,还可以向生产者或者销售者要求支付价款十倍的赔偿金。

　　2. 关于民事赔偿责任优先原则的规定　违反本法规定,应当承担民事赔偿责任和缴纳罚款、罚金,其财产不足以同时支付时,先承担民事赔偿责任。

　　此条款确立了"民事赔偿优先"的原则,目的是保护权益受侵害的消费者,这充分体现了立法机关以人为本的立法理念。

笔记

三、刑事责任

对严重违反《食品安全法》的有关规定,给消费者身心健康造成严重伤害,社会影响恶劣的违法行为,要依据《刑法》第一百四十三条、第一百四十四条关于生产、销售不符合卫生标准的食品罪或者生产、销售有毒、有害食品罪的规定追究刑事责任。

本 章 小 结

本章主要叙述了食品安全监督的概念、意义和依据;食品生产安全监督,包括:食品生产许可、过程、生产者、原料、禁止生产食品、食品广告和召回制度;食品经营安全监督,包括:食品流通许可、食品经营过程的监督管理、经营者食品安全知识培训和健康监督;餐饮服务食品安全监督,包括:餐饮服务许可、加工经营场所和建筑设施的监督管理、食品采购、加工及储存的监督管理、餐饮服务人员食品安全知识的培训管理、餐饮服务人员的健康管理、餐饮服务监督重点和重大活动餐饮服务的食品安全监督管理;特殊食品安全监督,包括:新资源食品监督管理、保健食品监督管理、转基因食品管理、专供婴幼儿和其他特定人群的主辅食品的监督管理;食品安全风险监测和评估;食品安全重大事故监督,包括:重大食品安全事故分级、重大食品安全事故应急处理指挥机构、重大食品安全事故监测、预警与应急响应和重大食品安全事故信息发布管理;法律责任,包括:行政责任、民事责任和刑事责任。

关键术语

食品安全　food safety

食品安全监督　food safety inspection

食品生产许可　food production permit

食品添加剂　food additives

良好生产规范　good manufacturing practice,GMP

危害分析和关键控制点　hazard analysis critical control point,HACCP

食品召回　food recall

食品流通许可　food circulation permit

新资源食品　new resources of food

保健食品　health foods

转基因食品　genetically modified foods,GMF

食品安全风险监测　surveillance of food safety risks

食源性疾病　food borne disease

笔记

食品污染　food contamination
食品安全风险评估　assessment of food safety risks

思考题

1. 试述我国食品安全监督管理体系框架。

2. 简述食品安全风险监测和食品安全风险评估的概念和意义。

3. 按食品安全事故的性质、危害程度和涉及范围,将重大食品安全事故分为_____、_____、_____、_____四级。

4. 餐饮服务提供者从食品生产单位、批发市场等采购食品时应索取(　　)

A. 食品生产许可证

B. 食品流通许可证

C. 食品生产许可证、食品流通许可证、产品合格证明

(毛丽梅　南方医科大学公共卫生与热带医学学院)

笔记

第十八章

药品监督管理

学习目标

通过本章的学习，你应该能够：

掌握 药品和药品监督的概念，药品生产质量监督，药品经营质量监督，特殊药品监督，医疗机构药品监督，违反药品管理法所应当承担的法律责任。

熟悉 药品的质量特性和特殊属性，药品 GMP 认证，药品 GSP 认证。

了解 国家药事监督管理机构。

章前案例

2006 年 6、7 月间，青海、广西、浙江、黑龙江和山东等省、自治区陆续有部分患者使用某生物药业有限公司生产的克林霉素磷酸酯葡萄糖注射液（欣弗）后，出现胸闷、心悸、心慌、寒战、肾区疼痛、过敏性休克、肝肾功能损害等临床症状。同年 8 月 3 日，原卫生部连夜发出紧急通知要求各地停用该生物药业有限公司生产的药品"欣弗"。经国家食品药品监督管理局会同 ×× 省食品药品监督管理局对该药业进行现场检查，该公司 2006 年 6 月至 7 月生产的克林霉素磷酸酯葡萄糖注射液未按批准的工艺参数灭菌，降低灭菌温度，缩短灭菌时间，增加灭菌柜装载量，影响了灭菌效果。中国药品生物制品检定所对相关样品进行检验结果表明无菌检查和热原检查不符合规定。这次不良事件发生后，各地药品监管部门采取了一系列控制措施，开展了全国范围拉网式检查。该药业自 2006 年 6 月份以来共生产该产品 3 701 120 瓶，售出 3 186 192 瓶，流向全国 26 个省份。除未售出的 484 700 瓶已被封存外，截至 8 月 14 日，企业已收回 1 247 574 瓶，收回途中 173 007 瓶，异地查封 403 170 瓶。全国有 16 省（自治区）共报告"欣弗"不良反应病例 93 例；死亡 11 人。

2006 年 10 月 16 日，国家食品药品监督管理局召开新闻发布会。药品监管部门根据《中华人民共和国药品管理法》有关规定，对该药业生产的"克林霉素磷酸酯葡萄糖注射液"药品按劣药论处，并作出如下处理决定：①由 ×× 省食品药品监督管理局没收该企业违法所得，并处以 2 倍罚款；②责成 ×× 省食品药品监督管理局监督该企业停产整顿，收回该企业的大容量注射剂《药品 GMP 证书》；③由国家食品药品监督管理局撤销该企业的"克林霉素磷酸酯葡萄糖注射液"药品的批准文号，委托 ×× 省食品药品监督管理局收回

笔记

批件；④对该药业召回的"欣弗"药品，由××省药监部门依法监督销毁。对不良事件负有主要领导责任和直接责任该药业总经理、常务副总经理等人，给予撤销职务处分，企业法人代表给予记大过处分。对事件的发生负有重要领导责任的阜阳市食品药品监督管理局局长、副局长、药品安全监管科长分别给予行政警告、行政记过、行政记大过处分。

该药业生产的药品"欣弗"引起患者死亡事件，反映出抓好药品研制、生产、流通和使用等环节监督管理的重要性，在加大执法力度与执法能力的同时，更要不断完善法律法规。

第一节 概 述

一、药品和药品监督的概念

1. 药品（drugs）《中华人民共和国药品管理法》（简称《药品管理法》）中关于药品的定义是："药品指用于预防、治疗、诊断人的疾病，有目的地调节人的生理功能并规定有适应证或者功能与主治、用法和用量的物质，包括中药材、中药饮片、中成药、化学原料及其制剂、抗生素、生化药品、放射性药品、血清、疫苗、血液制品和诊断药品等。"

2. 药品监督（supervision of drugs） 国家授权的各级药品监督管理行政主体，依照药品管理法律授权，对药品、药事组织、药事活动、药品信息进行监督和检查活动，包括司法、检察机关和药事法人和非法人组织、自然人对管理药品的监督机关和药品监督员的监督活动。

3. 药品监督管理（inspection and management of drugs） 是指药品监督管理机构依照法定职权，对药品的研发、生产、销售、使用、价格、广告等各个环节的监督检查活动。

根据 2013 年国务院政府机构改革方案，由卫生和计划生育委员会管理国家食品药品监督管理总局和国家中医药管理局。卫生和计划生育委员会、国家食品药品监督管理总局等部门主管全国药品监督管理工作。国家药品监督管理机构主要有国务院卫生和计划生育委员会、国家食品药品监督管理总局、国家中医药管理局、国家发展和改革委员会、人力资源和社会保障部、工业与信息化部、公安部、科学技术部、国家工商行政管理局、海关等部门。

药品的质量特性

药品的质量特性主要包括：①药品的安全性，是指按规定的适应证以及用法、用量使用药品之后，人体所产生毒副反应的程度；②药品的有效性，是指在规定的适应证以及用法、用量条件下，能够满足预防、治疗、诊断人的

笔记

疾病,有目的地调节人的生理功能的要求;③药品的稳定性,是指在规定的条件下,保持其有效性和安全性的能力;④药品的均一性,是指药品的活性成分在每一单位(片、粒、瓶、支、袋)药品中的物理、化学、生物药剂学、安全性、有效性、稳定性等指标等同程度的指标,均一性是在制药过程中形成的固有特性;⑤药品经济性,是指药品生产流通过程中所形成的价格水平。

二、药品监督法律依据

1984 年 9 月,第六届全国人大常委会第 7 次会议通过了《药品管理法》。这是我国第一部药品管理法律。2001 年 2 月,第九届全国人大常委会第 20 次会议通过了修订后的《药品管理法》,并于同年 12 月 1 日起施行。《药品管理法》是我国药品监督管理领域一部最基本的法律,是开展药品监督的主要法律依据。凡在中华人民共和国境内从事药品的研制、生产、经营、使用和监督管理的单位或者个人必须遵守《药品管理法》。

为加强药品监督管理,保证《药品管理法》)的贯彻实施,保证药品质量,国务院及相关部门批准颁布了《中华人民共和国药品管理法实施条例》(简称《药品法实施条例》)、《药品非临床研究质量管理规范》(简称 GLP)、《药品临床试验质量管理规范》(简称 GCP)、《药品生产质量管理规范(2010 年修订)》(Good Manufacturing Practice for Drugs, GMP)、《中药材生产质量管理规范(试行)》(Good Agricultural Practice for Chinese Crude Drugs, GAP)、《药品经营质量管理规范(2012 年修订)》(Good Supply Practice for Pharmaceutical Products, GSP)、《药品注册管理办法》、《药品生产监督管理办法》、《药品流通监督管理办法》、《药品经营许可证管理办法》、《处方管理办法》、《处方药与非处方药分类管理办法(试行)》、《麻醉药品和精神药品管理条例》、《医疗用毒性药品管理办法》、《放射性药品管理办法》、《药品召回管理办法》、《药品广告审查办法》、《药品说明书和标签管理规定》、《医疗器械监督管理条例》、《医疗器械新产品审批规定(试行)》、《医疗器械注册管理办法》、《一次性使用无菌医疗器械管理办法(暂行)》、《医疗器械标准管理办法(试行)》、《医疗器械临床试验规定》、《医疗器械说明书管理规定》、《医疗器械说明书、标签和包装标识管理规定》、《医疗器械生产监督管理办法》(医疗器械 GMP)、《医疗器械经营企业监督管理办法》、《医疗器械广告审查办法》、《关于加强基本药物质量监督管理的规定》、《药品集中采购监督管理办法》、《医疗机构制剂配制监督管理办法(试行)》、《医疗机构药事管理规定》等,这些配套规章对各项药品监督提出了明确而具体的要求,现已成为药品监督的主要依据。

三、药品监督主体

我国《药品管理法》规定,国务院药品监督管理部门主管全国药品监督管理工作,是药品监督管理工作的行政主体,拥有药品监督管理行政职权的所有权。

药品监督管理部门设置或确定的药品检验机构,承担依法实施药品审批和药品质量监督检查所需的药品检验工作。国家卫生和计划生育委员会、国家食品药品监督管理总局(China Food and Drug Administration, CFDA)等部门(以下统称药品监督管理部门)主管全国药品监督管理工作。CFDA 设置的药品检验机构主要有中国食品药品检定研究院(简称中检所)、医疗器械技术审评中心、国家保健食品审评中心、药品审评中心、药品认证管理中心、药品评价中心等承担依法实施药品审批和药品质量监督检查所需的药品检验工作。省级药监机构的名称是××省药品检验所(简称××省药检所),市级、区级(县级市)药检机构的名称是××市药检所、××区药检所。

四、药品监督原则

1. 目的性原则　药品监督制度是国家监督制度。药品监督的目的是保证药品质量,保障人体用药安全,维护人民身体健康和用药的合法权益。

2. 方针性原则　药品监督是国家依据宪法并通过立法利用政府行政力量和国家机器,对有关药事活动施行的强制性监督管理。药品监督切实执法,以达到立法的目的。

3. 限制性原则　药品监督必须依法、守法,不允许超越法律授权执法,不允许侵害有关药事组织或公众的合法权益。

4. 方法性原则　药品监督必须目的性与有效性统一;监督管理手段与司法手段并重;管理效率与管理成本兼顾;必要的高效的事前监督管理与经常、广泛、有效的事后监督结合;监督管理与改革发展相互促进。

五、药品监督内容

(一)药品管理法律及有关行政法规

依法制定、发布有关药品监督管理规章及规范性文件,组织制定、发布国家药品标准。

药品标准(drug standard)是国家对药品质量规格及检验方法所作的技术规定,是药品生产、供应、使用、检验和管理部门共同遵循的法定依据。凡正式批准生产的药品、辅料和基质以及商品经营的中药材,都要制定标准。国家药品标准是法定的强制性标准。国家药品标准包括 CFDA 颁布的《中华人民共和国药典》、药品注册标准和其他药品标准。

(二)药品管理

主要包括药品市场进入监督管理,生产、流通与使用监督,质量监督、非法药品查处及市场退出监督管理等。

1. 药品注册监督(supervision of drug registration)　国家食品药品监督管理总局根据药品注册申请人的申请,依照法定的程序,对拟上市销售的药品的安全性、有效性、质量可控性等进行系统评价,并决定是否同意其申请的审批过程。药品注册是控制药品市场准入的前置性管理规定,是对药品上市的事前管理。药品注册包括:进行新药审批并颁发《新药证书》的新药监督管理;药

笔记

品生产审批并颁发药品生产批准文号的药品生产上市管理;进口药品(包括仿制药)上市注册;非处方药登记等。药品注册是药品质量监督管理的基点和关键环节。

2. 药品生产经营许可和认证 在药品的生产、流通和使用方面,有事前监督管理,也有事后监督管理。事前监督包括发放《药品生产许可证》《药品经营许可证》和《医疗机构制剂许可证》。事后管理包括药品采购对象与渠道、购进记录、储藏记录、销售记录等的监督,以及处方药、国家特殊管理的药品、甲类非处方药、乙类非处方药流通、销售、使用的监督等。

3. 药品广告及药品信息 药品广告采取发布前审查监督模式,并限定处方药广告只能在面向执业医师和执业药师的医学和药学专业媒体上发布。药品信息监督,实行审批制度。审批药品说明书、包装标签;审批药品广告,审批发布并提供药品信息服务的互联网站,根据相对人申请,发给药品广告批准文号。监督互联网药品信息服务,发放《互联网药品信息服务资格证书》。

4. 特殊管理的药品 特殊药品是指麻醉药品、精神药品、医疗用毒性药品和放射性药品,这些药品管理不当、滥用或进入非法渠道,将严重影响群众健康和公共卫生。为确保人们用药安全,需要根据有关的国际公约和本国的法律法规,制定管制药品名单,确定生产、供应、使用单位和管理办法,规定特殊标志,进行严格管制和管理。

5. 不良反应监测和上市后药品再评价 实行药品不良反应报告制度和对不良反应进行评价和控制;对已准入药品上市后的安全性进行再评价。

6. 上市后监督 对上市药品质量及药品生产、经营企业和医疗机构药事活动有针对性、有计划地进行监督检查和质量监督抽样检验。对制售假药、劣药、违标药及无证生产、经营药品、配制医院制剂的,依法进行处罚。

(三)执业药师管理

主要包括对在关键药学技术职业领域执业的药学技术人员的职业进入、执业行为及职业退出而施行的监督管理。

1. 执业药师注册资格认证 执业药师注册资格是药学技术人员申请执业药师注册通过职业准入控制的重要资格条件,包括资格认定、资格考试认证及颁发《执业药师资格证书》等。

2. 执业药师注册 是对在关键药学技术领域执行药学业务的药学技术人员采取的必要的事前管理。包括执业登记注册和颁发《执业药师注册证》。

3. 执业药师继续教育 是对继续教育机构或其继续教育项目、计划采取的必要的事前监督,以及对继续教育机构的教育行为、执业药师参加继续教育的情况采取的必要的事后监督。

4. 执业药师监督查处 主要包括对药学技术人员执业合法性、执业药师执业行为、相关药事组织的责任等进行的监督。

(四)药品监督检验

药品监督检验是监督是药品监督管理部门根据法律规定,对研制、生产、经营、使用的药品质量进行的检验。药品监督检验具有权威性。

第二节　药品生产监督管理

药品事前监督管理贯穿在药品研制直至药品淘汰的全过程之中。事前监督主要包括药品研制和临床试验，药品生产，药品运输，药品贮存，药品销售，药品使用，药品再评价，药品遴选，药品淘汰，药品质量信息等。国家授权县级以上药品监督管理部门及派遣药品监督员行使药品监督监察权。药品生产（produce drug）是指将原料加工制备成能供医疗用的药品的过程。药品生产的全过程可分为原料药生产阶段和将原料药制成供临床使用的制剂的生产阶段。药品生产企业（drug manufacturer），是指生产药品的专营企业或者兼营企业。对药品生产活动的监督是药品监督管理部门的主要日常工作。做好药品生产的监督管理，是做好整个药品监督工作的基础。国家对药品生产企业实行许可证制度。

一、对药品生产者资格的监督

1. 必须具备的法定条件　包括：具有依法经过资格认定的药学技术人员、工程技术人员及相应的技术工人；具有与其药品生产相适应的厂房、设施和卫生环境；具有能对所生产药品进行质量管理和质量检验的机构、人员以及必要的仪器设备；具有保证药品质量的规章制度，四项条件是必须都具有的法定条件，缺一不可。

2. 企业资格的取得　任何单位和个人要开办药品生产企业，首先要取得《药品生产许可证》和《营业执照》。《药品生产许可证》由所在省、自治区、直辖市人民政府食品药品监督管理部门，对其进行全面审核，批准后发给《药品生产许可证》。凭《药品生产许可证》到工商行政部门办理登记注册，发给《营业执照》。《药品生产许可证》有效期为 5 年，到期重新审查发证。企业破产或关闭由原发证部门缴销。无《药品生产企业许可证》的，不得生产药品。

二、生产质量监督

药品生产质量监督管理主要包括以下几个方面：

1. 药品生产企业必须按照《药品生产质量管理规范》要求组织生产。

1988 年，我国第一次颁布《药品生产质量管理规范》，1992 年、1998 年和 2010 年又三次修订。《药品生产质量管理规范（2010 年修订）》已于 2010 年 10 月，经原卫生部部务会议审议通过，于 2011 年 3 月 1 日起施行。GMP 认证制度是药品生产全面质量管理的一个重要组成部分，是保证药品质量，并把发生差错事故、混药等各种污染的可能性降到最低程度所规定的必要条件和最可靠的办法，是行之有效的科学化、系统化的管理制度。所有的药品生产者和药品监督管理部门都有遵守上述质量管理规范的法定义务。

（1）药品 GMP 认证的组织机构：国家食品药品监督管理部门主管全国药品 GMP 认证管理工作。负责注射剂、放射性药品、生物制品等药品 GMP 认证和跟踪检查工作；负责进口药品 GMP 境外检查和国家或地区间药品 GMP 检查的协

笔记

调工作。省级食品药品监督管理部门负责本辖区内除注射剂、放射性药品、生物制品以外其他药品 GMP 认证和跟踪检查工作以及食品药品监督管理部门委托开展的药品 GMP 检查工作。省级以上食品药品监督管理部门设立的药品认证检查机构承担药品 GMP 认证申请的技术审查、现场检查、结果评定等工作。

（2）药品 GMP 认证的主要程序：包括：①申请、受理与审查：新开办药品生产企业或药品生产企业新增生产范围、新建车间的，应按《药品管理法实施条例》的规定申请药品 GMP 认证。已取得《药品 GMP 证书》的药品生产企业应在证书有效期届满前 6 个月重新申请药品 GMP 认证。省级以上食品药品监督管理部门对药品 GMP 申请书及相关资料进行形式审查。②现场检查：药品认证检查机构完成申报资料技术审查后，应当制定现场检查工作方案，并组织实施现场检查。③审批与发证：综合评定应采用风险评估的原则，综合考虑缺陷的性质、严重程度以及所评估产品的类别对检查结果进行评定。④跟踪检查：由省级 FDA 组织 GMP 评审专家对企业人员、培训、厂房设施、生产环境、卫生状况、物料管理、生产管理、质量管理、销售管理等企业涉及的所有环节进行检查，评定是否达到规范要求的过程。

（3）《药品 GMP 证书》管理：《药品 GMP 证书》载明的内容应与企业药品生产许可证明文件所载明相关内容一致。《药品 GMP 证书》有效期 5 年，期满前 6 个月，按规定重新申请药品 GMP 证书。

药品标准

药品标准国家对药品质量规格及检验方法所作的技术规定，是药品生产、供应、使用、检验和管理部门共同遵循的法定依据。《中华人民共和国药典》，简称《中国药典》，是国家药典委员会编纂的。新中国成立以来，先后共编纂颁布《中国药典》9 版，计有 1953 年版、1963 年版、1977 年版、1985 年版、1990 年版、1995 年版、2000 年版、2005 年版、2010 年版。2010 年版《中国药典》分为三部出版，一部为中药，二部为化学药，三部为生物制品。各部内容主要包括凡例、标准正文和附录三部分，其中附录由制剂通则、通用检测方法、指导原则及索引等内容构成。药典二部收载化学药品、抗生素、生化药品、放射性药品以及药用辅料等。药典三部收载生物制品。新版药典在凡例、品种的标准要求、附录的制剂通则和检验方法等方面均有较大的改进和发展，特别是对药品的安全性、有效性和质量可控性方面尤为重视。新版药典在继承前版药典的基础上，做了大量发展和创新性的工作。

---

2. 药品必须按照国家药品标准（drug standard）和国家药品监督管理部门批准的生产工艺进行生产，生产记录必须完整准确。

3. 中药饮片也必须按照国家药品标准炮制，国家药品标准没有规定的，按照省、自治区、直辖市人民政府药品监督管理部门的炮制规范炮制。

4. 生产药品所需的原料、辅料，必须符合药用要求。

笔记

5. 药品生产企业必须对其生产的药品进行质量检验,不符合国家药品标准或者不按照省、自治区、直辖市人民政府药品监督管理部门制定的中药饮片炮制规范炮制的,不得出厂。

第三节　药品经营监督管理

药品经营企业按照经营方式不同分为药品批发企业和药品零售企业。药品批发企业,是指将购进的药品销售给药品生产企业、药品经营企业、医疗机构的药品经营企业。药品零售企业,是指将购进的药品直接销售给消费者的药品经营企业。

一、对药品经营者资格的监督

1. 必须具备的法定条件　包括:具有依法经过资格认定的药学技术人员;具有与所经营药品相适应的营业场所、设备、仓储设施、卫生环境;具有与所经营药品相适应的质量管理机构或者人员;具有保证所经营药品质量的规章制度。四项条件是必须都具有的法定条件,缺一不可。

2. 企业资格的取得　开办药品批发企业,须经企业所在地省、自治区、直辖市人民政府食品药品监督管理部门批准并发给《药品经营许可证》;开办药品零售企业,须经企业所在地县级以上地方食品药品监督管理部门批准并发给《药品经营许可证》,凭《药品经营许可证》到工商行政管理部门办理登记注册。《药品经营许可证》应当标明有效期和经营范围,到期重新审查发证。

二、药品经营质量监督

1. 药品经营企业,必须按照国家食品药品监督管理部门制定的《药品经营质量管理规范》经营药品。

药品经营质量管理规范是药品经营管理和质量控制的基本准则,企业应当在药品采购、储存、销售、运输等环节采取有效的质量控制措施,确保药品质量。药品生产企业销售药品、药品流通过程中其他涉及储存与运输药品的,也应当符合药品经营质量管理规范相关要求。新修订的《药品经营质量管理规范》(药品GSP)已于2012年11月6日经原卫生部部务会审议通过,将于2013年6月1日起实施。新修订的药品GSP对企业经营质量管理的要求明显提高,将有效增强流通环节药品质量风险控制能力。

药品GSP认证是国家对药品经营企业药品经营质量管理进行监督检查的一种手段,是对药品经营企业实施GSP情况的检查评价并决定是否发给认证证书的监督管理过程。省、自治区、直辖市食品药品监督管理部门负责组织实施本地区药品经营企业的GSP认证。

药品GSP认证的主要程序与药品GMP认证的主要程序基本相同。

对批准认证企业,颁发《GSP认证证书》,有效期5年,有效期满前3个月内,由企业申请重新认证,省级食品药品监督管理部门依照GSP的认证程序,对申请企业进行检查和复审,合格的换发证书。

2. 药品经营企业购进药品,必须执行进货检查验收制度,验明药品的合格证书和其他标识。

3. 购销药品必须有真实完整的购销记录,必须准确无误,正确说明用法、用量和注意事项。

4. 销售中药材,必须标明产地,必须制定和执行药品保管制度保证药品质量。

第四节　药品流通监督管理

药品流通监督管理,是药品监督管理部门为加强药品监督管理,规范药品流通秩序,保证药品质量,依法对药品生产、经营企业、医疗机构生产、经营、使用药品质量进行的监督管理。

一、药品购销过程的监督

1. 对销售地址和销售范围的监督　包括:①药品生产、经营企业不得在经药品监督管理部门核准的地址以外的场所储存或者现货销售药品;②药品生产企业只能销售本企业生产的药品,不得销售本企业受委托生产的或者他人生产的药品。

2. 对销售资料和凭证的监督

(1)药品生产企业、药品批发企业销售药品时,应当提供下列资料:①加盖本企业原印章的《药品生产许可证》或《药品经营许可证》和营业执照的复印件;②加盖本企业原印章的所销售药品的批准证明文件复印件;③销售进口药品的,按照国家有关规定提供相关证明文件。

(2)药品生产企业、药品批发企业销售药品时,应当开具标明供货单位名称、药品名称、生产厂商、批号、数量、价格等内容的销售凭证;药品零售企业销售药品时,应当开具标明药品名称、生产厂商、数量、价格、批号等内容的销售凭证。

(3)药品生产、经营企业采购药品时,应按规定索取、查验、留存供货企业有关证件、资料,并索取、留存销售凭证。药品生产、经营企业留存的资料和销售凭证,应当保存至超过药品有效期1年,但不得少于3年。

3. 对销售方式和范围等的监督　包括:①药品生产、经营企业知道或者应当知道他人从事无证生产、经营药品行为的,不得为其提供药品;②药品生产、经营企业不得为他人以本企业的名义经营药品提供场所,或者资质证明文件,或者票据等便利条件;③药品生产、经营企业不得以展示会、博览会、交易会、订货会、产品宣传会等方式现货销售药品;④药品经营企业不得购进和销售医疗机构配制的制剂;⑤未经药品监督管理部门审核同意,药品经营企业不得改变经营方式。药品经营企业应当按照《药品经营许可证》许可的经营范围经营药品。

4. 对销售处方药的监督　包括:①药品零售企业应当按照国家食品药品监

督管理局药品分类管理规定的要求,凭处方销售处方药;②药品生产、经营企业不得以搭售、买药品赠药品、买商品赠药品等方式向公众赠送处方药或者甲类非处方药;③药品生产、经营企业不得采用邮售、互联网交易等方式直接向公众销售处方药。

二、医疗机构购进、储存药品过程的监督

1. 对供货单位资格的监督 包括:①医疗机构必须从具有药品生产、经营资格的企业购进药品,并应当查验供货单位的《药品生产许可证》或者《药品经营许可证》和《营业执照》、所销售药品的批准证明文件等相关证明文件,核实销售人员持有的授权书原件和身份证原件;②医疗机构使用的药品应当按照规定由专门部门统一采购,禁止医疗机构其他科室和医务人员自行采购。

2. 对医疗机构药房条件的监督 医疗机构药房应当具有与所使用药品相适应的场所、设备、仓储设施和卫生环境,配备相应的药学技术人员,并设立药品质量管理机构或者配备质量管理人员,建立药品保管制度。

3. 对医疗机构购进药品票据和记录的监督 包括:①医疗机构购进药品时,应当按照规定,索取、查验、保存供货企业有关证件、资料、票据;②医疗机构购进药品,必须建立并执行进货检查验收制度,并建有真实完整的药品购进记录。药品购进记录必须注明药品的通用名称、生产厂商(中药材标明产地)、剂型、规格、批号、生产日期、有效期、批准文号、供货单位、数量、价格、购进日期。药品购进记录必须保存至超过药品有效期1年,但不得少于3年。

4. 对医疗机构储存药品的监督 医疗机构储存药品,应当制订和执行有关药品保管、养护的制度,并采取必要的冷藏、防冻、防潮、避光、通风、防火、防虫、防鼠等措施,保证药品质量;应当将药品与非药品分开存放;中药材、中药饮片、化学药品、中成药应分别储存、分类存放。

5. 对医疗机构销售药品的监督 医疗机构和计划生育技术服务机构不得未经诊疗直接向患者提供药品;不得采用邮售、互联网交易等方式直接向公众销售处方药。

三、医疗机构配制制剂的监督

医疗机构配制制剂必须具有能够保证制剂质量的设施、管理制度、检验仪器和卫生条件。必须配备经过资格认定的药学技术人员,非药学技术人员不得直接从事药剂技术工作;医疗机构配制制剂,应当是为本单位临床需要而市场上没有供应的品种并须经批准;配制的制剂必须经质量检验,合格的凭医师处方在医疗机构使用,特殊情况下,经批准可以在指定的医疗机构之间调剂使用;医疗机构配制的制剂,不得在市场销售。

四、药品进口监督管理

药品进口监督管理,是药品监督管理部门为规范药品进口备案、报关和口岸检验工作,保证进口药品的质量,依法对药品进口工作进行的监督管理。

笔记

（一）药品进口备案和口岸检验

1. 药品进口备案 是指进口单位向允许药品进口的口岸所在地药品监督管理部门（以下称口岸药品监督管理局）申请办理《进口药品通关单》的过程。麻醉药品、精神药品进口备案，是指进口单位向口岸药品监督管理局申请办理《进口药品口岸检验通知书》的过程。

2. 药品口岸检验 是指国家食品药品监督管理局确定的药品检验机构（以下称口岸药品检验所）对抵达口岸的进口药品依法实施的检验工作。

3. 口岸药品监督管理局 口岸药品监督管理局负责药品的进口备案工作，其工作受国家食品药品监督管理局的领导，主要负责受理进口备案申请，办理进口备案有关事项，通知口岸药品检验所对进口药品实施口岸检验等。

4. 口岸药品检验所 口岸药品检验所由国家食品药品监督管理局根据进口药品口岸检验工作的需要确定。口岸药品检验所的主要职责包括对到岸货物实施现场核验，核查出厂检验报告书和原产地证明原件，按照规定进行抽样，对进口药品实施口岸检验，对有异议的检验结果进行复验等。

（二）药品进口备案和备案须报送的资料

药品必须从允许药品进口的口岸进口，进口药品的企业向该口岸所在地药品监督管理部门登记备案，依法对进口药品进行抽查检验，海关凭法定的进口药品通关单放行。

（三）口岸检验和监督管理

口岸药品检验所应当按照《进口药品注册证》（或者《医药产品注册证》）载明的注册标准对进口药品进行检验。口岸药品检验所应当及时对所抽取的样品进行检验，并在抽样后20日内，完成检验工作，出具《进口药品检验报告书》。进口单位对检验结果有异议的，可以自收到检验结果之日起7日内向原口岸药品检验所申请复验，也可以直接向中国药品生物制品检定所申请复验。

五、药品监督检验

《药品管理法》规定，作为法定的药品监督管理部门，有权依法对报经其审批的药品研制和药品的生产、经营以及医疗机构使用药品的事项进行监督检查，有关单位和个人不得拒绝和隐瞒。同时规定，进行监督检查时，必须出示证明文件，对监督检查中知悉的技术秘密、业务秘密有为被检查人保密的义务。这些规定确定了药品监督检查的主体、被监督检查的范围、相关的权利义务，使药品管理中的监督检查有规则地进行。

（一）药品质量监督检验

药品质量监督检验主要包括以下四方面的内容：

1. 抽查性检验 是由药品监督管理部门，根据药品监督管理计划，对生产、经营、使用的药品进行抽查检验。对有证据证明可能危害人体健康的药品及其有关材料可以采取查封、扣押的行政强制措施。包括抽样点的选择和抽样品种的选择。抽查检验是一种强制性检验。

2. 评价性检验 主要用于药品注册审批、优质药品评价、新工艺鉴定等。

笔记

评价性检验根据企、事业的主动申请进行。

3. 仲裁性检验　指对有争议药品进行检验,公正判定、裁决其质量争议,弄清质量责任,保护当事人的正当权益。

4. 国家检定　指由国家法律或药品监督管理部门规定,某些药品在销售前或进口时,必须经过指定的监督检验机构检验,是一种强制性检验。

（二）公告药品质量抽查检验结果

公告药品质量监督检验结果的法定机构是国务院和省、自治区、直辖市人民政府的药品监督管理部门;从时间上是规定定期公告,这种定期实质上是要求经常地予以公告,使它成为药品监督管理部门的一项应当履行的义务。

六、药品不良反应报告制度

（一）药品不良反应概念及主要表现

1. 概念　药品不良反应(adverse drug reaction,ADR)主要是指在正常用法用量下出现的,与用药目的无关的或意外的有害反应。

2. 主要表现　包括:①对人体有害的副作用;②毒性反应大;③过敏反应(也称变态反应);④其他不良反应等。

（二）药品不良反应报告制度的监督

1. 监督主体　药品不良反应报告制度的监督主体是国务院和省、自治区、直辖市人民政府的药品监督管理部门、卫生行政部门及其药品不良反应监测中心。

2. 实施主体　药品不良反应报告制度的实施主体是药品生产企业、经营企业和医疗机构,报告药品不良反应是上述单位的法定义务。这些单位应当设置机构或配备专业人员,经常性地考察药品的质量、疗效和反应,发现可能与用药有关的严重不良反应,必须及时向当地省、自治区、直辖市人民政府药品监督管理部门和卫生行政部门报告,将药品不良反应报告制度作为本单位的一项常规性工作,按照法定程序和要求执行。

第五节　特殊药品监督管理

国家对麻醉药品、精神药品、医疗用毒性药品、放射性药品,实行特殊管理。特殊管理药品属于处方药中管制最严格的一类。根据《药品管理法》和国际公约,我国国务院分别制定、颁布了《药品管理法》、《医疗用毒性药品管理办法》、《放射性药品管理办法》、《麻醉药品和精神药品管理条例》等法规及办法。

一、特殊管理药品监督管理特点

特殊管理药品的特殊性在于这类药品虽然与一般药品都具有医疗上的价值,但因其具有特殊的药理、生理作用,管理、使用不当将严重危害病人及公众的生命健康乃至社会的利益。世界各国对这类药品采取了更为严格的监管措施。

1. 更多地使用前置性审批管理方式　麻醉药品、精神药品是最容易出现药

笔记

物滥用的药品,很容易使人产生依赖性、成瘾性。国家对麻醉药品、精神药品的供应计划、购用、进口、出口等环节设置了事前审查批准或事前审查发放准许证的管理方式。

2. 更多、更具体、更严格的管理措施 国家对麻醉药品、精神药品实行定点生产、供应。对特殊管理药品研究与开发、生产、供应、储藏、运输、批发、零售、流通、进出口、广告、标识、使用的全过程实行特殊的管理。

3. 更多的部门协同管理 除药品监督管理部门外,卫生行政部门、农业部门、公安等部门都依法参与对有关特殊管理药品的监督管理工作。

4. 更严厉的处罚 鉴于这类药品管理不当可能导致严重的危害性,对违反有关规定的行为,相应的处罚也更加严厉。

5. 更为醒目的特殊标志 《药品管理法》规定,麻醉药品(narcotic drugs)、精神药品(psychotropic drugs)、医疗用毒性药品(toxic drugs for medical use)、放射性药品(radioactive pharmaceuticals)的标签,必须印有规定的标志(见文末彩图 18-1)。

  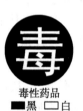

麻醉药品　　　　　　精神药品　　　　　毒性药品　　　　放射性药品
　　　　　　　　　　　　　　　　　　■黑 □白　　　■红 ▨黄

图 18-1　特殊管理药品标志

二、麻醉药品和精神药品监督管理

2005 年 8 月,国务院颁布《麻醉药品和精神药品管理条例》。随后国家药品监督管理局制订了《麻醉药品和精神药品生产管理办法(试行)》(2005 年)、《麻醉药品和精神药品邮寄管理办法》(2005 年)、《麻醉药品和精神药品经营管理办法(试行)》(2005 年)等规章。国家根据麻醉药品和精神药品的医疗、国家储备和企业生产所需原料的需要确定需求总量,对麻醉药品药用原植物的种植、麻醉药品和精神药品的生产实行总量控制。

(一)麻醉药品、麻醉药(剂)、精神药品和药物依赖性

1. 麻醉药品 具有依赖性潜力的药品,连续使用、滥用或不合理使用易产生身体依赖性和精神依赖性的药品。在我国麻醉药品是指列入麻醉药品目录的药品和其他物质。2007 年 11 月,国家食品药品监督管理局、公安部和原卫生部联合公布了新的《麻醉药品品种目录》(2007 年版)。

2. 麻醉药(剂) 是药理上用于全身和局部麻醉的药品,如乙醚等全身麻醉药和普鲁卡因、利多卡因等局部麻醉药,它们虽有麻醉作用,但不具有依赖性潜力,不会成瘾,因而不属于麻醉药品类。

3. 精神药品 直接作用于中枢神经系统,使之兴奋或抑制,连续使用能产生依赖性的药品。2007 年 11 月,国家食品药品监督管理局、公安部和原卫生部

笔记

联合公布了新的《精神药品品种目录》(2007年版)中的精神药品。

4. **药物依赖性**　药物依赖性(即成瘾性)是一种慢性中毒状态,它是由于反复应用某种药物所引起,对个人和社会都有害。药物依赖性包含三种因素:即耐受性、身体依赖性、精神依赖性。①耐受性指为了产生相同的效应需加大药物的剂量。②身体依赖性是指机体对药物产生适应,当突然断药就产生种种异常反应,即是戒断症状。③精神依赖性是指药物使人处在一种特殊的精神状态,出现"欣快感",对所用物资产生强烈"苛求",因而需要定期地或连续地使用,以保持那种"欣快感"。

5. **药物滥用**　是指与医疗目的无关,用药者采用自身给药的方式,反复大量使用有依赖性的药物。

(二)对经营的监督

药品经营企业不得经营麻醉药品原料药和第一类精神药品原料药。但是,供医疗、科学研究、教学使用的小包装的上述药品可以由国务院药品监督管理部门规定的药品批发企业经营。麻醉药品和第一类精神药品不得零售。第二类精神药品零售企业应当凭执业医师出具的处方,按规定剂量销售第二类精神药品,并将处方保存2年备查;禁止超剂量或者无处方销售第二类精神药品;不得向未成年人销售第二类精神药品。托运、承运和自行运输麻醉药品和精神药品,应采取安全保障措施,防止麻醉药品和精神药品在运输过程中被盗、被抢、丢失。通过铁路运输麻醉药品和第一类精神药品的,应当使用集装箱或者铁路行李车运输,需要通过公路或者水路运输麻醉药品和第一类精神药品的,应当由专人负责押运。邮寄麻醉药品和精神药品,寄件人应当提交所在地省级药品监督管理部门出具的准予邮寄证明。

(三)对使用的监督

1. **医疗机构使用监督管理**　医疗机构需要使用麻醉药品和第一类精神药品的,经所在地设区的市级人民政府卫生主管部门批准,取得麻醉药品、第一类精神药品的购用印鉴卡。凭印鉴卡向本省、自治区、直辖市行政区域内的定点批发企业购买麻醉药品和第一类精神药品。医疗机构应当对麻醉药品和精神药品处方进行专册登记,加强管理。麻醉药品处方至少保存3年,精神药品处方至少保存2年。

2. **执业药师使用监督**　执业医师取得麻醉药品和第一类精神药品的处方资格后,方可在本医疗机构开具麻醉药品和第一类精神药品处方,但不得为自己开具该种处方。执业医师应当使用专用处方开具麻醉药品和精神药品,单张处方的最大用量应当符合国务院卫生主管部门的规定。对麻醉药品和第一类精神药品处方,处方的调配人、核对人应当仔细核对,签署姓名,并予以登记。

三、医疗用毒性药品监督

(一)医疗用毒性药品和毒品

1. **医疗用毒性药品**　毒性剧烈、治疗剂量与中毒剂量很相近,使用不当会致人中毒或死亡的药品。主要包括毒性中药和毒性西药两大类。毒性中药品种（包括原药材和饮片）主要有砒石（红砒、白砒）、砒霜、生川乌等 27 种；毒性西药品种主要有阿托品、洋地黄毒苷、三氧化二砷等 11 种。

2. 毒品 指非教学、科研、医疗用途而使用的麻醉药品和精神药品。毒物是指具有剧烈毒性，不能用于临床的物质。

（二）对生产和销售的监督管理

省、自治区、直辖市医药管理部门根据医疗需要制定毒性药品年度生产、收购、供应和配制计划，计划由省、自治区、直辖市卫生行政部门审核并下达给指定的毒性药品生产、收购、供应单位，同时抄报国家食品药品监督管理总局和国家中医药管理局。

四、放射性药品监督

（一）放射性药品和放射性新药

1. 放射性药品 用于临床诊断或者治疗的放射性核素制剂或者其标记药物，其中包括裂变制品、堆照制品、加速器制品、放射性同位素发生器及其配套药盒、放射免疫分析药盒等。

根据核素分类《中华人民共和国药典》2010 年版收载的放射性药品品种共计有 21 种，主要包括氙[^{133}Xe]注射液、邻碘[^{131}I]马尿酸钠注射液、碘[^{131}I]化钠胶囊、碘[^{131}I]化钠口服液等品种。

2. 放射性新药 我国首次生产的放射性药品。药品研制单位的放射性新药年度研制计划，应当报送能源部备案，并报所在地的省、自治区、直辖市卫生行政部门，经卫生行政部门汇总后，报国家卫生和计划生育委员会备案。

（二）对研制、生产与使用的监督

国家食品药品监督管理总局主管全国放射性药品的监督管理和生产、经营工作。放射性药品的国家标准，由国家药典委员会负责制定和修订，报国家食品药品监督管理总局审批颁发。

1. 研制监督 在进行临床试验或者验证前，应当向国家卫生和计划生育委员会提出申请，按新药审批办法的规定报送资料及样品，经国家卫生和计划生育委员会审批同意后，在国家卫生和计划生育委员会指定的医院进行临床研究。研制单位在放射性新药临床研究结束后，向国家卫生和计划生育委员会提出申请，经国家卫生和计划生育委员会审核批准，发给新药证书。

2. 生产与使用监督 放射性新药投入生产，需由生产单位或者取得放射性药品生产许可证的研制单位，凭新药证书（副本）向国家食品药品监督管理总局提出生产该药的申请，并提供样品，由国家食品药品监督管理总局审核发给批准文号。

《放射性药品生产企业许可证》、《放射性药品经营企业许可证》的有效期为五年，期满前六个月，放射性药品生产、经营企业应当分别向原发证的卫生行政部门重新提出申请，按第 12 条审批程序批准后，换发新证。

第六节 法 律 责 任

一、无证生产经营药品及生产销售假药劣药相关的法律责任

（一）无证生产经营药品

未取得《药品生产许可证》《药品经营许可证》或者《医疗机构制剂许可证》生产药品、经营药品的，依法予以取缔，没收违法生产、销售的药品和违法所得，并处违法生产、销售的药品（包括已售出的和未售出的药品，下同）货值金额二倍以上五倍以下的罚款；构成犯罪的，依法追究刑事责任。

（二）生产、销售假药

生产、销售假药的，没收违法生产、销售的药品和违法所得，并处违法生产、销售药品货值金额二倍以上五倍以下的罚款；有药品批准证明文件的予以撤销，并责令停产、停业整顿；情节严重的，吊销《药品生产许可证》《药品经营许可证》或者《医疗机构制剂许可证》；构成犯罪的，依法追究刑事责任。

《刑法》第 141 条规定，生产、销售假药，足以严重危害人体健康的，处三年以下有期徒刑或者拘役，并处或者单处销售金额百分之五十以上二倍以下罚金；对人体健康造成严重危害的，处三年以上十年以下有期徒刑，并处销售金额百分之五十以上二倍以下罚金；致人死亡或者对人体健康造成特别严重危害的，处十年以上有期徒刑、无期徒刑或者死刑，并处销售金额百分之五十以上二倍以下罚金或者没收财产。

假药

《药品管理法》规定：禁止生产（包括配制，下同）、销售假药。

有下列情形之一的，为假药：①药品所含成份与国家药品标准规定的成分不符的；②以非药品冒充药品或者以他种药品冒充此种药品的。

有下列情形之一的药品，按假药论处：①国务院药品监督管理部门规定禁止使用的；②依照本法必须批准而未经批准生产、进口，或者依照本法必须检验而未经检验即销售的；③变质的；④被污染的；⑤使用依照本法必须取得批准文号而未取得批准文号的原料药生产的；⑥所标明的适应证或者功能主治超出规定范围的。

（三）生产、销售劣药

生产、销售劣药的，没收违法生产、销售的药品和违法所得，并处违法生产、销售药品货值金额一倍以上三倍以下的罚款；情节严重的，责令停产、停业整顿或者撤销药品批准证明文件、吊销《药品生产许可证》《药品经营许可证》或者《医疗机构制剂许可证》；构成犯罪的，依法追究刑事责任。

《刑法》第一百四十二条规定：生产、销售劣药，对人体健康造成严重危害

笔记

的,处三年以上十年以下有期徒刑,并处销售金额百分之五十以上二倍以下罚金;后果特别严重的,处十年以上有期徒刑或者无期徒刑,并处销售金额百分之五十以上二倍以下罚金或者没收财产。

(四)制售假药劣药责任人员

从事生产、销售假药及生产、销售劣药情节严重的企业或者其他单位,其直接负责的主管人员和其他直接责任人员十年内不得从事药品生产、经营活动。对生产者专门用于生产假药、劣药的原辅材料、包装材料、生产设备,予以没收。

知识拓展

2012年4月20日,国家食品药品监管局召开电视电话会议,全面部署药用胶囊质量安全专项监督检查行动。会议指出本次媒体曝光的铬超标药用胶囊事件,是非法使用工业明胶生产药用胶囊及使用铬超标胶囊生产劣药案。会议要求各省食品药品监管局立即组织对所有药用明胶和药用胶囊生产企业进行监督检查,重点检查原料来源、供应商审计、入厂检验、出厂检验、产品销售去向、有无使用工业明胶等问题;立即组织对所有胶囊剂药品生产企业进行监督检查,重点检查药用胶囊来源、供应商审计、入厂检验等;对从空心胶囊涉案企业购买不合格药用胶囊的药品生产企业,查清所有品种和批次,并立即采取查控措施;立即对辖区内药用明胶生产企业生产的明胶、药用空心胶囊生产企业生产的胶囊进行全面抽检。

《药品管理法》第五章第四十九条规定:禁止生产、销售劣药。

药品成分的含量不符合国家药品标准的,为劣药。

有下列情形之一的药品,按劣药论处:①未标明有效期或者更改有效期的;②不注明或者更改生产批号的;③超过有效期的;④直接接触药品的包装材料和容器未经批准的;⑤擅自添加着色剂、防腐剂、香料、矫味剂及辅料的;⑥其他不符合药品标准规定的。

二、违反药品管理质量规范的法律责任

药品的生产企业、经营企业、药物非临床安全性评价研究机构、药物临床试验机构未按照规定实施《药品生产质量管理规范》、《药品经营质量管理规范》、《药品非临床研究质量管理规范》、《药品临床试验质量管理规范》的,给予警告,责令限期改正;逾期不改正的,责令停产、停业整顿,并处五千元以上二万元以下的罚款;情节严重的,吊销《药品生产许可证》、《药品经营许可证》和药物临床试验机构的资格。

三、医疗机构违法购进、储存、调配和使用药品的法律责任

(一)医疗机构违法购进和储存药品

1. 医疗机构从无《药品生产许可证》、《药品经营许可证》的企业购进药品的,

由药品监督管理部门责令改正,没收违法购进的药品,并处违法购进药品货值金额二倍以上五倍以下的罚款;有违法所得的,没收违法所得;情节严重的,吊销《药品生产许可证》《药品经营许可证》或者医疗机构执业许可证书。

医疗机构其他科室和医务人员自行采购药品的,责令医疗机构给予相应处理;确认为假劣药品的,按照《药品管理法》有关规定予以处罚。

2. 医疗机构有下列情形之一的,由药品监督管理部门要求其限期整改,逾期不改的,记入医疗机构药品质量管理信用档案,并定期向社会公布:①未按规定在购进药品时索取合法票据并进行查验的;②未按规定对购进的药品进行验收,做好验收记录的;③未按规定储存药品的;④未按规定养护药品的;⑤未按规定建立和执行药品效期管理制度的。

(二)医疗机构违法调配和使用药品

1. 医疗机构未按规定配备负责药品调配的人员的、调配工具和设施不符合要求的、未建立最小包装药品拆零调配管理制度并执行的,由药品监督管理部门要求其限期整改,逾期不改的,记入医疗机构药品质量管理信用档案,并定期向社会公布。

2. 医疗机构擅自使用其他医疗机构配制的制剂的,责令改正,没收违法购进的药品,并处违法购进药品货值金额二倍以上五倍以下的罚款;有违法所得的,没收违法所得;情节严重的,吊销医疗机构执业许可证书。

医疗机构未经批准向其他医疗机构提供本单位配制的制剂的,责令改正,没收违法销售的制剂,并处违法销售制剂货值金额一倍以上三倍以下的罚款;有违法所得的,没收违法所得。

3. 医疗机构擅自处理假劣药品或者存在安全隐患的药品的,由药品监督管理部门责令限期追回;情节严重的,向社会公布。

四、药品监督管理部门的法律责任

药品监督管理部门应当加强对本部门工作人员的教育、培训和管理,督促其正确履职。凡不履行本办法规定的职责或者滥用职权、玩忽职守、徇私舞弊的,均应当依法对直接负责的主管人员和其他直接责任人员给予相应行政处分;涉嫌犯罪的,移送司法机关处理。

(一)违法发给药品管理证件

药品监督管理部门违反《药品管理法》规定,有下列行为之一的,由其上级主管机关或者监察机关责令收回违法发给的证书、撤销药品批准证明文件,对直接负责的主管人员和其他直接责任人员依法给予行政处分;构成犯罪的,依法追究刑事责任:①对不符合《药品生产质量管理规范》《药品经营质量管理规范》的企业发给符合有关规范的认证证书的,或者对取得认证证书的企业未按照规定履行跟踪检查的职责,对不符合认证条件的企业未依法责令其改正或者撤销其认证证书的;②对不符合法定条件的单位发给《药品生产许可证》《药品经营许可证》的。

笔记

（二）违法参与药品生产经营活动

药品监督管理部门或者其设置的药品检验机构或者其确定的专业从事药品检验的机构参与药品生产经营活动的，由其上级机关或者监察机关责令改正，有违法收入的予以没收；情节严重的，对直接负责的主管人员和其他直接责任人员依法给予行政处分。

药品监督管理部门或者其设置的药品检验机构或者其确定的专业从事药品检验的机构的工作人员参与药品生产经营活动的，依法给予行政处分。

（三）履行监督检查职责不当

已取得《药品生产许可证》《药品经营许可证》的企业生产、销售假药、劣药的，除依法追究该企业的法律责任外，对有失职、渎职行为的药品监督管理部门直接负责的主管人员和其他直接责任人员依法给予行政处分；构成犯罪的，依法追究刑事责任。

案例 18-1

某药厂甲氨蝶呤事件

2007 年 7、8 月份间，国家食品药品监督管理局药品不良反应监测中心，分别接到上海、广西、北京、安徽、河北、河南等地的报告，反映部分医院在使用某药厂部分批号的鞘内注射用甲氨蝶呤和阿糖胞苷后，一些白血病患者出现行走困难等神经损害症状。国务院指示卫生部和 SFDA 联合成立工作组，与 ×× 市卫生和药监部门，共同对该药厂有关药品的生产、运输、储藏、使用等各个环节存在的问题开展深入调查。

来自 ×× 市药监局向国家药监局的最终报告显示：该药厂生产的鞘内注射用甲氨蝶呤和阿糖胞苷药物损害事件，属于重大药品生产质量责任事故。其原因现已基本查明——该药厂在生产过程中，现场操作人员将硫酸长春新碱尾液，混于注射用甲氨蝶呤及盐酸阿糖胞苷等批号的药品中，导致了多个批次的药品被污染；该药厂有关责任人在前期的卫生部与国家药监局联合调查组调查期间，以及后期的公安机关侦察中，有组织地隐瞒违规生产的事实，即同一个生产车间的生产线，在生产甲氨蝶呤和阿糖胞苷前，还生产过硫酸长春新碱注射液。此次药品被污染和混淆事件，造成全国多地区总计 130 多位患者受到严重的神经系统和行走功能损害。

2008 年 4 月 11 日，SFDA 发布信息称，药监部门已经对该药厂所持有的 120 种药品批准文号进行了注销。这个拥有六十多年历史的名牌药厂被"摘牌"。

本 章 小 结

药品指用于预防、治疗、诊断人的疾病，有目的地调节人的生理功能并规定有适应证或者功能与主治、用法和用量的物质，包括中药材、中药饮片、中成药、化学原料及其制剂、抗生素、生化药品、放射性药品、血清、疫苗、血液制品和诊断药品等。药品监督是国家授权的各级药品监督管理行政主体，依照药品管理法律授权，对药品、药事组织、药事活动、药品信息进行监督和检查活动，包括司法、检察机关和药事法人和非法人组织、自然人对管理药品的监督机关和药品监督员的监督活动。国务院药品监督管理部门主管全国药品监督管理工作，是药品监督管理工作的行政主体，拥有药品监督管理行政职权的所有权。药品的生产经营监督主要包括药品生产经营、药品销售与使用、药品再评价等。药品流通监督主要包括药品生产、经营企业购销药品过程，药品进口监督，药品监督检验，药品不良反应报告制度等。特殊管理药品监督主要包括麻醉药品、精神药品、医疗用毒性药品、放射性药品的监督管理。本章主要介绍了药品和药品监督的概念、法律依据、药品监督主体，药品生产、经营及流通监督管理，特殊药品监督管理，法律责任。

关键术语

药品　drugs

药品监督　supervision of drugs

国家食品药品监督管理局　state food and drug administration

药品监督管理　inspection and management of drugs

药品生产　produce drug

药品生产企业　drug manufacturer

药品标准　drug standard

药品生产质量管理规范　Good Manufacturing Practice for Drugs，GMP

药品经营质量管理规范　Good Supply Practice for Pharmaceutical Products，GSP

药品不良反应　adverse drug reaction，ADR

麻醉药品　narcotic drugs

精神药品　psychotropic drugs

医疗用毒性药品　toxic drugs for medical use

放射性药品　radioactive pharmaceuticals

讨论题

1. 根据案例18-1，某药厂是如何违法违规生产的？最终定性为何种事故？

思考题

1. 国家药事监督管理机构主要有_____、_____、_____、_____。

2.《药品经营质量管理规范认证证书》。证书有效期为多少年，有效期满前

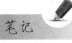

笔记

几个月内，由企业申请重新认证（　　）

A. 5, 6 　　　　　　　　　　B. 5, 3

C. 4, 6 　　　　　　　　　　D. 4, 3

3. 什么是药品？其质量特性有哪些？

4. 简要回答药品 GMP 认证的主要程序。

5. 医疗机构药品购进和储存监督管理的主要内容有哪些？

（周　令　大连医科大学公共卫生学院）

第十九章

生活饮用水及涉水产品卫生监督

通过本章的学习,你应该能够:

掌握 生活饮用水及涉水产品的相关概念;生活饮用水及涉水产品预防性卫生监督及经常性卫生监督的主要内容。

熟悉 生活饮用水及涉水产品预防性卫生监督和经常性卫生监督的程序、卫生许可的审批程序及相关法律责任。

了解 相关法律、法规的内容。

章前案例

　　2004 年 12 月 4 日,某市某镇居民反映,该镇自来水厂供应的自来水发红,并有异味,该市监督部门立即组织专业人员赴现场调查。调查发现,该镇某化工厂生产一种化工颜料的中间体(红色),生产过程中使用该镇地表水厂的工业用水,同时也使用该镇自来水厂的自来水,并且两条水管间接相通。2004 年 12 月 4 日,由于停电使该镇自来水厂供应的自来水压力降低,而且地表水和自来水的阀门均开放,致使生产用水及化工废水倒灌进自来水管网,导致该区域20 多户居民的供水受到污染。12 月 6 日采集了2 份居民家中残留的(12 月 4 日)受污染的管网末梢水、化工生产用水2 份、污染区域管网水 3 份、未受污染区域管网水 1 份、出厂水 1 份,按照《生活饮用水卫生规范》和《生活饮用水检验规范》要求,检测了色度、浑浊度、臭和味、肉眼可见物、总硬度、铝、铁、锰、铜、锌、阴离子合成洗涤剂、硫酸盐、氯化物、溶解性总固体、砷、镉、铬、氰化物、氟化物、铅、汞、硝酸盐、硒。结果表明,出厂水和未受污染区域管网水各项指标结果均符合《生活饮用水卫生标准》的要求,受污染区域管网水色度为红色,有明显异臭、异味,浑浊度超标1～3 倍,锰超标1.5～4.7 倍。2 份化工用水的色度、臭和味与污染的管网水一致,浑浊度超标3 倍以上,锰超标5 倍以上。综合现场调查结果与水质检测结果认为,这是一起因化工厂违规将生产用水管网和自来水管网接通,使生产用水污染城市供水管网导致的生活饮用水污染事故。

笔记

第一节　概　　述

一、相关概念

1. 生活饮用水（drinking water）　由集中式供水单位直接供给居民的饮水和生活用水，即通过饮入和食物经口摄入体内的饮水和通过洗漱、洗涤物品、沐浴等接触皮肤和呼吸摄入人体的生活用水。该水的水质必须确保居民终生饮用安全。

2. 管道分质直饮水（drinking water from dual water supply）　是指利用过滤、吸附、氧化、消毒等装置对需要改善水质的集中式供水（或其他水源水）作进一步净化处理，通过独立封闭的循环管道输送，供直接饮用的水。

3. 集中式供水（central water supply）　自水源集中取水，通过输配水管网送到用户或者公共取水点的供水方式，包括自建设施供水。为用户提供日常饮用水的供水站和为公共场所、居民社区提供的分质供水也属于集中式供水。

4. 农村小型集中式供水（rural central water supply）　日供水在 1000m^3（或供水人口在 1 万人以下）的农村集中式供水。

5. 分散式供水（distributed water supply）　用户直接从水源取水，未经任何设施或仅有简易设施的供水方式。

6. 二次供水（secondary water supply）　集中式供水在入户之前经再度储存、加压和消毒或深度处理，通过管道或容器输送给用户的供水方式。

7. 分质供水（dual water supply）　是指以自来水为原水，把自来水中生活用水和直接饮用水分开，另设管网，直通住户，实现饮用水和生活用水分质、分流，达到直饮的目的，并满足优质优用、低质低用的要求。

8. 涉及饮用水卫生安全的产品（products concerning hygienic safety of drinking water）　简称涉水产品。指凡在饮用水生产和供水过程中与饮用水接触的连接止水材料、塑料及有机合成管材、管件、防护涂料、水处理剂、除垢剂、水质处理器及其他新材料和化学物质。

9. 生活饮用水卫生监督（drinking water hygiene supervision）　饮用水卫生行政执法主体对卫生行政管理相对人遵守饮用水卫生法律、法规、规章以及其他规范性文件和行政处理决定的情况进行监督检查并作出行政处理的活动。它是饮用水卫生行政执法整体过程的重要环节，是实现饮用水卫生行政管理职能的重要手段之一。

二、监督的法律依据

从事生活饮用水及涉水产品的卫生监督的法律依据包括《传染病防治法》、《生活饮用水卫生监督管理办法》（以下简称《管理办法》）、《生活饮用水卫生标准》、《生活饮用水集中式供水单位卫生规范》、《二次供水设施卫生规范》、《城市供水水质标准》等。

《传染病防治法》赋予了卫生行政部门职责与义务。《生活饮用水卫生监督管理办法》是我国第一部饮用水行政规章,该《管理办法》基本上体现了供水各环节的一体化法制管理,是执行生活饮用水卫生监督监测的主要法律依据。《管理办法》中明确了卫生行政部门是城市饮用水卫生监督机关,建设行政主管部门是城市饮用水管理机关。《生活饮用水卫生标准》的全部技术内容为强制性,具有法律属性,是通过法律、行政法规等手段强制执行的强制性标准,是饮用水卫生执法的重要执法依据。

此外,国务院、国家标准委、国家发展改革委、水利部、建设部、原卫生部、国家环保总局等各部门分别下发《国务院办公厅关于加强饮用水安全保障工作的通知》精神,原卫生部《关于加强饮用水卫生安全保障工作的通知》(卫监督发〔2005〕495号),《全国城市饮用水安全保障规划(2006—2020)》(发改地区〔2007〕2798号)等文件,为进一步加强饮用水监管提供法律依据。

三、监督范围

凡在中华人民共和国领域内的集中式供水单位、二次供水单位、分质供水单位和涉水产品的生产、经营单位或个人均属于生活饮用水卫生监督的对象和范围,并对供水单位及涉水产品实行预防性卫生监督及经常性卫生监督。

第二节　集中式供水卫生监督

根据《传染病防治法》的规定,县级以上卫生行政部门对生活饮用水集中式供水单位实施预防性卫生监督和经常性卫生监督。

一、预防性卫生监督

饮用水集中式供水单位预防性卫生监督是对新、改、扩建的供水单位进行监督审查,包括供水企业填报《建设项目卫生审查申请书》并上报各种申请材料、卫生行政部门审核填发《建设项目设计卫生审查认可书》和《建设项目竣工卫生验收认可书》等。

(一) 程序和内容

1. 供水管理责任单位的建设项目的申请　集中式供水管理责任单位(申请人)填写《建设项目卫生审查申请书》并上报申请材料。上报的申请材料包括:①建设项目卫生审查申请书;②供水单位名称预先核准通知书复印件或营业执照复印件;③有关主管部门批准建设集中式供水单位的文件资料;④水源水质与水源选择资料;⑤水源卫生防护说明;⑥水厂总体设计和取水构筑物图及说明(包括水厂平面布局图、卫生防护设施图);⑦水处理设计图(包括制水工艺及流程图、车间布局平面图、主要制水设备清单);⑧输配水设计(包括管网平面布局图、管网系统图等);⑨水质检验设备及拟开展检验项目;⑩拟选用涉水产品的卫生许可批件复印件及消毒药械卫生许可批件复印件。

2. 受理　受理人员对申请者提交的申请材料的完整性、合法性、规范性进

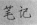

笔记

行审核。其申请事项属于该行政机关职权范围，申请材料齐全、符合法定形式，或者申请人按照该机关的要求提交全部补正申请材料的，5 日内出具行政许可受理通知书。

申请材料存在可以当场更正的错误的，应当允许申请人当场更正；申请材料不齐全或者不符合法定形式的，应当当场或者在 5 日内出具一次性告知书，告知申请人需要补正的全部内容，逾期不告知的，自发出行政许可申请材料接收凭证之日起即为受理。

3. 审核　依据国家相关法律、法规和标准，在受理后 10 个工作日内，卫生监督员对资料和现场进行审查，现场监督检查不符合标准的，由监督员当场出具"现场监督笔录"和"卫生监督意见书"，提出整改意见，整改后再申请审查。符合要求的供水单位，监督员制作《建设项目设计审查认可书》，报主管领导审批。审核内容包括：

（1）厂址与周围环境：施工现场位置与申请管理责任单位所报资料必须相符，取水点应设在城市和工矿企业的上游，周围不得存在有毒有害场所或者污染源。

（2）水源选择：应选择水质良好、水量充沛、便于防护的水源。供水水源水质应符合有关国家生活饮用水水源水质的规定。当水质不符合国家生活饮用水水源水质规定时，且需加以利用时，应采用相应的净化工艺进行处理，并取得当地卫生行政部门的批准。

（3）水源卫生防护：供水单位应在防护地带设置固定的告示牌，防护区内严禁修建任何可能危害水源水质卫生的设施及一切有碍水源水质卫生的行为。

饮用水水源一级防护区

水源一级防护区范围与饮用水水源的种类有关。以河流为集中式给水水源的，防护区范围为取水点上游 1000m 至下游 100m 的水域；受潮汐影响的河流，其生活饮用水取水点上下游及其沿岸的水源保护区范围应相应扩大；以水库和湖泊为饮用水水源的，将取水点周围 300m 水域或整个水域及其沿岸划为水源保护区；以地下水为水源时，影响半径可根据介质类型计算。

（4）水厂总体布置和取水构筑物的审查：依据《室外给水设计规范》的要求，水厂的总体布置应满足各构筑物的功能和流程，水厂的附属建筑（如机修间、仓库等）、生产管理建筑物和生活设施等应与生产构筑物分开；采暖锅炉应布置在水厂最小风频方向的上风侧；防洪设施应符合标准要求；根据水源种类的不同，地下水构筑物和地表水构筑物应符合相应的要求。

（5）水处理的设计审查：集中式供水的水处理工艺流程包括预处理，混凝、沉淀和澄清，过滤，消毒。如为地下水还应除铁、除锰。当原水中氟的含量超过《生活饮用水卫生标准》时，应设置除氟装置。其工艺流程的选择和主要构筑物的组成应根据原水水质、设计生产能力、处理后的水质要求,通过试验或参照相似条件下其他水厂的运行经验,结合当地条件,通过技术经济比较研究确定。

（6）输配水管网审查：输水线路应符合避开不良地质构造、减少拆迁、施工和维护方便的要求设计。城镇生活饮用水管网严禁与非生活饮用水管网连接、严禁与自备水源供水系统直接连接。给水管应设在污水管上方。集中式供水单位针对取水、输水、净水、蓄水和配水等设施,建立相应的放水、清洗、消毒和检修制度及操作规程。新建水处理设备、设施、管网投产前,及设备、设施、管网修复后,必须严格冲洗、消毒,经水质检验合格后方可正式通水。

（7）水质检验室：必须建立水质检验室,配备与供水规模和水质检验要求相适应的检验人员和仪器设备。水质检验室负责检验水源水、净化构筑物出水、出厂水和管网水的水质。检验人员持证上岗,并建立生产管理制度和检测资料报送制度。

4. 发放《建设项目设计卫生审查认可书》　经审核,新建、扩建、改建工程的选址和设计符合有关标准和规范要求,当地卫生监督机构出具加盖公章的新建、改建、扩建工程的《建设项目设计卫生审查认可书》。

5. 竣工验收　供水单位按卫生行政部门审查发放的《建设项目设计卫生审查认可书》进行施工。工程验收分为土建验收和竣工验收两个阶段。建设单位在相应的工程结束后向卫生监督机构提出工程验收申请和相关资料。

（1）土建验收：重点审查土建工程是否按报建批准的设计图进行施工,施工过程中有哪些方面作了改变,发现施工中的缺陷和存在的问题,及时向建设单位发出《卫生监督意见书》,限期改进。

（2）竣工验收：水处理设备安装完毕,经试运行基本符合设计要求时,建设单位应向卫生监督机构申请竣工验收,卫生监督员到现场进行验收,验收合格者,抽检出厂水和管网末梢水进行检验。

6. 颁发《建设项目竣工卫生验收认可书》　竣工验收合格者,当地卫生监督机构颁发《建设项目竣工卫生验收认可书》。

（二）卫生许可

饮用水集中式供水单位卫生许可是供水单位向卫生行政部门提出许可申请,包括供水企业填报《卫生许可证申请书》和相应申报资料,经卫生行政部门审查,在规定的时限内发放卫生许可证。

1. 卫生许可申请　集中式供水管理责任单位（申请人）填报《卫生许可证申请书》并准备申请材料。申请人应当如实提交有关材料,并对材料的真实性负责,否则将承担相应的法律后果。

集中式供水卫生许可申请材料包括：①《卫生许可证申请书》；②申请报告；③《建设项目竣工卫生验收认可书》；④水源水、出厂水和管网水检验合格报告；⑤饮用水卫生质量保证体系的有关资料及卫生管理机构（或组织）、专兼职卫生管理人员配置情况、岗位管理制度（岗位卫生责任制、净水、反冲洗、清洗、消毒制度、从业人员健康体检和专业知识培训制度等）；⑥水处理及卫生设施的配置（数量、位置）和运转情况；⑦所用涉水产品安全性证明材料；⑧从业人员名单及

笔记

预防性健康体检和卫生知识培训合格证明;⑨检验室设备清单、检验人员资格证明及已开展检验项目;⑩卫生行政部门认为有必要提供的其他资料。

2. 受理 受理人员对申请者提交的申请材料的完整性、合法性、规范性进行审核。申请事项依法不需要取得卫生行政许可或申请事项依法不属于本机关法定职权范围的,应当即时告知申请人不受理,出具行政许可不予受理决定书;申请材料存在可以当场更正的错误的,应当允许申请人当场更正;申请材料不齐全或者不符合法定形式的,应当当场或者在 5 日内出具一次性告知书,告知申请人需要补正的全部内容,逾期不告知的,自发出行政许可申请材料接收凭证之日起即为受理;申请事项属于本行政机关职权范围,申请材料齐全、符合法定形式,或者申请人按照本机关的要求提交全部补正申请材料的,5 日内出具行政许可受理通知书。

3. 审查 受理申请后,卫生行政部门指定 2 名卫生监督员对申请材料进行核实,并进行现场审查,对符合《生活饮用水卫生标准》和《生活饮用水集中式供水单位卫生规范》规定的,由监督员当场出具"现场监督笔录",进入下一步办证程序;现场监督检查不符合标准的,由监督员当场出具"现场监督笔录"、"卫生监督意见书"(申办人在监督意见书上签字),申办人在规定时间内(此时间不计入许可时间)进行整改(在此期间申请人不得从事供应生活用水,违反者按无证经营予以处罚),经监督员复验,合格者按符合标准进入办证程序;不符合者于复验后次日起,依据申办人两次"现场卫生监督笔录"、"卫生监督意见书"的内容,进入不予许可决定的程序。卫生许可审查内容如下:

(1)资料形式审查:上述要求申报资料是否齐全,内容是否反映水厂实际情况,有无不符合项。

(2)现场审查:现场审查内容包括:①卫生防护情况,包括地面水的取水点及输送过程的卫生防护措施落实情况、地下水防护区是否符合要求及防护区内标识的设置;②水厂饮用水卫生管理规章制度和质量保证体系情况;③水处理及卫生设施运转情况;④输水、蓄水、配水管网是否密封;⑤水处理剂、消毒剂的投加和贮存是否合格;⑥涉水产品是否符合相关规定,包括供方资料及贮存场所;⑦从业人员,即员工素质能否保证供水卫生安全;⑧水质检验室的检查,即设备、人员、制度、检验记录等,并结合提供的检验报告和实验室记录对出厂水水质进行现场监督检测。

4. 许可决定

(1)许可证审批和发放时限:卫生行政部门应当自受理之日起 20 日内书面做出卫生行政许可决定。20 日内不能做出决定的,经卫生行政部门负责人批准,可以延长 10 日,并应当将延长期限的理由告知申请人;卫生行政部门做出准予卫生行政许可决定的,应当在做出决定后 10 日内向申请人发放加盖卫生行政部门印章的《卫生许可证》;卫生行政部门做出准予卫生行政许可决定,并予以公开,公众有权查阅。

(2)《卫生许可证》有效期及内容:有效期为 4 年,具体内容应当包括:单位名称、法定代表人、单位地址、卫生许可证号、发证日期、发证机关。其中单位名称、法定代表人等项目应与工商行政部门核准的内容一致,单位地址按集中式供水单位的实际地址填写;卫生许可证号格式为:(市、区、县简称)卫水字〔年份〕××××号,采用统一编号。

（3）《卫生许可证》的管理:申请人在申请集中式供水单位卫生许可证时,隐瞒有关情况或者提供虚假材料的,卫生行政部门不予受理或者不予卫生行政许可,并给予警告。该申请人在一年内不得再次提出申请;此外,卫生许可按照《卫生行政许可管理办法》相关要求可以延续、变更、撤销、注销和补发。

二、经常性卫生监督

饮用水经常性卫生监督包括对饮用水集中式供水单位的现场监督、对水质进行监督监测以及对违法行为进行行政处罚等。

（一）对集中式供水单位的现场监督

各级卫生监督机构根据各自的职责,对辖区内生活饮用水集中式供水单位开展经常性卫生监督工作。监督频次每年不少于2次。

1. 现场监督检查的处理 根据《生活饮用水集中式供水单位卫生规范》的有关要求,对供水单位进行经常性监督,对符合要求的水厂,由卫生监督员当场出具"现场监督笔录",供卫生许可延续的依据。现场监督检查不符合要求的,由监督员当场出具"现场监督笔录",并下发"卫生监督意见书",责令供水单位在规定时间内进行整改。对违反《管理办法》者,按有关程序进行行政处罚。

2. 现场卫生监督内容 现场卫生监督内容包括:①水处理工艺和卫生设施与申报卫生许可时是否一致,是否取得建设行政主管部门颁发的《城市供水企业资质证书》。②水源保护区内有无危害水源水质卫生的设施及一切有碍水源水质卫生的行为。③水厂饮用水卫生管理人员的设置、日常管理规章制度、防止污染措施、应急事故处理方案和污染事件报告制度的执行情况。④水净化处理设备和设施、消毒设施是否正常运转。水处理剂和消毒剂的投加和贮存间是否通风良好,并备有安全防范和事故的应急处理设施以及防止二次污染的措施。⑤检查供方的资料,即水厂所采用的与饮用水接触材料的供方资料是否合格、齐全,进货后的验收记录以及材料贮存方式是否合格。⑥供、管水人员是否持有效专业资格证书,上岗前、上岗后的卫生知识培训是否符合要求。⑦水厂检验室水质检验的质量控制、采样点与检验频率、水质检验记录、档案资料、水质资料上报情况等是否符合要求。⑧集中式供水单位管网的维修及输配水系统的检查情况,有否自建生活饮用水供水系统未经当地卫生、建设行政部门批准与城市供水系统连接的情况。

（二）水质监测

依据《传染病防治法》、《生活饮用水卫生监督管理办法》和《生活饮用水卫生标准》的要求,对饮用水水质进行监督检查。

1. 采样点采集样品频率 各级卫生监督机构按当地和上级卫生行政部门的年度抽检计划或根据实际情况确定采样点、检验项目和频率,对各类供水单位供应的出厂水、末梢水水质进行卫生监督、监测。水质卫生安全监督监测每季度不

笔记

少于1次,发现问题和安全隐患,督促有关部门及时采取有效措施。

2. 水质判定　卫生监督监测时的水质评价应结合供水单位的设施设备运行和水源水质情况,依据《生活饮用水卫生标准》中的限值进行判断。不符合标准要求的判定为不合格水;当确定饮用水存在不安全因素时,供水部门应及时解决不安全因素,经再次检测后,判断不安全因素是否已经消除。

（三）违法行为的行政处罚　见本章第六节。

第三节　二次供水卫生监督

国家相关法规规定,县级以上卫生行政部门对生活饮用水二次供水单位实施卫生监督,监督内容包括二次供水单位的预防性卫生监督、卫生许可和经常性卫生监督等工作。

一、预防性卫生监督

饮用水二次供水预防性卫生监督是对新、改、扩建的二次供水单位进行监督审查,包括供水企业填报《建设项目卫生审查申请书》并上报相关材料、卫生行政部门审核填发《建设项目设计卫生审查认可书》和《建设项目竣工卫生验收认可书》等。

（一）程序和内容

1. 申请及上报材料内容　二次供水管理责任单位（申请人）填写《建设项目卫生审查申请书》并上报申请材料。上报的申请材料包括:①建设项目卫生审查申请书;②二次供水设施位置图;③二次供水设施场所总平面图、水箱四视图、水箱间所在层平面图、管道布置和透视图等;④拟选用涉水产品的卫生许可批件复印件、消毒药械卫生许可批件复印件。

2. 受理　具体内容参照本章第二节。

3. 审核　依据《管理办法》、《二次供水设施卫生规范》、《建筑给水排水设计规范》,在受理后10个工作日内卫生监督员按有关标准规范和内容进行审查。现场监督检查不符合标准的,由监督员当场出具"现场监督笔录"和"卫生监督意见书",提出整改意见。符合要求的,监督员制作《建设项目设计卫生审查认可书》,报主管领导审批。

4. 审查内容格式

（1）地址与周围环境:施工现场位置与申请管理责任单位所报资料必须相符。①外蓄水池（水箱）周围10m以内不得有渗水坑、化粪池、垃圾堆和有毒有害物品等污染源,周围2m内不得有污水管道,出口应高于地面20～50cm,并设有防护设施,不宜毗邻电气用房和居住用房或其下方;②高位水池宜设置水箱间,防止热污染,不得利用建筑物本体结构作为水池（箱）的壁板、底板及顶板。

（2）二次供水水箱（贮水容器、蓄水池）设计卫生审查内容:设计卫生审查内容包括:①水箱的容积和类型;②水箱的使用方式;③水箱的辅助设施（透气管和罩、入孔的位置和大小、设有爬梯、放空管的位置和连通、水箱水在48小时内不能得到更新时设置的饮用水消毒装置）;④水箱的安装（排水设施的底盘、建筑物内水箱与墙壁的距离）；⑤高位水箱的进水管不得兼作出水管，溢流管宜采用水平喇叭口集水，并宜比进水管管径大一级。

（3）二次供水辅助设施的安全性材料：二次供水使用的水箱，净化、软化、消毒等设备和药剂，输配水设备与防护涂料等必须有省级以上（含省级）卫生行政部门颁发的卫生许可批件或卫生安全证明。

（4）二次供水输配水设施的要求：二次供水输配水设施不得与市政供水或自建供水管道直接连通，特殊情况下需要连通时，须设不承压水箱；不得与非饮用水管网相连通；供水管线出现间断供水（如变频调速、停电起泵）时，不能造成水质污染。

5.《建设项目设计卫生审查认可书》和《建设项目竣工卫生验收认可书》审核发放方式同本章第二节。

（二）卫生许可

饮用水二次供水卫生许可是二次供水单位在获得《建设项目竣工卫生验收认可书》后，向卫生行政部门提出许可申请，包括供水企业填报《卫生许可证申请书》和相应申报资料，经卫生行政部门审查，在规定的时限内发放卫生许可证的过程。

1. 申请及申请材料　申请材料包括：①《卫生许可证申请书》；②申请报告；③《建设项目竣工卫生验收认可书》；④水质检验合格报告；⑤饮用水卫生质量保证体系的有关资料及卫生管理机构（或组织）、专兼职卫生管理人员配置情况；⑥岗位管理制度（岗位卫生责任制、清洗、消毒制度、从业人员健康体检和专业知识培训制度等）；⑦所用涉水产品安全性证明材料；⑧从业人员名单及预防性健康体检和卫生知识培训合格证明；⑨卫生行政部门认为有必要提供的其他资料。

2. 受理　同本章第二节。

3. 审查　卫生许可审查内容包括申报资料是否齐全，内容是否反映二次供水水箱的实际情况，有无不符合项。必要时进行现场审查。审查程序同本章第二节。

4. 许可决定、延续、变更、撤销、注销、补发同本章第二节。

二、经常性卫生监督

卫生行政部门根据国家和地方性卫生法规和条例对已运行的二次供水设施进行定期地、有计划有重点地监督和检查，以保证供水安全。经常性卫生监督的主要内容如下：

1. 卫生许可证　卫生许可证是否在有效期内，是否真实、有效，是否按要求复核、换证。

2. 卫生管理情况　卫生管理情况包括：①各项卫生制度是否健全，其落实情况和记录情况；②是否建立自身卫生管理档案以及卫生档案资料是否完整；③供、管水人员是否经过卫生知识培训，是否有有效的体检合格证，健康体检不合格人员是否及时调离。

3. 建筑与布局　建筑与布局是否更改，如有更改是否经相关部门核准。

4. 设施的日常使用卫生　①供水设施周围环境卫生是否良好；②供水设施

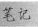
笔记

所使用的供水设备和有关产品应具有省级以上卫生行政部门颁发的卫生许可批件和卫生安全证明;③供水设施是否加盖上锁,溢流管是否有防蚊措施,是否与下水道相连;④二次供水设施是否完备,运行良好;⑤水池是否定期由有资质的单位清洗消毒;⑥发生供水事故时是否有应急处理措施。

5. 水质消毒 是否设置二次供水消毒设施,是否正确使用消毒剂对水质进行消毒。

6. 水质卫生 设施经清洗消毒后是否进行水质检测,有否检测合格报告;检测项目是否齐全;近两年有否检测不合格情况。

第四节 饮用水管道分质直饮水卫生监督

管道分质直饮水是特殊情况下的集中式供水,依据国家相关法律、法规规定,县级以上卫生行政部门对生活饮用水管道分质直饮水供水单位实施预防性卫生监督和经常性卫生监督。

一、预防性卫生监督

管道分质直饮水预防性卫生监督是对新、改、扩建的管道分质直饮水供水单位进行监督审查,包括供水企业填报《建设项目卫生审查申请书》、卫生行政部门审核填发《建设项目设计卫生审查认可书》和《建设项目竣工卫生验收认可书》等。

(一)申请

申请材料内容包括:①建设项目卫生审查申请书;②直饮水设施所在地区位置图及周围环境图;③直饮水设备总平面布置图、制水间、检验室、更衣室平面图及卫生设施和装修说明等;④直饮水水处理设备工艺流程简述及简图;⑤供水系统管网图;⑥直饮水供水系统中与水接触的主要材料及可能对人体有危害的材料卫生安全合格证明,包括材料检验报告、涉水产品和消毒产品卫生许可批件复印件等。

(二)受理

参照本章第二节。

(三)审核

在受理后 10 个工作日内,卫生监督员依据《生活饮用水卫生监督管理办法》《生活饮用水管道分质直饮水卫生规范》《建筑给水排水设计规范》对供水单位进行审查,现场监督检查不符合标准的,由监督员当场出具"现场监督笔录"和"卫生监督意见书",提出整改意见。符合要求的,监督员制作《建设项目设计卫生审查认可书》,报主管领导审批。

(四)审查内容

1. 总体布局 应设置制水间、更衣室、检验室、制水材料贮存与操作管理室。制水间应独立封闭设置,辅助设施健全(更衣室、衣帽柜、鞋柜和流动水清洗设施等)。

2. 制水间的要求

笔记

（1）选址：周围 10m 范围内不得堆放垃圾、粪便、废渣，不得设置卫生间，不得有大气污染。相邻房间无中水、污水处理设施，无垃圾、污染物堆放。

（2）设施：地面、墙壁、天花板应使用防腐、防霉、防渗漏、防滑、易消毒、易清洗的材料铺设；地面有良好的排水系统；门窗不变形，耐腐蚀，并有上锁装置；制水间内有防蚊蝇、防鼠、防虫等设施，门应能自动关闭；制水间、检验室等封闭场所应配备机械通风设备和空气消毒装置；采用紫外线空气消毒者，紫外线灯按每 $10\sim15m^2$ 30W 设置，离地 2m 吊装。

3. 制水设备和管网　水处理工艺和设备应根据原水水质和出水标准进行配备，必须有净化和消毒设备；管道直饮水的输水管道不得直接与市政或自建供水系统相连；管道系统应为循环系统，循环回水必须经净化消毒后再行进入分质供水系统；管网系统应有自动排气阀和水质采样口，采样口应设安全装置，排气阀应有滤菌、防尘装置；成品贮水容器应有空气过滤装置。

4. 成品水贮水器　应为全封闭的防二次污染的水箱，并有空气过滤装置和水满保护装置，若设置溢流管时应有空气隔断装置。

5. 设备和材料的安全　供水系统与饮用水接触的设备和材料应具有省级以上卫生行政部门的卫生许可批件，水处理材料必须具有卫生安全合格证明。

（五）《建设项目设计卫生审查认可书》和《建设项目竣工卫生验收认可书》审核发放方式同集中式供水。

二、卫生许可

管道直饮水供水单位需向卫生行政部门提出许可申请，申报相应资料后，经卫生行政部门审查，在规定的时限内发放卫生许可证。

1. 卫生许可申请材料　管道直饮水供水管理责任单位（申请人）填写《卫生许可证申请书》。申请材料包括：①《卫生许可证申请书》；②申请报告；③《建设项目竣工卫生验收认可书》；④水质检验合格报告；⑤饮用水卫生质量保证体系的有关资料及卫生管理机构（或组织）、专兼职卫生管理人员配置情况；⑥岗位管理制度；⑦所用涉水产品安全性证明材料；⑧从业人员名单及预防性健康体检和卫生知识培训合格证明；⑨卫生行政部门认为有必要提供的其他资料。

2. 受理　同集中式供水。

3. 审查　审查程序同集中式供水。审查内容包括申报资料是否齐全，内容是否反映管道直饮水实际情况，有无不符合项。必要时进行现场审查。

4. 许可决定、延续、变更、撤销、注销、补发同集中式供水卫生许可。

三、经常性卫生监督

管道直饮水供水单位的经常性卫生监督的内容包括：①管道直饮水单位的卫生许可证是否有效；②管道直饮水设施周围环境卫生是否保持良好，生产场所有否改变，卫生设施是否运行良好；③是否使用申报时的水处理设备和材料，水处理材料的更换、供水管网的清洗消毒及清洗消毒后的水质检验是否符合要求；④所更换的水处理材料有否省级以上卫生行政部门颁发的卫生许可批件；⑤供

筆记

水设施是否运行良好,处理效果是否达到设计要求;⑥供、管水人员有否经过卫生知识培训和健康体验,体检不合格人员是否及时调离。

第五节　涉水产品卫生监督

各级卫生行政部门依据《传染病防治法》《生活饮用水监督管理办法》《国务院对确需保留行政审批项目设定行政许可的决定》(2004 年国务院 412 号令)等法律、法规、规章的相关规定,对涉水产品实施预防性卫生监督和经常性卫生监督。

一、预防性卫生监督

卫生行政部门对涉水产品实施预防性卫生监督工作,主要是通过对建设项目的规划、选址、设计审查和竣工验收,贯彻卫生要求和卫生标准,使之在建成投入使用后不发生局部不良环境危害或污染外界环境。

涉水产品企业向卫生行政部门申请并填报《建设项目卫生审查申请书》,按规定提供相关资料,卫生监督机构应根据项目可行性报告(或设计任务书)内容,掌握该工程的建设内容、规模、使用性质、生产工艺和拟采取的卫生防护措施概况,依据国家卫生法规、标准和《涉及饮用水卫生安全产品生产企业卫生规范》的要求,对其中与卫生有关的选址和设计以及竣工验收进行卫生审核。

(一)选址与设计的卫生审核及现场勘查

1. 选址审核　涉水产品生产企业周围空气质量良好,不得有昆虫大量潜在孳生的场所。生产涉水产品的种类不同,选址不同。

(1)化学制剂和涂料:化学制剂和涂料生产过程对空气可产生污染,因此要远离居民区。

(2)PVC-U 输配水管:PVC-U 输配水管生产过程中可产生大量的 PVC 粉尘,因此,生产场所与其他建筑(场所)应有一定的卫生防护间距和"三废"处理措施。

(3)家用水质处理器:家用水质处理器的生产场所要求清洁卫生,生产过程中一般不产生污染物,可选择在洁净工业区。

2. 设计审核　卫生监督机构对涉水产品企业建设单位提供的下述资料依据《涉及饮用水卫生安全产品生产企业卫生规范》的要求进行审核,并提出初步审核意见:

(1)全厂布局审核:审核生产企业全厂总平面图和各主要构筑物平面图、卫生防护措施的设置,生产区、辅助生产区和生活区分工明确,不产生交叉污染。

(2)使用的原料审核:涉水产品生产企业所用与水接触的原辅材料、滤料、设备等卫生安全合格证明资料。

(3)生产场所:生产场所的墙壁和屋顶应用浅色、防潮、防腐蚀的无毒材料覆涂。地面应耐磨防滑、无毒、耐腐蚀,便于清洗消毒,易于排水。

(4)卫生设施审核:生产场所全面通风换气量满足《工业企业设计卫生标准》的规定。有危险的场所应设置事故报警及通风设施,贮存和使用腐蚀性物质的场所应设置喷淋装置。

3. 现场勘查　卫生监督人员结合专业知识，依据国家卫生法规、标准和规范的要求，根据图纸和现场审查提出意见。重点核对卫生监督机构提出的初步审查意见是否已被落实到施工设计图中。卫生行政部门对不符合卫生要求，需重新修改图纸的，填写《卫生监督意见书》，限期整改。卫生行政部门对验收合格者填发《建设项目设计卫生审查认可书》。

（二）竣工验收的卫生审核

1. 施工阶段的审核　卫生监督机构根据对施工现场的检查，核对上述设计审查资料中卫生防护和设施以及资金的落实情况，发出施工监督通知书，送交建设单位，并存入档案作为竣工验收的依据之一。

2. 验收阶段的审核　工程竣工后，建设单位向卫生监督机构提出"建设项目竣工卫生验收申请书"。工程验收分为土建验收与竣工验收两个阶段：

（1）土建验收：土建验收时主要检查施工设计审查和施工阶段卫生监督时提出的整改意见的实际采纳及改进情况。对发现的问题，向建设单位发出《卫生监督意见书》，限期改进。

（2）工程竣工验收：卫生监督机构人员在进行正式验收前，应进行监测、评价和专项检查，制作竣工验收现场审核勘验记录。如果建设项目不符合卫生要求，卫生行政部门应在"卫生监督意见书"中提出改进意见，令申请验收单位改进。对验收合格者，卫生行政部门填发《建设项目竣工卫生验收认可书》。

二、卫生许可

根据《管理办法》的规定，国家对涉水产品实行卫生许可制度。

（一）涉水产品许可范围及分工规定

1. 由国家卫生和计划生育委员会负责审批的涉水产品　包括进口涉水产品、国产水质处理器和防护材料、专用于生活饮用水消毒的消毒器械及复配消毒剂、与饮用水接触的新材料和化学物质。

2. 省级卫生行政部门负责审批的涉水产品　包括用涉水产品分类目录中列明的材质制造的国产输配水设备、国产水处理材料、国产化学处理剂、反渗透净水器和纳滤净水器（2011年8月1日后由省级卫生行政部门审批）。

3. 不需审批实行市场监督的涉水产品　包括矿化水器和矿化水剂、陶瓷和水泥类蓄水容器、液氯和氯气。

知识拓展

国务院关于第六批取消和调整行政审批项目的决定中规定，水处理材料中的无烟煤、骨炭、二氧化钛、聚丙烯、聚氯乙烯、碘树脂、电解槽、电极产品；化学处理剂中的水解苯丙酰胺、聚二甲基二烯丙基氯化铵、硫酸铝铵（铵明矾）、pH调节剂、灭藻剂、次氯酸钙（漂白粉）、二氯异氰尿酸钠、三氯异氰尿酸产品；水质处理器中的陶瓷净水器，饮用水pH调节器，氧化电位水发生器，除氟、除砷净水器产品取消卫生行政许可。

笔记

（二）涉水产品生产企业卫生条件审核

涉水产品生产企业卫生条件审核是在产品卫生行政许可实施前对该产品生产环节有关内容的核实，要求在向检验机构送检产品前完成。审核过程由省级卫生监督机构执行。

1. 需要进行生产企业卫生条件审核的条件　国产涉水产品首次申报许可；已获得许可的涉水产品因变更或增加实际生产现场申请变更许可批件；许可过程中认为需要进行生产企业审核的情形。

2. 生产企业应向省级卫生监督机构提交的材料　包括：①卫生条件审核申请表；②产品材料及配方；③生产工艺简述与简图；④生产设备清单；⑤产品铭牌和说明书；⑥产品中与水接触的主要材料及可能对人体有害材料的卫生安全合格证明；⑦卫生监督机构要求提供的其他资料。

省级卫生监督机构在接受申请后 5 个工作日内指派 2 名以上工作人员到生产现场进行审核，并在现场随机采样封样（所采产品不能是实验室配制产品，生产现场或样品不符合条件的，监督员可拒绝采样）。10 个工作日内，向申报单位出具书面审核意见。

（三）涉水产品卫生许可的程序

1. 国产防护材料、水质处理器的审批程序　申报单位的涉水产品经生产企业卫生条件审核和产品检验后，直接向国家卫生和计划生育委员会审评机构提出许可申请，并提交下列材料：①国产涉水产品卫生行政许可申请表；②省级卫生监督部门出具的生产现场审查意见；③企业标准；④经认定的涉水产品检验机构出具的检验报告（并附上检验申请表、检验受理通知书、产品说明书和采样单）；⑤可能有助于评审的其他资料。

申报材料符合要求后，国家卫生和计划生育委员会审评机构应在技术审查期限内组织有关专家进行技术审查。

2. 涉及饮用水卫生安全的进口产品的审批程序

（1）申请报批的产品到国家卫生和计划生育委员会认定的检验机构进行检验。

（2）申请材料：检验合格后，申请者直接向国家卫生和计划生育委员会提出申请，报送下列资料：①进口涉水产品卫生行政许可申请表；②产品材料及配方；③产品质量标准；④经国家卫生和计划生育委员会认定的检验机构出具的检验报告（并附上检验申请表、检验受理通知书和产品说明书）；⑤产品标签（铭牌）；⑥产品说明书样稿；⑦产品中与水接触的主要材料及可能对人体有危害材料的卫生安全合格证明（卫生许可批件或者由通过计量认证的检验机构出具的检验报告）；⑧产品生产国（地区）允许生产销售的证明文件；⑨代理申报的，应提供委托代理证明；可能有助于评审的其他资料。另附完整产品样品 1 件；大型水质处理器应提供产品照片。代理商还应提供生产者委托其向国家卫生和计划生育委员会申请的委托书。申报材料符合要求后，国家卫生和计划生育委员会审评机构应在技术审查期限内组织有关专家进行技术审查。

3. 涉及饮用水卫生安全产品新产品的审批程序

（1）申报：涉水产品中的新物质和新材料按照新产品审批程序，直接向国家卫生和计划生育委员会审评机构提出申请，申请材料包括：①涉水产品卫生行政许可申请表；②研制报告（该产品研发的技术资料、国内外应用现状、相关的试验数据）；③产品材料及配方；④生产工艺简述及简图；⑤企业（质量）标准；⑥使用说明书、标签（铭牌）；⑦国内外的文献资料；⑧专用于生活饮用水消毒的消毒器械应提供产品结构图和作用原理；⑨进口产品生产国（地区）生产销售的证明文件；⑩代理申报的，应提供委托代理证明；可能有助于评审的其他资料。另附完整的产品样品1件（大型水质处理器应提供产品照片）。

（2）初步技术审查和处理：国家卫生和计划生育委员会审评机构受理新产品卫生行政许可申请后，应当于技术审查期限内组织评审委员会对产品进行初步技术审查。通过初步技术评审后，由评审委员会确定产品的验证检验项目，检验批次，检验方法和检验机构，以及是否进行现场审查和采样封样。国家卫生和计划生育委员会审评机构出具"新产品初步技术评审意见告知书"，将有关要求告知申报单位。需要进行现场审查和采样封样的，国产产品生产企业在收到"新产品初步技术评审意见告知书"后，向实际生产企业所在地省级卫生监督机构提出申请。进口产品生产企业向国家卫生和计划生育委员会审评机构提出申请。

（3）国家卫生和计划生育委员会审评机构在接收申报单位提交的现场审查意见和验证检验报告后，完成对产品的再次技术审查和决定工作。

针对上述三类涉水产品的技术审查完成后，国家卫生和计划生育委员会自接到技术审查技术结论起20日内完成行政审查，并依法做出是否批准的卫生行政许可决定。国家卫生和计划生育委员会审评机构应当自国家卫生和计划生育委员会做出健康相关产品行政许可决定之日起10日内通知申报单位领取卫生许可决定书或证明文件。

4. 由省级人民政府卫生行政部门审批的涉水产品的审批程序

（1）申请报批的产品应到省级人民政府卫生行政部门认定的检验机构进行检验。检验合格后，申请者向所在地省级人民政府卫生行政部门提出申请，报送产品样品及有关资料。

（2）受理申请的省级人民政府卫生行政部门收到全部申报材料后，应于3个月以内组织省级涉水产品评审委员会进行评审，并在评审后2个月以内做出是否批准的决定。评审合格的产品，由省级人民政府卫生行政部门颁发涉水产品卫生许可批准文件和批准文号，并报国家卫生和计划生育委员会备案。

三、经常性卫生监督

根据《传染病防治法》和《生活饮用水卫生监督管理办法》的规定，县级以上人民政府卫生行政部门主管本行政区域内涉水产品卫生监督工作，任何单位和个人不得生产、销售和使用无批准文件的涉水产品，任何用于传染病防治的涉水产品，都应当符合国家卫生标准和卫生规范。

涉水产品的经常性卫生监督包括对涉水产品生产企业的卫生监督和对涉水

产品经营(使用)单位的卫生监督。

(一)对涉水产品生产企业的卫生监督检查

根据《管理办法》、《涉水产品生产企业卫生规范》和《卫生部健康相关产品命名规定》等规定,对涉水产品生产企业进行监督。

1. 涉水产品的卫生许可　涉水产品卫生许可批准文件真实、有效,产品现行标识标签(说明书)符合许可核准的内容。

2. 生产企业布局　企业布局符合许可审核的内容,保持厂区周围无污染源;生产场所内布局合理,做到人物分流、清洁区与污染区分开。

3. 生产企业生产管理情况　企业是否有产品的生产记录;生产设备、消毒设备能否正常使用;生产涉水产品的设备不得与其他非涉水产品生产设备混用。

4. 生产企业的质量控制　涉水产品生产企业对生产使用的原辅材料有索证记录(含检验报告),使用的原辅材料符合许可审核的内容;生产企业有健全的卫生管理制度及检验制度;有卫生管理人员和经过专业培训的检验员;检验设备能正常使用;企业有完整的产品和生产环境的自检记录,检验按照卫生标准要求进行;有完整的投诉举报和退回产品登记(退回产品的品种、数量等)。

5. 生产企业的原材料、成品贮存　涉水产品生产企业专用的原材料、成品贮存场所环境条件良好,有防四害、防尘、防潮和通风等措施;产品分类贮存,标志明显,与非涉水产品分开,不得与有毒、有害物品或易燃、易爆物品共同存放;待检产品、合格产品、不合格产品分开存放,并有易于识别的明显标记。

6. 生产企业的从业人员　涉水产品生产企业直接从事生产的从业人员应经过岗前培训,并持有效的预防性健康体检合格证;凡体检不合格者,必须调离生产岗位;从事卫生质量检验工作的人员有经省级卫生行政部门考核合格颁发的上岗证;生产人员进入生产场所时,个人卫生状况符合卫生规范要求;采购人员应具有简易鉴别原材料质量和卫生性能的知识和技能。

案例 19-1

一起销售无卫生许可批准文件涉水产品案

某市某区卫生局于 2010 年 6 月 1 日对该市某酒店式公寓进行监督检查,该酒店式公寓由该市甲置业有限公司管理。在检查 2 号楼某室时,发现楼道内安装自来水净化系统 HYDROPURE FS-20IN-2,屋内安装 F-HTF-75 型逆渗透净水系统。从该市甲置业有限公司处了解到,两套装置均由该市乙水处理设备有限公司销售和提供保养维护。经查实,该市乙水处理设备有限公司在未取得 F-HTF-75 型逆渗透净水系统和自来水净化系统 HYDROPURE FS-20IN-2 涉水产品卫生许可批准文件的情况下,于 2008 年 3 月 1 日至 2009 年 2 月 28 日期间销售给该市甲置业有限公司 90 台自来水净化系统 HYDROPURE FS-20IN-2 和 42 台 F-HTF-75 型逆渗透净水系统。该市乙水处理设备有限公司的行为违反了《生活饮用水卫生监督管理办法》第十二条第二款,依据《生活饮用水卫生监督管理办法》第二十七条的规定给予以下行政处罚:罚款人民币 5000 元。

（二）对涉水产品经营（使用）单位的卫生监督检查

根据《管理办法》、《生活饮用水卫生标准》和《卫生部健康相关产品命名规定》的要求，应对涉水产品经营（使用）单位进行监督。

1. 卫生许可批准文件　经营（使用）的涉水产品应有有效的卫生许可批准文件，产品的生产日期应该在卫生许可批准文件有效期内。

2. 产品质量　经营（使用）的涉水产品根据《卫生部涉水产品检验规定》的要求，对经营（使用）单位经营和使用的涉水产品抽样检验其卫生质量。

（三）行政处罚

对违反国家相关法律法规的生产和经营（使用）涉水产品的单位，对其进行处罚。见本章第六节。

第六节　法　律　责　任

根据《传染病防治法》、《生活饮用水卫生监督管理办法》的规定，卫生行政部门对不符合规定的供水单位及涉水产品的生产和销售（使用）单位进行处罚。构成犯罪的，依法追究刑事责任。

1. 集中式供水单位安排未取得体检合格证的人员从事直接供、管水工作或安排患有有碍饮用水卫生疾病的或病原携带者从事直接供、管水工作的，县级以上地方人民政府卫生行政部门应当责令限期改进，并可对供水单位处以 20 元以上 1000 元以下的罚款。

2. 违反《管理办法》规定，有下列情形之一的，县级以上地方人民政府卫生行政部门应当责令限期改进，并可处以 20 元以上 5000 元以下的罚款：①在饮用水水源保护区修建危害水源水质卫生的设施或进行有碍水源水质卫生的作业的；②新建、改建、扩建的饮用水供水项目未经卫生行政部门参加选址、设计审查和竣工验收而擅自供水的；③供水单位未取得卫生许可证而擅自供水的；④供水单位供应的饮用水不符合国家规定的生活饮用水卫生标准的；⑤未取得卫生行政部门的卫生许可擅自从事二次供水设施清洗消毒工作的。

除上述罚款外，对已取得许可证的，原发证部门可以依法暂扣或者吊销许可证，构成犯罪的，依法追究刑事责任。

3. 饮用水供水单位供应的饮用水不符合国家卫生标准和卫生规范以及涉水产品不符合国家卫生标准和卫生规范的，导致或者可能导致传染病传播、流行的，责令限期改正，没收违法所得，可以并处五万元以下的罚款；已取得许可证的，原发证部门可以依法暂扣或者吊销许可证，构成犯罪的，依法追究刑事责任。

4. 城市自来水供水企业和自建设施对外供水的企业，有下列行为之一的，由建设行政主管部门责令限期改进，并可处以违法所得 3 倍以下的罚款，但最高不超过 30 000 元，没有违法所得的可处以 10 000 元以下罚款：①新建、改建、扩建的饮用水供水工程项目未经建设行政主管部门设计审查和竣工验收而擅自建设并投入使用的；②未按规定进行日常性水质检验工作；③未取得《城市供水企

笔记

业资质证书》擅自供水的。

5. 生产或者销售无卫生许可批准文件的涉及饮用水卫生安全的产品的,县级以上地方人民政府卫生行政部门应当责令改进,并可处以违法所得 3 倍以下的罚款,但最高不超过 30 000 元,或处以 500 元以上 10 000 元以下的罚款。

本 章 小 结

生活饮用水及涉水产品的卫生监督是各级卫生行政部门对供水企业和涉水产品生产、经营(使用)企业遵守相关卫生法律、法规、规章以及其他规范性文件和行政处理决定的情况进行的监督和检查活动。本章主要介绍了对生活饮用水和涉水产品的预防性卫生监督、卫生行政许可、经常性卫生监督的程序和内容以及相关的法律责任。

关键词语

生活饮用水　drinking water

管道分质直饮水　drinking water from dual water supply

集中式供水　central water supply

二次供水　secondary water supply

分质供水　dual water supply

涉及饮用水卫生安全的产品　products concerning hygienic safety of drinking water

生活饮用水卫生监督　drinking water hygiene supervision

讨论题

1. 根据案例 19-1,应该对该市乙公司做哪些方面的调查、取证？依据是什么？

2. 甲置业有限公司是否违规？依据是什么？应如何处理？

思考题

1. 供水单位预防性卫生监督的对象和步骤是什么？

2. 集中式供水单位卫生许可申请的现场审查内容主要有哪些？

3. 集中式供水单位的经常性卫生监督包括哪几个方面？

4. 二次供水经常卫生监督的内容有哪些？

5. 涉水产品经常性卫生监督的对象和内容是什么？

(赵淑华　吉林大学公共卫生学院)

笔记

第二十章

健康相关产品卫生监督

学习目标

通过本章的学习,你应该能够:

掌握 健康相关产品的基本卫生要求;健康相关产品卫生监督机构及其职责。

熟悉 健康相关产品卫生监督的法律依据;健康相关产品生产与经营的卫生监督;违法行为的法律责任。

了解 健康相关产品的定义及分类;健康相关产品的命名规定。

章前案例

2000年1月24日,王某在煤矿工作中被煤块砸伤右侧大腿,被紧急送往C医院治疗。门诊初步诊断为闭合性右股骨转子下骨折。1月28日,医院为王某实施了右股骨切开复位带锁髓内针内固定术,术后恢复良好,于2000年3月20日出院。出院时医生嘱咐病人扶杖行走,轻度负重,1个月后复查,骨折愈合后拆钢钉。此后病人未来医院复诊,也未到医院拆除钢钉。2006年7月15日,王某再次就诊于C医院,通过X线片辅助检查初步诊断为右股骨干陈旧性骨折、髓内针折断、假关节形成。2006年7月8日,C医院为患者进行了髓内针取出术、右股骨干髓内针固定和植骨术,术后恢复良好,但因患侧肢体缩短,造成残疾。之后,王某以C医院为自己置入的钢钉折断导致肢体短缩为由向法院起诉,要求C医院赔偿。C医院认为对病人的诊断明确,治疗措施合理,操作规范,不存在医疗过错。原告于2000年3月20日出院,出院时X线片显示骨折对线好,髓内钉固定无弯曲变形,螺钉无脱落,已有明显骨痂生长,医生对病人出院后注意事项履行了告知义务。原告体内髓内钉的断裂与病人过早负重、长时间依赖钢钉支撑导致钢钉疲劳有关。骨折处形成活关节和肢体短缩与病人未定期复查,并及时拆除钢钉有关。同时,因髓内钉折断造成的损害后果应由医疗器械公司承担,与医院诊疗行为无关。

在审理过程中法院委托中国科学技术咨询服务中心对髓内钉的质量是否合格进行技术鉴定。该中心的鉴定结论为:涉案髓内针的材料化学成分中的碳不符合相关标准。依据该鉴定结论,经被告C医院申请,法院依法追加该髓内钉的经销商X医疗器械有限公司为被告。X医疗器械有限公司参与诉讼后经代理人调查发现,C医院在为原告进行第一次骨折手术过程中存在

笔记

钢钉使用不当，误将左侧钢钉用在了病人右腿上。另外，原告在骨折手术后过早负重，长时间依赖体内髓内钉负重导致钢钉疲劳也是造成髓内钉断裂的原因之一。为此，X 医疗器械公司申请法院进行医疗事故鉴定，区分医疗过错和责任。C 医院担心因钢板使用不当而承担主要赔偿责任，开始积极促成调解，X 医疗器械公司也同意调解。本案最终调解结案，二被告合计给付原告赔偿金 6 万元。

近年来，医疗器械类相关产品大量用于临床医疗工作，促进了患者的早期康复，因产品质量等原因引发的医患纠纷也开始增多。对医疗器械的监督应引起重视。

第一节　概　　述

一、健康相关产品的概念

健康相关产品（health related products）涉及范围非常广泛，与人类生活衣、食、住、行、用有关的一切产品都可以理解为健康相关产品。从卫生监督的角度出发，健康相关产品主要包括：食品（包括保健食品）、生活饮用水及涉及饮用水卫生安全产品、化妆品、血液及血液制品、消毒产品及医疗器械等与人体健康相关的产品。

健康相关产品与人类生活质量及健康密切相关，随着经济的快速发展及生活水平的提高，人们对健康相关产品的需求与日俱增。由于健康相关产品的市场容量及利润空间较大，违法违规生产、经营健康相关产品的现象时有发生，为保障公众健康，我们必须加强健康相关产品的法律制度建设及卫生监督管理工作。

本章将着重介绍化妆品、消毒产品、医疗器械产品等健康相关产品的法律规定及其卫生监督管理的要求。

二、健康相关产品卫生监督管理的法律规定

（一）健康相关产品命名的法律规定

为保证健康相关产品命名的科学和规范，保护消费者权益，原卫生部（现为国家卫生和计划生育委员会，下同）于 2001 年 4 月发布了《健康相关产品命名规定》，具体要求如下：

1. 健康相关产品命名原则应符合国家有关法律、法规、规章、标准、规范的规定；能反映产品的真实属性，简明易懂，符合中文语言习惯；名称由商标名、通用名、属性名三部分组成，器械类产品名称还应当有产品型号。

2. 商标名应当符合国家有关法规的规定，不得使用有夸大功能或误导消费

笔记

者的商标;通用名应当准确、科学,可以是表明主要原料、主要功效成分或产品功能的文字,但不得使用明示或暗示治疗作用的文字;属性名应当表明产品的客观形态,不得使用抽象名称;产品型号应当反映该产品的特点。

3. 健康相关产品命名时禁止使用消费者不易理解的专业术语及地方方言;禁止使用虚假、夸大和绝对化的词语;禁止使用庸俗或带有封建迷信色彩的词语;禁止使用已经批准的药品名;禁止使用外文字母、汉语拼音、符号等。

4. 进口健康相关产品的中文名称应尽量与外文名称相对应。可采用意译、音译或意、音合译,一般以意译为主。

(二)健康相关产品审批的规定

1. 设立专家评审组织的规定 为保证健康相关产品评审工作的科学、公正、公开,原卫生部于 1999 年 3 月发布了《卫生部健康相关产品评审委员会章程》,章程规定卫生部设立健康相关产品评审专家库,专家由相关学科具有较高学术水平的专业人员担任。每次评审会之前由国家卫生行政部门及其职能部门根据工作需要,组成各类健康相关产品评审委员会。

2. 健康相关产品审批工作程序 为保证健康相关产品审批工作的公平、公正、公开,原卫生部于 1999 年 3 月发布了《健康相关产品审批工作程序》。健康相关产品审批工作包括检验、受理、评审和批准。

(1)检验:申请检验单位送检样品时,应填写《健康相关产品检验申请表》。检验机构接收样品时,应按规定对送检样品和有关资料进行核对,出具《健康相关产品检验受理通知书》。并在规定时限内出具检验报告。

检验项目及检验方法应符合国家有关法规、规章和标准的要求。

申请检验单位申报产品时,应将《健康相关产品检验申请表》和《健康相关产品检验受理通知书》附在检验报告前一并提交审评机构。

(2)申报与受理:凡国家有关法规规定需经省级卫生行政部门初审的健康相关产品,必须按要求经产品生产企业所在地省级卫生行政部门初审后,方可向国家卫生和计划生育委员会申报。

申报单位申报产品时,应填写《健康相关产品申报申请表》。

审评机构应按有关规定对申报资料的合法性、完整性和规范性进行审核,并于接收产品申报资料之日起 5 个工作日内,做出是否受理的决定。经审核,对符合受理要求的产品,审评机构应向申报单位出具《健康相关产品受理通知书》。不符合受理要求的产品,审评机构应向申报单位出具《健康相关产品未予受理通知书》,通知书应写明需修改和补充的内容。

审评机构应将受理产品及时列入受理产品清单,并于每月底向国家卫生和计划生育委员会报送受理的各类产品清单和拟提交评审会议讨论的有关议题。

(3)评审:评审委员会根据有关规定,按产品清单顺序,对产品进行技术评审,并完成评审报告。所有评审资料均应妥善保管或处理,不得外传或泄密。

笔记

评审结论分为"建议批准"、"建议不批准"、"补充资料后,建议批准"、"补充资料后,大会再审"等几种。

对"补充资料后,建议批准"和"补充资料后,大会再审"的产品,审评机构应及时完成"健康相关产品评审意见通知书"。对"补充资料后,建议批准"的产品,审评机构应收到申报单位提交的修改补充资料后,按有关规定通知评审委员会指定委员对修改补充资料进行审核。

对"补充资料后,大会再审"的产品,审评机构应于收到申报单位提交的修改补充资料后及时完成资料审核,经审核符合要求的产品,列入受理产品清单;不符合要求的产品,将审核意见以"健康相关产品修改补充资料审核意见通知书"的方式通知申报单位。

(4)产品报批与批准:评审会议结束后,审评机构按受理产品的清单顺序,根据评审委员会的评审报告,将"建议批准"和"建议不批准"的产品按有关要求报国家卫生和计划生育委员会。

国家卫生和计划生育委员会收到审评机构上报的健康相关产品报批资料后,应在规定的时限内做出是否批准的决定。对因存在问题暂时无法做出是否批准决定的产品和未获国家卫生和计划生育委员会批准的产品,审评机构应及时完成《健康相关产品评审意见通知书》。

(三)健康相关产品国家卫生监督抽检规定

健康相关产品国家卫生监督抽检是指由国家卫生和计划生育委员会及国家食品药品监督管理局(现为国家食品药品监督管理总局,下同)依法组织的对健康相关产品及其生产经营场所进行的卫生监督抽检和抽查。

为保障消费者身体健康,规范健康相关产品国家卫生监督抽检工作,原卫生部于2005年12月发布了《健康相关产品国家卫生监督抽检规定》。卫生部负责制定国家卫生监督抽检工作计划并组织实施;省级卫生行政部门根据国家卫生监督抽检工作计划制定具体实施方案,组织卫生监督、疾病控制和相关检验机构落实各项抽检任务。

具体抽检工作应该符合以下要求:①按照卫生监督法定程序开展抽检工作。采集样品的种类、数量应当满足检验、留样的需要,不得超过规定的数量。现场检查和采样方法应当符合国家有关规定。承担健康相关产品国家卫生监督抽检任务的单位和个人不得擅自将抽检计划内容事先告知被抽检单位。②卫生监督员应当及时将样品送检,并按照规定填写样品检验通知单。检验机构应当在接收样品前作好检验准备,自收到样品之日起15日内出具检验报告。检验结果应依据国家有关法律、法规、规章、规范和标准进行判定。必要时,国家卫生行政部门或省级卫生行政部门可组织专家对抽检结果进行审定。卫生监督机构对不合格样品应留样至抽查结果公布后3个月。对抽检结果有异议的样品,应当根据具体情况延长留样期限。③国家卫生监督抽检结果由承担抽检任务的省级以上卫生行政部门负责及时向社会公布。省级卫生行政部门应当在公布不合格产品信息前,将抽检结果告知被抽检单位。产品生产单位、进口代理商或经销单位对抽检结果有异议的,可以在收到抽检结

笔记

果通知之日起 10 日内书面向承担抽检工作的省级卫生行政部门或国家卫生行政部门提出复检申请并说明理由。卫生行政部门应当在收到复检申请之日起 10 日内做出是否予以复检的决定。④省级卫生行政部门在公布具体的抽检结果时，应向各相关省份通报，同时按照规定上报国家卫生行政部门。国家卫生监督抽检结果尚未正式公布前，不得擅自对外泄露有关抽检情况及抽检结果。

第二节　化妆品卫生监督

一、概述

（一）化妆品的定义

化妆品（cosmetics）是指以涂擦、喷洒或者其他类似的方法，散布于人体表面任何部位（皮肤、毛发、指甲、口唇等），以达到清洁、消除不良气味、护肤、美容和修饰目的的日用化学工业产品。

（二）化妆品的分类

化妆品种类繁多，分类方法也比较繁杂，一般按化妆品的使用目的及使用部位进行分类。按使用目的可将化妆品分为清洁类化妆品、护理类化妆品、美容修饰类化妆品等；按使用部位可将化妆品分为肤用化妆品、发用化妆品等。

二、化妆品卫生监督的法律依据

（一）化妆品卫生监督的法律法规

原卫生部 1989 年 11 月 13 日颁布，1990 年 1 月 1 日起实施的《化妆品卫生监督条例》是我国化妆品卫生监督的主要法律依据。

原卫生部 1991 年发布了《化妆品卫生监督条例实施细则》，比较详细地规定了化妆品生产、销售的卫生监督及不良反应的处理。

2007 年，原卫生部发布了《化妆品卫生规范》和《化妆品生产企业卫生规范》，该两种规范为化妆品卫生监督的主要技术依据。

原国家食品药品监督管理局 2009 年起先后发布了《关于印发化妆品行政许可申报受理规定的通知》(国食药监许〔2009〕856 号)、《关于印发化妆品行政许可检验管理办法的通知》(国食药监许〔2010〕82 号)、《关于印发化妆品生产经营日常监督现场检查工作指南的通知》(国食药监许〔2010〕89 号)、《关于印发国产非特殊用途化妆品备案管理办法的通知》(国食药监许〔2011〕181 号)、《关于印发化妆品新原料申报与审评指南的通知》(国食药监许〔2011〕207 号)等一系列通知，对化妆品的卫生监督做出了相应规定。

（二）化妆品卫生标准

1987 年 5 月，由国家技术监督局和原卫生部联合发布了一系列化妆品卫

笔记

生标准,包括化妆品卫生标准(GB 7916—1987)、化妆品卫生化学标准检验方法(GB 7917.1—1987)、化妆品微生物学标准检验方法(GB 7918.1～7918.5—1987)、化妆品安全性评价程序和方法(GB 7919—1987)等4部分18项。

三、化妆品的卫生监督

(一)化妆品卫生监督机构及其职责

1. 卫生行政部门职责 国家食品药品监督管理总局负责全国化妆品卫生监督工作。《化妆品卫生监督条例》及《化妆品卫生监督条例实施细则》明确规定了国务院卫生行政部门及各级卫生行政部门在化妆品卫生监督工作中的职责。

(1)国家食品药品监督管理总局的主要职责包括:①制定国家化妆品卫生监督工作的方针、政策,检查、指导全国化妆品卫生监督工作,组织经验交流;②组织研究、制定化妆品卫生标准;③审查化妆品新原料、特殊用途化妆品、进口化妆品的卫生质量和使用安全性,批准化妆品新原料的使用、特殊用途化妆品的生产、进口化妆品的首次进口;④组织对化妆品卫生重大案件的调查处理;⑤依照《化妆品卫生监督条例》及《化妆品卫生监督条例实施细则》决定行政处罚。

(2)省级食品药品监督管理局的主要职责包括:①辖区内化妆品卫生监督工作,负责检查、指导地、市级卫生行政部门的化妆品卫生监督工作,组织经验交流;②辖区内化妆品生产企业实施预防性卫生监督和发放《化妆品生产企业卫生许可证》;③初审特殊用途化妆品的卫生质量,负责非特殊用途化妆品的备案;④组织辖区内化妆品卫生较大案件的调查处理。

2. 卫生监督员的职责 《化妆品卫生监督条例》及《化妆品卫生监督条例实施细则》规定了在化妆品卫生监督中实行化妆品卫生监督员制度,并对化妆品监督员的职责、权利和义务作了规定:①参加新建、扩建、改建化妆品生产企业的选址和设计卫生审查及竣工验收;②对化妆品生产企业和经营单位进行卫生监督检查,索取有关资料,调查处理化妆品引起的危害健康事故;③对违反《化妆品卫生监督条例》的单位和个人提出行政处罚建议;④按照国家规定向生产企业和经营单位抽检样品,索取与卫生监督有关的安全性资料,任何单位不得拒绝、隐瞒和提供假资料;⑤不准在化妆品生产、经营单位兼职或任顾问,不准与化妆品生产、经营单位发生有碍公务的经济关系;⑥在实施化妆品卫生监督时,应当佩戴证章,出示证件。对生产企业提供的技术资料应当负责保密。

> **知识链接**
>
> 2008年国务院机构改革后,对化妆品的监管职能作了一些局部调整:将卫生部化妆品卫生监督管理的职责划入国家食品药品监督管理局。由其负责

化妆品卫生许可、卫生监督管理和有关化妆品的审批工作,同时规定其还负责组织查处化妆品研制、生产、流通、使用方面的违法行为。化妆品生产许可和强制检验工作由国家质量监督检验检疫总局负责,同时规定其还负责拟订进出口化妆品安全、质量监督和检验检疫的工作制度;承担进出口化妆品的检验检疫、监督管理以及风险分析和紧急预防措施工作;按规定权限承担重大进出口化妆品质量安全事故查处工作等。

(二)化妆品的卫生要求

《化妆品卫生规范(2007年版)》规定了化妆品原料及其终产品的卫生要求。

1. 一般要求 在正常以及合理的、可预见的使用条件下,必须确保消费者在长期使用化妆品过程中的安全,不能因使用化妆品而带来对健康的危害;同时必须确保化妆品具有良好的微生物学质量,不会成为传播疾病的媒介。

2. 原料要求

(1)化妆品禁止使用的原料共496种。其中,421种禁用物质主要参考了《欧盟化妆品规程》,包括一些高毒物、剧毒物、光毒物、光敏物、危险药品、农药、致癌物、致畸物、致突变物、有毒动植物等;75种为中草药类禁用物质,均为毒性强烈或对健康可能造成危害的物质。

(2)化妆品组分中限用物质67种。

(3)化妆品中允许使用的防腐剂55种。

(4)为滤除紫外线而允许添加的24种紫外线吸收剂。

(5)化妆品中允许使用的着色剂157种。

(6)允许使用于染发类化妆品的染发剂96种。

3. 终产品要求 化妆品使用的原料必须符合上述原料要求。化妆品必须使用安全,不得对施用部位产生明显的刺激和损伤,且无感染性。

化妆品成分中的微生物指标应符合如下规定:①普通化妆品的菌落总数不得大于1000CFU/ml或1000CFU/g[菌落形成单位(colony forming unit,CFU)];眼部化妆品、口唇等黏膜用化妆品、婴儿和儿童用化妆品的菌落总数不得大于500CFU/ml或500CFU/g。②每克或每毫升化妆品不得检出粪大肠菌群、铜绿假单胞菌和金黄色葡萄球菌。③化妆品中霉菌和酵母菌总数不得大于100CFU/ml或100CFU/g。

化妆品中有毒物质不得超过规定的限量:汞含量不得超过1mg/kg(含有机汞防腐剂的眼部化妆品除外),铅含量不得超过40mg/kg(含醋酸铅的染发剂除外),砷含量不得超过10mg/kg,甲醇含量不得超过2000mg/kg。

化妆品的直接容器材料必须使用安全,不得含有或释放可能对使用者造成伤害的有毒物质。

化妆品标签上应用中文注明产品名称、生产企业、产地,包装上要注明批

笔记

号。对含药物化妆品或可能引起不良反应的化妆品尚须注明使用方法和注意事项。

（三）生产企业的卫生监督

《化妆品生产企业卫生规范（2007年版）》明确规定了对化妆品生产企业开展卫生许可和监督工作的内容和要求。该规范主要从以下几个方面对生产企业提出要求：①选址、设施和设备的卫生要求；②原料和包装材料的卫生要求；③生产过程的卫生要求；④成品贮存与出入库的卫生要求；⑤卫生管理的要求；⑥人员资质及个人卫生的要求。

具体要求见《化妆品生产企业卫生规范（2007年版）》。

（四）化妆品经营的卫生监督

1. 化妆品销售的卫生监督　化妆品经营单位和个人不得销售下列化妆品：①未取得《化妆品生产企业卫生许可证》的企业所生产的化妆品；②无质量合格标记的化妆品；③标签、小包装或者说明书不符合规定的化妆品；④未取得批准文号的特殊用途化妆品；⑤超过使用期限的化妆品。

2. 化妆品广告宣传的监督　化妆品的广告宣传不得有下列内容：①化妆品名称、制法、效用或者性能有虚假夸大的；②使用他人名义保证或以暗示方法使人误解其效用的；③宣传医疗作用的。

（五）特殊用途化妆品及进口化妆品的卫生监督

> **知识链接**
>
> 　　特殊用途化妆品：是指用于育发、染发、烫发、脱毛、美乳、健美、除臭、祛斑、防晒等用途的化妆品。为了获得某种功能，常常在产品中加入一些功能物质，这类物质有些是有毒有害性物质，加入量不合适或使用不当，会对人体健康造成不同程度的损害。

1. 特殊用途化妆品的卫生监督　由于特殊用途化妆品成分复杂，容易引起人体不良反应，因此，卫生监督部门应加强此类化妆品的卫生监督和管理。

（1）特殊用途化妆品投放市场前必须进行产品卫生安全性评价。

（2）特殊用途化妆品的人体试用或斑贴试验，应当在产品通过初审后，在国务院卫生行政部门批准的单位进行。

（3）特殊用途化妆品应按照规定程序进行审查批准。（见《化妆品卫生监督条例实施细则》第13条）。

（4）特殊用途化妆品批准文号为该产品的生产凭证；特殊用途化妆品证书为研制凭证，可用于该产品的技术转让。

（5）特殊用途化妆品批准文号每四年重新审查一次。

（6）特殊用途化妆品批准文号不得涂改、转让，严禁伪造、倒卖。

笔记

皮肤斑贴试验

斑贴试验是测定机体变态反应的一种辅助诊断方法。根据受试物性质配制适当浓度的浸液、溶液、软膏或直接用原物作试剂,将试液浸湿4层 $1cm^2$ 大小的纱布,或将受试物置于纱布上,置前臂屈侧,其上用稍大透明玻璃纸覆盖,四周用橡皮膏固定,经48小时取下,可诱发局部皮肤出现反应,于72小时根据局部皮肤表现判读结果。

2. 进口化妆品的卫生监督

(1)按规定程序申请进口化妆品卫生许可批件及批准文号。

(2)"进口化妆品卫生许可批件"有效期四年。期满前四至六个月可以向国务院卫生行政部门申请换发。

(3)"进口化妆品卫生许可批件"和批准文号不得涂改、转让,严禁伪造、倒卖。

(4)"进口化妆品卫生许可批件"只对该批件载明的品种和生产国家、厂商有效。国外厂商或其代理商凭"进口化妆品卫生许可批件"按国家有关规定办理进口手续。

(5)已获批准进口的化妆品在口岸由国家商品检验部门按照《中华人民共和国商品检验法》的规定进行检验。

(六)化妆品使用的卫生监督

主要是对因使用化妆品引起的不良反应进行监督。各级医疗机构发现化妆品不良反应病例,应当及时向当地区、县化妆品卫生监督机构报告。我国目前正在推进化妆品不良反应监测体系的建设。

知识链接

为加快推进化妆品不良反应监测体系建设,加强化妆品不良反应监测与评价工作,维护消费者健康权益,依据《化妆品卫生监督条例》及其实施细则,结合食品药品监督管理部门职责,原国家食品药品监督管理局2011年11月24日发布了《关于加快推进化妆品不良反应监测体系建设的指导意见》。总体目标是通过统筹规划,合理布局,整合资源,分级管理,落实责任,明确不良反应监测机构职责,完善不良反应监测机制和制度,积极开展化妆品不良反应监测与评价工作,拓宽不良反应信息收集渠道,畅通不良反应监测信息报送渠道,加快推进化妆品不良反应监测体系建设,力争在"十二五"期间,建立健全覆盖全国的化妆品不良反应监测网络。

四、法律责任

(一)行政责任

1. 未取得《化妆品生产企业卫生许可证》的企业擅自生产化妆品时应责令

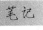

该企业停产；没收产品及违法所得，并且可以处违法所得三至五倍的罚款。

2. 生产未取得批准文号的特殊用途化妆品、使用禁用原料或未经批准的化妆品新原料的，没收产品及违法所得，处违法所得三至五倍的罚款，并且可以责令该企业停产或吊销《化妆品生产企业卫生许可证》。

3. 进口或者销售未经批准或者检验的进口化妆品的，没收产品及违法所得，并且可以处违法所得三至五倍的罚款。

4. 生产或者销售不符合国家《化妆品卫生标准》的化妆品，没收产品及违法所得，并且可处以违法所得三至五倍的罚款。

5. 对违反《化妆品卫生监督条例》其他有关规定的，处以警告，责令限期改进。情节严重的，可以责令其停止生产和经营或者吊销《化妆品生产企业卫生许可证》。

6. 《化妆品卫生监督条例》规定的行政处罚，由县级以上食品药品监督部门决定。违反有关广告管理的行政处罚，由工商行政管理部门决定。吊销《化妆品生产企业卫生许可证》的处罚由省、自治区、直辖市食品药品监督部门决定；撤销特殊用途化妆品批准文号的处罚由国务院食品药品监督部门决定。

（二）民事责任

对违反《化妆品卫生监督条例》规定，造成人身伤害的，生产企业与经营单位或个人应负损害赔偿责任。

（三）刑事责任

《中华人民共和国刑法》第一百四十八条规定，生产不符合卫生标准的化妆品，或者销售明知是不符合卫生标准的化妆品，造成严重后果的，处三年以下有期徒刑或者拘役，并处或者单处销售金额百分之五十以上二倍以下罚金。

案例 20-1

王某在日化店购得一套祛斑霜，上面标称"十天强力祛斑，不红不肿不过敏，彻底消斑"。使用几天后，赵某就发现脸上出现红肿并起疱，又痒又痛，于是找到经营者，经营者带王某到医院去接受治疗，医生诊断为该化妆品过敏所致。王某要求经营者把她的脸医好并赔偿误工费、营养费等，经营者不同意，于是消费者投诉到当地消委会。消委会着手进行调解，指出经营者所卖化妆品外包装上出现的"彻底消斑、无副作用"等绝对化语言不符合《化妆品广告管理办法》的相关规定，属于虚假夸大宣传产品功效。并向经营者宣传《中华人民共和国消费者权益保护法》，讲解经营者应该承担的义务。最后双方协商和解，经营者赔偿消费者 1000 元。

第三节 消毒产品卫生监督

一、概述

（一）消毒及消毒产品的概念

消毒是指用化学、物理、生物的方法杀灭或消除环境中的病原微生物。以消毒为目的而使用的物品或器械都可称之为消毒产品（disinfection product）。

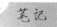
笔记

（二）消毒产品的分类

1. 消毒剂与消毒器械　包括用于医疗卫生用品、皮肤黏膜、餐具、瓜果蔬菜、物体表面等消毒与灭菌的消毒剂与消毒器械。

2. 卫生用品　是指与人体直接或间接接触的，并为达到人体生理卫生或卫生保健目的而使用的各种日常生活用品。如卫生巾、尿不湿、卫生湿巾等。

3. 一次性使用医疗用品　是指使用一次后即丢弃的，深入人体组织或与皮肤黏膜表面接触，并为治疗或诊断目的而使用的各种用品。如一次性注射器、一次性输液袋等。

> **知识链接**
>
> 　　一次性医疗用品由原卫生部和食品药品监督管理局共同监管。2003年11月23日卫生部发出通知明确规定：一次性使用医疗用品不再纳入《消毒管理办法》管理，取消卫生部对一次性医疗用品的备案制度和生产企业的卫生许可制度，由食品药品监督管理局监管。

二、消毒产品卫生监督的法律依据

（一）消毒产品卫生监督的法律法规

为了加强消毒产品的管理，预防和控制传染性疾病的传播，保障人体健康，我国出台了一系列的法律法规。《中华人民共和国传染病防治法》第29条规定，用于传染病防治的消毒产品应当符合国家卫生标准和卫生规范。2002年3月28日原卫生部根据《中华人民共和国传染病防治法》及其实施办法，发布了《消毒管理办法》，于2002年7月1日起施行。另外，原卫生部还制定一系列消毒产品卫生监督的配套文件，如《消毒卫生标准》、《消毒产品检验规定》、《消毒技术规范》、《消毒产品标签说明书规范》、《消毒产品生产企业卫生规范》、《消毒产品生产企业卫生许可规定》、《卫生用品和一次性使用医疗用品检验规定》、《消毒产品分类目录》等。

（二）消毒产品卫生标准

1. 食饮具消毒卫生标准

（1）物理消毒（包括蒸汽、煮沸等热消毒）：食（饮）具必须表面光洁、无油浸、无水渍、无异味。

（2）化学（药物）消毒：食（饮）具表面必须无泡沫、无洗消剂的味道，无不溶性附着物。

（3）理化指标：采用化学消毒的食（饮）具，必须用洁净水清洗，消除残留的药物。用含氯洗消剂消毒的食（饮）具的表面残留量要求见表20-1。

表20-1　含氯洗消剂消毒的食（饮）具表面残留量

项　　目	指标（mg/100cm^2）
游离性余氯	≤0.3
烷基（苯）磺酸钠	≤0.1

（4）细菌指标：采用物理或化学消毒的食（饮）具的微生物学要求见表20-2。

表20-2 消毒的食（饮）具表面微生物指标

项　目	指　标
大肠菌群	
	发酵法≤3个/100cm^2
	纸片法不得检出
致病菌	不得检出

注：发酵法与纸片法任何一种方法的检验结果均可作为判定依据。

2. 医疗用品消毒卫生标准

（1）进入人体无菌组织、器官或接触破损皮肤、黏膜的医疗用品必须无菌。

（2）接触黏膜的医疗用品：细菌菌落总数应≤20CFU/g或≤20CFU/100cm^2；致病性微生物不得检出。

（3）接触皮肤的医疗用品：细菌菌落总数应≤200CFU/g或≤200CFU/100cm^2；致病性微生物不得检出。

（4）使用中消毒剂与无菌器械保存液卫生标准 ①使用中消毒剂，细菌菌落总数应≤100CFU/ml；致病性微生物不得检出；②无菌器械保存液必须无菌。

（5）污物处理卫生标准 污染物品无论是回收再使用的物品或是废弃的物品，必须进行无害化处理。不得检出致病性微生物。在可疑污染情况下，进行相应指标的检测。

3. 一次性使用卫生用品卫生标准

（1）外观必须整洁，符合该卫生用品固有性状，不得有异常气味与异物。

（2）不得对皮肤与黏膜产生不良刺激、引起过敏反应及其他损害作用，使用过程中不得析出有毒害的物质。

（3）抗菌产品除必须达到同类同级产品微生物学标准外，还必须对大肠杆菌与金黄色葡萄球菌的抑制率≥50%，并在室温下至少保持一年。

（4）经环氧乙烷消毒的卫生用品出厂时，环氧乙烷残留量必须≤250μg/g。

三、消毒产品的卫生监督

（一）消毒产品卫生监督机构及其职责

《消毒管理办法》对消毒产品卫生监督、检验机构及其职责规定如下。

1. 县级以上卫生行政部门职责

（1）对有关机构、场所和物品的消毒工作进行监督检查。

（2）对消毒产品生产企业执行《消毒产品生产企业卫生规范》情况进行监督检查。

（3）对消毒产品的卫生质量进行监督检查。

（4）对消毒服务机构的消毒服务质量进行监督检查。

（5）对违反《消毒管理办法》的行为采取行政控制措施。

（6）对违反《消毒管理办法》的行为给予行政处罚。

笔记

2. 省级以上卫生行政部门职责

（1）省级以上卫生行政部门对已获得卫生许可批件和备案凭证的消毒产品有下列情形之一的，应进行重新审查：①产品配方、生产工艺真实性受到质疑的；②产品安全性、消毒效果受到质疑的；③产品宣传内容、标签（含说明书）受到质疑的。

被重新审查的消毒产品卫生许可批件持有者超过规定期限未按有关要求提交材料的，省级以上卫生行政部门可以注销产品卫生许可批准文号或备案文号。

（2）有下列情形之一的，省级以上卫生行政部门注销产品卫生许可批准文号或备案文号：①擅自更改产品名称、配方、生产工艺的；②产品安全性、消毒效果达不到要求的；③夸大宣传的。

3. 消毒产品检验机构职责

（1）应当经省级以上卫生行政部门认定，未经认定的，不得从事消毒产品检验工作。

（2）消毒产品检验机构出具的检验和评价报告，应当客观、真实，符合有关规范、标准和规定。消毒产品检验机构出具的检验报告，在全国范围内有效。

（二）消毒的卫生要求

1. 医疗卫生机构应当建立消毒管理组织，制定消毒管理制度，执行国家有关规范、标准和规定，定期开展消毒与灭菌效果检测工作。

2. 医疗卫生机构工作人员应当接受消毒技术培训、掌握消毒知识，并按规定严格执行消毒隔离制度。

3. 医疗卫生机构使用进入人体或无菌器官的医疗用品必须达到灭菌（sterilization）要求。各种注射、穿刺、采血器具应当一人一用一灭菌。凡接触皮肤、黏膜的器械和用品必须达到消毒要求。

4. 医疗卫生机构使用的一次性使用医疗用品用后应当及时进行无害化处理。

5. 医疗卫生机构购进消毒产品必须建立并执行进货检查验收制度。

6. 医疗卫生机构的环境、物品应当符合国家有关规范、标准和规定。排放废弃的污水、污物应当按照国家有关规定进行无害化处理。运送传染病病人及其污染物品的车辆、工具必须随时进行消毒处理。

7. 医疗卫生机构发生感染性疾病暴发、流行时，应当及时报告当地卫生行政部门，并采取有效消毒措施。

8. 加工、出售、运输被传染病病原体污染或者来自疫区可能被传染病病原体污染的皮毛，应当进行消毒处理。

9. 托幼机构应当健全和执行消毒管理制度，对室内空气、餐（饮）具、毛巾、玩具和其他幼儿活动的场所及接触的物品定期进行消毒。

10. 出租衣物及洗涤衣物的单位和个人，应当对相关物品及场所进行消毒。

11. 从事致病微生物实验的单位应当执行有关的管理制度、操作规程，对实验的器材、污染物品等按规定进行消毒，防止实验室感染和致病微生物的扩散。

12. 殡仪馆、火葬场内与遗体接触的物品及运送遗体的车辆应当及时消毒。

13. 招用流动人员 200 人以上的用工单位，应当对流动人员集中生活起居的场所及使用的物品定期进行消毒。

14. 疫源地的消毒应当执行国家有关规范、标准和规定。

15. 公共场所、食品、生活饮用水、血液制品的消毒管理,按有关法律、法规的规定执行。

(三)消毒产品生产企业的卫生监督

1. 消毒产品生产企业设计的卫生监督　为规范消毒产品生产企业卫生管理,保证消毒产品卫生质量和使用安全,原卫生部发布了《消毒产品生产企业卫生规范(2009版)》。其主要内容如下:

(1)厂区选址卫生要求:具体要求包括:①消毒产品生产企业不得建于居民楼,周围无积水、无生活垃圾、无蚊蝇等有害医学昆虫孳生地,与可能污染产品生产的有害场所的距离应不少于30m。②厂区的行政、生活、生产和辅助区的总体布局应合理,生产区和生活区应分开。厂区应具备生产车间、辅助用房、质检用房、物料和成品仓储用房等,且衔接合理。③厂区的生产和仓储用房应有与生产规模相适应的面积和空间。

(2)生产区卫生要求:具体要求包括:①生产区内设置的各功能间应按生产工艺流程进行合理布局,工艺流程应按工序先后顺序合理衔接。②生产区内应设更衣室,室内应配备衣柜、鞋架、流动水洗手等设施,并保持清洁卫生。消毒剂和卫生用品生产企业更衣室内还应配备空气消毒设施和手消毒设施。③同一生产区内或相邻生产区间的生产操作,不得相互污染,不同洁净度级别生产车间避免交叉污染。④生产区通道应保证运输和卫生安全防护需要。⑤消毒剂和卫生用品生产企业应当根据产品生产的卫生要求对生产车间环境采取消毒措施,所使用的消毒产品应符合国家有关规定。⑥卫生用品生产车间的环境卫生学指标应符合《一次性使用卫生用品卫生标准》(GB 15979—2002)及国家有关卫生标准、规范的规定。

(3)设备要求:具体要求包括:①生产企业应具备适合消毒产品生产特点和工艺、满足生产需要、保证产品质量的生产设备和检验仪器设备。②在生产过程中与物料、产品接触的设备表面应光洁、平整、易清洁、耐腐蚀,且不与产品发生化学反应或吸附作用。③用于生产和检验的仪器、仪表、量具、衡器等,其适用范围和精密度应符合生产和检验要求,应有合格标志,计量器具根据国家规定定期检定。

(4)物料和仓储要求:具体要求包括:①生产所用物料应符合相关质量标准和卫生行政部门的有关要求,并能提供相应的检验报告或相应的产品质量证明材料。②消毒产品禁止使用抗生素、抗真菌药物、激素等物料。③仓储区应保持清洁和干燥,有通风、防尘、防鼠、防虫等设施,并有堆物垫板,货物架等。仓储区应有专人负责物料、成品出入库登记、验收,并记录备查。④菌(毒)种的验收、储存、保管、发放、使用、销毁应执行国家有关病原微生物菌(毒)种管理的规定。

(5)卫生质量管理:具体要求包括:①企业法定代表人(负责人)或授权负责人对产品质量和本规范的实施负责。②企业应建立和完善消毒产品生产的各项标准操作规程和管理制度。③企业应按本规范要求建立与其生产能力、产品自检要求相适应的卫生质量检验室。根据产品特点和出厂检验项目的要求设置理化和(或)微生物检验室。④产品投放市场前应按本规范的自检项目和产品企业标准出厂检验进行卫生质量检验,检验合格后方可出厂。

(6)从业人员的卫生要求:具体要求包括:①企业应配备适应生产需要的具有专业知识和相关卫生法律、法规、标准、规范知识的专职或兼职卫生管理人员、质量管理人员,并经培训合格上岗。②直接从事消毒产品生产的操作人员,上岗前及每年必须进行一次健康体检,取得健康体检合格证明后方可上岗。③企业应建立相关卫生法律、法规、标准、规范和专业技术等知识的培训计划和考核制度。

2. 消毒产品生产企业卫生许可的审批

(1)《消毒管理办法》规定:消毒剂、消毒器械、卫生用品和一次性使用医疗用品的生产企业应当取得所在地省级卫生行政部门发放的卫生许可证后,方可从事消毒产品的生产。

(2)消毒产品生产企业迁移厂址或者另设分厂(车间),应当按本办法规定向生产场所所在地的省级卫生行政部门申请消毒产品生产企业卫生许可证。产品包装上标注的厂址、卫生许可证号应当是实际生产地地址和其卫生许可证号。

(3)取得卫生许可证的消毒产品生产企业变更企业名称、法定代表人或者生产类别的,应当向原发证机关提出申请,经审查同意,换发新证。新证延用原卫生许可证编号。

(4)消毒产品生产企业卫生许可证有效期为4年,每年复核一次。消毒产品生产企业卫生许可证有效期满前3个月,生产企业应当向原发证机关申请换发卫生许可证。

3. 消毒产品的备案制度

(1)卫生用品在投放市场前应当向省级卫生行政部门备案。备案时按照国家卫生行政部门制定的卫生用品备案管理规定的要求提交资料。省级卫生行政部门自受理申请之日起15日内对符合要求的,发给备案凭证。

(2)进口卫生用品在首次进入中国市场销售前应当向国家卫生行政部门备案。备案时按照国家卫生行政部门制定的卫生用品备案管理规定的要求提交资料。必要时,国家卫生行政部门可以对生产企业进行现场审核。国家卫生行政部门自受理申请之日起15日内对符合要求的,发给备案凭证。

4. 消毒剂、消毒器械卫生许可批件的审批

《消毒管理办法》第28条规定生产消毒剂、消毒器械应取得国家卫生行政部门颁发的消毒剂、消毒器械卫生许可批件。

生产企业应当按国家卫生行政部门消毒产品申报与受理规定的要求,向所在地省级卫生行政部门提出申请,由省级卫生行政部门对其申报资料和样品进行初审;省级卫生行政部门自受理之日起1个月内完成对申报资料完整性、合法性和规范性的审查,审查合格的方可报国家卫生行政部门审批;国家卫生行政部门自受理申报之日起4个月内做出是否批准的决定。

申请进口消毒剂、消毒器械卫生许可批件的，应当直接向国家卫生行政部门提出申请，并按照国家卫生行政部门消毒产品申报与受理规定的要求提交有关材料。必要时，国家卫生行政部门可以对生产企业现场进行审核。国家卫生行政部门应当自受理申报之日起 4 个月内做出是否批准的决定。

消毒剂、消毒器械卫生许可批件的有效期为 4 年。有效期满前 6 个月，生产企业或者进口产品代理商应当按照国家卫生行政部门消毒产品申报与受理规定的要求提出换发卫生许可批件申请。获准换发的，卫生许可批件延用原批准文号。

5. 消毒产品的安全性评价

2010 年 1 月 1 日原卫生部颁布并实施的《消毒产品卫生安全评价规定》，规定下列产品不需要取得卫生许可批件，但首次上市前需要进行卫生安全评价：①紫外线杀菌灯；②食具消毒柜（限于符合 GB 17988—2008《食具消毒柜安全和卫生要求》的产品）；③压力蒸汽灭菌器；④ 75% 单方乙醇消毒液；⑤符合《次氯酸钠类消毒剂卫生质量技术规范》和《戊二醛类消毒剂卫生质量技术规范》的产品；⑥抗（抑）菌制剂；⑦国家卫生行政部门规定的其他不需要进行产品卫生许可的消毒剂和消毒器械。

卫生安全评价的内容包括产品标签、说明书、检验报告、执行标准，其中，消毒剂和抗（抑）菌制剂还应包括产品配方、原料，消毒器械还应包括产品结构图。

（四）消毒产品经营企业的卫生监督

1. 索证制度　经营者采购消毒产品时，应当索取下列有效证件：①生产企业卫生许可证复印件；②产品备案凭证或者卫生许可证批件复印件（有效证件的复印件应当加盖原件持有者的印章）。消毒产品的命名、标签（含说明书）应当符合国家卫生和计划生育委员会的有关规定。

2. 禁止经营的消毒产品　禁止经营无生产企业卫生许可证、产品备案凭证或卫生许可证批件的及产品卫生质量不符合要求的消毒产品。

（五）消毒服务机构的卫生监督

消毒服务机构是指为社会提供可能被污染的物品及场所、卫生用品和一次性使用医疗用品等进行消毒与灭菌服务的单位。

《消毒管理办法》第 35 条规定，消毒服务机构应当向省级卫生行政部门提出申请，取得省级卫生行政部门发放的卫生许可证后方可开展消毒服务。

消毒服务机构应当符合以下要求：①具备符合国家有关规范、标准和规定的消毒与灭菌设备；②其消毒与灭菌工艺流程和工作环境必须符合卫生要求；③具有能对消毒与灭菌效果进行检测的人员和条件，建立自检制度；④用环氧乙烷和电离辐射的方法进行消毒与灭菌的，其安全与环境保护等方面的要求按国家有关规定执行；⑤从事用环氧乙烷和电离辐射进行消毒服务的人员必须经过省级卫生行政部门的专业技术培训，以其他消毒方法进行消毒服务的人员必须经过设区的市（地）级以上卫生行政部门组织的专业技术培训，取得相应资格证书后方可上岗工作。

消毒服务机构卫生许可证有效期 4 年，每年复核一次。有效期满前 3 个月，消毒服务机构应当向原发证机关申请换发卫生许可证。经审查符合要求的,换发新证。新证延用原卫生许可证编号。

（六）对医疗卫生机构的卫生监督

1. 医疗卫生机构应当建立消毒管理组织,制定消毒管理制度,执行国家有关规范、标准和规定,定期开展消毒与灭菌效果检测工作。

2. 医疗卫生机构工作人员应当接受消毒技术培训、掌握消毒知识,并按规定严格执行消毒隔离制度。

3. 医疗卫生机构使用的进入人体组织或无菌器官的医疗用品必须达到灭菌要求。各种注射、穿刺、采血器具应当一人一用一灭菌。凡接触皮肤、黏膜的器械和用品必须达到消毒要求。

4. 医疗卫生机构购进消毒产品必须建立并执行进货检查验收制度。

5. 医疗卫生机构的环境、物品应当符合国家有关规范、标准和规定。排放废弃的污水、污物应当按照国家有关规定进行无害化处理。运送传染病病人及其污染物品的车辆、工具必须随时进行消毒处理。

6. 医疗卫生机构发生感染性疾病暴发、流行时,应当及时报告当地卫生行政部门,并采取有效消毒措施。

四、法律责任

（一）行政责任

1.《中华人民共和国传染病防治法》第69条规定,医疗机构未按照规定对本单位内被传染病病原体污染的场所、物品以及医疗废物实施消毒或者无害化处置的;未按照规定对医疗器械进行消毒,或者对按照规定一次使用的医疗器具未予销毁,再次使用的。由县级以上人民政府卫生行政部门责令改正,通报批评,给予警告;造成传染病传播、流行或者其他严重后果的,对负有责任的主管人员和其他直接责任人员,依法给予降级、撤职、开除的处分。并可以依法吊销有关责任人员的执业证书;构成犯罪的,依法追究刑事责任。

2.《消毒管理办法》规定对出具虚假检验报告或者疏于管理难以保证检验质量的消毒产品检验机构,由省级以上卫生行政部门责令改正,并予以通报批评;情节严重的,取消认定资格。被取消认定资格的检验机构2年内不得重新申请认定。

3. 医疗卫生机构违反《消毒管理办法》规定的消毒的卫生要求的,由县级以上地方卫生行政部门责令限期改正,处5000元以下罚款;造成感染性疾病暴发的,处5000元以上2万元以下罚款。

4. 消毒产品生产经营单位违反《消毒管理办法》有下列行为者,由县级以上地方卫生行政部门责令其限期改正,处5000元以下罚款;造成感染性疾病暴发的,处5000元以上2万元以下的罚款。

（1）消毒产品的命名、标签（含说明书）不符合国家卫生行政部门的有关规定。消毒产品的标签和宣传内容不真实,出现或暗示对疾病的治疗效果。

（2）生产经营下列消毒产品:①无生产企业卫生许可证、产品备案凭证或卫生许可批件的；②产品卫生质量不符合要求的。

5. 消毒服务机构违反《消毒管理办法》规定，有下列情形之一的，由县级以上卫生行政部门责令其限期改正，处 5000 元以下的罚款；造成感染性疾病发生的，处 5000 元以上 2 万元以下的罚款：①消毒后的物品未达到卫生标准和要求的；②未取得卫生许可证从事消毒服务业务的。

6. 卫生行政部门对产品卫生安全性评价情况进行监督检查。对于产品首次上市前未进行卫生安全评价的、伪造卫生安全性评价报告、评价结果显示产品不符合要求仍上市的，以及未按要求进行每批次卫生质量检验的，及卫生行政部门应按照产品不符合国家卫生标准和卫生规范或产品卫生质量不符合要求的，依据《中华人民共和国传染病防治法》第七十三条或《消毒管理办法》第三十四条进行处罚。

（二）民事责任

违反《消毒管理办法》规定造成他人人身损害的，应依法承担相应的民事责任。

（三）刑事责任

用于传染病防治的消毒产品不符合国家卫生标准和卫生规范，导致传染病传播、流行，构成犯罪的，依法追究刑事责任。

案例 20-2

某市卫生监督所查处一起非消毒产品冒充消毒产品案例

事件经过：2011 年 7 月，某市卫生监督所在对某医疗机构进行日常监督检查中发现，该单位消毒供应中心正在使用的用于手术器械洗涤的多酶复合清洗液，产品标签上标注"生产企业卫生许可证：×卫消证字（×××）第 ×××号"。调查得知，该企业既生产消毒产品也生产非消毒产品，多酶复合清洗液属于非消毒产品。这种非消毒产品标注消毒产品的行为违反了《消毒产品标签说明书管理规范》第四条："未列入消毒产品分类目录的产品不得标注任何与消毒产品管理有关的卫生许可证明编号"。监督员对此进行了立案处罚。

启示：清洗和消毒是对诊疗器械、器具和物品处理操作流程中的两个不同环节。目前多数医院消毒供应中心使用多酶清洁剂，借助其中的酶，快速分解物体表面污染物中的蛋白质、脂肪等多种有机污染物，达到脱脂、去污的效果。而清洗后的器械、器具和物品必须进行消毒处理。国家对消毒剂的生产、销售和使用有明确的规定。

随着商业竞争的逐渐激烈，个别生产企业在清洁剂、除锈剂等非消毒产品标签说明书上随意宣传杀菌、除菌、抗菌等作用，以此作为卖点，诱导消费者。正如案例所提，消毒产品生产企业许可及相关消毒产品的批准文号只是针对企业生产的特许消毒产品而言，对于非消毒产品是不具有许可作用的。案例中的行为无疑扰乱了消毒产品市场，也容易误导消费者，将一些非消毒产品代替消毒产品使用，不但达不到消毒的目的，而且产生了一系列的安全隐患。因此，针对消毒剂、清洁剂、除锈剂、润滑剂等系列产品，一定要核实其产品标签说明书，切不可将非消毒产品与消毒产品鱼目混珠。

笔记

第四节　医疗器械卫生监督

一、概述

（一）医疗器械的概念

医疗器械（medical appliance），是指单独或者组合使用于人体的仪器、设备、器具、材料或者其他物品，包括所配套的软件。医疗器械不仅是预防与诊断疾病、施行手术必不可少的工具，有的还直接用于治疗，对保护人体健康具有重要作用。

（二）医疗器械的分类

1. 医疗器械分类方法　《医疗器械监督管理条例》规定，国家对医疗器械实行分类管理。医疗器械的分类实际上是针对医疗器械产品的使用风险，根据医疗器械对人体受伤害的可能性及伤害的严重程度进行分类。第一类：是指通过常规管理足以保证其安全性、有效性的医疗器械。第二类：是指对其安全性、有效性应当加以控制的医疗器械。第三类：是指置入人体，用于支持、维持生命，对人体具有潜在危险，对其安全性、有效性必须严格控制的医疗器械。

2. 医疗器械分类判定规则　医疗器械分类主要依据医疗器械的结构特征、医疗器械使用形式和医疗器械使用状况三方面情况进行综合判定，具体判定应当依据《医疗器械分类判定表》进行。

（1）依据医疗器械的结构特征，医疗器械分为有源医疗器械和无源医疗器械

有源医疗器械是需要使用电、气等驱动的器械，比如各类医用电气类器械——X线机、心电监护设备等。无源医疗器械产品本身不需要驱动源，比如心血管支架、手术刀、一次性使用注射器等。

（2）根据不同的预期目的，将医疗器械归入无源器械和有源器械的使用形式　无源器械的使用形式有：药液输送保存器械；改变血液、体液器械；医用敷料；外科器械；重复使用外科器械；一次性无菌器械；置入器械；避孕和计划生育器械；消毒清洁器械；护理器械、体外诊断试剂、其他无源接触或无源辅助器械等。有源器械的使用形式有：能量治疗器械；诊断监护器械；输送体液器械；电离辐射器械；实验室仪器设备、医疗消毒设备；其他有源器械或有源辅助设备等。

（3）根据使用中对人体产生损伤的可能性、对医疗效果的影响，医疗器械使用状况可分为接触或进入人体器械和非接触人体器械接触或者进入人体器械分为：①按使用期限分为：暂时使用，短暂使用，长期使用；②按接触人体的部位分为：皮肤或腔道，创伤或体内组织，血液循环系统或中枢神经系统；③有源器械失控后造成的损伤程度分为：轻微损伤，损伤，严重损伤。非接触人体器械为不直接或者间接接触患者的器械。按其对医疗效果的影响程度分为：基本不影响，有间接影响，有重要影响。

知识拓展

　　医疗器械的使用期限：①暂时使用：器械预期的连续使用时间在 24 小时以内；②短期使用：器械预期的连续使用时间在 24 小时以上 30 日以内；③长期使用：器械预期的连续使用时间超过 30 日。

二、医疗器械卫生监督的法律依据

（一）医疗器械卫生监督的法律法规

　　2000 年 1 月，国务院发布了《医疗器械监督管理条例》。此后，国家食品药品监督管理局相继发布了《医疗器械注册管理办法》、《医疗器械分类规则》、《医疗器械新产品审批办法》、《医疗器械生产企业监督管理办法》、《医疗器械经营企业监督管理办法》、《医疗器械生产企业质量体系考核办法》等规章，为保证医疗器械安全、有效，保障人体健康和生命安全起到了积极的作用。

（二）医疗器械标准

　　根据《医疗器械标准管理办法（试行）》规定，医疗器械标准分为国家标准、行业标准和注册产品标准。

注册产品标准

　　指由制造商制定，应能保证产品安全有效，并在产品申请注册时，经设区的市级以上食品药品监督管理部门依据国家标准和行业标准相关要求复核的产品标准。

　　《最高人民法院、最高人民检察院关于办理生产、销售伪劣商品刑事案件具体应用法律若干问题的解释》明确规定："没有国家标准、行业标准的医疗器械，注册产品标准可视为保障人体健康的行业标准。"医疗器械的研制、生产、经营和使用应符合相应的国家标准、行业标准或注册产品标准。生产和使用以提供具体量值为目的的医疗器械，应当符合国家计量法的规定。无相应标准的医疗器械，不得生产、经营和使用。

三、医疗器械的卫生监督

（一）医疗器械卫生监督的机构及其职责

　　1. 医疗器械监督管理机构及其职责　国家食品药品监督管理总局负责全国医疗器械的监督管理工作。其主要职责是：负责拟定、修订医疗器械监督管理的相关法律法规；拟定、修订和颁布医疗器械、体外诊断试剂、卫生材料产品的标准，制定产品分类目录；注册进口医疗器械临床试验基地；核发医疗器械产品注册证和产品许可证；负责医疗器械质量体系认证和产品安全认证工作；审核医疗器械广告。

笔记

县级以上地方人民政府食品药品监督管理部门负责本行政区域内的医疗器械监督管理工作；对已经造成医疗器械质量事故的产品及有关资料，可以予以查封、扣押；对已被撤销产品注册证书的医疗器械负责监督督理。

2. 医疗器械监督员职责　县级以上人民政府的食品药品监督管理部门设立医疗器械监督员，对本行政区域内医疗器械的生产企业、经营企业和医疗机构进行监督、检查；按照国家食品药品监督管理局的规定抽检样品和索取有关资料，有关单位、人员不得拒绝和隐瞒。监督员对所取得的样品、资料负有保密义务。

（二）医疗器械注册与临床试验的卫生监督

1. 医疗器械注册　医疗器械注册，是指依照法定程序，对拟上市销售、使用的医疗器械的安全性、有效性进行系统评价，以决定是否同意其销售、使用的过程。医疗器械是一种有使用风险的产品，对医疗器械实行注册管理的意义在于：①注册是对医疗器械产品进入市场的审批，是合法产品的标志，保证医疗器械产品使用安全有效；②注册是对医疗器械产品实施监督管理的有效手段，通过注册对批准的产品给予特定的标志并建立技术档案，为监督管理提供依据。

为了确保医疗器械使用的安全性和有效性，《医疗器械监督管理条例》规定，国家对医疗器械实行产品生产注册制度。国家食品药品监督管理局于2004年8月9日发布了《医疗器械注册管理办法》，规定在中华人民共和国境内销售、使用的医疗器械均应当按照规定申请注册，未获准注册的医疗器械，不得销售和使用。

2. 医疗器械的临床试验　医疗器械临床试验是指获得医疗器械临床试验资格的医疗机构对申请注册的医疗器械在正常使用条件下的安全性和有效性按照规定进行试用或验证的过程。医疗器械临床试验的目的是评价受试医疗器械产品是否具有预期的安全性和有效性。为加强对医疗器械临床试验的管理，维护受试者权益，保证临床试验结果真实、可靠，原国家食品药品监督管理局于2004年1月17日发布了《医疗器械临床试验规定》。

医疗器械临床试验分为医疗器械临床试用和医疗器械临床验证两类。医疗器械临床试用是指通过临床使用来验证该医疗器械的理论原理、基本结构、性能等要素能否保证产品安全有效。医疗器械临床验证是指通过临床使用来验证该医疗器械与已上市产品的主要结构、性能等要素是否实质性等同，是否具有同样的安全性和有效性。

（1）医疗器械临床试验的审批：《医疗器械监督管理条例》规定，第二类、第三类医疗器械新产品，应当按规定经批准后进行临床试用；生产第二类、第三类医疗器械，应当通过临床验证。省、自治区、直辖市食品药品监督管理部门负责审批本行政区域内的第二类医疗器械的临床试用或者临床验证；国家食品药品监督管理部门负责审批第三类医疗器械临床试用和临床验证。《医疗器械新产品审批规定（试行）》规定，医疗器械新产品在进行临床试用前，应按照《医疗器械临床试验规定》的有关要求，向国家食品药品监督管理局提交有关资料，经审查批准后，方可进行临床试用。

（2）医疗器械临床试验的原则：医疗器械临床试验应当遵守《世界医学大会

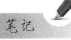
笔记

赫尔辛基宣言》的道德与伦理原则,尊重人格、力求使受试者最大程度受益和尽可能避免一切伤害。

(3)医疗器械临床试验的范围:根据《医疗器械临床试验规定》,医疗器械临床试用的范围是市场上尚未出现过,安全性、有效性有待确认的医疗器械;医疗器械临床验证的范围是同类产品已上市,其安全性、有效性需要进一步确认的医疗器械。

(4)医疗器械临床试验的前提条件:主要包括:①该产品具有复核通过的注册产品标准或相应的国家、行业标准;②该产品具有自测报告;③该产品具有国家食品药品监督管理部门会同质量技术监督部门认可的检测机构出具的产品型式试验报告,且结论为合格;④首次用于置入人体的医疗器械,应当具有该产品的动物实验报告;⑤其他需要由动物实验确认产品对人体临床试验安全性的产品,也应当提交动物实验报告。

(5)医疗器械临床试验的医疗机构:医疗器械临床试用或者临床验证应当在省级以上人民政府食品药品监督管理部门指定的医疗机构进行。医疗机构进行临床试用或者临床验证,应当符合国家食品药品监督管理部门的规定。临床试用或者临床验证的医疗机构的资格由国家食品药品监督管理部门会同国务院卫生行政部门认定。医疗器械临床试验应当在两家以上(含两家)医疗机构进行。

(6)医疗器械临床试验的报告:医疗器械临床试验完成后,承担临床试验的医疗机构应当按医疗器械临床试验方案的要求和规定的格式出具临床试验报告。医疗器械临床试验报告应当由临床试验人员签名,并由承担临床试验的医疗机构中的临床试验管理部门签署意见、注明日期、签章。

医疗机构应当保存临床试验资料至试验终止后5年。申请注册该医疗器械产品的生产单位应当保存临床试验资料至最后生产的产品投入使用后10年。

(7)医疗器械临床试验受试者的权益保障:医疗器械临床试验不得向受试者收取费用。医疗器械临床试验负责人或其委托人应当向受试者或其法定代理人详细说明如下事项:①受试者自愿参加临床试验,有权在临床试验的任何阶段退出;②受试者的个人资料保密。伦理委员会、食品药品监督管理部门、实施者可以查阅受试者的资料,但不得对外泄露;③医疗器械临床试验方案,特别是医疗器械临床试验目的、过程和期限、预期受试者可能的受益和可能产生的风险;④医疗器械临床试验期间,医疗机构有义务向受试者提供与该临床试验有关的信息资料;⑤因受试产品原因造成受试者损害,实施者应当给予受试者相应的补偿,有关补偿事宜应当在医疗器械临床试验合同中载明。

受试者在充分了解医疗器械临床试验内容的基础上,签署《知情同意书》。《知情同意书》除应当包括上述各项内容外,还应当包括以下内容:①医疗器械临床试验负责人签名及签名日期;②受试者或其法定代理人的签名及签名日期;③医疗机构在医疗器械临床试验中发现受试产品预期以外的临床影响,必须对《知情同意书》相关内容进行修改,并经受试者或其法定代理人重新签名确认。

（三）医疗器械生产的卫生监督

1. 开办医疗器械生产企业的监督　开办医疗器械生产企业应当符合国家医疗器械行业发展规划和产业政策。开办第一类医疗器械生产企业,应当具备与所生产产品相适应的生产条件。开办第二类医疗器械生产企业必须具备以下条件:①企业的生产、质量和技术负责人应当具有与所生产医疗器械相适应的专业能力,并掌握国家有关医疗器械监督管理的法律、法规和规章以及相关产品质量、技术的规定。质量负责人不得同时兼任生产负责人;②企业内初级以上职称或者中专以上学历的技术人员占职工总数的比例应当与所生产产品的要求相适应;③企业应当具有与所生产产品及生产规模相适应的生产设备,生产、仓储场地;④企业应当设立质量检验机构,并具备与所生产品种和生产规模相适应的质量检验能力;⑤企业应当保存与医疗器械生产和经营有关的法律、法规、规章和有关技术标准。

开办第三类医疗器械生产企业,除应当符合上述要求外,还应当同时具备以下条件:①符合质量管理体系要求的内审员不少于两名;②相关专业中级以上职称或者大专以上学历的专职技术人员不少于两名。

2. 医疗器械生产许可的审批的监督　第一类医疗器械生产企业,应当在领取营业执照后30日内,填写《第一类医疗器械生产企业登记表》,向所在地省、自治区、直辖市食品药品监督管理部门提出申请。第二类、第三类医疗器械生产企业,应当向企业所在地省、自治区、直辖市食品药品监督管理部门提出申请,填写《医疗器械生产企业许可证(开办)申请表》,并按要求提交相关材料,经所在地省、自治区、直辖市食品药品监督管理部门审查批准,发给《医疗器械生产企业许可证》。《医疗器械生产企业许可证》由国家食品药品监督管理局统一印制。《医疗器械生产企业许可证》应当载明许可证编号、企业名称、法定代表人、企业负责人、注册地址、生产地址、生产范围、发证机关、发证日期和有效期限等事项。任何单位或者个人不得涂改、倒卖、出租、出借或者以其他形式非法转让《医疗器械生产企业许可证》。《医疗器械生产企业许可证》有效期为5年,有效期届满需要继续生产的,医疗器械生产企业应当在有效期届满前6个月,向原发证机关提出换发《医疗器械生产企业许可证》的申请,按规定办理换证手续。

3. 医疗器械生产的监督管理　根据《医疗器械生产监督管理办法》的规定,省、自治区、直辖市食品药品监督管理部门负责本行政区域内医疗器械生产企业的监督管理工作。县级以上地方人民政府食品药品监督管理部门应当将监督检查中所发现的以下行为记入生产企业的监管档案:①生产不符合国家标准、行业标准和注册产品标准的医疗器械;②超出许可范围生产医疗器械;③擅自降低相应生产条件;④违反医疗器械说明书、标签和包装标识管理要求;⑤未按规定建立并有效实施质量跟踪和不良事件监测制度;⑥违法发布医疗器械广告;⑦擅自委托生产医疗器械或者委托生产医疗器械未备案;⑧其他违反法律、法规、规章及国家食品药品监督管理局相关要求的。

2006年1月,原国家食品药品监督管理局发布了《医疗器械生产日常监督管

笔记

理规定》，要求各级食品药品监督管理部门对已取得《医疗器械生产企业许可证》的医疗器械生产企业生产医疗器械的行为和过程实施日常监督检查，包括质量体系检查、专项检查、产品质量摸底性抽查和其他日常现场检查等。

4. 医疗器械委托生产的管理 医疗器械委托生产的委托方和受托方应当是取得《医疗器械生产企业许可证》或者按照本办法规定进行了第一类医疗器械生产企业告知登记，并且取得医疗器械注册证书的生产企业。受托方应还须符合以下条件：①其生产范围应当涵盖受托生产的医疗器械；②生产条件、检测能力、质量管理体系应当与受托生产的医疗器械相适应；③一次性使用的无菌医疗器械以及国家食品药品监督管理总局另有规定的其他医疗器械，除应当符合上述规定外，受托方还必须具有涵盖受托生产产品的医疗器械注册证书。

委托方所在地省、自治区、直辖市食品药品监督管理部门登记备案后，应当将《医疗器械委托生产登记表》抄送受托方所在地省、自治区、直辖市食品药品监督管理部门。委托生产合同终止或者登记备案内容发生变化的，委托方应当及时向所在地省、自治区、直辖市食品药品监督管理部门报告。委托方所在地省、自治区、直辖市食品药品监督管理部门应当将情况及时通报受托方所在地省、自治区、直辖市食品药品监督管理部门。委托生产的医疗器械，其说明书、标签和包装标识应当标明委托方企业名称、受托方企业名称和生产地址。

（四）医疗器械经营的卫生监督

1. 开办医疗器械经营企业的监督 申请《医疗器械经营企业许可证》应当同时具备下列条件，并通过食品药品监督管理部门的检查验收：①具有与经营规模和经营范围相适应的质量管理机构或者专职质量管理人员。质量管理人员应当具有国家认可的相关专业学历或者职称；②具有与经营规模和经营范围相适应的相对独立的经营场所；③具有与经营规模和经营范围相适应的储存条件，包括具有符合医疗器械产品特性要求的储存设施、设备；④应当建立健全产品质量管理制度，包括：采购、进货验收、仓储保管、出库复核、质量跟踪制度和不良事件的报告制度等；⑤应当具备与其经营的医疗器械产品相适应的技术培训和售后服务的能力，或者约定由第三方提供技术支持。

2. 医疗器械经营企业许可证监督 根据国家食品药品监督管理局 2004 年 8 月发布的《医疗器械经营企业许可证管理办法》规定，经营第二类、第三类医疗器械应当持有《医疗器械经营企业许可证》，但是在流通过程中通过常规管理能够保证其安全性、有效性的少数第二类医疗器械可以不申请《医疗器械经营企业许可证》。不需申请《医疗器械经营企业许可证》的第二类医疗器械产品名录由国家食品药品监督管理局制定。

申请人应当向拟办企业所在地省、自治区、直辖市食品药品监督管理部门或者接受委托的设区的市级食品药品监督管理部门提出《医疗器械经营企业许可证》的申请，并提交相关资料。省、自治区、直辖市食品药品监督管理部门应当在受理申请之日起 30 个工作日内作出是否核发《医疗器械经营企业许可证》的决定。认为符合要求的，应当作出准予核发《医疗器械经营企业许可证》的决定，并在作出决定之日起 10 日内向申请人颁发《医疗器械经营企业许可证》。认为不符合要求的,应当书面通知申请人,并说明理由,同时告知申请人享有依法申请行政复议或者提起行政诉讼的权利。

无《医疗器械经营企业许可证》的,工商行政管理部门不得发给营业执照。《医疗器械经营企业许可证》的有效期为5年。有效期届满,需要继续经营医疗器械产品的,医疗器械经营企业应当在有效期届满前6个月,向省、自治区、直辖市药品监督管理部门或者接受委托的设区的市级药品监督管理部门申请换发《医疗器械经营企业许可证》。

3. 一次性使用无菌医疗器械的经营监督 一次性使用无菌医疗器械,是指无菌、无致热原、经检验合格,在有效期内一次性直接使用的医疗器械。《一次性使用无菌医疗器械管理办法》规定,生产无菌器械应执行国务院食品药品监督管理部门颁布的《无菌医疗器具生产管理规范》及无菌器械的生产实施细则。无菌器械必须严格按标准进行检验,未经检验或检验不合格的不得出厂。

经营企业应具有与其经营无菌器械相适应的营业场所和仓库;建立无菌器械质量跟踪制度,做到从采购到销售能追查到每批次产品的质量情况;保存完整的无菌器械购销记录和有效证件,到产品有效期满后2年。

医疗机构应建立无菌器械采购、验收制度,严格执行并做好记录;建立无菌器械使用后销毁制度,使用过的无菌器械必须按规定销毁,零部件不再具有使用功能,经消毒无害化处理,做好记录;不得重复使用无菌器械;发现不合格无菌器械,应立即停止使用、封存,并及时报告所在地食品药品监督管理部门,不得擅自处理。

4. 体外诊断试剂经营企业(批发)监督 体外诊断试剂经营企业的《医疗器械经营企业许可证》编号后加注"(T)"。经营范围标注为:"二、三类:体外诊断试剂"。《药品经营许可证》经营方式为批发,经营范围为"体外诊断试剂"。申请经营体外诊断试剂的企业,除应满足食品药品监督局通知的各项要求外,还应当符合下列条件。

(1)具有一名以上持有医疗器械质量管理体系内审员证书的内审员,并在职在岗。

(2)办公与经营场所应当在同一建筑物内。

(3)仓库与冷库应当在同一建筑物内,体外诊断试剂仓库应与其他商品仓库分开设置。

体外诊断试剂经营企业应根据药品、医疗器械管理的法律法规和相关文件制定符合企业实际的质量管理文件,包括质量管理制度、职责、工作程序。

（五）医疗器械使用的卫生监督

《医疗器械监督管理条例》规定,医疗机构应当从取得《医疗器械生产企业许可证》的生产企业或取得《医疗器械经营企业许可证》的经营企业购进合格的医疗器械,并检验产品合格证明;不得使用未经注册、无合格证明、过期、失效或者淘汰的医疗器械。医疗机构对一次性使用的医疗器械不得重复使用;使用过的,应当按照国家有关规定销毁,并作记录。

1. 医疗器械采购与验收监督 医疗机构应当建立医疗器械进货查验制度,

对相关证明文件进行查验。

(1)从医疗器械生产企业或医疗器械经营企业首次采购医疗器械的,应当查验《医疗器械生产企业许可证》《医疗器械产品注册证书》。

(2)应当查验医疗器械进口注册证书,有进口质量检验要求的,应当同时查验进口检验质量报告书。

医疗机构对购进医疗器械应当逐批进行验收,并作记录。医疗机构接受捐助、赠送医疗器械或从其他医疗机构调入急救医疗器械时,应当按照前述规定进行验收,并作记录。医疗器械验收记录应当包括产品名称、规格型号、产品批号(生产日期)、生产厂商、供货单位、购货数量、购进价格、购货日期、验收日期、验收结论等内容;有灭菌批号、有效期的,应当记录灭菌批号、有效期;医疗仪器、设备的验收记录还应当包括相关配置和其他技术指标。

验收记录由验收人员签字或者盖章后,归档保存。验收记录以及相关凭证应当至少保存3年;有产品有效期的,应当保存至超过产品有效期1年。

2. 医疗器械使用与保障监督 医疗机构应当凭本单位的医学证明文件或者根据诊疗需要向就诊者提供医疗器械或者医疗器械服务。医疗机构应当按照使用说明书的要求使用医疗器械。

医疗机构应当建立医疗仪器、设备安全使用管理制度,制定相应的操作规程,并督促使用技术人员严格按照操作规程操作。医疗机构应当对医疗仪器、设备以及置入性医疗器械的使用技术人员进行培训和考核;不符合要求的,不得上岗。培训、考核情况应当形成记录,并存档备查。

医疗机构应当建立医疗仪器、设备维护和安全检测制度,维护情况和安全检测结果应当形成记录,并存档备查。列入国家强制计量范围的医疗器械,按照《中华人民共和国计量法》有关规定执行。使用列入国家重点监管目录的置入性医疗器械,医疗机构应当登记使用者情况、手术日期、手术医师姓名、产品名称、数量、规格型号、生产厂商、生产批号(出厂编号)、灭菌批号、有效期、供货单位等信息。依法取得医疗器械临床试验资格的医疗机构应当建立相应的管理制度,由专人负责试验用医疗器械的接收、储存、养护、分发、使用以及退回工作,并对使用情况进行跟踪,不得扩大使用范围。

医疗机构应当如实公布医疗器械使用的价格,并向就诊者如实提供医疗器械使用价格清单,就诊者对医疗器械使用的价格有异议的,有权向医疗机构询问,医疗机构应当及时做出答复。

(六)进口医疗器械监督

1. 医疗器械进口注册的申请审批 《医疗器械监督管理条例》规定,首次进口的医疗器械,进口单位应当提供该医疗器械的说明书、质量标准、检验方法等有关资料和样品以及出口国(地区)批准生产、销售的证明文件,经国家食品药品监督管理局审批注册,领取进口注册证书后,方可向海关申请办理进口手续。

2. 进口医疗器械检验监督 《进口医疗器械检验监督管理办法》规定检验检疫机构每年对一、二类进口单位进行至少一次监督审核,发现下列情况之一的,可以根据情节轻重对其作降类处理。

（1）进口单位出现不良诚信记录的。

（2）所进口的医疗器械存在重大安全隐患或者发生重大质量问题的。

（3）经检验检疫机构检验，进口单位年进口批次中出现不合格批次达10%。

（4）进口单位年进口批次未达到要求的。

（5）进口单位有违反法律法规其他行为的。

降类的进口单位必须在12个月后才能申请恢复原来的分类管理类别，且必须经过重新考核、核准、公布。

进口医疗器械中出现属于禁止进口的、存在安全卫生缺陷或者可能造成健康隐患的、造成环境污染的、可能公众生命财产安全的，检验检疫机构经本机构负责人批准，可以对进口医疗器械实施查封或者扣押，但海关监管货物除外。

国家质检总局负责对检验检疫机构实施进口医疗器械检验监督管理人员资格的培训和考核工作。用于科研及其他非用于患者目的的进口旧医疗器械，经国家质检总局及其他相关部门批准后，方可进口。经原厂再制造的进口医疗器械，其安全及技术性能满足全新医疗器械应满足的要求，并符合国家其他有关规定的，由检验检疫机构进行合格评定后，经国家质检总局批准方可进口。禁止进口前两款规定以外的其他旧医疗器械。

（七）医疗器械不良事件监测与报告监督

医疗器械不良事件是指获准上市的质量合格的医疗器械在正常使用情况下发生的，导致或者可能导致人体伤害的各种有害事件。医疗器械不良事件监测指对医疗器械不良事件的发现、报告、评价和控制的过程。

医疗器械进口单位分类监管

检验检疫机构根据医疗器械进口单位的管理水平、诚信度、进口医疗器械产品的风险等级、质量状况和进口规模，对医疗器械进口单位实施分类监管，具体分为三类。每类进口单位都有相应条件。

医疗器械不良事件监测旨在通过对医疗器械使用过程中出现的可疑不良事件进行收集、报告、分析和评价，对存在安全隐患的医疗器械采取有效的控制，防止医疗器械严重不良事件的重复发生和蔓延，保障公众用械安全。

医疗机构应当按照医疗器械不良事件报告制度的规定，指定专门人员负责监测和报告工作。发现医疗器械不良事件的，应当按照规定及时上报，同时采取有效措施，防止不良后果扩大，并积极配合有关部门的调查。医疗机构不得瞒报、缓报医疗器械不良事件。医疗机构发生医疗器械使用安全事故的，应当依照有关应急预案的要求及时向当地食品药品监督管理部门和卫生行政部门报告，同时采取有效措施，防止事故后果扩大。医疗机构不得瞒报、缓报医疗器械使用安全事故。对不合格或者质量可疑的医疗器械，医疗机构应当停止使用，就地封存，并及时向当地食品药品监督管理部门报告。在食品药品监督管理部门依法做出处理前，医疗机构不得自行退货、换货和销毁。

笔记

四、法律责任

（一）行政责任

行政责任主要包括如下内容：

1. 未取得医疗器械产品生产注册证书进行生产的，责令停止生产、没收违法生所得，并处罚款；情节严重的，由省级食品药品监督管理部门吊销生产企业许可证。

2. 未取得医疗器械生产企业许可证生产第二类、第三类医疗器械的，责令停止生产、没收违法所得，并处罚款。

3. 生产不符合医疗器械国家标准或者行业标准的医疗器械的，予以警告、责令停止生产、没收违法所得，并处罚款；情节严重的，由原发证部门吊销产品生产注册证书。

4. 未取得医疗器械经营企业许可证，经营第二类、第三类医疗器械的，责令停止经营、没收违法所得，并处罚款。

5. 经营无产品注册证书、无合格证明、过期、失效、淘汰的医疗器械的，或从无医疗器械生产企业许可证、经营企业许可证的企业购进医疗器械的，责令停止经营、没收违法所得，并处罚款；情节严重的，由原发证部门吊销经营企业许可证。

6. 注册申报时，提供虚假证明、文件资料、样品，或者采取其他欺骗手段，骗取医疗器械产品注册证书的，由原发证部门吊销产品注册证书，2年内不受理其产品注册申请，并处罚款；对已经生产的，没收违法生产的产品和违法所得，并处罚款。

7. 医疗机构使用无产品注册证书、无合格证明、过期、失效、淘汰的医疗器械的，或者从无医疗器械生产企业许可证、无医疗器械经营企业许可证的企业购进医疗器械的，责令改正、给予警告、没收违法所得，并处罚款；对主管人员和其他直接责任人员给予纪律处分。

8. 医疗机构重复使用一次性使用医疗器械的，或对应当销毁未进行销毁的，责令改正、给予警告、罚款；对主管人员和其他直接责任人员给予纪律处分。

9. 承担医疗器械临床试用或临床验证的医疗机构提供虚假报告的，由省级以上人民政府食品药品监督管理部门责令改正、给予警告、罚款；情节严重的，撤销其临床试用或临床验证资格；对主管人员和其他直接责任人员给予纪律处分。

10. 医疗器械检测机构及其人员从事或参与同检测有关的医疗器械的研制、生产、经营、技术咨询的，或出具虚假检测报告的，由省级以上人民政府食品药品监督管理部门责令改正、给予警告、罚款；情节严重的，由国家食品药品监督管理局撤销其检测资格；对主管人员和其他直接责任人员给予纪律处分。

《医疗器械监督管理条例》规定，医疗器械监督管理人员滥用职权、徇私舞弊、玩忽职守，尚不构成犯罪的，依法给予行政处分。

（二）民事责任

违反《医疗器械监督管理条例》规定造成他人人身损害的，具有直接责任的生产企业和经营单位或个人应负损害赔偿责任。

（三）刑事责任

违反《医疗器械监督管理条例》有关规定,构成犯罪的,依法追究刑事责任。医疗器械监督管理人员滥用职权、徇私舞弊、玩忽职守,构成犯罪的,依法追究刑事责任。《刑法》第一百四十五条规定,生产不符合保障人体健康的国家标准、行业标准的医疗器械、医用卫生材料,或者销售明智是不符合保障人体健康的国家标准、行业标准的医疗器械、医用卫生材料,对人体健康造成严重危害的,处 5 年以下有期徒刑,并处销售金额 50% 以上 2 倍以下罚金;后果特别严重的,处 5 年以上 10 年以下有期徒刑,并处销售金额 50% 以上 2 倍以下罚金;其中情节特别恶劣的处 10 年以上有期徒刑或者无期徒刑,并处销售金额 50% 以上两倍以下罚金或者没收财产。

案例 20-3

某市食品药品监督管理局查获某医疗机构从非法渠道购进医疗器械案

2009 年 8 月 26 日,某市食品药品监管局根据外地食品药品监管部门提供的协查线索,对市区某医院进行调查。检查发现,该院于 2007 年 11 月至 2009 年 1 月期间,从未取得《医疗器械经营企业许可证》的外地某贸易公司购入第三类医疗器械体外诊断试剂 D- 二聚体测定试剂盒 90 盒,缺凝血因子Ⅷ血浆 3 盒,两种医疗器械货值金额总计 54.12 万元。8 月 31 日该市局立案调查。查明供货商外地某贸易公司伪造《医疗器械经营企业许可证》从事医疗器械经营活动,向涉案医院非法销售上述两种医疗器械,截至案发,涉案医院购入的上述两种医疗器械已全部使用完毕。2009 年 10 月 23 日,该市局对涉案医院作出了警告、罚没款 108.2 万元的行政处罚。

本 章 小 结

本章叙述了健康相关产品的基本概念及其卫生监督管理的相关法律规定。分别叙述了化妆品、消毒产品、医疗器械等健康相关产品的含义与分类,并分别阐述了这些健康相关产品的基本卫生要求及其生产、经营、使用、广告宣传等环节的卫生监督依据与相关法律责任。

关键术语

健康相关产品　health related products

化妆品　cosmetics

灭菌　sterilization

消毒　disinfection

消毒剂　disinfectant

笔记

菌落形成单位　colony forming unit，CFU

医疗器械　medical appliance，MA

思考题

1. 化妆品基本卫生要求是什么？

2. 化妆品的广告管理有哪些要求？

3. 消毒产品的卫生管理有哪些规定？

4. 医疗器械分为几类？

5. 医疗器械临床试验应遵循哪些原则？

（沈孝兵　东南大学公共卫生学院）

笔记

第二十一章

学校与托幼机构卫生监督

学习目标

通过本章的学习，你应该能够：

掌握 学校卫生监督的概念、学校预防性卫生监督和经常性卫生监督内容、学校常见突发公共卫生事件处理原则和托幼机构卫生监督内容。

熟悉 学校卫生监督的法律依据、托幼机构卫生保健工作内容。

了解 学校卫生监督行政奖励与法律责任、托幼机构卫生监督的法律责任。

章前案例

事件过程：2006年8月18日，某地某学校先后有32名学生出现恶心、呕吐、头昏、乏力、发绀、心悸等症状，严重的出现意识模糊、呼吸困难等，中毒学生经洗胃、催吐、注射亚甲蓝等治疗症状缓解，1～3天内先后痊愈。有关医院收治病人后迅速报告，当地卫生监督所接到报告后立即采取了临时控制措施，并进行调查。卫生监督人员对发生中毒的学校食堂进行现场卫生监督检查，对学校后勤负责人、食堂负责人和当班人员等分别进行了询问调查。

调查结果：据食堂某临时工反映，当日上午他曾将类似食盐的半袋无任何标识的东西放入加工间调料罐中。餐厅负责人认为该临时工所放的无标识的东西是他制作熟食用剩的250克亚硝酸钠。根据这一线索，调查人员对剩余调料、工具用具和一名病人的呕吐物进行了采样检验。结果在食盐、空糖罐、淀粉、病人呕吐物中亚硝酸钠检验均强阳性，酱油、猪油、醋中亚硝酸钠弱阳性。根据流行病学调查、病人潜伏期、临床表现和实验室检验结果，当地卫生监督所认定这是一起误用亚硝酸盐引起的食物中毒事故。

处理：当地卫生局对该案立案查处，执法人员进行了大量的调查取证工作。在调查违法所得时，调取了电脑营业记录，但发现当日中午就餐师生使用消费卡的营业额有记录，使用现金消费的无记录，故总营业额无法统计。在调查取证基础上，经合议、听证法定程序，当地卫生局最终对该学校作出了罚款两万元的行政处罚。处罚决定书送达后，该学校在规定期限内交纳了罚款。

笔记

第一节 概 述

学校卫生监督是卫生监督的一个重要组成部分。在校就读的学生是一个正在生长发育的特殊人群,学校的全部教育过程、建筑设备条件、生活学习环境、膳食营养、体育与劳动锻炼、心理卫生、健康教育和卫生保健措施等均与学生健康密切相关。因此,动员全社会的力量做好学校卫生工作,并对学校依法进行卫生监督,对保障儿童青少年的健康具有重要意义。

知识链接

学校是指经教育行政主管机关批准或登记注册,以实施学制系统内各阶段教育为主的教育机构。本章所指的学校是指依法批准设立的普通中小学、中等职业学校和普通高等学校。

学校卫生学是保护和促进学生身心健康的科学,是一门包含环境卫生学、营养与食品卫生学、劳动卫生学、基础医学和临床医学等相关内容的边缘学科,与心理学、体育学、教育学、社会学等学科密切相关。学校卫生学的主要任务是:研究学生的机体与其学习和生活环境之间的相互关系,找出影响学生身心发育和健康的各种内外因素并加以控制,提出保护和增强学生健康的卫生要求和积极的卫生措施,以达到预防疾病,保护健康,增强体质,促进学生身心健康发育和成长,为贯彻德、智、体全面发展的教育方针服务。研究的主要对象是大、中、小学生。

一、学校卫生监督概念

学校卫生监督(school health supervision)是卫生行政部门及其卫生监督机构依据法律、法规、规章对辖区内学校的卫生工作进行检查指导,督促改进,并对违反相关法律法规规定的单位和个人依法追究其法律责任的卫生行政执法活动。学校卫生监督是一项政策性、综合性、科学性和技术性都很强的卫生监督工作,是卫生执法的重要内容,是国家卫生监督的一个组成部分。

学校卫生工作的主要任务有四个方面:①监测学生健康状况;②对学生进行健康教育,培养学生良好的卫生习惯;③改善学校卫生环境和教学卫生条件;④加强对传染病、学生常见病的预防和治疗。学校卫生监督是学校卫生工作内容之一,是实现学校卫生工作任务的主要环节,是学校卫生工作法制化、规范化、标准化和程序化的重要基础。

二、学校卫生监督的意义

加强学校卫生监督工作有着重要而深远的意义。首先,它是国家不断发展教育事业的需要。随着我国国民经济的发展,教育投入逐年增加,新建、改建、

笔记

扩建的各级各类学校大量出现,新型的学校建筑、教学设施和卫生设备等亦不断涌现,加强对新建校舍的选址、设计、教学和生活设施的预防性卫生监督势在必行。其次,学校卫生监督是促进青少年儿童身心健康成长所必需的保护手段。学校是儿童和青少年学习、锻炼、娱乐和科技活动的场所,对学校内影响学生健康的学习、生活、劳动、环境、食品卫生和传染病防治等工作进行经常性卫生监督,对培养学生身心全面发展起着重要的作用。第三,学校卫生监督在保证为学生服务产品的安全性使用所必需。随着我国市场经济的发展,为学生服务的产品越来越多,学生使用的产品不仅要品种多,而且要使用方便,更要安全,并适合不同年级儿童少年身心发展的需要。所以对学生使用的文具、娱乐器具、保健用品实行卫生监督,确保学生用品的卫生质量,才能够保证学生的健康成长。

三、学校卫生监督法律依据

学校卫生监督是一项综合性的卫生监督工作,涉及很多的法律、法规、规章、规范和标准。

为保护儿童青少年的合法权益和身心健康,我国先后颁布了《中华人民共和国义务教育法》、《中华人民共和国未成年人保护法》、《中华人民共和国食品安全法》、《中华人民共和国传染病防治法》、《医疗机构管理条例》、《生活饮用水卫生监督管理办法》等法律法规,都是学校卫生监督重要的法律依据。

为了做好学校卫生工作,国家制定了一系列的卫生要求并采取了相应卫生措施。1990年4月25日经国务院批准,国家教委和原卫生部颁布的《学校卫生工作条例》是我国关于学校卫生工作的第一部法规性文件,它使我国的学校卫生工作由行政管理走上了法制管理的道路;同时,国家还颁布了《学校体育工作条例》。1999年原卫生部根据WHO(健康促进学校发展纲领)制定了《健康促进学校工作指南》;2002年5月28日原卫生部、教育部发布了《关于加强学校预防艾滋病健康教育工作的通知》;2012年9月24日原卫生部发布了关于印发《学校卫生监督工作规范》的通知,这些行政规章形成了学校卫生监督的法律法规体系。

国家根据卫生保健的要求,批准颁布了一系列学校卫生专业标准,是学校卫生监督的专业技术依据。目前已发布的有关学校卫生相关标准有:《中小学校建筑设计规范》(GB 50099—2011);标准对数视力表(GB 11533—2011)、《电视教室座位布置范围和照度卫生标准》(GB 8772—2011)、《书写板安全卫生要求》(GB 28231—2011)、《中小学生健康检查表规范》(GB16134—2011)、《中小学生健康教育规范》(GB/T 18206—2011)、《学生健康检查技术规范》(GB/T26343—2010)、《中小学校教室采光和照明卫生标准》(GB 7793—2010)、《生活饮用水卫生标准》(GB 5479—2006)、《隐形眼镜护理液卫生要求》(GB 19192—2003)、《学校课桌椅功能尺寸》(GB/T 3976—2002)、《盲校建筑设计卫生标准》(GB/T 18741—2002)、《儿童青少年斜视的诊断及疗效评价标准》(WS/T 200—2001)、《儿童青少年弱视的诊断及疗效评价标准》(WS/T 201—2001)、《儿童青少年屈光度检测及配镜技术标准》(WS/T 202—2001)、《学校卫生监督综合评价》(GB/T 18205—2000)等。这些卫生标准都为学校卫生的行政监督提供了更加充分和具体的专业技术依据。

笔记

四、学校卫生监督管理部门及其职责

（一）学校卫生管理部门

《学校卫生工作条例》明确规定："教育行政部门负责学校卫生工作的行政管理，卫生行政部门负责对学校卫生工作的监督指导。"学校主要负责人是学校卫生治理的第一责任人。教育行政部门作为学校行政主管部门，应对其所管辖的学校卫生工作加强管理。

（二）学校卫生监督职责

1.《学校卫生监督工作规范》规定：县级以上卫生行政部门实施学校卫生监督指导工作，各级卫生监督机构在同级卫生行政部门领导下承担学校卫生监督工作任务。学校卫生监督职责包括：①教学及生活环境卫生监督；②传染病防控工作卫生监督；③生活饮用水卫生监督；④学校内设医疗机构和保健室卫生监督；⑤学校内公共场所卫生监督；⑥配合相关部门对学校突发公共卫生事件应急处置工作落实情况卫生监督；⑦根据教育行政部门或学校申请，开展学校校舍新建、改建、扩建项目选址、设计及竣工验收的预防性卫生监督指导工作；⑧上级卫生行政部门交办的其他学校卫生监督任务。

2. 省级卫生行政部门职责：①制定全省(区、市)学校卫生监督工作制度、规划和年度工作计划并组织实施，根据学校卫生监督综合评价情况，突出重点，确定日常监督内容和监督覆盖率、监督频次；②组织实施全省(区、市)学校卫生监督工作及相关培训，对下级卫生行政部门及监督机构学校卫生监督工作进行指导、督查、稽查和年度考核评估；③开展职责范围内的学校卫生日常监督；④负责全省(区、市)学校卫生监督信息管理及数据汇总、核实、分析及上报卫生行政部门，并通报同级教育行政部门；⑤组织协调、督办本省学校卫生重大违法案件的查处；⑥根据教育行政部门或学校的申请，开展职责范围内的学校校舍新建、改建、扩建项目选址、设计及竣工验收的预防性卫生审查工作；⑦组织协调涉及全省(区、市)学校卫生监督相关工作，承担上级卫生行政部门交办的学校卫生监督任务。

3. 设区的市级、县级卫生行政部门职责：①根据本省(区、市)学校卫生监督工作规划和年度工作计划，结合实际，制订本行政区域内学校卫生监督工作计划，明确重点监督内容并组织落实；组织开展本行政区域内学校卫生监督培训工作；②组织开展本行政区域内学校的教学及生活环境、传染病防控、生活饮用水、内设医疗机构和保健室、公共场所等卫生监督；配合相关部门开展学校突发公共卫生事件应急处置工作落实情况的卫生监督；③建立本行政区域内学校卫生监督档案，掌握辖区内学校的基本情况及学校卫生工作情况；④组织开展本行政区域内学校卫生违法案件的查处；⑤负责本行政区域内学校卫生工作监督信息的汇总、核实、分析及上报上级卫生行政部门，并通报同级教育行政部门；⑥设区的市对区(县)级学校卫生监督工作进行指导、督查和年度考核评估；⑦根据教育行政部门或学校申请，开展本行政区域学校校舍新建、改建、扩建项目选址、设计及竣工验收的预防性卫生审查工作；⑧承担上级卫生行政部门交办

笔记

的学校卫生监督任务。

4. 省级和设区的市级卫生监督机构应当设立学校卫生监督科（处）室，承担学校卫生监督的具体工作；县级卫生监督机构应当指定科室承担学校卫生监督工作，明确专人承担学校卫生监督工作。

5. 建立健全卫生监督协管服务工作制度，在乡镇卫生院、社区卫生服务中心配备专（兼）职人员负责有关学校卫生监督协管服务工作，协助卫生监督机构定期开展学校卫生巡查，及时发现并报告问题及隐患；指导学校设立宣传栏，协助开展健康教育及相关培训。

五、学校卫生监督行政奖励与处罚

1. 监督情况的处理　县级以上卫生行政部门实施学校卫生监督后，应当及时将检查情况反馈被检查单位，针对问题及时出具卫生监督意见书，必要时通报当地教育行政部门，督促学校落实整改措施；对存在违法行为的，应当按照相关法律、法规和规章的规定，予以查处，并将查处结果通报当地教育行政部门。

县级以上卫生行政部门应当及时将辖区内学校卫生重大违法案件的查处情况逐级向上级卫生行政部门报告，并通报同级教育行政部门。对涉嫌犯罪的，及时移交当地公安机关或司法机关。

2. 行政奖励与处罚　学校卫生监督的特点是奖励与惩罚相结合。对违法者要依法给予行政处罚或追究相应的法律责任。同时，对做出成绩和有贡献者，应给予精神上的表扬和物质上的奖励。

《学校卫生工作条例》规定："对在学校卫生工作中成绩显著的单位或者个人，各级教育、卫生行政部门和学校应当给予表彰、奖励。"奖励既能鼓励有关学校、单位和个人更自觉地搞好学校卫生工作，同时，也在学校卫生工作中树立了学习的榜样。

拒绝或者妨碍学校卫生监督员依照《学校卫生工作条例》实施卫生监督的，由卫生行政部门对直接责任单位或者个人给予警告。情节严重的，可以建议教育行政部门给予行政处分或者处以 200 元以下的罚款。

第二节　学校预防性卫生监督

一、学校预防性卫生监督概念

学校预防性卫生监督（preventive health supervision of school）：根据教育行政部门或学校申请，卫生行政部门及其卫生监督机构依据法律、法规、规章对辖区内学校新建、改建、扩建校舍的选址、设计监督指导并参与竣工验收。审查或验收发现不符合相关要求的，及时提出整改意见，指导其采取有效措施，防止和消除不良环境对师生健康的影响。

二、学校预防性卫生监督内容及方法

(一) 监督内容

1. 申请　教育行政部门或学校向当地卫生行政部门提出申请,填写《建设项目卫生审查申请书》,按要求提交下列材料:

(1)学校的选址:包括水文地质、周边环境、污染及灾害发生情况等。

(2)设计图纸:地形图、总平面图、立面图、透视图、风玫瑰图及说明等。

(3)卫生专篇:包括设计依据、卫生问题、卫生措施、设施及预期效果等。

2. 选址、设计审查　按学校卫生相关法律、法规、规范和标准要求,对新建、改建、扩建校舍的选址、设计进行审查。

审查内容包括:学校选址情况;学校建筑总体布局;学生学习环境(教室采光、照明、通风、采暖、黑板、课桌椅设置、噪声),学生生活环境(学生食堂、学校饮用水设施设备、校内游泳馆、校内公共浴室、学生宿舍、学生图书阅览室、学生厕所、学校医疗机构或保健室)等是否符合要求,对不符合要求的出具《卫生监督意见书》,对符合要求的发放《建设项目设计审查认可书》。

3. 竣工验收　学校建设项目应按《建设项目设计审查认可书》要求施工,竣工后由卫生行政部门派监督员参加验收,符合要求的发放《建设项目竣工卫生验收认可书》,不符合要求的出具《卫生监督意见书》,提出整改意见。

4. 预防性卫生监督项目的具体要求

(1)校址选择卫生要求:①校址应选择在阳光充足、空气通畅、场地干燥、排水通畅、地势较高的地段,校内应有布置运动场地和提供设置基础市政设施的条件。②中小学校严禁建设在地震、地质塌裂、暗河、洪涝等自然灾害及人为风险高的地段和污染超标的地段。校园及校内建筑与污染源的距离应符合对各类污染源实施控制的国家现行有关标准的规定。③学校教学区的隔声环境质量应符合现行国家标准《民用建筑隔声设计规范》GB 50118—2010 的有关规定。学校主要教学用房设置窗户的外墙与铁路路轨的距离不应小于 300m,与高速路、地上轨道交通线或城市主干道的距离不应小于 80m。当距离不足时,应采取有效的隔声措施。学校周界外 25m 范围内已有邻里建筑处的噪声级不应超过现行国家标准《民用建筑隔声设计规范》GB 50118—2010 有关规定的限值。④中小学校建设应远离殡仪馆、医院的太平间、传染病院等建筑。与易燃易爆场所间的距离应符合现行国家标准《建筑设计防火规范》GB 50016—2006 的有关规定。⑤高压电线、长输天然气管道、输油管道严禁穿越或跨越学校校园;当在学校周边铺设时,安全防护距离及防护措施应符合相关规定。⑥城镇完全小学的服务半径宜为 500m,城镇初级中学的服务半径宜为 1000m;学校周边应有良好的交通条件,有条件时宜设置临时停车场地;学校的规划布局应与生源分布及周边交通相协调;与学校毗邻的城市主干道应设置适当的安全设施,以保障学生安全跨越。

(2)学校用地设计的卫生要求:中小学校用地应包括建筑用地、体育用地、绿化用地、道路及广场、停车场用地,有条件时宜预留发展用地。学校建筑用地应包括教学及教学辅助用房、行政办公和生活服务用房等全部建筑的用地;有住

笔记

宿生学校的建筑用地应包括宿舍的用地;建筑用地应计算至台阶、坡道及散水外缘;自行车库及机动车停车库用地;设备与设施用房的用地。中小学校的体育用地应包括体操项目及武术项目用地、田径项目用地、球类用地和场地间的专用甬路等。设400m环形跑道时,宜设8条直跑道。中小学校的绿化用地宜包括集中绿地、零星绿地、水面和供教学实践的种植园及小动物饲养园等。

(3)学校平面布局设计卫生要求:中小学校的总平面设计应包括总平面布置、竖向设计及管网综合设计。总平面布置应包括建筑布置、体育场地布置、绿地布置、道路及广场、停车场布置等。教学用房、教学辅助用房、行政管理用房、服务用房、运动场地、自然科学园地及生活区等应分区明确、布局合理、联系方便、互不干扰。

(4)教室组成与布置设计卫生要求:教室是教学的基地,学生大部分的时间活动在教室内,教室的环境功能与使用功能的优劣,直接关系到学生健康。

教室组成与合理布置的基本卫生要求:普通教室、课桌椅设置和黑板设计等应符合规定;实验室包括物理、化学、生物实验室的设计应符合相应的规定;自然、地理、美术、书法教室的设计均应符合有关规定;音乐、舞蹈、语言、微机教室等的设计亦应符合有关规定;风雨操场、图书阅览室等的设计应符合有关规定。

(5)行政和生活服务用房卫生要求:学校的行政办公用房如办公室、会议室、保健室、广播室的设计要符合有关规定。生活服务用房宜设厕所、淋浴室、饮水处、学生宿舍、教职工单身宿舍、食堂、自行车棚等;各种用房要符合相应规定。

(6)学校建筑设备卫生要求:各类用房面积指数、层数、净高和建筑结构(包括门窗等)的设计也应符合相应的规定。学校各种房间的采光、照明、取暖、通风,以及给排水设施应符合规定;学校的供、配电设计以及广播设计等应符合有关规定。

(二)监督方法

1. 查阅建设单位提交的相关材料,核实材料的真实性、完整性和准确性。

2. 查阅相关检测(评价)报告,核实建设项目符合卫生要求情况。

3. 指定2名以上卫生监督员进行现场审查,核实学校选址;建筑总体布局;教学环境(教室采光、照明、通风、采暖、黑板、课桌椅设置、噪声)、学生宿舍、厕所及校内游泳场所、公共浴室、医疗机构等符合相关卫生要求情况,以及核查建设单位提交材料与现场实际的吻合情况,并出具相关意见。

《学校卫生工作条例》规定

违反《学校卫生工作条例》规定,如学校在教学建筑、环境噪声、室内微小气候、采光、照明等环境质量以及黑板、课桌椅的设置不符合国家有关标准;学生厕所和洗手等设施不符合规定,不能为学生提供充足的符合卫生标准的饮用水的学校;体育场地和器材不符合卫生和安全要求,卫生行政部门应对直接责任单位或者个人给予警告并责令限期改进。情节严重的,可以同时建议教育行政部门给予行政处分。

笔记

第三节 学校经常性卫生监督

一、学校经常性卫生监督概念

学校经常性卫生监督(regular health supervision of school)是指卫生行政部门及其卫生监督机构依据法律、法规、规章对辖区内学校教学及生活环境、传染病防控、生活饮用水、内设医疗机构和保健室、公共场所等方面进行监督检查和指导,对违反卫生法律、法规的行为追究法律责任的一种行政管理活动。

开展经常性卫生监督工作是提高学校卫生管理水平,减少和控制突发公共卫生事件的重要措施,卫生监督部门在积极开展对学校的卫生监督工作的同时应建立违法情况通报制度,将检查发现的卫生问题及卫生隐患,向当地教育行政部门或学校上级主管单位进行通报,必要时通报当地政府。

二、学校经常性卫生监督内容及方法

(一)教学、生活环境卫生监督内容及方法

1. 教学、生活环境卫生监督内容

(1)教室人均面积、环境噪声、室内微小气候、采光、照明等环境卫生质量情况。

(2)黑板、课桌椅等教学设施的设置情况。

(3)学生宿舍、厕所等生活设施卫生情况。

2. 教学、生活环境卫生监督方法

(1)测量教室人均面积;检查教室受噪声干扰情况,核实噪声符合卫生标准情况;检查教室通风状况,测定教室内温度、二氧化碳浓度等,查阅室内空气质量检测报告,核实教室微小气候符合卫生标准情况;检查教室朝向、采光方向和照明设置,测定教室采光系数、窗地比、后(侧)墙反射比、课桌面平均照度和灯桌距离,核实教室采光、照明符合卫生标准情况。

(2)检查课桌椅配置及符合卫生标准情况;检查黑板表面,测量黑板尺寸、黑板下缘与讲台地面的垂直距离、黑板反射比,核实教室黑板符合卫生标准情况。

(3)检查学生厕所、洗手设施和寄宿制学校洗漱、洗澡等设施条件是否符合卫生要求,了解学生宿舍卫生管理制度落实情况,测量学生宿舍人均居住面积。

(二)传染病防控工作的卫生监督内容及方法

1. 传染病防控工作的卫生监督内容

(1)传染病防控制度建立及措施落实情况。

(2)学校依法履行传染病疫情报告职责情况。

(3)发生传染病后防控措施落实情况。

2. 传染病防控工作的卫生监督方法

(1)查阅学校传染病防控制度及应急预案等资料。

（2）查阅传染病疫情信息登记报告制度和记录等资料。

（3）查阅学生晨检记录、因病缺勤登记、病愈返校证明、疑似传染病病例及病因排查登记、学生健康体检和教师常规体检记录、新生入学预防接种证查验及补种记录、校内公共活动区域及物品定期清洗消毒记录等资料。

（4）对发生传染病病例的学校，查阅传染病病例登记及报告记录、被污染场所消毒处理记录、使用的消毒产品卫生许可批件等相关资料，核实学校传染病控制措施落实情况。

（三）生活饮用水卫生监督内容及方法

1. 生活饮用水卫生监督内容

（1）生活饮用水管理制度建立及措施落实情况。

（2）生活饮用水水质情况。

（3）学校内供水设施卫生许可、管理情况。

（4）供、管水人员持有效"健康合格证明"和"卫生培训合格证明"情况。

（5）学校索取涉水产品有效卫生许可批件情况。

（6）学校内供水水源防护情况。

2. 生活饮用水卫生监督方法

（1）查阅生活饮用水卫生管理制度及水污染应急预案。

（2）查阅水质卫生检测资料，检查学校饮用水供应方式，根据实际情况，开展现场水质检测或采样送检。

（3）查阅供水设施卫生许可证，供、管水人员"健康合格证明"和"卫生培训合格证明"。

（4）查阅供水设施设备清洗消毒记录。

（5）查阅涉水产品的卫生行政许可批件。

（6）检查学校内供水水源防护设施。

（四）学校内设医疗机构或保健室卫生监督内容及方法

1. 学校内设医疗机构或保健室卫生监督内容

（1）医疗机构或保健室设置及学校卫生工作开展情况。

（2）医疗机构持有效执业许可证、医护人员持有效执业资质证书情况。

（3）医疗机构传染病疫情报告、消毒隔离、医疗废物处置情况。

2. 学校内设医疗机构或保健室卫生监督方法

（1）检查医疗机构、保健室设置及功能分区，查阅中小学校卫生专业技术人员配置相关资料及卫生专业技术人员或保健教师接受学校卫生专业知识和急救知识技能培训记录以及相应的培训合格证书。

（2）查阅《医疗机构执业许可证》、医护人员执业资质证书，查阅开展学校卫生工作资料。

（3）查阅传染病疫情报告、疫情控制措施、消毒隔离等制度，检查执行情况，核实疫情报告管理部门和专职疫情报告人员及依法履行疫情报告与管理职责的情况；检查医疗废物的收集、运送、贮存、处置等环节，并查阅相关记录；查阅消毒剂的生产企业卫生许可证及消毒产品卫生许可批件复印件。

笔记

（五）学校内游泳场所的卫生监督内容及方法

1. 学校内游泳场所的卫生监督内容

（1）持有卫生许可证的情况，从业人员健康检查和培训考核情况。

（2）卫生管理制度落实及卫生管理人员配备情况。

（3）游泳场所水质净化、消毒情况。

（4）传染病和健康危害事故应急工作情况。

2. 学校内游泳场所卫生监督方法

（1）查阅公共场所卫生许可证及从业人员"健康合格证明"和"卫生培训合格证明"。

（2）查阅卫生管理制度，核实设立有卫生管理部门或者配备专（兼）职卫生管理人员情况。

（3）查阅水质净化、消毒、检测记录及近期水质检测报告，根据实际情况，开展现场检测或采样送检。

（4）检查清洗、消毒、保洁、盥洗等设施设备和公共卫生间卫生状况，查阅卫生设施设备维护制度和检查记录。

（5）查阅传染病和健康危害事故应急预案或者方案。

案例 21-1

某小学校供应不符合卫生标准饮用水案

2009 年 9 月，某县卫生局在全县开展生活饮用水专项检查，在该县某小学校检查时发现该小学校供应师生的生活饮用水无《卫生许可证》，所供水质经县疾控中心抽样检验，其浊度、锰、细菌总数、总大肠菌群均严重超标，检验结果是该水不能做生活饮用水使用。近两年来，该县卫生局曾多次向该校发出了《卫生监督意见书》，责令停止供应此水作为师生生活饮用水，但该校一直未整改，继续将此水供应给师生饮用，严重威胁师生身体健康。在此次专项检查中，卫生执法人员对该校负责人进行了调查询问，学校校长对无卫生许可证供应饮用水及水质检验不合格的事实予以承认。该县卫生局责令该学校立即改正其违法行为并罚款人民币 10 000 元。

（六）学校其他方面卫生监督

1. 学生用品　学生用品包括文具、娱乐器具和保健用品，卫生监督主要围绕其安全性、功效性两方面进行。学生使用的文具、娱乐器具、保健用品首先要保证安全。防止对使用者产生直接危害或间接危害，防止近期危害或远期危害。另外，学生使用的用品都应具有一定的功能，必须对其功效指标进行监督。

（1）对辖区内学生用品生产单位、销售单位进行卫生监督，实施分级管理。

（2）对学生用品卫生安全性进行监督，确保不会对学生产生直接和间接的危害。

（3）对学生用品的卫生质量进行抽检，是否符合相应卫生标准要求。

知识链接

学生使用的用品主要指有一定卫生质量指标要求的学生文具、娱乐器具、保健用品。尽管对学生用品的定义至今尚未统一，但在确定对哪些学生用品实行卫生监督时，至少要考虑以下两个特征：一是以学生（青少年）使用的用品为主，如眼镜及视力保健产品，视力表、各类教材、课桌椅、铅笔、粉笔、口腔保健用品等等。另一类是有卫生质量指标要求的产品；如眼镜片屈光度误差、光学中心位移量、散光轴向误差、隐形眼镜消毒液、保存液细菌含菌量、铅笔含铅量、含镉量、课桌椅各主要功能尺寸等等。

《学校卫生工作条例》规定：对提供学生使用的文具、娱乐器具、保健用品，不符合国家有关卫生标准的，由卫生行政部门对直接责任单位或者个人给予警告。情节严重的，可以会同工商行政部门没收其不符合国家有关卫生标准的物品，并处以非法所得两倍以下的罚款。

2. 学校健康教育和常见病防治监督　学校应当把健康教育纳入教学计划。普通中小学必须开设健康教育课，普通高等学校、中等专业学校、技工学校、农业中学、职业中学应当开设健康教育选修课或者讲座。学校应当开展学生健康咨询活动。学校应当建立学生健康管理制度。根据条件定期对学生进行体格检查，建立学生体质健康卡片，纳入学生档案。学校对体格检查中发现学生有器质性疾病的，应当配合学生家长做好转诊治疗。学校对残疾、体弱学生，应当加强医学照顾和心理卫生工作。

（1）监督检查学校健康教育开课率、健康教育师资上岗合格率、健康教育效果评价优良率等。

（2）监督检查近视眼患病率、蛔虫感染率、贫血患病率、龋患率、牙龈炎患病率、龋齿填充率、营养不良患病率、沙眼患病率等指标是否符合国家相关要求。

3. 学校食品安全监督　学校应当认真贯彻执行食品安全法律、法规，加强饮食卫生管理，办好学生膳食，加强营养指导等。学校食品安全应符合《中华人民共和国食品安全法》中的有关规定。监督食品卫生许可证、从业人员健康合格证、卫生知识培训证持有的情况；食品加工、供应、销售单位的卫生状况，食品贮存情况等。

三、学校卫生监督信息管理

1. 各级卫生行政部门应加强学校卫生监督监测信息系统建设，组织分析辖区学校卫生监督监测信息，为制定学校卫生相关政策提供依据。

2. 各级卫生监督机构应当设置专（兼）职人员负责辖区学校卫生监督信息采集、报告任务，通过全国卫生监督信息报告系统及时、准确上报监督检查相关信息，及时更新学校基本情况信息。

3. 各级卫生监督机构应当定期汇总分析学校卫生监督信息，报同级卫生行政部门和上级卫生监督机构，并抄送同级疾病预防控制机构。

笔记

四、学校突发公共卫生事件应对与监督

> **知识链接**
>
> 突发公共卫生事件（public health emergency）：是指突然发生，造成或者可能造成社会公众健康严重损害的重大传染病疫情、群体性不明原因疾病、重大食物和职业中毒以及其他严重影响公众健康的事件。

学校突发公共卫生事件应对是指卫生行政部门以及事件发生单位依照国家有关法律、法规、卫生标准，对发生在学校的突发公共卫生事件进行应急处理的过程。

1. 学校突发公共卫生事件应对与监督管理依据 《中华人民共和国突发事件应对法》《中华人民共和国食品安全法》《中华人民共和国传染病防治法》《中华人民共和国传染病防治法实施办法》《突发公共卫生事件应急条例》等法律法规和行政规章。

2. 学校突发公共卫生事件应对原则

（1）学校传染病疫情暴发应对原则：在接到卫生行政部门有关学校传染病暴发的疫情处理任务后，卫生监督机构应派人员依法对学校进行监督检查和调查取证。根据监督检查的情况，制作现场监督笔录，结合疫情防控的需要依法出具卫生监督意见书或卫生行政控制决定书，对涉嫌违反《中华人民共和国传染病防治法》《生活饮用水卫生监督管理办法》的依法立案调查。

（2）学校饮用水污染事件应对原则：在接到卫生行政部门有关学校饮用水污染事件处理任务后，卫生监督机构应派人员对学校进行监督检查和调查取证，依法对学校的饮用水卫生管理情况及供水设施、水源的卫生安全防护、水质净化消毒设施及运行情况、水处理剂和消毒剂的使用情况等影响水质卫生的因素进行现场监督检查，制作现场监督笔录。对被污染的水源、水质异常的学校饮用水，卫生监督员应及时报告卫生行政部门，依法责令停止使用；对因饮用水净化消毒或者卫生管理不规范导致水质不合格的，下达整改意见，水质检测合格后，方可恢复供水；对涉嫌违反《中华人民共和国传染病防治法》《生活饮用水卫生监督管理办法》的，依法立案调查。属于工业污染造成饮用水污染事故的，应及时报告卫生行政部门，移交环境保护行政主管部门。对涉嫌人为投毒的，应及时报告卫生行政部门，移交公安司法机关。

（3）预防接种或预防性服药的异常反应应对原则：在接到卫生行政部门有关学校预防接种或预防性服药的异常反应处理任务后，卫生监督机构应派人员对预防接种、预防性服药的组织实施单位、个人资质、接种的疫苗或预防性服药的品名、批号、生产厂家、学生的异常反应症状及程度进行调查了解，制作现场监督笔录并采取应急控制措施。对于引起异常反应原因的进一步调查，由药品监督管理行政部门或组织有关专家进行调查处理。

（4）学生群体心因性反应应对原则：在接到卫生行政部门有关学校学生群体

心因性反应处理任务后,卫生监督机构应派人员对事件的起因和经过进行调查,在排除确定的危害学生健康因素后,采取相应的对症处理,加强卫生知识宣传,解除学生的认识、理解误区,可建议学校开展心理咨询活动。

3. 学校突发公共卫生事件处理基本程序

(1)接报:在接到应急事件报告时,要询问报告人并做好记录。记录内容包括事件发生的时间、地点、主要症状、涉及学生人数,报告者姓名、单位、电话。并在学校卫生应急事件报告登记本上登记。

(2)报告:在接到应急事件报告后,以最快的方式和最短的时间,向分管领导及相关科室报告。报告内容为发生时间、地点、人数、症状、初步判断可能发生的原因。如领导有处理意见,要记录在应急事件报告登记本上。

(3)调查处理:遇有学校卫生应急事件发生,应立即派人到达现场进行调查核实、取证、采样,进行必要的现场保护,并根据有关处理原则,采取预防控制措施。

(4)总结评估:学校卫生应急事件处理结束,应及时总结。总结包括以下内容:题目、事件经过、调查及处理(包括行政处罚、采取的措施、取得的效果)和结论。

第四节　托幼机构卫生监督

托儿所和幼儿园(kindergartens and nurseries)是学龄前儿童生活和受教育的场所,其卫生保健工作是国家公共卫生的重要方面。为提高托幼机构卫生保健工作水平,预防和减少疾病发生,保障儿童身心健康,必须加强托儿所、幼儿园卫生保健监督管理工作。

一、托幼机构卫生监督概念

托幼机构卫生监督(health supervision of kindergartens and nurseries)是指县级以上地方人民政府卫生行政部门及其卫生监督机构依据国家法律、法规、规章和卫生标准,对托儿所、幼儿园等机构贯彻执行卫生法律法规的情况进行督促检查,对违反卫生法律法规的行为追究法律责任的一种行政管理活动。

二、托幼机构卫生监督法律依据

2010年3月1日经原卫生部审议通过《托儿所幼儿园卫生保健管理办法》,并经教育部同意,以中华人民共和国卫生部令和中华人民共和国教育部令形式发布,自2010年11月1日起施行。该办法适用于招收0~6岁儿童的各级各类托儿所、幼儿园,是托幼机构卫生保健管理最重要的法律依据。

与托幼机构卫生保健管理工作直接相关的卫生法律有《中华人民共和国母婴保健法》《中华人民共和国传染病防治法》《中华人民共和国食品安全法》《中华人民共和国药品管理法》《中华人民共和国执业医师法》等。

为使托幼机构卫生保健工作便于实施和落实,国家相关部门制定并发布了相关的法规及文件。如《托儿所幼儿园卫生保健工作规范》(原卫生部2012年5月9日颁布)、《消毒管理办法》《公共场所卫生管理条例》《食品卫生监督程序》、

笔记

《中华人民共和国母婴保健法实施办法》《中华人民共和国传染病防治法实施办法》《食物中毒事故处理办法》《卫生部贯彻 2011—2020 年中国妇女儿童发展纲要实施方案》《妇幼卫生工作条例》等。

三、托幼机构卫生监督内容

《托儿所幼儿园卫生保健管理办法》规定，县级以上各级人民政府卫生行政部门应当将托幼机构的卫生保健工作作为公共卫生服务的重要内容，加强监督和指导。具体监督内容包括托儿所幼儿园卫生保健管理、预防性和经常性卫生监督、卫生室的监督以及托幼机构卫生保健工作情况监督。

（一）托儿所幼儿园卫生保健管理

县级以上各级人民政府教育行政部门协助卫生行政部门检查指导托幼机构的卫生保健工作。县级以上妇幼保健机构负责对辖区内托幼机构卫生保健工作进行业务指导。业务指导的内容包括：膳食营养、体格锻炼、健康检查、卫生消毒、疾病预防等。疾病预防控制机构应当定期为托幼机构提供疾病预防控制咨询服务和指导。

各级教育行政部门应当将卫生保健工作质量纳入托幼机构的分级定类管理。托幼机构的法定代表人或者负责人是本机构卫生保健工作的第一责任人。托幼机构应当根据规模、接收儿童数量等设立相应的卫生室或者保健室，具体负责卫生保健工作。

（二）预防性和经常性卫生监督

新设立的托幼机构，招生前应当取得县级以上地方人民政府卫生行政部门指定的医疗卫生机构出具的符合《托儿所幼儿园卫生保健工作规范》的卫生评价报告。

卫生监督执法机构应当依法对托幼机构的饮用水卫生、传染病预防和控制等工作进行监督检查。托幼机构设有食堂提供餐饮服务的，应当按照《中华人民共和国食品安全法》《中华人民共和国食品安全法实施条例》以及有关规章的要求，认真落实各项食品安全要求。食品药品监督管理部门等负责餐饮服务监督管理的部门应当依法加强对托幼机构食品安全的指导与监督检查。

托幼机构的建筑、设施、设备、环境及提供的食品、饮用水等应当符合国家有关卫生标准、规范的要求。

托幼机构应当组织在岗工作人员每年进行 1 次健康检查；在岗人员患有传染性疾病的，应当立即离岗治疗，治愈后方可上岗工作。精神病患者、有精神病史者不得在托幼机构工作。

（三）托幼机构卫生室（保健室）的监督

卫生室应当符合医疗机构基本标准，取得卫生行政部门颁发的《医疗机构执业许可证》。保健室不得开展诊疗活动，其配置应当符合保健室设置基本要求。托幼机构应当聘用符合国家规定的卫生保健人员。卫生保健人员包括医师、护士和保健员。在卫生室工作的医师应当取得卫生行政部门颁发的《医师执业证书》，护士应当取得《护士执业证书》。在保健室工作的保健员应当具有高中以上学历,经过卫生保健专业知识培训,具有托幼机构卫生保健基础知识,掌握卫生消毒、传染病管理和营养膳食管理等技能。托幼机构聘用卫生保健人员应当按照收托 150 名儿童至少设 1 名专职卫生保健人员的比例配备卫生保健人员。收托 150 名以下儿童的,应当配备专职或者兼职卫生保健人员。

托幼机构卫生保健人员应当定期接受当地妇幼保健机构组织的卫生保健专业知识培训。托幼机构卫生保健人员应当对机构内的工作人员进行卫生知识宣传教育、疾病预防、卫生消毒、膳食营养、食品卫生、饮用水卫生等方面的具体指导。托幼机构工作人员上岗前必须经县级以上人民政府卫生行政部门指定的医疗卫生机构进行健康检查,取得《托幼机构工作人员健康合格证》后方可上岗。

(四)托幼机构卫生保健工作情况监督

托幼机构应当严格按照《托儿所幼儿园卫生保健工作规范》开展卫生保健工作。托幼机构卫生保健工作包括以下内容:

1. 根据儿童不同年龄特点,建立科学、合理的一日生活制度,培养儿童良好的卫生习惯。

2. 为儿童提供合理的营养膳食,科学制订食谱,保证膳食平衡。

3. 制订与儿童生理特点相适应的体格锻炼计划,根据儿童年龄特点开展游戏及体育活动,并保证儿童户外活动时间,增进儿童身心健康。

4. 建立健康检查制度,开展儿童定期健康检查工作,建立健康档案。坚持晨检及全日健康观察,做好常见病的预防,发现问题及时处理。

5. 严格执行卫生消毒制度,做好室内外环境及个人卫生。加强饮食卫生管理,保证食品安全。

6. 协助落实国家免疫规划,在儿童入托时应当查验其预防接种证,未按规定接种的儿童要告知其监护人,督促监护人带儿童到当地规定的接种单位补种。

7. 加强日常保育护理工作,对体弱儿进行专案管理。配合妇幼保健机构定期开展儿童眼、耳、口腔保健,开展儿童心理卫生保健。

8. 建立卫生安全管理制度,落实各项卫生安全防护工作,预防伤害事故的发生。

9. 制订健康教育计划,对儿童及其家长开展多种形式的健康教育活动。

10. 做好各项卫生保健工作信息的收集、汇总和报告工作。

11. 托幼机构应当在疾病预防控制机构指导下,做好传染病预防和控制管理工作。托幼机构发现传染病患儿应当及时按照法律、法规的规定进行报告,在疾病预防控制机构的指导下,对环境进行严格消毒处理。在传染病流行期间,托幼机构应当加强预防控制措施。托幼机构发现在园(所)的儿童患疑似传染病时应当及时通知其监护人离园(所)诊治。患传染病的患儿治愈后,凭医疗卫生机构出具的健康证明方可入园(所)。

儿童入托幼机构前应当经医疗卫生机构进行健康检查,合格后方可进入托幼机构。儿童离开托幼机构 3 个月以上应当进行健康检查后方可再次入托幼机构。医疗卫生机构应当按照规定的体检项目开展健康检查,不得违反规定擅自改变。

《托儿所幼儿园卫生保健管理办法》规定

托幼机构有下列情形之一的，由卫生行政部门责令限期改正，通报批评；逾期不改的，给予警告；情节严重的，由教育行政部门依法给予行政处罚：①未按要求设立保健室、卫生室或者配备卫生保健人员的；②聘用未进行健康检查或者健康检查不合格的工作人员的；③未定期组织工作人员健康检查的；④招收未经健康检查或健康检查不合格的儿童入托幼机构的；⑤未严格按照《托儿所幼儿园卫生保健工作规范》开展卫生保健工作的。

卫生行政部门应当及时将处理结果通报教育行政部门，教育行政部门将其作为托幼机构分级定类管理和质量评估的依据。

托幼机构未取得《医疗机构执业许可证》擅自设立卫生室，进行诊疗活动的，按照《医疗机构管理条例》的有关规定进行处罚。

托幼机构未按照规定履行卫生保健工作职责，造成传染病流行、食物中毒等突发公共卫生事件的，卫生行政部门、教育行政部门依据相关法律法规给予处罚。

县级以上医疗卫生机构未按照本办法规定履行职责，导致托幼机构发生突发公共卫生事件的，卫生行政部门依据相关法律法规给予处罚。

本 章 小 结

学校卫生监督是卫生行政部门及其卫生监督机构依据法律、法规、规章对辖区内学校的卫生工作进行检查指导，督促改进，并对违反相关法律法规规定的单位和个人依法追究其法律责任的卫生行政执法活动。主要内容包括预防性卫生监督和经常性卫生监督。学校预防性卫生监督主要包括对新建、改建、扩建的学校的选址、建筑设计审查和竣工验收。学校经常性卫生监督主要包括对学校传染病防治措施落实情况、饮用水卫生、学习与生活环境卫生、公共场所卫生、劳动卫生、医疗机构或保健室设置与人员配备情况等方面的监督检查和指导，对违反卫生法律、法规的行为追究相应的法律责任。学校突发公共卫生事件应对与监督主要包括学校传染病疫情暴发应对原则、学校饮用水污染事件应对原则、预防接种或预防性服药的异常反应应对原则和学生群体心因性反应应对原则以及学校突发公共卫生事件处理基本程序。托幼机构卫生监督内容包括托儿所幼儿园卫生保健管理、预防性和经常性卫生监督、卫生室的监督以及托幼机构卫生保健工作情况监督。

关键术语

学校卫生监督 school health supervision

笔记

学校预防性卫生监督　preventive health supervision of school

学校经常性卫生监督　regular health supervision of school

托儿所和幼儿园　kindergartens and nurseries

托幼机构卫生监督　health supervision of kindergartens and nurseries

讨论题

案例 21-1 中的违法事实有哪些？对其进行处罚的依据有哪些？执法中应收集哪些证据？

填充题

1. 学校卫生监督是一项_____的卫生监督工作，涉及的法律、法规、规章、规范和标准很多，其中 1990 年发布的_____作为我国学校卫生工作的第一部正式法规，是学校卫生监督工作开展的_____。

2. 学校突发公共卫生事件应对是指_____以及依照国家有关法律、法规、卫生标准，对发生在学校的突发公共卫生事件进行的过程。

选择题

1. 对学生用品的卫生监督主要围绕其哪两方面进行（　　）

A. 实用性、功效性　　　　　　　B. 安全性、功效性

C. 安全性、美观性　　　　　　　D. 实用性、功能性

2. 学校经常性卫生监督内容包括（　　）

A. 教学、生活环境、饮用水卫生监督

B. 传染病防控工作的卫生监督

C. 学校内设医疗机构及公共场所的监督

D. A+B+C

3.《托儿所幼儿园卫生保健管理办法》是托幼机构卫生保健管理最重要的法律依据。该办法适用于招收哪个年龄段儿童的各级各类托儿所、幼儿园（　　）

A. 1～6　　　　　　　　　　　　B. 0～6

C. 1～8　　　　　　　　　　　　D. 0～8

简答题

1. 什么是学校卫生监督？学校卫生监督管理部门有哪些？

2. 学校经常性卫生监督内容包括哪些？

3. 托幼机构卫生监督内容包括哪些？

（娄峰阁　齐齐哈尔医学院公共卫生学院）

笔记

公共场所卫生监督

通过本章的学习,你应该能够:

掌握 公共场所预防性卫生监督和经常性卫生监督主要内容。公共场所量化分级管理和禁烟制度内容。

熟悉 公共场所卫生管理的内容、公共场所基本卫生要求。

了解 公共场所概念和种类,违反公共场所相关法律规定的法律责任。

章前案例

2010 年 8 月 17 日,某市卫生监督所接到某宾馆一住客的投诉,称该宾馆所使用的被套、枕套、床单不洁并有异味,室内环境卫生较差。接到投诉后,市监督所两名卫生监督员对该宾馆进行监督检查。检查时,该宾馆正在营业中,床位 120 张,宾馆负责人当场无法提供《卫生许可证》,并了解到该宾馆于 2000 年 10 月开业后,一直未办理公共场所卫生许可证。检查还发现,该宾馆无卫生管理制度,室内卫生条件差,经检测空气中的二氧化碳、可吸入颗粒物均不合格。抽查 6 名客房部的从业人员,均未能提供有效健康证明。检查 10 位住宿旅客的床上用品,其中 8 位旅客所使用的被套、床单有不同程度的污渍并有异味。当场对清洗消毒后提供给顾客使用的毛巾、被单等物品进行监督采样,样品送至市疾病预防控制中心进行检测。卫生监督员制作了现场检查笔录和非产品样品采样记录。2010 年 8 月 24 日市疾病预防控制中心出具的检测报告单显示受检样品霉菌超标,检测结论为不合格。

2010 年 8 月 27 日,卫生监督员向宾馆负责人告知了检验结果,送达了检测报告单,并制作了询问笔录。调查中该宾馆负责人表示的确未办理卫生许可证,部分从业人员未进行健康体检,并对检验结果没有异议,承认卫生指标不合格的事实。市卫生局按照《公共场所卫生管理条例实施细则》规定,责令改正违法行为,并给予了相应的行政处罚。

第一节 概 述

公共场所卫生监督是我国卫生监督工作的重要组成部分。随着社会经济的发展,公共场所卫生在公共卫生领域中的位置日益凸显出来,并且随着人民物质文化生活水平的提高,公众对公共场所卫生质量的要求也越来越高。如果公共场所卫生监管不力,将对公众健康产生潜在危害。尤其是在传染病疫情发生时,公共场所卫生监督是确保人民群众身体健康和生命安全,保障正常社会生活秩序,维护社会和谐稳定的不可忽视的重要工作。

一、公共场所概念及种类

公共场所(public place)是指人群聚集,并供公众从事各种社会生活(学习、社交、娱乐、医疗、休息和旅游等)使用的一切有围护结构的公用建筑物、场所或设施的总称。它对公众来说是人工生活环境,对从业人员来说则是劳动环境。

公共场所是一类具有多种服务功能的公共建筑设施,按照不同的服务需求,有封闭式场所,如宾馆、饭店、剧场、舞厅、浴室、商场、理发店等,也有开放式的或露天的,如游泳池、露天电影院或广场、公园等。

按照《公共场所卫生管理条例》(Regulations on the Management of Public Places)(以下简称《条例》)的规定,公共场所包括供公众从事学习、社交、娱乐、医疗、休息和旅游等活动的 7 类 28 种场所。具体包括:①住宿与交际类场所 8 种:宾馆、饭店、旅店、招待所、车马店、咖啡馆、酒吧、茶座;②洗浴美容 3 种:公共浴池、理发店、美容店;③文化娱乐场所 5 种:影剧院、录像厅(室)、游艺厅(室)、舞厅、音乐厅;④体育游乐场所 3 种:体育场(馆)、游泳馆、公园;⑤文化交流场所 5 种:展览馆、博物馆、美术馆、图书馆;⑥购物场所 2 种:商场(店)、书店;⑦就诊与交通场所 3 种:候诊室、候车(机、船)室、公共交通工具(指飞机、轮船客舱、火车客运车厢及城市轨道交通、公共客运交通工具等)。

近二十多年来,由于我国经济和社会的快速发展,公共生活娱乐方式改变,上述的有的公共场所已逐渐趋于消失,如车马店、录像厅(室)等,但总的来说公共场所的种类不断增多,并向多功能综合性发展。除了上述 7 类 28 种外,银行和邮政营业厅、证券交易厅、会展中心、照相馆(婚纱影楼)、网吧、KTV 歌厅、按摩店、足浴室、棋牌室、保龄球馆、台球室、室内健身场所、老年人活动中心、殡仪馆、商城(集市)、娱乐城、儿童乐园、温泉度假村、高尔夫球场、旅游景点等也都属于公共场所。

此外,我国幅员辽阔,民族风俗习惯各异,社会经济发展水平参差不齐,即便是同一地区或城市,不同阶层人群的经济收入、消费需求、生活方式也差异很大,各种公共场所的档次也很悬殊,特色和品味各有不同。原卫生部为了解决当前的突出问题,及时修订了《公共场所卫生管理条例实施细则》(Rules for Implementation of the Regulations on Management of Public Places)(以下简称《细则》),2011 年 3 月 10 日发布。该实施细则规定:"公共场所卫生监督的具体范围由省、自治区、直辖市人民政府卫生行政部门公布。"据此,部分省、市卫生行政部门对 7 类 28 种公共场所的概念和涵盖范围作出了具体规定,部分省市已经正式发文,公共场所卫生监督的具体范围扩大到了足浴、网吧、婴儿游泳、棋牌室和健身场所等。

笔记

二、公共场所卫生监督概念及意义

公共场所卫生监督，是指卫生行政部门督促公共场所经营单位履行《条例》和《细则》规定的职责，检查其履行的情况和存在的问题。对发现的卫生问题，责令其制定改进措施，迅速贯彻落实。对违反《条例》和《细则》的行为，进行行政处罚。

由于公共场所的空间有限，在特定时间内接纳和聚集的人群数量比较大，人群停留的时间相对较短，流动交换速度比较快，人员的组成十分复杂，不仅文化教育水平不同，生活方式和生活习惯也有很大差异。所以公共场所的环境非常特殊，要接受多种因素的影响，通过群众活动把生物的、物理的、化学的等各种危险因素带入公共场所，影响公共场所的环境和卫生质量。

公共场所对于从业人员来讲，是工作环境即职业环境，对出入公共场所的中外顾客而言，是临时性社会活动环境和生活活动的环境。因此，公共场所是典型的生态环境。有利的生态环境可以不断促进公共场所环境质量的改善和卫生水平的提高，使生活在其中的人员感到方便、舒适和卫生。但不利的生态效应是产生大量的废弃物和污染的空气。其中有的对环境造成污染，有的能够对人体健康造成影响，对工作生活在其中的从业人员和顾客的健康均构成潜在威胁。

另外公共场所的卫生状况和场所室内外环境的卫生质量，是社会进步和文明程度的反映，也是一个城市、一个地区、一个民族物质文明和精神文明发展水平的重要标志。提高和改善公共场所的卫生质量，也将产生明显的社会效益和经济效益。

公共场所卫生学特点及基本卫生要求

从卫生学角度看，公共场所卫生具有人群密集、流动性大、健康与非健康个体混杂、设备和物品重复使用等特点。

公共场所基本卫生要求：

（1）良好的环境：地理位置要好，周围绿化美观大方，空气清洁新鲜，并有良好的采光和照明；场所布置典雅、颜色协调，使人感到精神愉快、心旷神怡；建筑物应美观大方，地面、墙壁、天花板、门窗等应使用便于清洗保洁、无毒无害的材料，以保证室内清洁卫生。

（2）良好的微小气候：公共场所适宜的微小气候是通过合理的通风、防暑降温、供暖防寒和正常的采光照明措施而获得。由于各类公共场所性质不同，设备条件和服务功能各异，所处地理位置也有极大差异，所以必须根据具体情况，适当调节室内的温度、湿度、风速，以保证适宜的微小气候。

（3）良好的空气质量：公共场所大多具有维护结构，有的密闭性较强，因而保持良好的空气质量非常重要。空气中的新风量、二氧化碳、一氧化碳、可吸入颗粒物、细菌总数、甲醛等浓度都要符合相应公共场所卫生标准的要求，集中空调通风系统运转正常，符合相关卫生规范和规定。

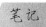
笔记

（4）器具、用具清洁卫生，各种卫生设施运转正常：旅店业、洗浴业、理发美容业等多种公共场所都要备足餐具、茶具、浴巾、面巾、床上用品、拖鞋等各种公共用品，由于这些用品反复使用，难免带有病原微生物。从业人员必须随时保证这些用品的清洁卫生。另外要保证各种卫生设施使用正常，经常维护和检测。

（5）从业人员必须身体健康并具备基本卫生知识：为防止交叉感染传播疾病，要求从业人员进行就业前体检和定期体检。并要在上岗前和工作中经过必要的卫生知识培训，必须衣着整齐，注意个人卫生。

三、公共场所卫生监督法律依据

我国公共场所卫生监督现行的主要法律依据是《公共场所卫生管理条例》，该条例是针对公共场所的卫生监督管理工作专门制定的，包括了公共场所的卫生管理、卫生监督和相关的法律责任等一系列的内容。国务院于1987年4月1日颁布了《公共场所卫生管理条例》，随后原卫生部在同一年颁布了《公共场所卫生管理条例实施细则》，以后又于1991年进行修订，2011年3月10日，原卫生部再次修订了《公共场所卫生管理条例实施细则》，并于同年5月1日实施。此外，1987年原卫生部制定了《公共场所卫生监督监测要点》和《公共场所从业人员培训大纲》，1988年制定了《旅店业卫生标准》等11项公共场所国家卫生标准，1996年重新修订了公共场所的相关标准。为了加强公共场所集中空调通风系统卫生管理，原卫生部制定了《公共场所集中空调通风系统卫生管理办法》，2006年3月1日起实施。为了进一步加强住宿业、沐浴业和美容美发业的卫生管理，规范经营行为，提高卫生管理水平，2007年6月25日原卫生部、商务部组织颁布了《住宿业卫生规范》、《沐浴场所卫生规范》和《美容美发场所卫生规范》，目前，根据社会发展的需要，公共场所的卫生标准也正在进行新一轮的修订中。

四、公共场所卫生监督部门及法律责任

根据《条例》及《细则》的规定，国家卫生行政部门主管全国公共场所卫生监督管理工作。负责具体卫生监督工作的主体包括：①县级以上地方各级人民政府卫生行政部门，具体负责本行政区域的公共场所卫生监督管理工作；②出入境检验检疫机构，具体负责国境口岸及出入境交通工具的卫生监督管理工作；③铁路部门所属的卫生主管部门，具体负责对管辖范围内的车站、等候室、铁路客车以及主要为本系统职工服务的公共场所的卫生监督管理工作。

县级以上地方各级人民政府卫生行政部门应当根据公共场所卫生监督管理需要，建立健全公共场所卫生监督队伍和公共场所卫生监测体系，制定公共场所卫生监督计划并组织实施。

县级以上人民政府卫生行政部门及其工作人员玩忽职守、滥用职权、收取贿

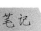
笔记

略的,将由有关部门对单位负责人、直接负责的主管人员和其他责任人员依法给予行政处分。构成犯罪的,依法追究刑事责任。

第二节 公共场所卫生管理

一、公共场所卫生管理概念

公共场所卫生管理是指公共场所经营者依照国家有关卫生法律法规的规定,对公共场所进行预防疾病、保障公众健康的卫生管理工作。经营者的卫生管理是国家法律法规赋予的法定义务,同时也是公共场所日常经营者管理的重要组成部分。卫生状况的好坏,也反映了一个场所的整体经营管理水平。

2011年原卫生部颁布的《公共场所卫生管理条例实施细则》在卫生管理方面明确规定公共场所的法定代表人或者负责人是其经营场所卫生安全的第一责任人,并在卫生管理的主体和内容、法律责任的内容和处罚尺度等方面做了详细规定。

二、公共场所卫生管理内容

1. 卫生管理责任制度 公共场所的卫生施行责任制管理,公共场所的法定代表人或者负责人是其经营场所卫生安全的第一责任人。通过明确责任人,有利于将卫生管理落到实处。

公共场所经营企业还须配备专职或兼职卫生管理人员,负责本公共场所的具体卫生工作,包括常规卫生检查,监督应急预案的落实情况,空气、微小气候、水、采光、照明、噪声、顾客用具的定期检测,并有权针对发现的问题提出整改意见。

2. 卫生管理制度和卫生管理档案 各类公共场所要从保护群众的身体健康出发,成立卫生管理机构(组织),建立健全卫生管理制度,提出做好卫生工作的具体要求,把卫生服务纳入整个服务工作的考核内容中,促使单位全面达到《公共场所卫生标准》规定的各项卫生要求。

卫生管理档案应设置专人管理,管理者承担监督档案制作、整理及保存卫生档案的任务。为保证档案条理分明,《实施细则》要求档案应分类记录。制作完成的卫生档案,其保存期限至少2年。

为确保卫生管理档案的建立,有些地区将卫生档案作为卫生许可的必审项目,在公共场所卫生许可证的颁发、换证过程中严格审查。

卫生管理档案应包括以下内容:①卫生管理部门、人员设置情况及卫生管理制度;②空气、微小气候(湿度、温度、风速)、水质、采光、照明、噪声的检测情况;③顾客用品用具的清洗、消毒、更换及检测情况;④卫生设施的使用、维护、检查情况;⑤集中空调通风系统的清洗、消毒情况;⑥安排从业人员健康检查情况和培训考核情况;⑦公共卫生用品进货索证管理情况;⑧公共场所危害健康事故应急预案或者方案;⑨省自治区直辖市卫生行政部门要求记录的其他情况。

卫生档案分类

一般来说,卫生档案可以按照以下类别分类整理、记录:①证照资料类,如卫生许可证(复印件)、营业执照(复印件)、从业人员健康合格证明和卫生知识培训合格证明;②卫生管理制度及检查类,如从业人员健康检查、卫生知识培训考核及个人卫生制度,公共用品用具清洗、消毒、保洁制度,卫生检查奖惩考核管理制度,环境卫生清扫保洁及通风系统清扫制度,公共场所健康危害事故与传染病报告制度;③岗位职责类,如卫生管理人员与从业人员岗位职责;④卫生管理组织类,如住宿场所应成立卫生管理领导小组,并设置卫生管理部门或配备专(兼)职卫生管理员;⑤卫生操作规程类,如住宿场所经营者应制订各类公共用品用具采购、清洗、消毒、储藏以及设备设施运行维护等操作规程;⑥资料类,如消毒产品、化妆品等健康相关产品卫生许可批件或备案文件(复印件)、产品检验报告等;⑦有关记录,包括场所自身检查与检测记录,公共用品用具清洗、消毒记录,床上用品更换记录、培训考核记录,公共用品用具采购、验收记录,从业人员调离直接为顾客服务岗位记录,集中空调通风系统清洗消毒记录,投诉处理记录等;⑧卫生监督、检测资料类,如卫生监督执法机构出具的各类检查文书,文件,下发相关资料,具体的卫生检测报告等;⑨其他资料类,包括预防性建筑设计审核文件,集中空调通风系统竣工图纸,消毒设施设置情况等。

3. 宣传培训　为预防疾病,保障公众健康,公共场所的经营者有义务开展卫生知识宣传。宣传形式可以灵活多样,宣传对象可以是社会公众,也可以是特定公共场所的顾客。

公共场所经营者应当建立卫生培训制度,组织从业人员学习相关卫生法律知识和公共场所卫生知识,并进行考核。对考核不合格的,经营者不得安排其上岗。

4. 健康检查　公共场所经营者应当组织从业人员每年进行健康检查,从业人员在取得有效健康合格证明后方可上岗。

患有痢疾、伤寒、甲型病毒性肝炎、戊型病毒性肝炎等消化道传染病的人员,以及患有活动性肺结核、化脓性或者渗出性皮肤病等疾病的人员,治愈前不得从事直接为顾客服务的工作。

5. 设施设备　公共场所经营者应当根据经营规模、项目设置清洗、消毒、保洁、盥洗等设施设备,还应当配备安全、有效的预防控制蚊、蝇、蟑螂、鼠和其他病媒生物的设施设备及废弃物存放专用设施设备。

公共场所经营者应当根据经营规模、项目设置公共卫生间,公共卫生间应当有单独通风排气设施,保持清洁无异味。

公共场所经营者应当做好集中空调通风系统的卫生管理工作,建立健全集中空调通风系统的卫生管理制度,定期开展检查、检测和维护,并建立专门档案采取措施,保证本场所集中空调通风系统符合《公共场所集中空调通风系统卫生规范》和有关卫生标准的要求。

公共场所经营者应当建立卫生设施设备维护制度,定期检查卫生设施设备,确保其正常运行,不得擅自拆除、改造或者挪作他用。

6. 禁烟制度 1979 年,经中华人民共和国国务院批准,由原卫生部、财政部、农业部、轻工部发出《关于宣传吸烟有害与控制吸烟的通知》,倡导控烟工作,并相继颁布了一系列控烟的法规和条例,《烟草专卖法》《未成年人保护法》《广告法》《预防未成年人犯罪法》等法律法规中,都有控烟、限制烟草广告和禁止青少年吸烟的条款。2003 年 5 月,在第 56 届世界卫生大会上,世界卫生组织的 192 个成员国一致通过了第一个限制烟草的全球性条约——《烟草控制框架公约》,呼吁所有国家尽可能广泛的国际合作控制烟草的广泛流行。2003 年 11 月 10 日,中国政府签署了《烟草控制框架公约》。

1991 年《实施细则》规定,以下场所室内禁止吸烟:影剧院、录像厅、音乐厅、舞厅、音乐茶座、游艺厅、图书馆、博物馆、美术馆、商场(店)、书店、医院候诊室、公共交通等候室;铁路客车、航运客轮、客机不吸烟客室(舱)内禁止吸烟。2011 年,新修订的《实施细则》再次扩大禁止、限制吸烟的范围,且规定了经营者的劝阻义务。但遗憾的是,对于违反禁止、控制吸烟制度的经营者和吸烟者,《实施细则》仍然没有规定罚则。

(1)禁止吸烟场所:室内公共场所全面禁止吸烟,包括不得设置吸烟区。

(2)控制吸烟场所:室外公共场所应设置吸烟区,吸烟区外禁止吸烟,另外,室外公共场所的吸烟区不得位于行人必经的通道上。

(3)经营者的控烟义务:公共场所的经营者有义务设置醒目的禁止吸烟警语和标志,以提醒消费者吸烟的危害;经营者不得设置自动售烟机,以切断部分消费者方便获取烟草的渠道;经营者有义务开展吸烟危害健康的宣传活动;经营者有义务配备专(兼)职人员对吸烟者进行劝阻。

7. 定期检测 公共场所的空气、微小气候、水质、采光、照明、噪声、顾客用品用具等均有明确的卫生标准,合格与否需借助仪器检测才能确定。

(1)检测主体:《实施细则》规定,经营者负有定期检测义务。不具备检测条件的,须委托具有检测资质的机构检测,具备检测条件的经营者,可自行检测。

(2)检测结果:检测结果记入卫生管理档案,且应在醒目位置如实公示。检测结果不合格的,还应及时整改。

(3)检测时间:经营者应根据具体情况,确定检测的间隔时间,但每年不得少于一次。在申请、更换卫生许可证时,须出具合格的卫生检测报告。

8. 危害事故预防和处理 公共场所危害健康事故(health accident in public place)是指公共场所内发生的传染病疫情或者因空气质量、水质不符合卫生标准、用品用具或者设施受到污染导致的危害公众健康事故。由于公共场所危害事故威胁到公众的生命、健康,一旦发生,后果严重,如何预防,为卫生监督工作的重点。

为了预防危害事故的发生,经营者有如下义务:①制订预案:公共场所经营者应当制订公共场所危害健康事故应急预案;②消除隐患:定期检查公共场所

478

各项卫生制度、措施的落实情况，及时消除危害公众健康的隐患；③及时处置：公共场所发生危害健康事故的，经营者应当立即处置，防止危害扩大；④按规定报告：发生危害健康事故的，经营者应及时向县级人民政府卫生行政部门报告。任何单位或者个人对危害健康事故不得隐瞒、缓报、谎报或者授意他人隐瞒、缓报、谎报。

当空气传播性疾病在本地区暴发流行时，公共场所经营者应当按照卫生行政部门的要求启动预防空气传播性疾病的应急预案。符合下列要求的集中空调通风系统方可继续运行：①采用全新风方式运行的；②装有空气净化消毒装置，并保证该装置有效运行的；③风机盘管加新风的空调系统，能确保各房间独立通风的。对不符合上述要求的集中空调通风系统应当立即停用，进行卫生学评价，并依照卫生学评价报告采取继续停用、部分运行或其他通风方式等措施。

当空气传播性疾病在本地区暴发流行时，公共场所经营者应当每周对运行的集中空调通风系统下列设备或部件进行清洗、消毒或者更换：①开放式冷却塔；②过滤网、过滤器、净化器、风口；③空气处理机组；④表冷器、加热（湿）器、冷凝水盘等。空调系统的冷凝水和冷却水以及更换下来的部件在处置前应进行消毒处理。

集中空调通风系统导致或者可能导致空气传播性疾病时，公共场所经营者应当及时关闭所涉及区域的集中空调通风系统，并按照当地疾病预防控制机构的要求对公共场所及其集中空调通风系统进行消毒处理。消毒处理的集中空调通风系统，经卫生学评价合格后方可重新启用。

第三节　公共场所预防性卫生监督

一、公共场所预防性卫生监督概念

公共场所预防性卫生监督是指县级以上地方人民政府卫生行政部门对公共场所的建筑项目（包括新建、扩建和改建项目）的选址、设计、竣工验收实施卫生监督的过程。

公共场所进行新建、改建、扩建的，应当符合有关卫生标准和要求，经营者应当按照有关规定办理预防性卫生审查手续。预防性卫生审查程序和具体要求由省、自治区、直辖市人民政府卫生行政部门制定。凡受周围不良环境影响或有职业危害以及对周围人群健康有不良影响的大型公共场所建设项目，必须执行建设项目卫生评价报告制度。

公共场所预防性卫生监督的目的是通过对建设项目进行预防性卫生监督，把可能影响人体健康的环境因素和可能的卫生问题，消除或控制在选址、设计和施工的过程中。也就是使公共场所建成投入使用后，不至于发生局部危害或污染外界环境，不至于对人体健康产生直接或间接的危害，并具有预防和控制疾病，保护和增进健康的功能。

二、公共场所预防性卫生监督内容

公共场所预防性卫生监督工作是与建设项目的建设进程相对应的。建设项目的建设进程包括选址、设计、施工三大环节,预防性卫生监督的工作就贯穿在选址、设计、施工、竣工验收等阶段之中。

(一)选址阶段的监督

公共场所的选址十分重要,一旦选址不当,不仅造成重大的经济损失,而且还带来一系列的卫生问题。对公共场所的选址进行卫生审查,应遵循以下卫生学原则:

1. 是否符合城市的总体规划和功能分区的要求。

2. 所选择的地址尽可能符合下述要求:地势高而不潮湿,地下水位低,土壤清洁,空气清新,通风日照良好,水源不受污染,交通方便。

3. 附近无污染源(产生烟气、毒气、臭气、噪声源等工业企业),有污染源时地址是否选择在上风向。

4. 是否符合布局合理的要求。可根据公共场所的性质、服务功能和卫生标准的要求进行布局。如住宿与交际场所,应选择交通方便,环境相对安静的地段;文化娱乐与文化交流场所,应建于交通方便的城市发展的中心区,同时接近居民区,远离工业污染源;体育场所应结合城市远景规划,选在城郊远离工业污染源的地段,并应交通方便;公共交通等候室,占地面积要求宽阔,便于车流、人流出入通畅和绿化、停车的场地;商场、书店、理发店和美容店、公共浴池等,应选择接近居民区和交通方便的地段。

(二)设计阶段的监督

建筑项目设计阶段包括可行性研究、初步设计、施工设计三个阶段。重点内容包括:建设项目功能、规模、容量;项目建成后是否会产生环境污染、污染强度、污染物的性质、对周围人群健康影响多大,有否防范措施;从业人员是否有职业危害,主要危害因素是什么,有否防范措施等。

1. 平面布置的基本要求 平面布置与公共场所的性质有密切关系,应做到布局和工艺流程合理,容量应与服务半径相适应,避免拥挤和人群过密频繁接触。布局上应有利于微小气候的调节,具有夏可防暑热、冬可防风寒的效果。同时还要考虑有利于维持环境卫生和预防传染病的传播。

2. 内部结构的基本要求 公共场所的内部结构应以满足卫生学要求为前提,以有利于群众健康为目的。一般的公共场所,人群聚集,使用时间集中,污染机会多。所以,在建筑物的进深、净高、采光、照明、通风和基本卫生设施等方面,应根据场所性质充分满足卫生标准的要求。

3. 装修的基本要求 公共场所内部装修应选用绿色环保的材料,并且耐用、表面光滑、易于清洁,严格执行国家《室内装饰装修材料有害物质限量》标准。加强通风换气,以便有效地及时排出有害物质。开业前进行监测,应达到《室内空气质量标准》。

该阶段的预防性卫生监督工作方式,主要是审阅卫生专篇(建设项目卫生评价报告书或者有关卫生防护措施说明文字),审阅设计图纸(布局、流程、卫生防

笔记

护措施和设施等），核算设计参数是否满足卫生要求。经综合分析后，提出审核评价意见（对设计不合理之处提出修改意见）。

（三）施工阶段的监督

施工阶段的预防性卫生监督，主要是监督"同时施工"和"按图施工"的贯彻落实。主要的工作形式是施工现场检查。重点注意两个问题：一是建设单位因资金紧缺，暂缓卫生防护设施施工建设；二是建设单位擅自变更已经审批认可的设计图纸进行施工。

（四）竣工验收阶段的监督

竣工验收是预防性卫生监督工作的最后一个步骤。验收合格后，卫生监督工作即转入经常性卫生监督。这个阶段基本卫生设施已成定局，可初步评价工程的卫生状况。发现问题尚有时间整改，应特别注意卫生防护设施的完善和施工质量。重点验收以下方面：①宾馆旅店的功能间（床上用品存放间、专用消毒间和卫生洁具存放间）的建设与配置情况；②宾馆旅店的洗衣房面积和流程布局的设置是否合理；③厕所、盥洗间等卫生设备的建设与配置情况；④地面、墙面及棚顶装修是否符合卫生要求；⑤给排水设施、二次供水设施和防积水地面坡度的施工情况；⑥通风排气系统，特别是新风机房和排气管井的情况；⑦大型机械的防振地台和消音设施的建设情况；⑧使用的装饰材料是否无毒无害，符合卫生要求。

（五）公共场所卫生检测或者评价报告

一般由第三方出具卫生检测或者评价报告，内容包括：可能存在的卫生问题，拟采取的措施，预期效果或者现场检测结果、分析评价等。新建、改建和扩建的集中空调通风系统应当进行预防空气传播性疾病的卫生学评价，评价合格后方可投入运行。

三、公共场所许可制度

国家对公共场所实行卫生许可证管理。公共场所经营者应当按照规定向县级以上地方人民政府卫生行政部门申请卫生许可证。未取得卫生许可证的，不得营业。

公共场所卫生监督的具体范围由省、自治区、直辖市人民政府卫生行政部门公布。

（一）提交资料

1. 卫生许可证申请表。

2. 法定代表人或者负责人身份证明。

3. 公共场所地址方位示意图、平面图和卫生设施平面布局图。

4. 公共场所卫生检测或者评价报告。

5. 公共场所卫生管理制度。

6. 使用集中空调通风系统的，还应当提供集中空调通风系统卫生检测或者评价报告。

7. 省、自治区、直辖市卫生行政部门要求提供的其他材料。

（二）许可程序

县级以上地方人民政府卫生行政部门应当自受理公共场所卫生许可申请之

日起 20 日内，对申报资料进行审查，对现场进行审核，符合规定条件的，作出准予公共场所卫生许可的决定；对不符合规定条件的，作出不予行政许可的决定并书面说明理由。

公共场所卫生许可证应当载明编号、单位名称、法定代表人或者负责人、经营项目、经营场所地址、发证机关、发证时间、有效期限。

（三）许可证有效期

公共场所卫生许可证有效期限为四年，每两年复核一次。公共场所卫生许可证应当在经营场所醒目位置公示。

（四）许可变更、延续与重新申请

公共场所经营者变更单位名称、法定代表人或者负责人的，应当向原发证卫生行政部门办理变更手续。公共场所经营者需要延续卫生许可证的，应当在卫生许可证有效期届满 30 日前，向原发证卫生行政部门提出申请。公共场所经营者变更经营项目、经营场所地址的，应当向县级以上地方人民政府卫生行政部门重新申请卫生许可证。

《公共场所卫生管理条例实施细则》规定

对未依法取得公共场所卫生许可证擅自营业的，由县级以上地方人民政府卫生行政部门责令限期改正，给予警告，并处以五百元以上五千元以下罚款；有下列情形之一的，处以五千元以上三万元以下罚款：

1. 擅自营业曾受过卫生行政部门处罚的。

2. 擅自营业时间在三个月以上的。

3. 以涂改、转让、倒卖、伪造的卫生许可证擅自营业的。对涂改、转让、倒卖有效卫生许可证的，由原发证的卫生行政部门予以注销。

公共场所经营者有下列情形之一的，由县级以上地方人民政府卫生行政部门责令限期改正，给予警告，并可处以二千元以下罚款；逾期不改正，造成公共场所卫生质量不符合卫生标准和要求的，处以二千元以上二万元以下罚款；情节严重的，可以依法责令停业整顿，直至吊销卫生许可证：

1. 未按照规定对公共场所的空气、微小气候、水质、采光、照明、噪声、顾客用品用具等进行卫生检测的。

2. 未按照规定对顾客用品用具进行清洗、消毒、保洁，或者重复使用一次性用品用具的。

第四节　公共场所经常性卫生监督

一、公共场所经常性卫生监督概念

公共场所经常性卫生监督是指卫生监督机构及其卫生监督员对公共场所卫

笔记

生状况进行定期或不定期的卫生监测、卫生检查、卫生技术指导、卫生行政处罚等工作的总称。

《公共场所卫生管理条例实施细则》规定，县级以上地方人民政府卫生行政部门对公共场所进行监督检查，应当依据有关卫生标准和要求，采取现场卫生监测、采样、查阅和复制文件、询问等方法，有关单位和个人不得拒绝或者隐瞒；县级以上人民政府卫生行政部门应当加强公共场所卫生监督抽检，并将抽检结果向社会公布。

公共场所经常性卫生监督的目的是及时发现存在的卫生问题，对不符合卫生要求的及时给予卫生技术指导，提出具体改进意见，督促其采取有效的措施，迅速改善；对拒不整改或有违法行为的单位和个人，依照相关规定给予行政处罚。

二、公共场所经常性卫生监督内容

（一）公共场所卫生许可证的监督

"卫生许可证"是公共场所经营单位获得卫生行政部门行政许可的凭证。在卫生监督过程中，要检查公共场所经营单位是否具有"卫生许可证"，许可证是否在有效期内，经营场所、内容、法人代表或负责人是否进行了变更等。

（二）对各项卫生要求、卫生设施的监督

（1）环境卫生要求：室内外环境、光线、噪声等。

（2）室内微小气候监督：空气质量、温度、湿度、通风、采光、照明。

（3）生活饮用水（含二次供水）的监督。

（4）公共场所集中空调通风系统的监督：集中空调通风系统应当保持清洁、无致病微生物污染，并要求定期清洗：①开放式冷却塔每年清洗不少于一次；②空气过滤网、过滤器和净化器等每六个月检查或更换一次；③空气处理机组、表冷器、加热（湿）器、冷凝水盘等每年清洗一次；④风管系统的清洗应当符合集中空调通风系统清洗规范。

（5）公共用品，如，茶具、餐具、布料制品（大、小围巾、毛巾等）、生活用品（拖鞋、洗脸盆、洗脚盆等）、网吧的键盘、鼠标等清洗、消毒。

（6）公共场所为顾客提供饮食、水果的制作间布局、设计的卫生要求及从业人员操作规范的监督。

（7）卫生间、吸烟室、饮水处等监督。

（8）理发工具的清洗消毒，头皮皮肤病患者的专用理发工具配置及消毒。

（9）健康相关产品的监督：宾馆、旅店为顾客提供的化妆品、卫生用品的监督。

（10）公共场所为顾客提供的食品、饮料、瓶装水等的卫生监督。

案例 22-1

某宾馆集中空调通风系统抽检不合格案

2011 年 7 月 7 日某市卫生局卫生监督人员会同该市疾病预防控制中心采样

技术人员对某酒店的集中空调通风系统（客房 2502 房间、25 楼过道）进行了现场随机抽检。2011 年 8 月 5 日市卫生监督机构收到市疾病预防控制中心检测报告，检验结果为该酒店集中空调通风系统风管内表面细菌总数、真菌总数两项指标超标。

该市卫生局认为：案件违法主体明确，当事人的违法事实清楚，证据确凿，综合当事人的违法事实和违法情节，该酒店使用的集中空调通风系统卫生指标不符合国家卫生规范，行为违反了国家相关规定，责令其立即改整，并予以警告和罚款 1500 元的行政处罚。

（三）开展公共场所健康危害因素监测

县级以上人民政府卫生行政部门应当组织对危害公共场所的健康因素进行监测、分析，为制定法律法规、卫生标准和实施监督管理提供科学依据。

县级以上疾病预防控制机构应当承担卫生行政部门下达的公共场所健康危害因素监测任务。主要监测项目见表 22-1。

表 22-1 公共场所主要监测项目

各类场所	检测项目
旅店业	CO_2、CO、甲醛、可吸入颗粒物、空气细菌总数、噪声、新风量、台面照度、卧具、茶具等
文化娱乐场所	CO_2、CO、甲醛、可吸入颗粒物、空气细菌总数、动态噪声、新风量等
公共浴池	室温、水温、CO_2、CO、照度、池水浊度、用具的消毒等
理发、美容店	CO_2、CO、甲醛、可吸入颗粒物、氨、空气细菌总数、用具的消毒等
游泳场所	池水浊度、水温、pH、游离性余氯、尿素、池水中细菌总数及大肠菌群、有毒物质、漂浮物质、空气细菌总数、CO_2、池水净化消毒等
体育馆	微小气候、甲醛、CO_2、可吸入颗粒物、空气细菌总数、照度等
图书馆、博物馆等	CO_2、甲醛、可吸入颗粒物、空气细菌总数、噪声、照度、微小气候等
商场（店）、书店	CO_2、CO、甲醛、可吸入颗粒物、噪声、照度、微小气候等
医院候诊室	微小气候、CO_2、CO、甲醛、可吸入颗粒物、空气细菌总数、噪声、照度等
交通等候室	微小气候、CO_2、CO、甲醛、可吸入颗粒物、空气细菌总数、噪声、照度、通风量等
交通工具	微小气候、CO_2、CO、甲醛、可吸入颗粒物、空气细菌总数、噪声、照度、新风量、饮水水质、卧具、病媒昆虫等

（四）量化分级管理制度

公共场所量化分级管理制度适用于已获得卫生许可证的公共场所的日常卫生监督检查。量化分级管理是将公共场所卫生监督管理模式向风险度管理转变的一种方式，几乎涵盖了经营者应履行法定义务的方方面面。同时，通过建立公共场所卫生信誉度评价体系，向社会提供公共场所卫生信誉度等级信息。

笔记

（1）评价标准：根据卫生法律、法规和规范，确定评价内容、项目、分值等，原卫生部制定的量化分级指南有四个，《住宿业卫生监督量化分级评分表》《游泳场所卫生监督量化分级评分表》《沐浴场所卫生监督量化分级评分表》和《美容美发场所卫生监督量化分级评分表》。各地可以根据自身情况制定具体标准，但不得低于原卫生部指南确定的标准。

（2）卫生信誉度等级的确定：根据公共场所卫生监督量化分级评分表评价，按 100 分标化后，总得分在 90 分以上的，卫生状况为优秀，卫生信誉度为 A 级；总得分在 70～89 分的，卫生状况为良好，卫生信誉度为 B 级；总得分在 60～69 分的，卫生状况为一般，卫生信誉度为 C 级；总得分低于 60 分的，责令限期整改，并依法处理。

公共场所内发生传染病疫情或因空气质量、水质不符合卫生标准、用品用具或设施受到污染导致的群体性健康损害事件的，其卫生信誉度定为 C 级。

（3）卫生监督频次的确定：公共场所日常监督频次参照其卫生信誉度等级确定。等级越高，监督频次应越低。关于不同卫生信誉等级的最低监督频次，各地应根据实际，合理调整监督频次。

监督频次的基本要求是：A 级不少于 1 次 / 两年；B 级不少于 1 次 / 年；C 级不少于 2 次 / 年。但由于行政任务和处理投诉举报而需要进行监督时不受此频次限制。

（五）危害健康事故处理

县级以上地方人民政府卫生行政部门对发生危害健康事故的公共场所，可以依法采取封闭场所、封存相关物品等临时控制措施。

经检验，属于被污染的场所、物品，应当进行消毒或者销毁；经消毒后可以使用的物品，应当解除控制措施。

有下列情形之一的，公共场所经营者应当立即对集中空调通风系统进行清洗和消毒，待其检测、评价合格后方可运行：①冷却水、冷凝水中检出嗜肺军团菌；②空调送风中检出嗜肺军团菌、b 型溶血性链球菌等致病微生物；③风管积尘中检出致病微生物；④风管内表面细菌总数>100CFU/cm^2；⑤风管内表面真菌总数>100CFU/cm^2；⑥风管内表面积尘量>20g/m^2；⑦卫生学评价表明需要清洗和消毒的其他情况。

卫生行政部门在履行监督检查职责时发现集中空调通风系统不符合规定的，应当责令改进；经责令仍不改进的，予以公示。有下列情形之一的，卫生行政部门可以采取暂停集中空调通风系统运行、要求进行消毒处理等控制措施：①当空气传播性疾病在本地区暴发流行时，集中空调通风系统不符合规定的；②集中空调通风系统导致或者可能导致空气传播性疾病流行的；③经检测，发现集中空调通风系统存在重大隐患的。

（六）法律责任

卫生行政部门采取现场卫生监测、采样、查阅和复制文件、询问等方式，检查和监督各公共场所执行《条例》的情况，对违反《条例》的经营者进行警告、罚款、没收违反所得、责令停产停业、吊销许可证等处罚。

《公共场所卫生管理条例实施细则》规定

公共场所经营者有下列情形之一的，由县级以上地方人民政府卫生行政部门责令限期改正；逾期不改的，给予警告，并处以一千元以上一万元以下罚款；对拒绝监督的，处以一万元以上三万元以下罚款；情节严重的，可以依法责令停业整顿，直至吊销卫生许可证：

（一）未按照规定建立卫生管理制度、设立卫生管理部门或者配备专（兼）职卫生管理人员，或者未建立卫生管理档案的。

（二）未按照规定组织从业人员进行相关卫生法律知识和公共场所卫生知识培训，或者安排未经相关卫生法律知识和公共场所卫生知识培训考核的从业人员上岗的。

（三）未按照规定设置与其经营规模、项目相适应的清洗、消毒、保洁、盥洗等设施设备和公共卫生间，或者擅自停止使用、拆除上述设施设备，或者挪作他用的。

（四）未按照规定配备预防控制鼠、蚊、蝇、蟑螂和其他病媒生物的设施设备以及废弃物存放专用设施设备，或者擅自停止使用、拆除预防控制鼠、蚊、蝇、蟑螂和其他病媒生物的设施设备以及废弃物存放专用设施设备的。

（五）未按照规定索取公共卫生用品检验合格证明和其他相关资料的；

（六）未按照规定对公共场所新建、改建、扩建项目办理预防性卫生审查手续的。

（七）公共场所集中空调通风系统未经卫生检测或者评价不合格而投入使用的。

（八）未按照规定公示公共场所卫生许可证、卫生检测结果和卫生信誉度等级的。

（九）未按照规定办理公共场所卫生许可证复核手续的。

公共场所经营者安排未获得有效健康合格证明的从业人员从事直接为顾客服务工作的，由县级以上地方人民政府卫生行政部门责令限期改正，给予警告，并处以五百元以上五千元以下罚款；逾期不改正的，处以五千元以上一万五千元以下罚款。

公共场所经营者对发生的危害健康事故未立即采取处置措施，导致危害扩大，或者隐瞒、缓报、谎报的，由县级以上地方人民政府卫生行政部门处以五千元以上三万元以下罚款；情节严重的，可以依法责令停业整顿，直至吊销卫生许可证。构成犯罪的，依法追究刑事责任。

笔记

本章小结

根据《公共场所卫生管理条例》及其《公共场所卫生管理条例实施细则》的规定，国家卫生行政部门主管全国公共场所卫生监督管理工作。县级以上地方各级人民政府卫生行政部门应当根据公共场所卫生监督管理需要，建立健全公共场所卫生监督队伍和公共场所卫生监测体系，制定公共场所卫生监督计划并组织实施。公共场所卫生管理是指公共场所经营者依照国家有关卫生法律法规的规定对公共场所进行预防疾病、保障公众健康的卫生管理工作。公共场所的法定代表人或者负责人是其经营场所卫生安全的第一责任人，公共场所卫生管理内容包括建立健全卫生管理责任制度、卫生管理制度和卫生管理档案，进行宣传培训、健康检查、设施设备维护、实行禁烟制度、定期检测及危害事故预防和处理等方面。公共场所预防性卫生监督工作包括选址阶段、设计阶段、施工阶段和竣工验收阶段的卫生监督，公共场所卫生检测或者评价报告、公共场所许可制度等内容。公共场所经常性卫生监督内容包括卫生许可证件有效性的监督、对各项卫生要求、卫生设施的监督、开展公共场所健康危害因素监测、贯彻实施量化分级管理制度、危害健康事故处理、卫生行政处罚等内容。

关键术语

公共场所　public place

公共场所卫生管理条例　Regulations on the Management of Public Places

公共场所卫生管理条例实施细则　Rules for Implementation of the Regulations on Management of Public Places

讨论题

结合案例 22-1，谈谈在这起行政处罚案例中，监督员应该收集哪些相关证据？行政处罚的相关依据有哪些？

填充题

1. 公共场所量化分级管理是将公共场所卫生监督管理模式向_____的一种方式，几乎涵盖了_____应履行法定义务的方方面面。公共场所量化分级管理制度适用于已获得_____的公共场所的_____检查。

2. 公共场所经营者应当开展吸烟危害健康的宣传，并配备专（兼）职人员对吸烟者_____。室内公共场所_____。公共场所经营者应当设置醒目的禁止吸烟警语和标志。室外公共场所设置的吸烟区不得位于_____。公共场所_____自动售烟机。

笔记

选择题

1. 对公共场所建设项目的选址进行卫生学评价时应遵循的主要卫生学原则是（　　）

A. 水源不受到污染 　　　　　　B. 周围无重大污染源

C. 建筑布局合理 　　　　　　　D. A+B+C

2. 下列属于宾馆饭店场所卫生学评价重点内容的是（　　）

A. 客服面积 　　　　　　　　　B. 消毒间及消毒设施

C. 采光照明设备 　　　　　　　D. 公共卫生间配备

3. 保证公共场所卫生安全的第一责任人是（　　）

A. 卫生监督部门 　　　　　　　B. 卫生行政部门

C. 公共场所经营者 　　　　　　D. 疾病预防控制中心

4. 公共场所卫生监测是对场所内污染物实际浓度的（　　）

A. 推测 　　　　　　　　　　　B. 定性测定

C. 半定量测定 　　　　　　　　D. 定量测定

简答题

1. 公共场所卫生管理的主要内容有哪些？

2. 如何确定公共场所卫生信誉度等级？

（娄峰阁　齐齐哈尔医学院公共卫生学院）

第二十三章

国境卫生检疫

学习目标

通过本章的学习,你应该能够:

掌握 国境卫生检疫概念、主体、范围及依据;出入境人员传染病检疫;国境口岸食品和饮用水的卫生监督;传染病监测的概念。

熟悉 出入境交通工具、物品传染病检疫;国境口岸的环境卫生监督;传染病监测的措施、检疫传染病的管理。

了解 国境卫生检疫违法行为的法律责任。

章前案例

2002 年 10 月 23 日,某市出入境检验检疫局受理了 1 批从美国雅培制药有限公司进口的体外诊断试剂(包括酶清洁液、溶血液、质控液等)的报验。该批试剂由该市某物流公司代理(下称"申请单位")、货主为该市某医用器械有限公司(下称"经营单位")。在现场检疫查验中发现其中申报品名为"质控液"的物品为"人全血标准样"。经了解,血样系进口自动血细胞计数仪配套试剂,供上述仪器安装调试使用。血样共 4 盒,每盒 12 支,每支约 5ml,有效期至 2003 年 1 月 6 日。

检疫人员对该批血样进行了抽样(共 2 支),并送实验室进行检测。检测结果显示:2 支血样 HBsAg 均为阳性,HIV 抗体、梅毒螺旋体均为阴性,ALT 均为正常。经营单位此前已向该市出入境检验检疫局提供了《医疗器械产品注册登记表》、《医疗器械经营企业许可证》等有关证明,但经批准的产品清单中没有本次进口的人血标准样质控液。据经营单位解释,雅培制药有限公司北京办事处此前曾向有关部门申请办理准入证明,但均未受理。

为了防止疫情扩散,该市出入境检验检疫局当即对其余 46 支人血标准质控液进行了封存,并将上述情况及时向国家质检总局汇报,对该批货物的最终处理,请国家质检总局予以指示。根据国家质检总局有关指示,考虑到该批质控液不直接用于人体,而只作为进口全自动血细胞计数仪配套试剂,供仪器安装调试使用,故采取以下处理措施:

(1)从安全卫生考虑,建议货主作退货处理。

(2)使用单位必须在出入境检验检疫机构监控下使用该批质控液,并对所产生的废弃物进行无害化处理。

笔记

（3）该批质控液一旦失效，必须在出入境检验检疫机构监督下进行无害化处理。

后续监管：该批质控液在有效期内，货主既未作退货处理，也未使用。在该批质控液失效后，为了全面了解其余46支质控液是否同样携带传染性病毒，全部质控液被送进实验室进行了血型、HIV抗体、梅毒螺旋体、HBsAg和ALT检测。检测结果显示：46支质控液HBsAg均为阳性；血型均为AB型；HIV抗体、梅毒螺旋体均为阴性；ALT均正常。从检测结果推测，该批质控液均为混合血。

第一节　概　　述

一、国境卫生检疫的概念和特征

（一）国境卫生检疫的概念

国境卫生检疫（health quarantine inspection），是指国家国境卫生检疫机关为了防止传染病由国外传入或者由国内传出，通过国家设在国境口岸的卫生检疫机关，依照国境卫生检疫的法律规范，在国境口岸、关口对出入境人员、交通工具、运输设备以及可能传播传染病的行李、货物、邮包等物品实施卫生检疫查验、疾病监测、卫生监督和卫生处理的卫生行政执法行为。这里所说的国境口岸、关口是指国际通航的港口、机场、车站、陆地边境和国界江河的关口。根据入境、出境的方向，国境卫生检疫可分为入境检疫和出境检疫；根据实施检疫的国境口岸的地理位置，可分为海港检疫、航空检疫和陆地边境检疫。

国境卫生检疫的目的是贯彻预防为主方针，控制国际间传染病的传播，改善口岸卫生面貌，树立良好国际形象，维护国家主权尊严。随着经济社会发展及公共卫生问题变化，卫生检疫已不单纯是防止传染病的传入和传出问题，而是涉及对人体健康有害因素的管理。中国政府已正式宣布适用《国际卫生条例》（2005）。

（二）国境卫生检疫的特征

1. 检疫行为的国家性　国境卫生检疫对内是行政执法活动，对外是维护国家主权和尊严的国家行为，对维护国家主权、及早发现和控制检疫传染病的发生和流行有重要意义。

2. 检疫地点的特殊性　国境卫生检疫是以国境口岸为依托进行的行政执法活动，国境口岸包括中华人民共和国国际通航的港口、机场以及陆地边境和国界江河的口岸。

3. 检疫范围的广泛性　国境卫生检疫的范围十分广泛，既包括入出国境的人员、交通工具、运输设备以及可能传播检疫传染病的行李、货物、邮包等物品，又包括传染病；此外国境口岸内的涉外宾馆、生活服务单位和公共场所、交通工

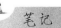

笔记

具、饮用水、食品及其从业人员亦属于检疫范围。

4. 检疫手段的复杂性　国境卫生检疫是以医学等自然科学为主要手段的执法行为,是一项技术性很强的活动,包括入出境检疫的管理、卫生监督和国境卫生检疫机关对疫情报告实行监督,保证疫情报告的及时性和准确性。

5. 检疫措施的综合性　国境卫生检疫对进出国境的人员、交通工具、行李和货物实施医学检查、卫生检查和必要的卫生处理等综合性措施。

二、国境口岸卫生监督的法律依据

1.《中华人民共和国国境卫生检疫法》及其实施细则　国境卫生检疫主要依据《中华人民共和国国境卫生检疫法》(2007 年修订)及其实施细则(2010 年修订),对出入境的交通工具、人员、集装箱、货物、行李、邮包、尸体骸骨、特殊物品等实施卫生检疫查验、传染病监测、卫生监督和卫生处理,防止传染病的传入和传出,保证出入境人员的健康。

2. 其他法律规范　国境卫生检疫的法律依据还包括:《出入境人员携带物检疫管理办法》(2012 年)、《进出口化妆品检验检疫监督管理办法》(2011 年)、原卫生部关于将甲型 H1N1 流感(原称人感染猪流感)纳入《中华人民共和国传染病防治法》和《中华人民共和国国境卫生检疫法》管理的公告(2009 年)、《中华人民共和国食品安全法》(2009 年)、《口岸艾滋病预防控制管理办法》(2007 年)、《艾滋病防治条例》(2006 年)、《尸体出入境和尸体处理的管理规定(2006 年)、《国际卫生条例》(2005 年)、《出入境检验检疫行政处罚程度规定》(2005 年)、《出入境特殊物品卫生检疫管理规定》(2005 年)、《出入境口岸食品卫生监督管理规定》(2005 年)、《中华人民共和国传染病防治法》(2004 年)、《国境口岸突发公共卫生事件出入境检验检疫应急处理规定》(2003 年)、《关于加强医用特殊物品出入境卫生检疫管理的通知》(2003 年)、《国际航行船舶出入境检疫管理办法》(2002 年)、《出入境快件检验检疫管理办法》(2001 年)、《进出境集装箱检验检疫管理办法》(2000 年)、《人类遗传资源管理暂行办法》(1998 年)、《中华人民共和国外国人入境出境管理法》(以下简称《外国人入境出境管理法》)(1985 年)及其实施细则(2010 年修订)。

三、国境卫生检疫的主体及范围

(一)国境卫生检疫的主体

国境卫生检疫的主体是国境卫生检疫法所授权的国境卫生检疫机关(institute of border sanitary quarantine)。该机关是国家在国境口岸设立的依法实施传染病检疫、疾病监测和卫生处理等活动的卫生执法机构,它代表国家在国境口岸行使检疫主权。国境卫生检疫机关的职责是:①执行《国境卫生检疫法》及其实施细则等国家有关卫生法规;②及时收集、整理、报告国际和国境口岸传染病的发生、流行和终息情况;③对国境口岸的卫生状况实施卫生监督,对入境、出境的交通工具、人员、集装箱、尸体、骸骨以及可能传播检疫传染病的行李、货物、邮包等实施检疫查验、传染病监测、卫生监督和卫生处理;④对入出境的微

笔记

生物、生物制品、人体组织、血液及其制品等特殊物品以及能传播人类传染病的动物，实施卫生检疫；⑤对入境、出境人员进行预防接种、健康检查、医疗服务、国际旅行健康咨询和卫生宣传；⑥签发卫生检疫证件；⑦进行流行病学调查研究，开展科学实验；⑧执行国务院卫生行政部门指定的其他工作。

在我国，近20年来，国境卫生检疫主体几易其名。从20世纪80年代的卫生检疫局到出入境检验检疫局再到质量监督检验检疫局。1988年，中华人民共和国卫生检疫总所成立，直属原卫生部，管理全国卫生检疫机关在国境口岸依法实施传染病检疫、监测和卫生监督。1998年，按照国务院机构改革方案，卫生检疫总局从原卫生部划出，与国家商检局和国家动植物检验局合并组建国家出入境检验检疫局。2001年，国务院将国家出入境检验检疫局与国家质量技术监督局合并组建国家质量监督检验检疫总局（以下简称国家质检总局），作为国务院主管国境卫生检疫的行政部门。我国出入境检验检疫机构实行垂直管理。因此，国家质检总局及设在各地的出入境检验检疫机构（以下简称"检验检疫机构"）是当前我国国境口岸卫生监督的主体。

国家质量监督检验检疫总局

国家质量监督检验检疫总局（General Administration of Quality, Inspection and Quarantine of the People's Republic of China）（简称国家质检总局）是中华人民共和国国务院主管全国质量、计量、出入境商品检验、出入境卫生检疫、出入境动植物检疫、进出口食品安全和认证认可、标准化等工作，并行使行政执法职能的正部级国务院直属机构。

2001年4月10日，国家质检总局成立。根据《中华人民共和国国境卫生检疫法》及其实施细则，国家质检总局及设在各地的出入境检验检疫机构负责在我国口岸对入出境人员、交通工具、集装箱、货物、行李、邮包、尸体骸骨、特殊物品等实施卫生检疫查验、传染病监测、卫生监督和卫生处理，促进国家对外开放政策的实施，防止传染病的传入和传出，保证出入境人员的健康卫生。

国家质检总局自成立以来，在抗击"非典"、防治禽流感、沉着应对苏丹红和三鹿牌婴幼儿奶粉事件等一系列食品安全突发性事件中做出了积极贡献。

（二）国境口岸卫生监督范围

1. 入境、出境人员　入境、出境人员是指入、出我国国境的一切人员。外交人员不享有卫生检疫豁免权。

2. 交通工具和运输设备　交通工具是指船舶、航空器、列车和其他车辆。运输设备是指货物集装箱等。

3. 行李、货物、邮包、快件等　行李是指入境、出境人员携带的物品。货物是指由国外运进或者由国内运出的一切生产和生活资料。邮包是指入、出国境的邮件,包括与人类健康有关的啮齿动物、病媒昆虫、废旧物、微生物、人体组织、生物制品、血液及其制品等特殊物品。出入境快件,是指依法经营出入境快件的企业(以下简称快件运营人),在特定时间内以快速的商业运输方式承运的出入境货物和物品。对应当实施检验检疫的出入境快件,未经检验检疫或者经检验检疫不合格的,不得运递。

4. 尸体、骸骨　入出境的尸体、骸骨托运人或者代理人,必须向国境卫生检疫机关申报,经卫生检查合格后,方准运进或者运出。

5. 微生物、血液等特殊物品　特殊物品包括入出境的微生物、人体组织、生物制品、血液及其制品等。

6. 人类遗传资源　指含有人体基因组、基因及其产物的器官、组织、细胞、血液、制备物、重组脱氧核糖核酸(DNA)构建体等遗传材料及相关的信息资料。

7. 健康相关产品　指食品、化妆品、涉及饮用水卫生安全产品和消毒产品等。

8. 传染病　根据《国境卫生检疫法》和国务院有关部门的规定,目前我国检疫传染病及监测传染病包括:①检疫传染病:鼠疫、霍乱、黄热病、甲型 H1N1 流感;②监测传染病:回归热、流行性斑疹伤寒、登革热、脊髓灰质炎、疟疾、流行性感冒、艾滋病;③禁止入境的疾病:传染性肺结核病或者可能对公共卫生造成重大危害的其他传染病。

第二节　出入境检疫

一、出入境人员检疫

国境卫生检疫机关按照检疫传染病管理的规定,对入境、出境的人员包括交通工具上的员工和旅客进行检疫,内容包括:①入境人员应当在最先到达的国境口岸的指定地点接受检疫,同时用书面或者口头回答检疫医师提出的有关询问。②检疫期间,除引航员外,未经国境检疫机关许可,任何入境人员不准上下交通工具,不准装卸行李、货物、邮包等,不得离开查验场所。③徒步入境、出境的人员必须首先在指定的场所接受入境、出境的查验,未经卫生检疫机关许可,不准离开指定的场所。④国境卫生检疫机关应当阻止染疫人、染疫嫌疑人出境,但是对来自国外并且在到达时就地诊验的人,本人要求出境的,可以准许出境;如果乘交通工具出境,检疫医师应当将这种情况在出境检疫证上签注,同时通知交通工具负责人采取必要的预防措施。⑤患有艾滋病或者感染艾滋病病毒的入境人员,在入境时应当如实向检验检疫机构申报,检验检疫机构应当对其进行健康咨询,并及时通知其目的地的疾病预防控制部门。申请出境 1 年以上的中国公民以及在国际通航的交通工具上工作的中国籍员工,应当持有检验检疫机构或者县级以上医院出具的含艾滋病检测结果的有效健康检查证明。申请来华居留的境外人员,应当到检验检疫机构进行健康体检,凭检验检疫机构出具的含艾滋病检测结果的有效健康检查证明到公安机关办理居留手续。⑥卫生检疫机关应当阻止患有严重精神病、传染性肺结核病或者有可能对公共卫生造成重大危害的其他传染病的外国人入境。

案例 23-1

一艘外轮上同时发现多例传染病感染者的调查

2009 年 8 月 25 日，某市出入境检验检疫局卫生检疫人员在对巴拿马籍"瑞蒙德"轮（MV"RICHMOND CASTLE"）进行卫生监督时，发现该轮 1 名乌克兰籍船员的体温为 38.0℃，并伴有咳嗽、呼吸困难等症状。通过对其进行初步流行病学调查及医学检查，无法排除甲型 H1N1 流感嫌疑，于是将其转送至该市市传染病医院进行进一步诊断，同时采集血样进行艾滋病、梅毒检测。次日该船员被排除甲型 H1N1 流感嫌疑，但其艾滋病检测初筛试验结果显示艾滋病病毒（HIV）抗体阳性，后经确认，确系艾滋病病人。随后该市出入境检验检疫局对该轮其他 21 名船员进行了疾病监测，又发现 1 例 HIV 感染者（合并丙型肝炎病毒感染），同时还发现乙型肝炎病毒感染者 1 例，丙型肝炎病毒感染者 2 例。

在流行病学调查的基础上，依照相关法律法规，对这起一艘外轮上同时发现多例传染病感染者检疫处理措施如下：

（1）在接到 HIV 抗体检测确认报告之后 6 小时内将疫情的相关情况通过卫生检疫信息管理系统上报到国家质检总局，并及时通报地方卫生行政部门。

（2）鉴于当前艾滋病病人的生命体征尚不稳定，其继续在该市传染病医院隔离治疗，待病情稳定后，协同地方出入境管理部门和边防检查部门监督其离境。对 HIV 感染者，在对其提供必要医学指导后，会同边防检查部门监督其随该轮离境。

（3）通知边防检查部门加强对"瑞蒙德"轮的监护，限制染病船员登陆。

（4）对该轮其他乙型肝炎、丙型肝炎病毒感染者进行健康指导，避免传染其他船员。

（5）对艾滋病病人、HIV 感染者的宿舱、个人物品以及公共生活区域实施消毒处理。

二、出入境交通工具检疫

出入境的交通工具，包括船舶、飞机、列车等交通工具，入境时必须在最先到达的国境口岸的指定地点接受检疫，出境时必须在最后离开的国境口岸接受卫生检疫。所谓指定地点，是指检疫锚地、允许航空器降落的停机坪和航空站、国际列车到达国境后的第一个火车站的站台及江河口岸边境的通道口等。出入境交通工具的检疫应按下列程序及内容进行。

1. 出入境前报告 在交通工具抵达国境前，交通工具的代理人或者有关管理机关（如实施检疫的航空站、车站和港务监督机关等），必须向国境卫生检疫机关通知下列事项：交通工具的名称、国籍、型号（机型、车次等）、可供识别的标志；预定到达的日期和时间；始发站与目的地；交通工具工作人员和旅客人数；货物种类等。入境交通工具如在行程中发现检疫传染病、疑似检疫传染病，或者有人因非意外伤害而死亡且死因不明的,交通工具负责人除必须立即向最先到达实施检疫口岸的卫生检疫机关报告上述事项外,还应报告病名或主要症状、患病人数和死亡人数。受入境检疫的船舶,必须按照规定悬挂检疫信号等待查验。同样,受出境检疫的交通工具起航(发车)前,亦必须通告此次行程的相关信息。

2. 提交相关申请证件 受出入境检疫船舶(航空器等)的船长(机长或其授权的代理人),在检疫医师到达船上时,必须向卫生检疫机关出示总申报单、旅客名单、货物仓单和有效灭蚊证书,以及其他有关卫生的检疫证件。对检疫医师提出的有关询问,应当如实回答。受出入境检疫的列车或其他车辆到达车站、关口后,检疫医师首先登车,列车长或者其他车辆负责人应当口头或者书面向卫生检疫机关申报该列车或者其他车辆上人员的健康情况,对检疫医师提出有关卫生状况和人员健康的询问,应如实回答。检疫未结束前,船舶不得解除检疫信号,除经卫生检疫机关许可外,任何人不得上下交通工具,不准装卸货物、行李、邮包等物品。

3. 签发出入境检疫证 国境卫生检疫机关依据检疫医师提供的检疫结果,对未染疫交通工具或已经实施卫生处理的交通工具,签发入境或者出境检疫证。

入境船舶还可按规定申请电讯检疫、靠泊检疫和随船检疫,入境列车可随车实施检疫。

案例 23-2

某远洋运输公司抵制国境卫生检疫案

1991 年 6 月 15 日,某远洋运输公司所属"抚顺城"轮由日本抵达某海装卸区。同日,某市卫生检疫所在镇海港区对该轮实施入境检疫。检疫时,发现该轮大厨顾××、二厨冯××、服务员刘××未持有由卫生检疫机关签发的健康证书,遂即要求船方办理换证签发手续,但船长以 3 名从业人员所持由交通部颁发的海员健康证书是有效的为由,拒绝办理换证签发手续。同月 18 日,该市卫生检疫所在××港区对"抚顺城"轮进行出境检疫时,又发现该轮大厨顾××、二厨冯××、服务员刘××未持有由卫生检疫机关签发的健康证书,为此,该市卫生检疫所再次要求船方办理换证签发手续,但船长以"根据上级通知执行办理"为由,再次予以拒绝。之后,该轮这 3 名从业人员随船出境。

1991 年 6 月 24 日,该市卫生检疫所根据国境卫生检疫法实施细则第一百零九条第(三)项、第一百一十条第一款的规定,决定对该远洋运输公司所属"抚顺城"轮罚款人民币 4900 元。原告不服被告的处罚决定,于同年 7 月 15 日向中华人民共和国卫生检疫总所提出复议申请。卫生检疫总所根据国境卫生检疫法实施细则第一百零七条第(三)项、第一百零九条第(三)项、第一百一十条的规定,于 9 月 11 日作出维持该市卫生检疫所对原告罚款 4900 元的复议决定。该远洋运输公司不服卫生检疫总所的复议决定,于同年 10 月 10 日向该市××区人民法院提起行政诉讼。法院维持该市卫生检疫所对该远洋运输公司所属"抚顺城"轮的行政处罚决定。第一审判决后,该远洋运输公司不服,以第一审判决歪曲有关事实真相,适用法律不当等为由,向该省高级人民法院提出上诉,请求撤销第一审判决和行政处罚决定。被上诉人该卫生检疫所辩称，原判认定事实清楚，适用法律正确，请求法院维持第一审判决。该省高级人民法院，依照《中华人民共和国行政诉讼法》第六十一条第（一）项的规定，于1992年5月4日判决：驳回上诉人该远洋运输公司的上诉，维持第一审判决。

三、出入境物品检疫

1. 集装箱、货物、废旧物等物品检疫　包括：①集装箱、货物、废旧物等物品在到达口岸时，承运人、代理人或者货主，必须向卫生检疫机关申报并接受卫生检疫；②对来自疫区、被传染病污染的以及可能传播检疫传染病或者发现与人类健康有关的啮齿动物和病媒昆虫的集装箱、货物、废旧物等物品，应当实施消毒、除鼠、除虫或者其他必要的卫生处理；③集装箱、货物、废旧物等物品的货主要求在其他地方实施卫生检疫、卫生处理的，卫生检疫机关可以给予方便，并按规定办理；④海关凭卫生检疫机关签发的卫生处理证明放行。

2. 微生物、生物制品等特殊物品检疫　微生物、人体组织、生物制品、血液及其制品等特殊物品的携带人、托运人或者邮递人，必须向卫生检疫机关申报并接受卫生检疫，未经卫生检疫机关许可，不准入/出境。对微生物、人体组织、生物制品、血液及其制品等特殊物品的检疫实行卫生检疫审批、现场查验和后续监督管理制度。取得《入/出境特殊物品卫生检疫审批单》(以下简称《卫生检疫审批单》)，并经卫生检疫合格的出入境特殊物品，方准入/出境。主要包括：①卫生检疫审批：入境、出境特殊物品的货主或者其代理人应当在交运前向出入境口岸直属检验检疫局提交《入/出境特殊物品卫生检疫审批申请单》。②现场查验：受理报检的口岸检验检疫机构按照有关规定对出入境特殊物品实施现场查验，并填写《入/出境特殊物品卫生检疫现场查验记录》。③后续监管：检验检疫机构对辖区内含有或可能含有病原微生物的入境特殊物品实施后续监管。需要后续监管的入境特殊物品，未经检验检疫机构的同意，不得擅自使用。④海关凭卫生检疫机关签发的特殊物品审批单放行。

3. 出入境人员携带行李和物品的检疫　包括：①出入境的旅客、交通工具的员工随身携带或者托运来自疫区、被传染病污染或者可能传播传染病的行李和物品时，应当向出入境检验检疫机构申报；并接受检疫，入境的，还应当如实填写入境检疫申明卡；②对来自疫区、被传染病污染或者可能传播传染病的出入境的行李和物品应当实施现场检疫；③卫生检疫机关对来自疫区或者被传染病污染的各种食品、饮料、水产品等应当实施卫生处理或者销毁，并签发卫生处理证明。

4. 邮包及快件检疫　包括：①卫生检疫机关对应当实施卫生检疫的邮包进行卫生检查和必要的卫生处理时，邮政部门应予以配合；②未经卫生检疫机关许可，邮政部门不得运递邮包；③快件运营人应当向所在地检验检疫机构申请办理备案登记，不得承运国家有关法律法规规定禁止出入境的货物或物品，对应当实施检验检疫的出入境快件，未经检验检疫或者经检验检疫不合格的，不得运递；④快件运营人应按有关规定向检验检疫机构办理报检手续，凭检验检疫机构签发的通关单向海关办理报关。出入境快件应以现场检验检疫为主，特殊情况的，

笔记

可以取样作实验室检验检疫。出入境快件实行分类管理。

5. 尸体、骸骨检疫　尸体，是指人去世后的遗体及其标本（含人体器官组织、人体骨骼及其标本）。对属于殡葬遗体出入境的，出入境的尸体、骸骨的托运人、承运人或者代理人应当提供死者的身份证明、死亡证明、防腐处理证明等有关文件，经口岸检疫查验后，出具卫生检疫证单后即可移运。因患检疫传染病、炭疽死亡的必须就近火化，不得移运。因患其他传染病死亡的，应当采取相应的卫生控制措施。在口岸以及出入境交通工具上死因不明的尸体，应当经国境卫生检疫机关采取卫生检疫措施，并签发证明后，方可移运。对因医学科研原因出入境的尸体，出入境检验检疫机构凭中国人类遗传资源管理办公室核发的《人类遗传资源材料出口、出境证明》或者国家卫生和计划生育委员会和省、自治区、直辖市卫生行政部门出具的《医用特殊物品准出入境证明》，按照规定实施卫生检疫审批，并依法实施卫生检疫查验和卫生处理；对符合条件的，签发《出入境货物通关单》。因患检疫传染病、炭疽死亡的必须就近火化，不得移运。因患其他传染病死亡的，应当采取相应的卫生控制措施。在口岸以及出入境交通工具上死因不明的尸体，应当经国境卫生检疫机关采取卫生检疫措施，并签发证明后，方可移运。

案例 23-3

一起入境骨灰逃避检疫案

广东某代理报关公司于 2000 年 12 月 13 日到广州机场出入境检验检疫局申报入境骨灰 1 宗，并提出要入境许可证。施检人员根据有关规定提出，该骨灰须经现场查验，待检疫合格后方可签发《尸体/棺柩/骸骨/骨灰出入境许可证》。该公司报检员找出种种理由拒绝检疫，此事引起了检疫人员的注意并对其展开了调查。经过调查取证和对当事人的询问，证实此宗骨灰是 2000 年 12 月 10 日入境，未经检验检疫，于入境的当日下午擅自将骨灰提离了口岸。该报关公司逃避卫生检疫的行为，严重违反了《中华人民共和国国境卫生检疫法》第二十条第十款及实施细则第一百零九条第三款的规定。根据《出入境检验检疫行政处罚办法》第三十四条第十款的规定，对该公司依法当场处罚，罚款人民币 1000 元。经过批评教育，该公司承认了违法事实愿意接受罚款，并于收到当场处罚决定书的第 2 天到指定银行交纳了罚款。

四、检疫传染病的管理

1. 检疫传染病染疫人及染疫嫌疑人管理　正在患检疫传染病的人，或者经卫生检疫机关初步诊断，认为已经感染检疫传染病或者已经处于检疫传染病潜伏期的人，称为检疫传染病染疫人。接触过检疫传染病的感染环境，并且可能传播检疫传染病的人，称为检疫传染病染疫嫌疑人。对检疫传染病（鼠疫、霍乱、黄热病、甲型 H1N1 流感）染疫人及染疫嫌疑人应按照下列要求管理。

（1）鼠疫：鼠疫的潜伏期为六日，对染疫人实施隔离，针对染有鼠疫的船舶、航空器、染有鼠疫嫌疑的船舶、到达时载有鼠疫病例的列车和其他车辆，对其上的染疫嫌疑人实施除虫,并且从到达时算起,实施不超过 6 日的就地诊验或者留验。在此期间,船上的船员除因工作需要并且经卫生检疫机关许可外,不准上岸;卸货应当在卫生检疫机关的监督下进行,并且防止卸货的工作人员遭受感染,必要时,对卸货的工作人员从卸货完毕时算起,实施不超过 6 日的就地诊验或者留验。

(2)霍乱:霍乱潜伏期为五日,对染疫人实施隔离,针对染有霍乱或霍乱嫌疑的船舶、航空器,对离船、离航空器的员工、旅客,从卫生处理完毕时算起,实施不超过 5 日的就地诊验或者留验;从船舶到达时算起 5 日内,船上的船员除因工作需要,并且经卫生检疫机关许可外,不准上岸;卸货必须在卫生检疫机关监督下进行,并且防止工作人员遭受感染,必要时,对卸货工作人员从卸货完毕时算起,实施不超过 5 日的就地诊验或者留验。对到达时载有霍乱病例的列车和其他车辆,除对其染疫嫌疑人从到达时算起,实施不超过 5 日的就地诊验或者留验外,卸货的要求亦同上。

(3)黄热病:黄热病的潜伏期为六日,对染疫人实施隔离,对染有黄热病或黄热病嫌疑的船舶、航空器、到达的时候载有黄热病病例的列车和其他车辆,或者来自黄热病疫区的列车和其他车辆,在入境时,其员工、旅客必须向卫生检疫机关出示有效的黄热病预防接种证书。对无有效的黄热病预防接种证书人员,卫生检疫机关可以从该人员离开感染环境的时候算起,实施六日的留验,或者实施预防接种并留验到黄热病预防接种证书生效时为止。卸货应当在灭蚊以后进行,如果在灭蚊以前卸货,应当在卫生检疫机关监督下进行,并且采取预防措施,使卸货的工作人员免受感染,必要时,对卸货的工作人员,从卸货完毕时算起,实施 6 日的就地诊验或者留验。

2. 检疫传染病染疫人及染疫嫌疑人周围环境的管理

(1)染疫人、染疫嫌疑人的行李等物品:对鼠疫或霍乱染疫人、染疫嫌疑人的行李、使用过的其他物品(包括被染疫人占用过的部位和卫生检疫机关认为有污染嫌疑的部位)和卫生检疫机关认为有污染嫌疑的物品,实施除虫或消毒。

(2)交通工具:主要采取下列措施:①染有鼠疫或鼠疫嫌疑的船舶、航空器上有感染鼠疫的啮齿动物,卫生检疫机关必须实施除鼠。对船舶的除鼠应当在卸货以前进行。②对染有霍乱或霍乱嫌疑的船舶、航空器等,对污染或者有污染嫌疑的饮用水,应当实施消毒后排放,并在储水容器消毒后再换清洁饮用水;人的排泄物、垃圾、废水、废物和装自霍乱疫区的压舱水,未经消毒,不准排放和移下。③对染有黄热病或黄热病嫌疑的船舶、航空器,应当彻底杀灭船舶、航空器上的埃及伊蚊及其虫卵、幼虫和其他黄热病媒介,并且在没有完成灭蚊以前限制该船与陆地和其他船舶的距离不少于 400m;对到达的时候载有黄热病病例的列车和其他车辆,或者来自黄热病疫区的列车和其他车辆,应彻底杀灭成蚊及其虫卵、幼虫。

3. 出入境传染病管理的特殊措施　应监督检查在国内或者国外检疫传染病大流行的时候,国务院卫生行政部门是否立即报请国务院决定采取下列检疫措施的部分或者全部:①下令封锁陆地边境、国界江河的有关区域;②指定某些物

笔记

498

品必须经过消毒、除虫,方准由国外运进或者由国内运出;③禁止某些物品由国外运进或者由国内运出;④指定第一入境港口、降落机场。对来自国外疫区的船舶、航空器,除因遇险或者其他特殊原因外,没有经第一入境港口、机场检疫的,不准进入其他港口和机场。传染性肺结核病或者有可能对公共卫生造成重大危害的其他传染病的外国人不准入境。

第三节　国境口岸卫生监督

国境口岸的卫生监督(border port health supervision),是指国境口岸卫生检疫机关在当地人民政府的领导下,根据卫生法律法规和卫生标准对国境口岸环境、停泊在国境口岸的交通工具以及在国境口岸从事食品生产经营、为出入境交通工具提供食品与饮用水服务的口岸食品生产经营单位(以下简称食品生产经营单位)进行的卫生检查、卫生鉴定、卫生评价和采样检验等活动。其目的是加强出入境口岸食品卫生和环境卫生监督管理,保证出入境口岸食品与环境卫生安全,保障公众健康。

一、国境口岸的环境卫生监督

监督检查包括:①国境口岸和国境口岸内涉外的宾馆、生活服务单位以及候车、候机厅(室)是否有健全的卫生制度和必要的卫生设施,室内外环境是否整洁和通风良好;②口岸有关部门是否采取切实可行的措施,控制啮齿动物和病媒昆虫,使其数量降低到不足为害的程度,仓库、货物是否有防鼠设施;③国境口岸的垃圾、废物、污水粪便是否进行了无害化处理;④从事公共场所服务工作的从业人员是否每年进行健康检查,新参加工作人员是否进行健康检查取得健康证明后方可参加工作。

二、出入境交通工具的卫生监督

监督检查包括:①交通工具上的宿舱、车厢是否保持清洁卫生和通风良好;②交通工具上是否具备足够的急救药物、急救设备、消毒、除鼠、除虫药物及器械,是否备有防鼠装置;③交通工具上的货舱、行李舱、货车车厢在装货前或者卸货后是否进行彻底清扫,毒物和食品是否混装。

国境口岸和交通工具负责人在卫生工作方面的责任有:经常抓好卫生工作;接受卫生监督人员的监督和检查,并为其开展工作提供方便条件;模范地遵守《国境卫生检疫法》和其他卫生法令、条例和规定;按照卫生监督人员的建议,对国境口岸和交通工具的不同卫生状况,及时采取措施,加以改进;在发现检疫传染病和监测传染病时,应当向国境卫生检疫机关或地方防疫部门报告,并立即采取防疫措施。上述责任的履行情况亦应受到监督。

三、食品、饮用水的卫生监督

对食品生产经营单位的监督检查包括:①在新建、扩建、改建时是否接受其

笔记

所在地检验检疫机关的卫生监督；②从事口岸食品生产经营活动前，是否向其所在地检验检疫机构申请办理《中华人民共和国国境口岸食品生产经营单位卫生许可证》(以下简称《卫生许可证》，该证有效期为 1 年；③从业人员是否每年进行健康检查，新参加工作人员是否进行健康检查取得健康证明后方可参加工作；④是否健全本单位的食品卫生管理制度，是否配备专职或者兼职的食品卫生管理人员，加强对所生产经营食品的检验工作；是否建立进货检查验收制度以及销售食品及原料单位的卫生档案；⑤向出入境交通工具供应食品、饮用水时，是否向检验检疫机构申报，并经批准；⑥国境口岸的交通工具上的饮食、饮用水是否符合有关的卫生标准；⑦下列情况是否符合相关法律、法规、规章以及卫生规范：环境卫生、个人卫生、卫生设施、设备布局和工艺流程情况；食品生产、采集、收购、加工、贮存、运输、陈列、供应、销售等情况；食品原料、半成品、成品等的感官性状及食品添加剂使用情况以及索证情况；食品卫生检验情况；对食品的卫生质量、餐具、饮具及盛放直接入口食品的容器进行现场检查和必要的采样检验；供水的卫生情况；使用洗涤剂和消毒剂的卫生情况；医学媒介生物防治情况。

四、国境口岸突发公共卫生事件出入境检验检疫应急处理的监督

为有效预防、及时缓解、控制和消除突发公共卫生事件的危害，保障出入境人员和国境口岸公众身体健康，维护国境口岸正常的社会秩序，应当对国境口岸突发公共卫生事件出入境检验检疫应急处理进行监督。监督内容包括：①各级检验检疫机构是否制订了本地国境口岸突发事件出入境检验检疫应急预案，并报上一级机构和当地政府备案；②各级检验检疫机构是否根据国境口岸突发事件出入境检验检疫应急预案的要求，保证应急处理人员、设施、设备、防治药品和器械等资源的配备、储备，提高应对突发事件的处理能力；③各级检验检疫机构是否依照法律、行政法规、规章的规定，开展突发事件应急处理知识的宣传教育，增强对突发事件的防范意识和应对能力；④各级检验检疫机构是否按照规定进行突发事件的报告与通报以及应急处理。

出入境交通工具上发现传染病病人、疑似传染病病人，其负责人应当以最快的方式向当地口岸检验检疫机构报告，检验检疫机构接到报告后，应当立即组织有关人员采取相应的卫生检疫处置措施。对出入境交通工具上的传染病病人密切接触者，应当予以留验和医学观察，或依照卫生检疫法律、行政法规的规定，采取控制措施。

第四节 传染病监测

一、传染病监测的概念、对象和范围

1. 传染病监测的概念 传染病监测(surveillance of infectious diseases)指对特定环境、人群进行流行病学、血清学、病原学、临床症状以及其他有关影响因

素的调查研究,预测有关传染病的发生、发展和流行。国境卫生检疫机关对出入境的人员实施传染病监测,并且采取必要的预防、控制措施。

2. 传染病监测的对象　出入境的交通工具、人员、食品、饮用水和其他健康相关物品以及病媒昆虫、动物均为传染病监测的对象。

3. 传染病监测的范围　传染病监测的内容包括:首发病例的个案调查;暴发流行的流行病学调查;传染源调查;国境口岸内监测传染病的回顾性调查;病原体的分离、鉴定,人群、有关动物血清学调查以及其他流行病学调查;有关动物、病媒昆虫、食品、饮用水和环境因素的调查;消毒、除鼠、除虫的效果观察与评价;国境口岸以及国内外监测传染病疫情的收集、整理、分析和传递;对监测对象开展健康检查和监测传染病病人、疑似病人、密切接触人员的管理。

二、传染病监测的措施

(一)出入境人员的传染病监测

1. 禁止某些疾病患者入境　卫生检疫机关应当阻止传染性肺结核病或者可能对公共卫生造成重大危害的其他传染病的外国人入境。

2. 出示有关健康证件　受出入境检疫的人员,必须根据检疫医师的要求,如实填报健康申明卡,出示某种有效的传染病预防接种证书、健康证明或者其他有关证件。健康申明卡,是指出入境人员就自己的健康情况,向国境卫生检疫机关进行申报说明,它是一种法律文书,如果发现出入境人员隐瞒真相,不如实填写,即成为追究法律责任的依据。外国人来中国定居或者居留1年以上的,在申请入境签证时,还须交验所在国政府指定的卫生医疗部门签发的,或者卫生医疗部门签发的并经过公证机关公证健康证明书,健康证明书自签发之日起6个月有效,逾期可向国境卫生检疫机关申请健康检查。

3. 健康检查与健康咨询　健康检查是一项以物理检查(如快速体温检测、医学巡查等)与血清学检验结合的检测制度,其目的在于鉴别霍乱、鼠疫、黄热病等检疫传染病,以及检测包括艾滋病(如为自愿接受艾滋病咨询和检测的人员提供咨询)、性病在内的血清学指标,以便及时发现病情,采取有效的预防措施,防止传染病的传播和蔓延。检查下列人员是否根据规定进行健康检查:①国境口岸和进出口交通工具上从事饮食行业的人员;②经常进出国境的交通员工;③在境外居住3个月以上的回国中国公民和来华留学、工作、居住1年以上的外籍入境人员。

4. 签发就诊方便卡　对患有监测传染病的人、来自国外监测传染病流行区的人或者与监测传染病人密切接触的人,国境卫生检疫机关检疫医师可签发就诊方便卡,并及时通知当地卫生行政部门。各地医疗单位对持有就诊方便卡的人员,应当优先诊治,视同急诊给予医学检查。如果发现其患有检疫传染病或者监测传染病,疑似检疫传染病或者疑似监测传染病,应当立即实施必要的卫生措施,并且将情况报告当地卫生防疫机构和签发就诊方便卡的卫生检疫机关。

笔记

501

健康申明卡及其制度

《国境卫生检疫法》第十五条规定"国境卫生检疫机关有权要求入、出境的人员填写《健康申明卡》",《中华人民共和国国境卫生检疫法实施细则》第一百条规定"受入境出境检疫的人员,必须根据检疫医师的要求,如实填写《健康申明卡》",据此,《健康申明卡》是一种法定单证,入出境人员填写《健康申明卡》是我国法定检疫制度,应当严格依法执行。如果入出境人员有不如实填写《健康申明卡》的行为,则可按《国境卫生检疫法》第二十条第一款逃避检疫,向国境卫生检疫机构隐瞒真实情况的罚则处理。《健康申明卡》在国境卫生检疫中发挥着载体形式作用。

《健康申明卡》是发现卫生检疫重点对象的线索,检疫人员通过核查入出境人员填写的《健康申明卡》,从中发现可能有检疫风险的对象的线索,为进一步的医学检查、流行病学调查、检疫控制或处理筛检出重点对象。这既是《健康申明卡》应用的出发点,也是《健康申明卡》应当发挥的基本作用。除发现检疫重点对象线索的流行学调查项目必不可少外,其他项目应尽可能简要,如一般项目有姓名、性别、年龄、国籍即可;诸如职业、到达时间、地点、座位号、证件号码、联系地址及电话(至多在卡底部作备项,供必要时填写)等项都不应列入。

(二) 卫生处理

卫生处理(sanitary pest disposal)是指国境卫生检疫机关实施的隔离、留验和就地诊验等医学措施,以及消毒和除鼠、除虫等卫生措施。一般情况下的卫生处理特指的是消毒和除鼠、除虫等卫生措施。卫生处理的对象包括:①交通工具和废旧物品;②尸体、骸骨;③其他物品。

1. 交通工具和废旧物品的卫生处理　出入境的交通工具有下列情形之一的,应当由卫生检疫机关实施卫生处理:①来自检疫传染病疫区的;②被检疫传染病污染的;③发现有与人类健康有关的啮齿动物或者病媒昆虫,超过国家卫生标准的。卫生检疫机关对入境、出境的废旧物品和曾经行驶于境外港口的废旧交通工具,根据污染程度,分别实施消毒、除鼠、除虫,对污染严重的实施销毁。

2. 尸体、骸骨的卫生处理　出入境的尸体、骸骨托运人或者代理人应当申请卫生检疫,并出示死亡证明或者其他有关证件,对不符合卫生要求的,必须接受卫生检疫机关实施的卫生处理。经卫生检疫机关签发尸体和骸骨入境、出境许可证后,方准将其运进或者运出。对因患检疫传染病而死亡的病人尸体,必须就近火化,不准移运。

在国境口岸或者交通工具上发现啮齿动物有反常死亡或者死因不明的,国境口岸有关单位或者交通工具的负责人,必须立即向卫生检疫机关报告,迅速查明原因,实施卫生处理。

3. 其他物品的卫生处理 出入境的集装箱、行李、货物、邮包等物品需要卫生处理的,由卫生检疫机关实施。对染疫人、染疫嫌疑人的行李、使用过的物品、占用过的部位等要实施除鼠、除虫、消毒;对污染或者有污染嫌疑的饮用水、食品以及人的排泄物、垃圾、废物等实施消毒;对来自霍乱疫区的水产品、水果、蔬菜、饮料以及装有这些制品的邮包,必要时可以实施卫生处理。

三、健康相关产品的传染病监测

(一)进出口化妆品的检验检疫

1. 进口化妆品的检验检疫 按照下列规定进行:①进口化妆品的收货人或者其代理人应当按照国家质检总局相关规定报检,同时提供收货人备案号。化妆品在取得检验检疫合格证明之前,应当存放在检验检疫机构指定或者认可的场所,未经检验检疫机构许可,任何单位和个人不得擅自调离、销售、使用;②检验检疫机构受理报检后,对进口化妆品进行检验检疫,包括现场查验、抽样留样、实验室检验、出证等。经检验检疫合格的,检验检疫机构出具《入境货物检验检疫证明》,并列明货物的名称、品牌、原产国家(地区)、规格、数/重量、生产批号/生产日期等。进口化妆品取得《入境货物检验检疫证明》后,方可销售、使用;③检验检疫机构对进口化妆品的收货人实施备案管理。进口化妆品的收货人应当如实记录进口化妆品流向,记录保存期限不得少于2年;④进口化妆品经检验检疫不合格,涉及安全、健康、环境保护项目的,由检验检疫机构责令当事人销毁,或者出具退货处理通知单,由当事人办理退运手续。其他项目不合格的,可以在检验检疫机构的监督下进行技术处理,经重新检验检疫合格后,方可销售、使用。

2. 出口化妆品的检验检疫 按照下列规定进行:①出口化妆品的发货人或者其代理人应当按照国家质检总局相关规定报检。检验检疫机构受理报检后,对出口化妆品进行检验检疫,包括现场查验、抽样留样、实验室检验、出证等。出口化妆品经检验检疫合格的,由检验检疫机构按照规定出具通关证明。进口国家(地区)对检验检疫证书有要求的,应当按照要求同时出具有关检验检疫证书。②出口化妆品经检验检疫不合格的,可以在检验检疫机构的监督下进行技术处理,经重新检验检疫合格的,方准出口。不能进行技术处理或者技术处理后重新检验仍不合格的,不准出口。

(二)消毒产品的检验检疫

按照下列规定进行:①进口卫生用品和一次性使用医疗用品在首次进入中国市场销售前应当向国家卫生行政部门备案。备案时按照国家卫生行政部门制定的卫生用品和一次性使用医疗用品备案管理规定的要求提交资料;②申请进口消毒剂、消毒器械卫生许可批件的,应当直接向国家卫生行政部门提出申请,并按照国家卫生行政部门消毒产品申报与受理规定的要求提交有关材料。必要时,国家卫生行政部门可以对生产企业现场进行审核。国家卫生行政部门应当自受理申报之日起四个月内做出是否批准的决定。

第五节 法 律 责 任

（一）行政责任

行政责任包括行政处罚和行政处分。国境卫生检疫行政处罚是行政处罚中的一种，是指国境卫生检疫机关依据《国境卫生检疫法》及其《实施细则》等国家有关法律、法规，对不履行法定义务而又未构成追究刑事责任的行政违法行为，做出警告、罚款等的具体行政行为。

1.《国境卫生检疫法》规定，逃避检疫，向国境卫生检疫机关隐瞒真实情况的；入境的人员未经国境卫生检疫机关许可，擅自上下交通工具，或者装卸行李、货物、邮包等物品，不听劝阻的，由国境卫生检疫机关给予相应行政处罚。具体行为包括：①应当受入境检疫的船舶，不悬挂检疫信号的；②入境、出境的交通工具，在入境检疫之前或者在出境检疫之后，擅自上下人员，卸装行李、货物、邮包等物品的；③未经检疫的入境、出境交通工具，擅自离开检疫地点，逃避查验的；④拒绝接受检疫或者抵制卫生监督，拒不接受卫生处理的；⑤伪造或者涂改检疫单、证，不如实申报疫情的；⑥瞒报或漏报携带禁止进口的微生物、人体组织、生物制品、血液及其制品或者其他可能引起传染病传播的动物和物品的；⑦未经卫生检疫机关实施卫生处理，擅自排放压舱水，移下垃圾、污物等控制的物品的；⑧未经卫生检疫机关实施卫生处理，擅自移运尸体、骸骨的；⑨废旧物品、废旧交通工具，未向卫生检疫机关申报，未经卫生检疫机关实施卫生处理和签发卫生检疫证书而擅自入境、出境或者使用、拆卸的；⑩未经卫生检疫机关检查，从交通工具上移下传染病人造成传染病传播危险的；⑪未经检验检疫机构许可，擅自调离或者处理在检验检疫机构指定的隔离场所中截留隔离的携带物的；⑫未经检验检疫机构许可，擅自移运、销售和使用特殊物品的；⑬在规定时限内未向检验检疫机构申报或者拒绝接受特殊物品卫生检疫后续监管的。

2.《口岸艾滋病预防控制管理办法》规定，国境卫生检疫机关工作人员有下列情形，造成艾滋病传播、流行以及其他严重后果的，由其所在单位依法给予行政处分：①未依法履行艾滋病疫情监测、报告、通报或者公布职责，或者隐瞒、谎报、缓报和漏报艾滋病疫情的；②发生或者可能发生艾滋病传播时未及时采取预防控制措施的；③未依法履行监督检查职责，发现违法行为不及时查处的；④未按照技术规范和要求进行艾滋病病毒相关检测的；⑤故意泄露艾滋病病毒感染者、艾滋病病人涉及个人隐私的有关信息、资料的。

3. 国境口岸食品生产经营单位和从业人员有下列情况之一的，检验检疫机构依照《国境卫生检疫法》及其实施细则等法律、法规的相关规定予以相应行政处罚：①未取得《卫生许可证》或者伪造《卫生许可证》从事食品生产经营活动的；②涂改、出借《卫生许可证》的；③允许未获得《健康证明书》的从业人员上岗的，或者对患有有碍食品卫生安全的传染病的从业人员不按规定调离的；④拒不接受检验检疫机构卫生监督的；⑤未取得《健康证明书》而从事食品生产经营活动的；⑥伪造体检报告的。

4. 国境卫生检疫机关工作人员，应当秉公执法，忠于职守，对入境、出境的交通工具和人员，及时进行检疫；违法失职的，给予行政处分。

（二）刑事责任

刑法第三百三十二条规定，违反国境卫生检疫规定，引起检疫传染病的传播或者有引起检疫传染病传播严重危险的，处3年以下的有期徒刑或者拘役，并处或者单处罚金。所谓违反国境卫生检疫规定，是指违反国境卫生检疫规定，有下列行为之一的：①逃避检疫，向国境卫生检疫机关隐瞒真实情况的；②入境的人员未经国境卫生检疫机关许可擅自上下交通工具，或者装卸行李、货物、邮包等物品、不听劝阻的。单位违反国境卫生检疫规定的，对单位判处罚金，并对其直接负责的主管人员和其他直接责任人员，依照上述规定处罚。国境卫生检疫机关人员违法失职，情节严重构成犯罪的，依法追究刑事责任。

本 章 小 结

国境卫生检疫是为了防止传染病由国外传入或者由国内传出，在一个国家边境采取的一种医学与法学相结合的卫生防护措施。是通过国家设在国境口岸的卫生检疫机关，依照国境卫生检疫的法律规范，在国境口岸、关口对出入境人员、交通工具、运输设备以及可能传播传染病的行李、货物、邮包等物品实施卫生检疫查验、疾病监测、卫生监督和卫生处理的卫生行政执法行为。目前，国家质量监督检验检疫总局及设在各地的出入境检验检疫机构，依据《国境卫生检疫法》及其实施细则等法律规范，在我国国境口岸实施出入境人员、交通工具和运输设备、行李／货物／邮包／快件、尸体／骸骨、微生物／血液等特殊物品、人类遗传资源检疫以及传染病监测与管理卫生监督活动，主要包括：出入境人员、交通工具、物品检疫和检疫传染病的管理；口岸环境、交通工具和食品、饮用水的卫生监督；以及传染病监测。传染病监测的措施主要有禁止某些疾病患者入境、出示有关健康证件、健康检查与健康咨询、签发就诊方便卡以及对交通工具和废旧物品、尸体、骸骨和其他物品的卫生处理。化妆品和消毒产品亦应进行传染病的监测。本章还介绍了违反国境口岸卫生监督相关法律规范的法律责任。

关键术语

国境卫生检疫　health quarantine inspection

国境口岸的卫生监督　border port health supervision

传染病监测　surveillance of infectious diseases

卫生处理　sanitary pest disposal

笔记

讨论题

我国国境卫生检疫如何与《国际卫生条例》(2005)接轨?

填充题

1.国境卫生检疫的主体是＿＿＿＿＿＿＿＿＿＿＿＿＿＿＿＿＿。目前,我国国务院主管国境卫生检疫的行政部门是＿＿＿＿＿＿＿＿＿＿＿＿＿。

2.国境卫生检疫主要依据＿＿＿＿＿＿＿＿＿＿＿＿进行卫生行政执法活动。

3.出入境检疫主要包括＿＿＿＿＿、＿＿＿＿＿、＿＿＿＿＿和检疫传染病的管理四方面。

4.在出入境检疫时,对微生物、人体组织、生物制品、血液及其制品等特殊物品的检疫实行＿＿＿＿＿、＿＿＿＿＿和＿＿＿＿＿。

5.《国境卫生检疫法》规定,＿＿＿＿＿＿＿,向国境卫生检疫机关隐瞒真实情况的;入境的人员未经国境卫生检疫机关许可,＿＿＿＿＿＿＿,或者装卸行李、货物、邮包等物品,不听劝阻的,给予行政处罚。

简答题

1.什么是国境卫生检疫?
2.简述国境卫生检疫的范围和国境卫生检疫传染病的种类。
3.什么是传染病监测?
4.传染病监测的措施有哪些?
5.什么是卫生处理?

（张冬梅　安徽医科大学卫生管理学院）

笔记

一、教学目的

卫生监督学是研究卫生监督制度和卫生监督实践,揭示卫生监督工作一般规律的综合性边缘学科,着重研究公共卫生领域内的卫生行政执法。通过卫生监督学的教学,使学生掌握卫生监督的概念、原则、依据、程序、手段,各相关领域的内容,卫生监督文书的制作以及违法行为法律责任的追究。为学生毕业后从事卫生监督执法工作打下基础。

二、前期需要掌握的课程名称

1. 卫生法学; 2. 预防医学; 3. 行政法学。

三、教学建议(40～56学时)

教学内容	学习要点	学时安排
第一章	1. 掌握:卫生监督的概念、卫生监督的作用,卫生监督应遵循的原则,卫生监督行为的有效成立 2. 熟悉:卫生监督行为种类,卫生监督行为的法律效力,卫生监督行为的撤销、废止、变更和消灭	4学时
第二章	熟悉:我国卫生监督体系建设与发展历程,卫生监督体制改革动因、改革成效与问题	2学时
第三章	1. 掌握:卫生监督法律关系的概念,卫生监督法律关系的构成要素 2. 熟悉:卫生监督法律关系的特征,卫生监督法律关系主体概念,卫生监督法律关系的产生、变更与消灭的条件及变化过程	2学时
第四章	1. 掌握:卫生监督主体的概念与卫生监督主体的判断标准 2. 熟悉:卫生监督机关的种类与职责	2学时
第五章	1. 掌握:卫生监督法律依据的概念及形式,卫生监督法律依据的效力层级及一般原则 2. 熟悉:卫生监督证据的概念和种类	2学时
第六章	1. 掌握:卫生行政许可的概念、原则和法律效力,卫生监督检查的概念和特征,卫生行政奖励的概念、原则,卫生行政处罚的概念、特征和原则,卫生行政强制措施和卫生行政强制执行的概念 2. 熟悉:卫生法制宣传教育的概念、意义、形式;卫生行政许可的设定、变更与延续,撤销、注销与中止;卫生监督检查的分类和方式;卫生行政奖励的种类和形式;卫生行政处罚的管辖、适用、种类和形式;卫生行政强制措施的实施要件和分类,卫生行政强制执行的内容和形式	4学时

笔记

续表

教学内容	学习要点	学时安排
第七章	1. 掌握：卫生监督程序的概念和基本原则；许可申请、许可的受理及审核，预防性卫生监督程序，经常性卫生监督程序，简易程序、一般程序和听证程序 2. 熟悉：卫生监督程序的特征及基本功能，卫生行政案件移送的概念，许可的变更、延续及对不予许可的救济，卫生行政案件移送的依据	4学时
第八章	1. 掌握：各种卫生监督调查取证方法应注意的问题，卫生监督证据审查内容，不能作为定案依据的证据材料，不能单独作为定案依据的证据，数个证据证明同一事实的证明效力 2. 熟悉：卫生监督证据审查方式	2学时
第九章	1. 掌握：卫生监督文书的概念，卫生监督文书制作的原则、基本要求，现场笔录、卫生行政处罚决定书的书写 2. 熟悉：卫生监督文书的制作规范，建设项目设计卫生审查认可书、建设项目竣工卫生验收认可书、卫生许可证、卫生监督意见书的制作	4学时
第十章	1. 掌握：卫生监督法律救济概念及意义，卫生监督行政复议和卫生监督行政诉讼的概念、特征、原则、管辖、程序、受案范围 2. 熟悉：卫生监督行政赔偿的概念、构成要件及赔偿范围	4学时
第十一章	1. 掌握：卫生监督稽查的概念、特点，卫生监督稽查的职责定位、稽查对象和主要形式，卫生行政违法的概念、特征，卫生行政违法的主要形式，卫生行政执法责任制的概念、内容和基本要求，卫生行政执法考核评议的概念、内容和基本要求，卫生监督法律责任的概念、构成要件 2. 熟悉：卫生监督主体和卫生监督人员承担法律责任的具体方式；卫生监督过错责任追究的一般规定	2学时
第十二章	1. 掌握：医疗机构、医疗安全、医疗事故、医疗废物、医院内感染的概念，医疗机构的设置登记与执业、医疗保健专项技术服务、医疗安全的监督内容以及违反相关法律、法规应承担的法律责任 2. 熟悉：采供血机构的设置登记、医疗废物收集、储存、运送和处置及医院感染的监督	2学时
第十三章	1. 掌握：卫生技术人员监督的概念，监督对象及分类，从业资质监督，诊疗行为监督 2. 熟悉：卫生技术人员监督的法律依据，医生、护士、药师注册制度	2学时
第十四章	1. 掌握：传染病防治监督的概念、主体和范围，传染病疫情报告、通报和公布的监督，消毒隔离的卫生监督 2. 熟悉：传染病经常性预防措施和重点预防措施的监督，传染病控制措施的监督，突发传染病控制的监督以及病原微生物实验室安全监督	2学时

笔记

508

教学内容	学习要点	学时安排
第十五章	1. 掌握：职业卫生监督法律依据和框架,工作场所职业卫生监督的主要内容,职业卫生服务机构监督的主要内容,职业健康监护中职业病危害因素和人群界定、种类、周期以及结果报告与评价的监督 2. 熟悉：职业病危害项目申报制度,建设项目职业病危害"三同时"的监督管理,用人单位和职业健康检查机构在职业健康监护中的责任和义务,职业健康监护档案管理,职业病诊断过程及诊断依据的监督,职业病鉴定的申请等	2学时
第十六章	1. 掌握：放射卫生监督概念,放射卫生防护基本原则,放射卫生监督主要内容 2. 熟悉：放射卫生监督法律依据及法律体系,放射事故卫生监督内容	自学
第十七章	1. 掌握：食品安全监督的概念、食品安全监督管理体系构成、食品生产安全监督、食品经营安全监督及餐饮业食品安全监督的内容 2. 熟悉：食品安全监督的依据、新资源食品、保健食品等特殊食品的监督与管理	2学时
第十八章	1. 掌握：药品和药品监督的概念,药品生产质量监督,药品经营质量监督,特殊药品监督,医疗机构药品监督,违反药品管理法所应当承担的法律责任 2. 熟悉：药品的质量特性和特殊属性,药品 GMP 认证,药品 GSP 认证	2学时
第十九章	1. 掌握：生活饮用水及涉水产品的相关概念,生活饮用水及涉水产品预防性卫生监督及经常性卫生监督的主要内容 2. 熟悉：生活饮用水及涉水产品预防性卫生监督和经常性卫生监督的程序、卫生许可的审批程序及相关法律责任	2学时
第二十章	1. 掌握：健康相关产品的基本卫生要求,健康相关产品卫生监督机构及其职责 2. 熟悉：健康相关产品卫生监督的法律依据,健康相关产品生产与经营的卫生监督,违法行为的法律责任	2学时
第二十一章	1. 掌握：学校卫生监督的概念、学校预防性卫生监督和经常性卫生监督内容、学校常见突发公共卫生事件处理原则和托幼机构卫生监督内容 2. 熟悉：学校卫生监督的法律依据、托幼机构卫生保健工作内容	2学时
第二十二章	1. 掌握：公共场所预防性卫生监督和经常性卫生监督主要内容,公共场所量化分级管理和禁烟制度内容 2. 熟悉：公共场所卫生管理的内容、公共场所基本卫生要求	2学时
第二十三章	1. 掌握：国境卫生检疫概念、主体、范围及依据,出入境人员传染病检疫,国境口岸食品和饮用水的卫生监督,传染病监测的概念 2. 熟悉：出入境交通工具、物品传染病检疫,国境口岸的环境卫生监督,传染病监测的措施、检疫传染病的管理	自学

参考文献

[1] 达庆东，戴金增. 卫生监督. 第2版. 上海：复旦大学出版社，2011.

[2] 樊立华. 卫生法律制度与监督学. 第3版. 北京：人民卫生出版社，2012.

[3] 樊立华. 卫生监督学. 北京：人民卫生出版社，2006.

[4] 姜明安. 行政法与行政诉讼法. 第3版. 北京：北京大学出版社、高等教育出版社，2007.

[5] 应松年. 行政法与行政诉讼法学. 第2版. 北京：法律出版社，2009.

[6] 陈锐，张凤，吴勇卫，等. 美国食品安全监督管理现状. 中国卫生监督杂志，2011，18（1）：64-69.

[7] 冯向键. 浅谈日本的食品卫生监督指导工作. 中国卫生监督杂志，2008，15（6）：444-447.

[8] 宋华琳. 论技术标准的法律性质——从行政法规范体系角度的定位. 行政法学研究，2008（3）：36-42.

[9] 韩丹丹. 我国强制性标准的性质与改革——兼论《标准化法》的修改与完善. 标准科学，2010（12）：58-63.

[10] 张正钊，胡锦光. 行政法与行政诉讼法. 第4版. 北京：中国人民大学出版社，2009.

[11] 卫生行政执法文书规范（卫生部令第87号）. 卫生部. 2012.

[12] 石超明. 卫生法学. 武汉：武汉大学出版社，2010.

[13] 郑平安. 卫生法学. 第2版. 北京：科学出版社，2010.

[14] 李莉，李云梅. 卫生监督学. 北京：军事医学出版社，2010.

[15] 达庆东，田侃. 卫生法学纲要. 第4版. 上海：复旦大学出版社，2012.

[16] 伍晓光，田侃. 职业卫生行政复议与应诉案件分析. 职业卫生与应急救援，2008，26（6）：311-313.

[17] 罗豪才，湛中乐. 行政法学. 第3版. 北京：北京大学出版社，2012.

[18] 王文军. 医疗机构监督概论. 兰州：甘肃文化出版社，2006.

[19] 陈洁. 医院管理学. 北京：人民卫生出版社，2005.

[20] 李沛露. 新医改背景下我国医疗机构分类管理政策现状、问题与对策. 科技创业，2009（6）：61-62.

[21] 郭永胜，孙子迪，孙嘉悦. 卫生行政法基础研究. 北京：法律出版社，2012.

[22] 郑雪倩. 医院管理学：医院法律事务分册. 北京：人民卫生出版社，2011.

[23] 孙东东. 卫生法学. 第2版. 北京：高等教育出版社，2011.

[24] 李盘升，陈亮，陈卫平，等. 论非卫生技术人员的认定及其法律适用. 中国卫生监督杂志，2007（2）：119.

[25] 徐天强. 卫生监督工作指南. 第2版. 上海：上海科学技术出版社，2012.

[26] 肖国兵，干爱玲. 实用卫生监督. 上海：复旦大学出版社，2007.

[27] 赵兰才. 职业卫生、放射防护卫生监督. 北京：法律出版社，2007.

[28] 张丹枫. 放射防护实用手册. 济南：济南出版社，2009.

[29] 郑钧正. 电离辐射医学应用的防护与安全. 北京：原子能出版社，2010.

[30] 国家标准. GB 18871—2002 电离辐射防护与辐射源安全基本标准. 北京：中国标准出版社，2003.

[31] 李援.《中华人民共和国食品安全法》解读与适用. 北京：人民出版社，2009.

[32] 中华人民共和国食品安全法案例应用版. 北京：中国法制出版社，2009.

[33] 吴蓬，杨世民. 药事管理学. 第4版. 北京：人民卫生出版社，2008.

[34] 中华人民共和国卫生部. 公共场所、化妆品、饮用水卫生监督. 北京：法律出版社，2007.

[35] 陈永祥. 公共场所、化妆品、饮用水卫生监督. 北京：法律出版社，2007.

[36] 季成叶. 儿童少年卫生学. 第7版. 北京：人民卫生出版社，2012.

[37] 杨克敌. 环境卫生学. 第7版. 北京：人民卫生出版社，2012.

笔记

中英文对照索引 ◀

笔记

F

G

H

J

笔记

笔记

X

笔记

笔记